HEMODYNAMIC MONITORING

血流动力学监测

主编

[美] Michael R. Pinsky

[法] Jean-Louis Teboul

[比] Jean-Louis Vincent

主译

陈德昌　刘　娇

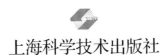

上海科学技术出版社

图书在版编目（CIP）数据

血流动力学监测 /（美）迈克尔·R.平斯基,（法）
让-路易·特布尔,（比）让-路易·文森特著；陈德昌,
刘娇主译. -- 上海 : 上海科学技术出版社, 2021.6（2024.7重印）
 书名原文: Hemodynamic Monitoring
 ISBN 978-7-5478-5262-0

 Ⅰ. ①血… Ⅱ. ①迈… ②让… ③让… ④陈… ⑤刘
… Ⅲ. ①血液动力学－监测 Ⅳ. ①R331.3

 中国版本图书馆CIP数据核字(2021)第089953号

First published in English under the title
Hemodynamic Monitoring
edited by Michael Pinsky, Jean-Louis Teboul and Jean-Louis Vincent
Copyright © European Society of Intensive Care Medicine, 2019
This edition has been translated and published under licence from
Springer Nature Switzerland AG.
上海市版权局著作权合同登记号 图字: 09-2020-750 号
封面图片来源: 汇图网

血流动力学监测

主编 ［美］Michael R. Pinsky ［法］Jean-Louis Teboul ［比］Jean-Louis Vincent
主译 陈德昌 刘 娇

上海世纪出版（集团）有限公司
上海科学技术出版社 出版、发行
（上海市闵行区号景路159弄A座9F-10F）
邮政编码201101 www.sstp.cn
上海中华商务联合印刷有限公司印刷
开本 889×1194 1/16 印张 24.25
字数 650千字
2021年6月第1版 2024年7月第4次印刷
ISBN 978-7-5478-5262-0 / R·2260
定价: 248.00元

内容提要

血流动力学监测是临床诊疗，尤其是重症医学临床工作中最重要、基本的监测手段，是临床工作者必须掌握的基本技术。深刻理解危重症疾病的病理生理变化过程，对血流动力学监测指标进行整合并采取相应的个体化治疗措施，是重症医学科医师必须具备的能力。本书是欧洲重症医学会（ESICM）系列教科书之一，由该学会组织60余位重症医学及相关领域国际顶级专家共同编写，旨在帮助年轻的临床工作者迅速掌握血流动力学监测的基本方法及基础知识并将其应用于临床实践。

本书分五个部分，系统阐述了血流动力学监测相关的生理与病理生理基础、临床评估指标及其含义、具体监测技术、血流动力学监测用于临床实践时的基本目标及如何正确实施监测等内容。本书始终强调临床决策的病理生理机制基础，编写条理清晰，内容难易适中，并配有图表、课后思考等帮助读者理解、掌握内容，实用性强。

本书适用于临床医师尤其是重症医学科医师、麻醉科医师阅读，也可供血流动力学相关研究人员参考。

我们希望把这本书献给辛勤工作的老师，他们无私的奉献精神在我们的职业生涯中时刻指引和激励着我们；我们也希望把这本书献给我们的同事，他们一直与我分享疾病的治疗经验；最后，我们还希望把这本书献给我们的患者，给他们最佳的治疗和舒适的护理是我们永无止境的追求目标。

译者名单

主译·陈德昌　刘　娇

译者（按姓氏拼音排序）

邓水香·复旦大学附属华山医院

丁仁彧·中国医科大学附属第一医院

方　巍·山东第一医科大学附属省立医院

付江泉·贵州医科大学附属医院

皋　林·中国人民解放军东部战区总医院

高建鹏·复旦大学附属华山医院

胡军涛·广西医科大学第一附属医院

金　朋·复旦大学附属华山医院

康　凯·哈尔滨医科大学附属第一医院

李　光·武汉大学人民医院

李　茜·浙江省人民医院

刘　芬·南昌大学第一附属医院

刘景仑·重庆医科大学附属第一医院

刘丽霞·河北医科大学第四医院

苗　鹤·中国医科大学附属第一医院

潘　纯·东南大学附属中大医院

潘爱军·中国科学技术大学附属第一医院

钱克俭·南昌大学第一附属医院

尚　游·华中科技大学同济医学院附属协和医院

尚秀玲·福建省立医院

宋云林·新疆医科大学第一附属医院

汤展宏·广西医科大学第一附属医院

童智慧·中国人民解放军东部战区总医院

王　波·四川大学华西医院

王　雷·内蒙古医科大学附属医院

王　璐·武汉大学人民医院

王　尧·复旦大学附属华山医院

王常松·哈尔滨医科大学附属肿瘤医院

温惠梅·复旦大学附属华山医院

吴健锋·中山大学附属第一医院

吴志雄·复旦大学附属华东医院

许强宏·浙江大学医学院附属浙江医院

尹海燕·暨南大学附属第一医院

张　东·吉林大学第一医院

张　玮·昆明医科大学第一附属医院

张利鹏·内蒙古医科大学附属医院

张晓勤·四川省人民医院

赵　锋·复旦大学附属华山医院

赵慧颖·北京大学人民医院

钟　鸣·复旦大学附属中山医院

审校者 （按姓氏拼音排序）

陈德昌·上海交通大学医学院附属瑞金医院

宫　晔·复旦大学附属华山医院

胡　波·武汉大学中南医院

李颖川·上海交通大学附属第六人民医院

刘　娇·上海交通大学医学院附属瑞金医院

隆　云·北京协和医院

孟　玫·上海交通大学医学院附属瑞金医院

潘灵爱·四川省人民医院

王瑞兰·上海交通大学附属第一人民医院

杨　缙·中国科学院大学重庆医院

余跃天·上海交通大学医学院附属仁济医院

朱　英·浙江大学医学院附属杭州市第一人民医院

作者名单

主编

Michael R. Pinsky
Critical Care Medicine Dept.
University of Pittsburgh
Pittsburgh, PA
USA

Jean-Louis Teboul
Bicetre University Hospital
Paris South University
Le Kremlin-Bicêtre
France

Jean-Louis Vincent
Department of Intensive Care
Erasme University Hospital
Brussels
Belgium

编写者

Darryl Abrams
Division of Pulmonary, Allergy, and Critical Care
Columbia University College of Physicians
and Surgeons/New York-Presbyterian Hospital
New York, NY, USA
da2256@cumc.columbia.edu

Gareth L. Ackland
Translational Medicine and Therapeutics,
William Harvey Research Institute, Barts and
The London School of Medicine and Dentistry
Queen Mary University of London
John Vane Science Centre
London, UK
g.ackland@qmul.ac.uk

David Antcliffe

Imperial College London

London, UK

d.antcliffe@imperial.ac.uk

Massimo Antonelli, MD

Department of Anesthesiology

and Intensive Care Medicine

Fondazione Policlinico Universitario

A.Gemelli-Università Cattolica

del Sacro Cuore-Roma

Rome, ItalyMassimo.Antonelli@Unicatt.it

Pierre Asfar

Medical Intensive Care Department

University Hospital of Angers

Angers, France

piasfar@chu-angers.fr

Hollmann D. Aya

Critical Care Department

St Bartholomew's Hospital-Heart Center

Barts Health NHS Trust

London, UK

hollmann.aya@nhs.net

Daniel De Backer

Department of Intensive Care

CHIREC Hospitals, Université Libre de Bruxelles

Brussels, Belgium

ddebacke@ulb.ac.be

Jan Bakker, MD, PhD, FCCP, FCCM

Department of Pulmonary and Critical Care

New York University

New York, NY, USA

Division of Pulmonary, Allergy,

and Critical Care Medicine

Columbia University Medical Center

New York, NY, USA

Department of Intensive Care Adults

Erasmus MC University Medical Center

Rotterdam, The Netherlands

Department of Intensive Care

Pontificia Universidad Católica de Chile

Santiago, Chile

jan.bakker@erasmusmc.nl

Nicolas Bréchot, MD, PhD

Medical-Surgical ICU, Hôital Pitié-Salpêtrière,

Assistance Publique-Hôpitaux de Paris

Paris Cedex, France

INSERM U1050, Centre for Interdisciplinary

Research in Biology (CIRB), College de France

CNRS, INSERM, PSL Research University

Paris, France

icolas.brechot@aphp.fr

David Carpio, MD

Departamento de Medicina Intensiva

Facultad de Medicina, Pontificia Universidad

Católica de Chile

Santiago, Chile

dcarpio14@hotmail.com

Ricardo Castro, MD, MPH

Departamento de Medicina Intensiva

Facultad de Medicina, Pontificia Universidad

Católica de Chile

Santiago, Chile

rcastro.med@gmail.com

Maurizio Cecconi

IRCCS Istituto Clinico Humanitas

Rozzano, MI, Italy

Humanitas University

Pieve Emanuele, MI, Italy

maurizio.cecconi@hunimed.eu

Francesco Cipulli

Department of Anesthesiology,

Emergency and Intensive Care Medicine

University of Götingen

Göttingen, Germany

francescocipulli@libero.it

Alain Combes, MD, PhD

Medical-Surgical ICU, Hôital Pitié-Salpêtrière

Assistance Publique-Hôpitaux de Paris

Paris Cedex, France

Sorbonne University, UPMC Univ Paris 06,

INSERM, UMRS_1166-iCAN,

Institute of Cardiometabolism and Nutrition

Paris Cedex, France

alain.combes@psl.aphp.fr

Nadia Corcione

Fondazione IRCCS Ca' Granda Ospedale

Maggiore Policlinico

Milan, Italy

nadia.corcione@gmail.com

Maxime Coutrot, MD

Medical-Surgical ICU, Hôital Pitié-Salpêtrière

Assistance Publique-Hôpitaux de Paris

Paris Cedex, France

maxime.coutrot@aphp.fr

Ilaria Alice Crippa, MD

Department of Intensive Care

Hopital Erasme, Université Libre de

Bruxelles (ULB)

Brussels, Belgium

ilaria.alice.crippa@gmail.com

Antonio M. Dell'Anna, MD

Department of Anesthesiology

and Intensive Care Medicine

Fondazione Policlinico Universitario

A.Gemelli-Università Cattolica del Sacro

Cuore-Roma

Rome, Italy

anthosdel@yahoo.it

Julien Demiselle

Medical Intensive Care Department

University Hospital of Angers

Angers, France

jdemiselle@gmail.com

Gary Duclos

Aix-Marseille Université

Marseille, France

gary.duclos@ap-hm.fr

Eleonora Duscio

Department of Anesthesiology,

Emergency and Intensive Care Medicine

University of Göttingen

Göttingen, Germany

eleonora.duscio@gmail.com

Mark R. Edwards

University Hospital Southampton NHS

Foundation Trust and University of Southampton

Southampton, UK

mark.edwards2@uhs.nhs.uk

Ina Filipović-Grčić, MD

Department of Anesthesiology and Intensive Care

European Medical Center-General

Hospital Dubrovnik

Dubrovnik, Croatia

inafg@yahoo.com

Francesco Fiorini

Imperial College London

London, UK

francesco.fiorini16@imperial.ac.uk

Manuel Ignacio Monge García

Unidad de Cuidados Intensivos,

Hospital SAS de Jerez de la Frontera

Jerez de la Frontera, Spain

ignaciomonge@gmail.com

Luciano Gattinoni

Department of Anesthesiology, Emergency

and Intensive Care Medicine

University of Göttingen

Göttingen, Germany

gattinoniluciano@gmail.com

Guillaume Geri

Medico-Surgical ICU,

Ambroise Paré Hospital, APHP

Boulogne-Billancourt, France

Versailles Saint Quentin University

INSERM U1018, Team 5

Paris, France

guillaume.geri@aphp.fr

Anthony C. Gordon

Imperial College London

London, UK

anthony.gordon@imperial.ac.uk

Giacomo Grasselli

University of Milan

Milan, Italy

giacomo.grasselli@unimi.it

Sebastian A. Haas

Department of Anesthesiology

and Intensive Care Medicine

Rostock University Medical Center

Rostock, Germany

Sebastian.haas@med.uni-rostock.de

Glenn Hernández, MD, PhD

Departamento de Medicina Intensiva

Facultad de Medicina

Pontificia Universidad Católica de Chile

Santiago, Chile

glennguru@gmail.com

Peter Buhl Hjortrup

Department of Intensive Care

Copenhagen University Hospital Rigshospitalet

Copenhagen, Denmark

peter.buhl.hjortrup@regionh.dk

Alexa Hollinger

The University Hospital of Basel

Basel, Switzerland

alexa.hollinger@usb.ch

Alexander Kobzik, MD

Department of Critical Care Medicine

University of Pittsburgh

Pittsburgh, PA, USA

kobzikaj@upmc.edu

Jonathan Lacey

University College London

London, UK

jonathan.lacey.16@ucl.ac.uk

Marc Leone

Aix-Marseille Université

Marseille, France

marc.leone@ap-hm.fr

Becky X Lou, MD

Zucker School of Medicine at Hofstra/

Northwell Health

New Hyde Park, NY, USA

becky.x.lou@gmail.com

Sheldon Magder

Department of Critical Care

McGill University Health Centre

Montreal, QC, Canada

sheldon.magder@muhc.mcgill.ca

Marco Maggiorini

University Hospital Zürich

Zürich, Switzerland

klinmax@usz.uzh.ch

Manu L. N. G. Malbrain

Vrije Universiteit Brussel (VUB)

Ixelles, Belgium

manu.malbrain@telenet.be

Paul E. Marik, MD, FCCM, FCCP

Division of Pulmonary and Critical

Care Medicine

Eastern Virginia Medical School

Norfolk, VA, USA

marikpe@evms.edu

Claude Martin

Aix-Marseille Université

Marseille, France

claude.martin@ap-hm.fr

Paul H. Mayo, MD

Zucker School of Medicine at Hofstra/

Northwell Health

New Hyde Park, NY, USA

mayosono@gmail.com

Katherine McAndrew

Department of Intensive Care Medicine

St George's University Hospitals NHS

Foundation Trust

London, UK

katherinemcandrew@hotmail.co.uk

Alexandre Mebazaa

Hôpitaux Lariboisière Saint Louis

University Hospitals

Paris, France

alexandre.mebazaa@lrb.aphp.fr

Zsolt Molnar, MD, PhD

Department of Anesthesiology

and Intensive Therapy

University of Szeged

Szeged, Hungary

zsoltmolna@gmail.com

Xavier Monnet

Medical Intensive Care Unit, Bicêtre Hospital

Paris-Sud University Hospitals

Inserm UMR_S999, Paris-Sud University

Le Kremlin-Bicêtre, France

Service de réanimation médicale

Hôpital de Bicêtre

Le Kremlin-Bicêtre, France

xavier.monnet@aphp.fr

Monty Mythen

University College London

London, UK

m.mythen@ucl.ac.uk

Marton Nemeth, MD, PhD

Department of Anesthesiology

and Intensive Therapy

University of Szeged

Szeged, Hungary

nemethmarton85@gmail.com

Lee S. Nguyen

Critical Care Medicine Department

CMC Ambroise Paré

Neuilly-sur-Seine, France

nguyen.lee@icloud.com

Gustavo A. Ospina-Tascón

Department of Intensive Care Medicine

Fundación Valle del Lili-Universidad ICESI

Cali, Colombia

gusospin@gmail.com

Didier Payen, MD, PhD

University Paris 7 Denis Diderot, Sorbonne Cité

UMR INSERM 1109, Hôpital Lariboisière, AP-HP

Paris, France

dpayen1234@orange.fr

Rupert M. Pearse

Queen Mary's University of London Barts &

The London School of Medicine and Dentistry

London, UK

Adult Critical Care Unit, Royal London Hospital

London, UK

r.pearse@qmul.ac.uk

Anders Perner

Department of Intensive Care

Copenhagen University Hospital Rigshospitalet

Copenhagen, Denmark

Anders.Perner@regionh.dk

Antonio Pesenti

University of Milan

Milan, Italy

antonio.pesenti@unimib.it

Michael R. Pinsky, MD

Department of Critical Care Medicine

University of Pittsburgh

Pittsburgh, PA, USA

pinsky@pitt.edu

Peter Radermacher

Institut für Anäthesiologische Pathophysiologie

und Verfahrensentwicklung

Universitätsklinikum

Ulm, Germany

peter.radermacher@uni-ulm.de

Daniel A. Reuter

Department of Anesthesiology

and Intensive Care Medicine

Rostock University Medical Center

Rostock, Germany

Daniel.reuter@med.uni-rostock.de

Andrew Rhodes

Department of Intensive Care Medicine

St George's University Hospitals NHS

Foundation Trust

London, UK

andrewrhodes@nhs.net

Federica Romitti

Department of Anesthesiology, Emergency

and Intensive Care Medicine

University of Göttingen

Göttingen, Germany

fromitti@icloud.com

Arnoldo Santos

CIBER de enfermedades respiratorias (CIBERES)

Madrid, Spain

Surgical Sciences Department, Hedenstierna

Laboratory, Uppsala University

Uppsala, Sweden

asantosoviedo@yahoo.es

Bernd Saugel

Department of Anesthesiology

Center of Anesthesiology and Intensive Care

Medicine, University Medical Center

Hamburg-Eppendorf

Hamburg, Germany

bcs.muc@gmx.de

Thomas W. L. Scheeren

Department of Anaesthesiology

University of Groningen

University Medical Center Groningen

Groningen, The Netherlands

t.w.l.scheeren@umcg.nl

Matthieu Schmidt

Medical-Surgical Intensive Care Unit

Hôpital Pitié-Salpêtrière, Assistance

Publique-Hôpitaux de Paris

Paris, France

Sorbonne University Paris, INSERM

Institute of Cardiometabolism and Nutrition

UMRS_1166-ICAN

Paris, France

matthieu.schmidt@aphp.fr

Mervyn Singer

Bloomsbury Institute of Intensive Care

Medicine, University College London

London, UK

m.singer@ucl.ac.uk

Pierre Squara

Critical Care Medicine Department

CMC Ambroise Paré

Neuilly-sur-Seine, France

pierre.squara@orange.fr

Fabio Silvio Taccone, MD, PhD

Department of Intensive Care

Hopital Erasme

Université Libre de Bruxelles (ULB)

Brussels, Belgium

ftaccone@ulb.ac.be

Jukka Takala, MD, PhD

Department of Intensive Care Medicine

Inselspital, Bern University Hospital

University of Bern

Bern, Switzerland

jukka.takala@insel.ch

Jean-Louis Teboul

Medical Intensive Care Unit, Bicêtre Hospital,

Paris-Sud University Hospitals

Inserm UMR_S999, Paris-Sud University

Le Kremlin-Bicêtre, France

jean-louis.teboul@aphp.fr

Flavia Torrini, MD

Department of Anesthesiology

and Intensive Care Medicine

Fondazione Policlinico Universitario

A.Gemelli-Università Cattolica del Sacro

Cuore-Roma

Rome, Italy

torrini.flavia@gmail.com

Francesco Vasques

Department of Anesthesiology,

Emergency and Intensive Care Medicine

University of Göttingen

Göttingen, Germany

francesco.vasques@hotmail.it

Antoine Vieillard-Baron

Medico-Surgical ICU

Ambroise Paré Hospital, APHP

Boulogne-Billancourt, France

Versailles Saint Quentin University

INSERM U1018, Team 5

Paris, France

antoine.vieillard-baron@aphp.fr

Jean-Louis Vincent

Department of Intensive Care

Erasme University Hospital

Université Libre de Bruxelles

Brussels, Belgium

jlvincent@intensive.org

序

　　危重症常伴随着复杂问题，这需要临床医师整合各方面来源的数据并形成临床决策。随着"循证"研究模式在医学界受到关注并最终占据主导地位，最初重症专科医师希望通过整合确凿的临床研究证据、先进的影像学及实验室数据，产生有效的"规则"来指导实践。事实上，精心设计和实施的临床试验（随机对照试验），特别是阳性结果的试验确实可代表普遍行为，为临床抉择提供思路。然而，到目前为止，我们仍然对随机对照试验结果感到失望；从根本上说，随机对照试验研究存在定义不精确、过于复杂、相互影响因素多、不稳定等问题，以致即使结合影像学和实验室数据，也无法可靠地提供个体化治疗决策依据。

　　有效的生命支持需要一种更加"个体化"的方法，这种方法遵循既定的原则，旨在支持患者恢复自身体内稳态和生存能力。我们必须保持临床决策的灵活性，在重症监护治疗病房中，挑战性治疗抉择、频繁再评估、持续再评价和及时中途纠正等原则，仍是重症医学科医师需掌握的基本要素。实时获取与患者状态相关的关键信息，是进行适时干预的核心。成功的治疗仍然取决于在牢固掌握危重症生理变化的基础上，对反映心肺功能的关键指标监测信息进行专业整合并采取相应治疗措施的能力。危重症的一些基本生理要素要优先于其他要素，但没有一个要素比循环更重要。

　　本书针对危重症床旁管理，由本领域最权威的专家撰写，其章节广泛覆盖了基本的心血管生理学，以及循环系统的诊断、监测和支持治疗。本书始终强调进行临床决策的机制基础。近几十年来，危重患者的心肺管理取得了令人印象深刻的进展，这种进步明显体现在对诸如床边超声、微循环和灌注充分性评估、先进的监测项目选择以及体外循环辅助和气体交换等新兴课题的关注上。本书不一定要以从头到尾的顺序进行阅读（即使这样做可能获益匪浅），而是可以在遇到具体的临床问题或需要填补知识空缺时，有针对性地进行阅读。

在这个令人振奋的时代，基因与分子科学知识扩展迅速，统计分析详尽，证据收集全面，随机对照试验研究和荟萃分析研究不断更新迭代，我们从业者的注意力似乎开始从理解"为什么"过渡到"是什么和怎么做"。我祝贺编辑们和作者们以令人钦佩的方式阐述了这两方面的内容。这是一本基于经常被忽视但却极其重要的应用生理学的权威著作，其内容令人耳目一新且倍受欢迎。生理学仍然是重症医学的基础，始终需要依靠掌握重症生理变化来解决最棘手的临床挑战。

John J. Marini

Minneapolis/St. Paul, MN, USA

尚秀玲 译，李颖川 审校

译者前言

血流动力学的理念和理论在重症医学临床工作中无时不在。血流动力学通过其理论进展影响着对重症患者的治疗思路，又通过治疗思路上的系列监测指标实现对患者的定量个体化治疗。实际上，临床血流动力学治疗不仅仅体现在休克复苏、液体管理、血液净化、机械通气、体外膜氧合器治疗等方面，且由于临床上多数治疗药物均是通过血流或血流转运而起作用的，因此血流动力学对机体的影响无处不在，贯穿了重症治疗的全过程。

目前，行业内关于重症医学血流动力学方面的专业书还比较欠缺，重症医师又迫切需要一本能够指导临床实际工作、提升其理论水平的好书。基于以上考虑，我积极地和上海科学技术出版社合作，通过激烈的竞争引进了本书。

这是一本关于血流动力学的高级参考书，是欧洲重症医学会系列教科书之一。原书由 Michael R. Pinsky、Jean-Louis Teboul、Jean-Louis Vincent 主编，60余位重症医学及相关领域著名专家共同编写。专家们在书中分享了他们在临床工作中获得的血流动力学权威研究成果及重要理论观点。本书详细介绍了休克的定义及识别、心输出量评估、肺循环、肺动脉漂浮导管等血流动力学监测方面的专业知识，更难能可贵的是书中配备了大量精美的图片，能帮助读者更好地理解血流动力学原理。由于原书极强的专业性及实用性，且在讲解上深入浅出，其在国外发行量巨大，有着一批忠实的粉丝。为了延续原书的经典，在翻译过程中，我们最大限度地保留了它的特色，使中文版"原汁原味"，方便读者更好地理解和使用本书。

经过了近一年的辛勤努力，本书的出版工作终于接近尾声。在此，我要感谢参与本书翻译的每一位译者。他们在工作之余花了很多时间精心推敲，反复阅读原文、推敲译文，力求译文准确、流畅，几经修订才使本书得以呈现在读者面前。由于书中涉及血流动力学的多个分支，专业性和统一性尤为重要，我们又组织了所有译者反复审校。书稿编委会在整体审校的基础上，还多次与出版社对接、修改书稿的内容。另外，我要感谢上海交通大学医学院附属瑞金医院北部院区重症医学科的各位同事，他们认真地阅读校样，尽力甄别错误并理顺语句，使本书更加完善。最后，我还要感谢上海科学技术出版社的大力支持，没有大家的精益求精和团结协作，本书不可能如此顺利地和读者见面。由于水平有限，错漏之处在所难免，恳请广大读者指正。

陈德昌

2021年3月于上海

前　言

危重病患者监护的一个重要内容是识别和治疗心血管功能不全，并知道何时停止复苏，同时还要关注临床环境中患者存在的其他方面的病理问题。没有任何两个患者在急性疾病表现、对治疗的反应或潜在获益性、最小治疗相关并发症等方面是完全相同的。此外，大多数人如果足够长寿，会经历一些急性的潜在致命疾病，如果得不到及时正确地治疗，将会出现并发症或者导致死亡。这些事实使重症医学成为所有医学专业中要求最高的专业之一，也是对敬业和充满激情的临床医师最具吸引力的专业之一。

在此背景下，我们精心创作本书，旨在系统地介绍与心血管疾病的诊断和管理相关的血流动力学监测。本书的第一部分介绍了心血管功能不全的生理学和病理生理学的基本知识。这11个章节的作者是该领域顶级的临床研究人员，拥有多年的床旁临床经验且发表过令人印象深刻的临床试验及基础科学研究成果。虽然为了相互补充而将这些章节按递进顺序排列，但读者可以根据自己的知识缺口或感兴趣的重点领域来挑选相关章节进行学习。

本书的第二部分假定读者已有相关的生理学和病理生理学知识，可直接将这些知识应用于临床评估中。在对生理学有了基本了解的基础上，通过掌握每位患者在危及生命的疾病过程中的特征，结合实时监测情况而实现个体化诊断。这5个完整的章节需要读者对基本的生理学有所理解，并将其提升到临床决策和预后层面。本书的这部分章节相对于其他重症医学专业教材较为独特，我们希望其内容对指导读者进行患者监护颇有裨益。

第三部分介绍各种监测设备的具体指标，因为归根结底血流动力学监测是使用特定设备产生实时信息来进行的。这12章讨论的重点是具体的监测方式和生理参数，能够使第一部分的生理学理论和第二部分的病理生理评估在床旁得以实现。

第四部分解决了非常现实的问题，即我们该做什么、为什么这么做。以特定的治疗终点为目标可以降低疾病的发病率和死亡率，但我们该给予怎样的治疗，其依据何在，这些问题将非常集中地在这3个章节中介绍。

最后，在第五部分中，依据导致患者病情不稳定的基本病理生理过程，将患者分为不同的急性疾病状态，比如急性心力衰竭、感染性休克、急性呼吸窘迫综合征、神经系统急症、术后问题，以及可能需要体外循环支持的情况等。它们反映了重症监护治疗病房中常见的疾病状态（进程）。这些章节的作用是巩固并整合前面章节中的内容，使床旁医师以有洞察力和充满想象力的视角，设定治疗目标、监测目标及监测方式。

我们衷心感谢本书的编者们，他们杰出的贡献和扎实的知识功底使本书得以呈现；感谢欧洲重症医学会在本书创作过程中予以的指导；感谢Springer出版公司对这本非常重要的临床著作出版的支持和奉献。

Michael R. Pinsky

Pittsburgh, PA, USA

Jean-Louis Teboul

Le Kremlin-Bicêtre, France

Jean-Louis Vincent

Brussels, Belgium

尚秀玲 译，李颖川 审校

目录

第二篇 · 临床评估与监测 *101*
CLINICAL ASSESSMENT AND MEASUREMENTS

第三篇 · 治疗 *157*
THE TECHNIQUES

第四篇 · 临床实践的基础目标 *275*
BASIC GOALS IN CLINICAL PRACTICE

第一篇

生理学和病理生理学

PHYSIOLOGY AND PATHOPHYSIOLOGY

1. "血流动力学监测"简介
Introduction to "Hemodynamic Monitoring"

Jukka Takala

李 光·译，孟 玫·审校

参考文献 004

重症医学的首要目标是预防、降低和去除急症患者的死亡风险，包括因手术和其他治疗措施导致的死亡风险增加。心血管功能障碍或衰竭是重症监护治疗病房（ICU）中最常见的仅次于呼吸衰竭的器官障碍[1]。因此，血流动力学监测在ICU的中心作用是不言而喻的。在这种情况下，血流动力学监测意味着在某一段时间内连续或持续地观察生理变量的变化以揭示器官功能的变化，及时进行治疗干预，并评估患者对治疗干预的反应。血流动力学监测本身并不能改善患者的预后——只有及时根据监测数据判断病情，并采用正确的干预手段才能改善患者预后[2]。

血流动力学监测和诊断学不同，但有一些共同和重合之处。如心输出量监测或肺动脉导管就可以帮助进行诊断，而诊断工具如超声心动图，由于可以反复使用，至少可以在短时间内监测心血管功能和对治疗的反应。过去只能间歇性进行的测量和诊断评估（如心输出量、静脉血氧测定），现在可以连续或持续进行。超声心动图，作为传统的诊断工具，对于心脏手术患者围手术期监测具有确切作用。尽管对操作人员的依赖限制了其使用，但随着设备的便携性和有经验的操作人员的增加，使用该技术监测ICU患者的不利因素正在消失。小型经食管超声心动图探头的引入也有助于在ICU中进行以超声心动图为基础的持续监测[3]。

对于循环的动态评估是血流动力学监测的一个基本组成部分。Max Harry Weil强调观察生理学、诱导干扰并观察机体的反应这个原则，1965年他描述休克时使用液体冲击试验时说："对于临床状态下的休克患者，液体替代治疗的效果可以通过循环指标的客观变化而反映，如血压、神志改变、尿量、外周静脉充盈和皮肤的弹性。"[4]在此文中，我们将对当今众所周知的血流动力学变量静态值的局限性进行深入的讨论。在过去的几十年里，动态血流动力学评估的生理学基础及其在循环监测方面的局限性已难以更改，为了减少不必要的液体负荷，目前许多方法都试图预测循环对液体负荷的反应，而不是使用液体冲击试验干扰循环。所有这些动态方法都是基于评估"前负荷依赖性"的原则。这可以通过观察呼吸周期依赖的变异度在血管内压力、血管直径和每搏量或其替代指标中的变化来完成，或者通过直接观察被动抬腿对这些变量产生的容量改变（体内液体重新分布）来实现。这些方法的实际应用以及它们的局限性将在本书的其他部分探讨。但两大问题值得在此提及：第一，前负荷或容量反应性是正常的，并不表明需要补充容量；第二，低血容量和右心衰竭都可能产生左心前负荷依赖。

为了降低有创性技术带来的风险，减少对特殊技术和资源的需求，并使血流动力学监测更广泛地可用，尽可能减少有创性血流动力学监测一直是我们追求的目标。这得益于信号处理、换能器和成像技术，以及对生理学认识的重大发展，无线传感器、生物传感器和人体区域网络使远程监测在技术上成为可能，但其常规临床应用仍面临技术和物流配送问题[5]。

血流动力学监测的另一个趋势是对微循环的关注。但用于微循环病理生理学和外周组织灌注的研究工具迄今未能应用到临床。传统监测循环的临床指标又再次引起重视，包括皮肤温度、中心至外周的皮温改变、毛细血管再充盈时间和皮肤花斑[6]的评估。这些简单的测量可以用于血流动力学监测而不需要任何特殊的设备，同时，它们也适用于新的传感器技术。

当可用数据量增加时，整合血流动力学监测数据为治疗决策提供信息成为一项重大挑战。目前，这种集成可以通过临床信息系统来实现。智能报警器的开发将有助于在ICU外应用血流动力学监测[7]。

尽管在技术上不断有新发展，可用的监测设备种类繁多，对病理生理学的理解也有很大进步，但最重要的挑战仍然是：血流动力学的目标应该是什么？血流动力学监测只能揭示心血管功能的变化，而对这些变化的解释可能推动治疗性干预。但令人失望的是，什么才是正确的干预措施，以及它们的目标应该是什么,这些仍然不清楚。在大规模随机对照试验中,固定血流动力学目标的应用几乎没有给出任何确定性的答案[8]。过度使用液体和血管活性药物进行血流动力学支持的现象仍较普遍。考虑到血流动力学病理生理学的复杂性,任何固定的数值指标都不可能适用于所有的患者。相反,评估治疗反应还应考虑患者个体的临床情况和组织灌注体征的变化,如神志变化、皮肤温度和毛细血管再充盈、尿量,以及血流动力学监测和影像技术提供的血流动力学变量的客观变化。

参考文献

［1］ Moreno R, Vincent JL, Matos R, Mendonça A, Cantraine F, Thijs L, et al. The use of maximum SOFA score to quantify organ dysfunction/failure in intensive care. Results of a prospective, multicentre study. Intensive Care Med. 1999; 25: 686−96.

［2］ Takala J. The pulmonary artery catheter: the tool versus treatments based on the tool. Crit Care. 2006; 10: 162. https://doi.org/10.1186/cc5021.

［3］ Vignon P, Merz TM, Vieillard-Baron A. Ten reasons for performing hemodynamic monitoring using transesophageal echocardiography. Intensive Care Med. 2017; 43: 1048−51. https://doi.org/10.1007/s00134-017-4716-1.

［4］ Weil MH, Shubin H, Rosoff L. Fluid repletion in circulatory shock: central venous pressure and other practical guides. JAMA. 1965; 192: 668−74.

［5］ Rathore MM, Ahmad A, Paul A, Wan J, Zhang D. Real-time medical emergency response system: exploiting IoT and big data for public health. J Med Syst. 2016; 40: 283. https://doi.org/10.1007/s10916-016-0647-6.

［6］ Lima A, Bakker J. Clinical assessment of peripheral circulation. Curr Opin Crit Care. 2015; 21(3): 226−31.

［7］ Kang MA, Churpek MM, Zadravecz FJ, Adhikari R, Twu NM, Edelson DP. Real-time risk prediction on the wards: a feasibility study. Crit Care Med. 2016; 44: 1468−73.

［8］ The PRISM Investigators. Early, goal-directed therapy for septic shock — a patient-level meta-analysis. N Engl J Med. 2017; 376: 2223−34. https://doi.org/10.1056/NEJMoa1701380.

2. 休克：定义和识别
Shock: Definition and Recognition

Antonio M. Dell'Anna, Flavia Torrini, and Massimo Antonelli
赵慧颖·译，李颖川·审校

© European Society of Intensive Care Medicine 2019
M. R. Pinsky et al. (eds.), *Hemodynamic Monitoring*, Lessons from the ICU,
https://doi.org/10.1007/978-3-319-69269_-2_2

学习目标

在这一章中，我们将从生理学和临床的角度讨论休克的定义，根据患者的心输出量对休克状态进行分类。然后，我们将分析可用的工具来诊断休克并给予恰当的治疗。

2.1 简介

循环休克是入住ICU的最常见原因之一，占ICU患者的30%[1]。

当患者组织的氧需求与氧供给不匹配时，就会被定义为休克[2]。从临床角度来看，休克常与低血压有关。低血压是休克状态最常见的临床表现之一，但并不是休克的"必要条件"。外周低灌注[3]或其他迹象，如与疼痛、焦虑或与发热无关的心动过速，可能是鉴别休克的预警征象[2]。

休克状态的主要特征是细胞水平的氧利用率减少，导致细胞代谢受损，以及随之而来的正常生理发生紊乱。如果不及时纠正这种情况，就会导致细胞"能量衰竭"[4]，这意味着所有代谢功能的停止和多器官功能衰竭。

在本章中，我们将讨论休克的定义，除了参考经典定义，还会探索休克状态的细胞和代谢变化。将对不同类型的休克进行分析，突出它们的主要特征及最新指南中的识别标准。

2.2 定义

许多疾病最终可能导致休克状态，出现器官灌注受损和发生多器官功能衰竭（multiple organ failure，MOF）。从病理生理学的角度来看，经典的休克定义为供氧不足而不能满足外周血氧需求的状态[3]。然而，休克也可定义为低血压相关的不同程度的器官功能不全（如少尿、皮肤花斑、意识模糊、呼吸困难等）。无论定义如何，氧输送（oxygen delivery，DO_2）和氧消耗（oxygen consumption，VO_2）之间的关系仍然至关重要[5, 6]。

DO_2是心脏向细胞输送的氧气量。

$$DO_2 = CO \times CaO_2 \tag{2.1}$$

其中CO（cardiac output）是心输出量，CaO_2（arterial oxygen content）是动脉血氧含量，计算公式（2.2）如下。

$$CaO_2 = (Hb \times SaO_2 \times 1.34) + (PaO_2 \times 0.003) \tag{2.2}$$

其中，Hb（hemoglobin concentration）是血红蛋白浓度，SaO_2（arterial O_2 saturation）是动脉血氧饱和度，PaO_2（arterial partial pressure of oxygen）是动脉血氧分压。上述公式表明，CO、Hb和SaO_2在确定DO_2方面起主要作用，比PaO_2更为重要。同样，VO_2的计算如下。

$$VO_2 = CO \times (CaO_2 - CvO_2) \tag{2.3}$$

其中，

$$CvO_2 = (Hb \times SvO_2 \times 1.34) + (PvO_2 \times 0.003) \tag{2.4}$$

SvO_2（mixed venous oxygen saturation）是混合静脉血氧饱和度，PvO_2（mixed venous partial pressure of oxygen）是混合静脉血氧分压。

公式（2.3）中，如果 CaO_2 和 CvO_2 的公式中溶解在血液中的氧可忽略不计，则 VO_2 也可简写如下。

$$VO_2 = CO \times Hb \times (SaO_2 - SvO_2) \times 1.34 \tag{2.5}$$

动脉和混合静脉血氧饱和度之间的差（$SaO_2 - SvO_2$）也定义为氧气摄取率（oxygen extraction rate，O_2ER），为每个心动周期中外周组织的摄氧量。如图 2.1A 所示，随着 DO_2 的降低，全身 VO_2 会一直保持恒定，直至 DO_2 降至临界点，即临界 O_2ER。在此点以下，VO_2 与 DO_2 呈线性降低。这种关系可能是因为在生理上，DO_2 比 VO_2 高 5 倍，可以通过增加 O_2 的摄取来适应氧输送量的降低。达到临界 O_2ER 后，有氧代谢开始受损，向无氧代谢转变并伴随乳酸生成量的增加（图 2.1A）。DO_2 与 VO_2 的这种关系在许多休克状态中出现，但感染性休克除外，这是一种最常见的分布性休克（见后面的段落，图 2.1B）。事实上，感染性休克时，临界 O_2ER 向右向高处移动，且曲线的斜率更明显（图 2.1B）。

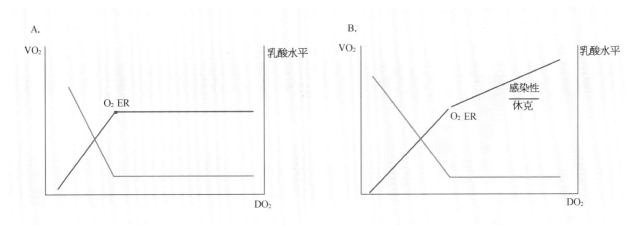

■图 2.1 A. 氧输送与氧消耗之间的关系达到临界氧摄取率（O_2ER）后，氧消耗随氧输送的下降而下降。同时，无氧代谢变增加，血液乳酸水平升高。DO_2：氧输送；VO_2：氧消耗；O_2ER：氧摄取率。B. 感染性休克患者的氧输送与氧消耗之间的关系。与图 2.1A 中所见的传统关系相比，曲线更陡峭并向右上方移动。提示第一阶段休克以来，血液中乳酸水平的升高和氧消耗的降低。DO_2：氧输送；VO_2：氧消耗；O_2ER：氧摄取率

然而，休克状态的早期阶段可能并未出现全身 VO_2 的变化。由于外周器官的生理机能不同，它们对血流量减少的反应非常不同。如心脏的 O_2ER 非常高，因此氧消耗基本上取决于冠状动脉血流量，冠状动脉血流量下降将导致有氧代谢减少，同时心肌收缩力受损[7]。相反，血流量很大（约占 CO 的 25%）的肾脏氧摄取量非常低，能够耐受较长时间的冷缺血[8]。最后，对于感染性休克，尤其是早期休克之后，可能会出现低 O_2ER 伴随高 DO_2 的情况，该情况与患者生存率低有关[9,10]。

考虑到经典休克定义的所有局限性，非常有必要从常规血流动力学转变到细胞水平重新表述休克的定义。无论每种类型休克的原因和特征（我们将在下一段中讨论）如何，休克状态都可以定义为细胞水平的氧利用改变。根据氧输送的最后环节，我们可以认为休克的产生主要有两个机制：细胞可利用的氧减少和无法利用来自毛细血管血流输送的氧。

供给细胞的氧量减少主要是由于 CO 或 Hb 降低而导致的 DO_2 减少。在感染性休克中，尽管 DO_2 水平正常甚至升高，毛细血管的血流变化决定了细胞内的氧浓度非常低。这在很大程度上是由于外周分流所

致的灌注血管与细胞之间的距离增加，以及细胞内氧利用率降低。

一些关于休克的实验和临床模型表明，由于炎症细胞因子的生成增加，即使在毛细血管血流正常的情况下，线粒体活性也可能持续降低，这种现象在感染性休克中尤为常见[4]。

不管什么原因的休克，氧利用率降低时，如果不及时治疗，会迅速转化为能量问题，进而损害细胞代谢。在该情况下，ATP供需之间的微妙平衡可能被视为复杂均衡的核心部分[11]。虽然ATP供应主要与O_2和可利用的底物（葡萄糖、脂质、蛋白质）有关，但ATP的需求却归因于许多细胞功能，如DNA和RNA合成、蛋白质生成和跨膜泵活性（尤其是Na/K ATPase）。当氧利用发生改变时，ATP浓度降低，为使细胞存活，细胞能量代谢活动将以某种方式分层"休眠"。由跨膜泵功能而产生的ATP需求通常保持到休克的最后阶段，目的是保持跨膜生理电梯度恒定不变。如果不能迅速解决氧利用障碍，细胞质ATP浓度会随着乳酸产量的增加而逐渐降低。跨膜泵功能的丧失会引起细胞的改变，进而导致器官功能紊乱，并出现典型的临床休克症状。

然而，在休克的早期阶段，低血压和心动过速等血流动力学障碍的迹象并不总是那么明显。因此，氧缺乏、无氧代谢增加并伴有一定程度的器官功能障碍，可能出现在经典的血流动力学征象之前。这一点在有关感染性休克定义的最新指南中得到了强调，如精神状态改变、呼吸急促和收缩压低于100 mmHg（快速SOFA评分，qSOFA）可以预测感染性休克症状的发生[12]。在其他情况下，血流动力学障碍是细胞缺氧的原因，血流动力学的改变稍早于或伴随无氧代谢和器官功能不全的征象。

无论如何，尽早治疗休克病因并及时纠正血流动力学紊乱可能会阻止患者发生多器官功能衰竭甚至死亡的进程。

2.3 休克的分类

休克可以根据患者的CO进行分类。这种方法的基本原理是，在稳定的血红蛋白和动脉血氧饱和度的情况下，CO可以代表氧输送。

SvO_2是另一个可用于评估氧需求和供应之间是否存在不平衡，以及CO是否充足的参数。正常值约为65% ～ 70%[13]。在低心输出量休克中，SvO_2值通常降低，而在分布性休克中，SvO_2值增加。

根据潜在的病理生理学机制，我们可以将休克分为四种类型，每种均以不同的血流动力学参数为特征，如CO、SvO_2、中心静脉压（central venous pressure，CVP）、体循环阻力（systemic vascular resistance，SVR）和超声心动图征象（▫表2.1）。

2.3.1 低心输出量状态

低心输出量休克常见的问题是氧输送不足。

2.3.1.1 低血容量性休克

低血容量性休克占ICU休克的16%左右。其病因包括内源性和外源性的液体丢失，是创伤患者休克的最常见原因。

在低血容量性休克中，由于前负荷降低，CO通常降低；因为O_2摄取量随着DO_2的减少而增加，所以SvO_2降低，如▫图2.1A所示，CVP也降低；但是为了将平均动脉压（mean arterial pressure，MAP）保持在正常或准正常水平，SVR升高。

超声心动图表现为心腔容积减小，收缩力正常或增高。

■表2.1　不同类型休克的主要特征

项　　目	低 心 输 出 量			高 心 输 出 量
	低血容量	心源性	阻塞性	分布性
充盈压	低	高	高	低/正常
舒张末期容积	低	高	低（肺栓塞高发）	低/正常
SVR	高	高	高	低
MAP	正常/低（最后阶段）	高/正常/低	低	低
SvO_2	低	低	低	高
超声心动图	心腔小，收缩力不变	心腔扩张，收缩力受损	心脏压塞：心包积液，左、右心室小 张力性气胸：心腔缩小 肺栓塞：左心室缩小，被扩张右心室压迫	正常心腔，保持收缩力（除非发生脓毒症心肌病）
临床指征	皮肤和四肢冰冷苍白，心动过速，呼吸频率增加	四肢冰冷，呼吸困难，周围水肿，颈静脉扩张	颈静脉扩张，呼吸困难，呼吸频率增加，心动过速	皮肤花斑，心动过速，体温升高或降低

SVR：全身血管阻力；MAP：平均动脉压；SvO_2：混合静脉血氧饱和度

2.3.1.2　心源性休克

心源性休克占ICU休克的16%左右。是由不同病理情况（即急性心肌梗死、终末期心肌病、心律不齐、瓣膜性心脏病、心肌炎等）所导致的心室功能衰竭。

在该种类型的休克中，因为收缩力受损，故CO降低；与低血容量休克一样，O_2ER增加，故SvO_2低；CVP高是因为收缩末期衰竭心脏不能排空心腔而导致舒张末期容积增加，以及在一定程度上与ATP生成减少有关的舒张功能损害有关，最终导致舒张末期压升高。SVR通常很高，以使MAP保持正常水平。

超声心动图表现为心室扩张和收缩力差。

2.3.1.3　梗阻性休克

梗阻性休克较其他类型的休克发生率低，占ICU休克的2%左右。

该类休克是由循环梗阻所致，如心脏压塞、肺栓塞或张力性气胸。

梗阻性休克时，由于前负荷低（心脏压塞、张力性气胸）或心室流出受阻（肺栓塞），CO通常较低。与其他类型的低CO休克一样，由于O_2ER的增加，SvO_2降低。CVP通常很高，有不同的潜在机制：胸膜腔内压升高（张力性气胸）、舒张末期容积增加（肺栓塞）和舒张期顺应性降低（心脏压塞）。SVR通常较高，以保持足够的MAP。

心脏压塞的超声心动图表现为心包积液，左心室、右心室小，下腔静脉扩张；肺栓塞时，右心室扩张，左心室受压缩小；张力性气胸的特征是左心室、右心室受压，心腔小。

2.3.2　高心输出量状态

高心输出量休克的主要问题在外周循环，虽然DO_2一般都能维持，但O_2ER受损。

2.3.2.1　分布性休克

分布性休克是ICU最常见的休克类型，占ICU休克的64%左右（62%为感染性，2%为非感染性）。其特征在于脓毒症或过敏性休克时炎症因子的释放，神经源性休克时交感神经张力下降引起的全身血管扩张。

分布性休克的临床症状和血流动力学参数与其他类型的休克相反。SVR下降引起的高动力状态使得CO通常较高。由于外周组织O_2ER的减少和与高CO相关的氧气输送量的增加，导致SvO_2的增加。CVP可降低或正常。MAP一般较低，至少在休克晚期会表现为MAP降低。超声心动图通常显示心腔正常，收缩力不变或增强（除非发生脓毒症心肌病）。

感染性休克是ICU医师必须应对的最常见的休克类型。不幸的是，在某些情况下，并不能很有效地纠正血流动力学异常。

感染性休克的基本机制复杂，并不完全清楚。外周氧代谢的改变可能是由原发性线粒体病变和细胞功能紊乱引起的，也可能是由微血管改变造成的细胞缺氧性损伤间接引起的。

2.4 休克的识别

早期识别休克患者对降低发病率和死亡率至关重要[12]。及时进行干预，旨在恢复正常的血流动力学，纠正休克的病因，可有效改变疾病的临床病程（■表2.2）。[14]

临床评估和体格检查是区分有休克风险或已休克患者的第一步。

■表 2.2　用于诊断休克的工具

诊断工具	优　　点	局　限　性
临床表现	床边可获得 容易检测	低特异性
乳酸	组织低灌注的良好标志物 可以和床旁的血气分析一起获得 具有可靠的预后价值 随着时间的推移，趋势具有预测价值	存在假阳性的可能 降为正常的速度相对缓慢（需数小时）
$ScvO_2$-SvO_2	可以和床旁的血气分析一起获得 在低CO的条件下，是氧债的良好标志	正常值无法保证足够的组织灌注
CO_2 gap	可以和床旁的血气分析一起获得 将心输出量与新陈代谢联系起来	pH和温度的变化可能会改变动静脉二氧化碳分压的解读 ABG必须在相同的时间获得
呼吸商	无氧呼吸二氧化碳生成的可靠标志 可用氧气消耗量来预测反应	二氧化碳含量在床边难以准确测量
超声心动图	可在床边获得 有助于识别不同类型的休克	需要一个熟练的操作者 不提供任何功能信息

ABG：动脉血气分析；CO：心输出量；$ScvO_2$：中心静脉血氧饱和度；SvO_2：混合静脉血氧饱和度；CO_2 gap：中心静脉与动脉二氧化碳分压差；呼吸商（respiratory quotient）：动静脉二氧化碳含量差值和氧气含量差值的比值 $[R=(CvCO_2-CaCO_2)/(CaO_2-CvO_2)]$

病史往往可以提示潜在的病因，如冠心病病史可能提示心源性休克，而体温升高和呼吸困难可能提示感染性休克。同样的，在外伤后，患者很可能因为失血而导致低血容量性休克或因张力性气胸而导致梗阻性休克。各种类型的休克可以合并发生，如创伤性脊柱损伤后的分布性（神经源性）休克。

一些警觉体征可能是早期识别休克的有用临床工具。在大多数情况下，低血压是引起临床医师注意的体征，它通常被认为是休克的主要表现之一。然而，在某些情况下，它可能是一个相对较晚的信号。而且如果低血压不伴有其他缺氧表现，则低血压的程度不一定与休克的程度相关。

怀疑休克时，临床检查应全面、准确。休克状态下有很多常见的临床改变，有些反映了组织低灌注引起的器官功能障碍，有些则与全身反应有关[2]。

一些典型的休克征象包括：

皮肤花斑、湿冷（特别是在低心输出量状态）；

精神状态改变（精神错乱、定向力障碍、癫痫、昏迷）；

少尿［尿量 < 0.5 mL/(kg·h)］。

进一步的体征如心动过速、呼吸困难、呼吸频率增加、颈静脉扩张、周围水肿等，这些体征的出现更多的是与身体对持续休克条件的反应有关，而不是与休克本身有关。

最近发布的脓毒症和感染性休克管理指南强调了全面临床检查的重要性，其中引入了新的"快速SOFA"（qSOFA）评分，主要区分在ICU外那些可能是脓毒症[12]和有休克风险的患者。如前所述，该评分包括收缩压低于100 mmHg、呼吸频率高于22次/分钟、精神状态改变。如果出现上述3个症状中的2个，应怀疑为脓毒症。

动脉性低血压虽然在休克中非常常见，需要重点强调一下，其在休克诊断中的作用和将其作为治疗的目标在过去几年中已经得到了广泛的讨论。

首先要解决的问题是，是否所有的休克患者都是低血压。从最新的感染性休克和心源性休克指南来看，答案是肯定的。事实上，感染性休克定义为在充分液体复苏的情况下，低血压依然持续存在且乳酸 > 2 mmol/L的休克状态[12]。心源性休克定义为原发性心脏疾病引起的心输出量不足的状态，临床和生化表现均为组织灌注不足[15]。在最近的试验中，实用性的定义总是包括收缩压低于90 mmHg。但是在伴有低CO的休克，低血压大多可能只在最严重的阶段较为明显，因为机体内稳态机制会试图通过增加SVR来使平均动脉压保持在正常水平。在这种情况下，SVR的增加有利于维持心、脑最低灌注水平，但损害其他器官灌注，发生血流量减少，增加氧债[16]。许多急性心力衰竭患者可出现外周无氧代谢症状，而不出现低血压症状[17]。相反，MAP的升高可能是不利的，因为它将使衰竭心脏收缩期射血量下降，引起氧输送下降。同样，急性大出血患者会通过增加肾上腺素能张力以促进静脉库中非压力容量回流并增加动脉张力，从而尽量使MAP保持在正常值范围内。然而，如果不及时控制出血，这种代偿机制就会变得有害，将导致多器官功能衰竭（MOF）和死亡。低血压仅在最后阶段或失血量超过循环血量一半时才会较为明显[18]。

综上所述，我们可以说低血压经常与休克情况有关，但在很多情况下，休克可能在没有出现低血压的情况下已经发生，低血压可能是休克的一个很晚的信号。

其次是，是否所有的低血压状态都可以被认为是休克状态。为此，虽然急性低血压大多归于休克，但血压低不一定与器官灌注障碍有关。如在深度镇静的情况下，全身代谢功能处于安静状态，需氧量明显减少。因此，患者可以耐受较低的血压而不影响器官灌注。但是，对于没有明显器官灌注障碍表现的患者，能否安全地接受极低的MAP（即45 ~ 50 mmHg）仍有争议[19, 20]。因此，探明引起低血压的原因，并及时纠正至关重要。

最后，也许是更重要的方面，就是对低血压的明确定义。在大多数指南和试验中[12, 15, 21]，低血压的定义是，收缩压低于90 mmHg或MAP低于65 mmHg。这样的定义来自假设：低于一定的MAP时，器官血流将依赖于压力变化，而高于该点时，血流被认为是可以保持恒定[22]。这些阈值代表了数千个数值中的平均值，不能认为适用于所有患者。正常血压或体位性低血压患者可能容易耐受平均动脉压低于65 mmHg，而高血压患者即使在MAP高于65 mmHg时也可能无法适应血流调节[23]。此外，一个阈值对某些器官可能是足够的，但不一定适用全身。每个器官允许自我调节的规则是不同的[22]，器官血流最重要的调节器——代谢控制，在休克情况下可以有很大的变化，完全改变正常的生理状态。即使理论上认为65 mmHg的总体阈值是足够的，但只有对患者进行彻底的检查，包括外周低灌注的评估，才能真正定义特定情况下可接受的较低平均动脉压值。考虑到对特定血压的需求本质上来自我们的心血管系统根据器官的代谢需求，优先引导血液流向器官，这一点更为重要[24]。因此，在运动过程中，为了增加某些器官的外周血流量，而降低SVR和增加CO，以保持MAP的稳定，保证良好的器官灌注。相反，当SVR的下降不是由于代谢需求的增加，而是由于反应失调（如感染性休克），CO的增加就不再与我们外周组织的实际代谢需求相匹配。总而言之，低血压是休克期间最常见的警戒信号；然而它有时只在疾病的最后阶段才会显现。同样，采用MAP的通用阈值来定义休克被广泛接受，但它可能因患者而异，是否需要提高血压还有赖于其他体征的表现。

来自血液样本分析的其他数据，即使在没有其他明确的临床体征的情况下，也可能导向休克的诊断，或者可以帮助确认临床疑似休克。

其中，动脉乳酸水平是临床上最常用的。乳酸在生理条件下也会产生，但在无氧代谢情况下和（或）肝脏清除乳酸障碍时，乳酸的生成会增加[25, 26]。在各种休克中，血乳酸的绝对值与预后不良相关，经过治疗后其持续存在与较高的死亡率相关[27-29]。血乳酸值高于2 mmol/L，尤其是伴有低血压时，被认为是与患者死亡率增加至40%的相关警戒信号[12]。无论其他临床症状如何，4 mmol/L以上的血乳酸值与感染性休克的高死亡率有关[30]。

如果患者使用中心静脉管或肺动脉导管，可以测量中心静脉血氧饱和度或混合静脉血氧饱和度（分别为$ScvO_2$和SvO_2）。在临床实践中，$ScvO_2$的测量是作为SvO_2的替代品。$ScvO_2$只反映身体上半部的氧气摄取情况（因为它是在上腔静脉测量）。尽管两者的数值不能完全互换，但它们都代表了机体的外周氧摄取率，可以指导治疗[31]。如果它们非常低（分别 < 70%和 < 65%），则可能表明必须增加DO_2[32]。2001年，一项著名的研究表明，如果在急诊入院后的前6小时内采用将SvO_2保持在70%以上的方案，可降低感染性休克伴低$ScvO_2$患者的死亡率[33]。遗憾的是，最近的三项试验未能重复出同样的结果[21, 34-36]，因此优化$ScvO_2$已从最近的指南中删除。然而，在这些试验中，$ScvO_2$的基线已经 > 70%，使得以$ScvO_2$优化为目标的方案没有效果[37]。在许多休克条件下，特别是在感染性休克中，即使器官灌注的其他标志物（乳酸）的增加表明氧债正在形成，但是$ScvO_2$仍然显示正常甚至升高。有些文献甚至表明，脓毒症患者较高的$ScvO_2$与较高的死亡率有关[10]，也许是因为它反映了外周摄取氧的障碍[38]。总之，我们应该记住，低$ScvO_2$值需要纠正，而正常值或高值并不一定与休克状态下良好器官灌注相关。

混合静脉血和动脉血二氧化碳分压之间的差异PCO_2（CO_2gap）与CO之间呈负相关[39]，因此CO_2分压差的增加是CO不足的标志。最近有研究者表明，中心静脉血CO_2分压可能是计算CO_2分压差时混合静脉血CO_2分压的有效替代值[40]。CO_2分压差 > 6 mmHg是一个警戒信号，表明CO低，外周组织CO_2蓄积[41]。CO_2分压差变化比乳酸和$ScvO_2$变化更快，可作为外周组织氧供障碍的早期标志。部分学者提出将其作为诊断工具及治疗目标[42]。

CO_2分压差与动脉-静脉血氧含量差值（Ca-vO_2）之间的比值被认为是呼吸商（R）的代用指标，该公式的分子是CO_2含量差值而不是CO_2分压。许多研究者已经表明，该比值 > 1.7可以有效地将正在形成氧债、需要增加CO的患者区分出来[43, 44]。最近的研究也表明，该比值越高、乳酸越高的患者在感染性休克过程中死亡的可能性越大[45]。

超声心动图是对休克患者非常有用的诊断工具。如前所述它可以在床边进行，可以确诊休克（如心肌梗死或心脏压塞）并确定休克的类型。它还可以显示左心室、右心室功能、每搏心输出量和可能的瓣膜疾病。

最严重的休克需要先进的血流动力学监测。这些监测数据有助于对休克进行分类，并采取最合适的治疗方法。特别是，CO可以区分低血流休克和高血流休克状态，而心脏充盈压或胸腔内容积可以区分低CO的原因主要是心源性还是低血容量性。

要点

- 休克是一种特殊的病症，细胞水平的氧利用出现问题导致不同程度的器官功能障碍。
- 休克状态通常是根据心输出量及导致其降低的病因来分类，特别是三种低心输出量的休克（低血容量性休克、心源性休克和梗阻性休克）和一种高心输出量的休克（分布性休克）。
- 一些在床旁可以评估的临床体征有助于临床医师确定休克状况。
- 低血压是休克的最常见表现但并不总是第一表现。
- 乳酸的增加和CO_2分压差是休克状态的重要标志，可与超声心动图一起指导治疗和反复评估。

2.5 自我评估问题

❓ 休克的定义是什么？

❓ 休克共有几种类型，它们之间有什么区别？

❓ 低血压与休克状态有何关系？

❓ 休克的主要临床症状是什么？

❓ 我们有多少诊断工具，如何使用它们？

❓ 乳酸在休克诊断和治疗中起什么作用？

参考文献

[1] Vincent JL, Sakr Y, Sprung CL, Ranieri VM, Reinhart K, Gerlach H, Moreno R, Carlet J, Le Gall JR, Payen D, Sepsis Occurrence in Acutely Ill Patients I. Sepsis in European intensive care units: results of the SOAP study. Crit Care Med. 2006; 34: 344-53.

[2] Vincent JL, De Backer D. Circulatory shock. N Engl J Med. 2013; 369: 1726-34.

[3] Vincent JL, Dufaye P, Berre J, Leeman M, Degaute JP, Kahn RJ. Serial lactate determinations during circulatory shock. Crit Care Med. 1983; 11: 449-51.

[4] Brealey D, Brand M, Hargreaves I, Heales S, Land J, Smolenski R, Davies NA, Cooper CE, Singer M. Association between mitochondrial dysfunction and severity and outcome of septic shock. Lancet. 2002; 360: 219-23.

[5] Dantzker D. Oxygen delivery and utilization in sepsis. Crit Care Clin. 1989; 5: 81-98.

[6] Schumacker PT, Cain SM. The concept of a critical oxygen delivery. Intensive Care Med. 1987; 13: 223-9.

[7] Ardehali A, Ports TA. Myocardial oxygen supply and demand. Chest. 1990; 98: 699-705.

[8] O'Connor PM. Renal oxygen delivery: matching delivery to metabolic demand. Clin Exp Pharmacol Physiol. 2006; 33: 961-7.

[9] Vincent JL, Van der Linden P. Septic shock: particular type of acute circulatory failure. Crit Care Med. 1990; 18: S70-4.

[10] Textoris J, Fouche L, Wiramus S, Antonini F, Tho S, Martin C, Leone M. High central venous oxygen saturation in the latter stages of septic shock is associated with increased mortality. Crit Care. 2011; 15: R176.

[11] Carre JE, Singer M. Cellular energetic metabolism in sepsis: the need for a systems approach. Biochim Biophys Acta. 2008; 1777: 763-71.

［12］ Singer M, Deutschman CS, Seymour CW, Shankar-Hari M, Annane D, Bauer M, Bellomo R, Bernard GR, Chiche JD, Coopersmith CM, Hotchkiss RS, Levy MM, Marshall JC, Martin GS, Opal SM, Rubenfeld GD, van der Poll T, Vincent JL, Angus DC. The third international consensus definitions for sepsis and septic shock (Sepsis-3). JAMA. 2016; 315: 801-10.

［13］ Kandel G, Aberman A. Mixed venous oxygen saturation. Its role in the assessment of the critically ill patient. Arch Intern Med. 1983; 143: 1400-2.

［14］ Cecconi M, De Backer D, Antonelli M, Beale R, Bakker J, Hofer C, Jaeschke R, Mebazaa A, Pinsky MR, Teboul JL, Vincent JL, Rhodes A. Consensus on circulatory shock and hemodynamic monitoring. Task force of the European Society of Intensive Care Medicine. Intensive Care Med. 2014; 40: 1795-815.

［15］ van Diepen S, Katz JN, Albert NM, Henry TD, Jacobs AK, Kapur NK, Kilic A, Menon V, Ohman EM, Sweitzer NK, Thiele H, Washam JB, Cohen MG, American Heart Association Council on Clinical Cardiology; Council on Cardiovascular and Stroke Nursing; Council on Quality of Care and Outcomes Research; and Mission: Lifeline. Contemporary management of cardiogenic shock: a scientific statement from the American Heart Association. Circulation. 2017; 136: e232-68.

［16］ Harjola VP, Mullens W, Banaszewski M, Bauersachs J, Brunner-La Rocca HP, Chioncel O, Collins SP, Doehner W, Filippatos GS, Flammer AJ, Fuhrmann V, Lainscak M, Lassus J, Legrand M, Masip J, Mueller C, Papp Z, Parissis J, Platz E, Rudiger A, Ruschitzka F, Schafer A, Seferovic PM, Skouri H, Yilmaz MB, Mebazaa A. Organ dysfunction, injury and failure in acute heart failure: from pathophysiology to diagnosis and management. A review on behalf of the Acute Heart Failure Committee of the Heart Failure Association (HFA) of the European Society of Cardiology (ESC). Eur J Heart Fail. 2017; 19: 821-36.

［17］ Attana P, Lazzeri C, Picariello C, Dini CS, Gensini GF, Valente S. Lactate and lactate clearance in acute cardiac care patients. Eur Heart J Acute Cardiovasc Care. 2012; 1: 115-21.

［18］ Kortbeek JB, Al Turki SA, Ali J, Antoine JA, Bouillon B, Brasel K, Brenneman F, Brink PR, Brohi K, Burris D, Burton RA, Chapleau W, Cioffi W, Collet e Silva Fde S, Cooper A, Cortes JA, Eskesen V, Fildes J, Gautam S, Gruen RL, Gross R, Hansen KS, Henny W, Hollands MJ, Hunt RC, Jover Navalon JM, Kaufmann CR, Knudson P, Koestner A, Kosir R, Larsen CF, Livaudais W, Luchette F, Mao P, JH MV, Meredith JW, Mock C, Mori ND, Morrow C, Parks SN, Pereira PM, Pogetti RS, Ravn J, Rhee P, Salomone JP, Schipper IB, Schoettker P, Schreiber MA, Smith RS, Svendsen LB, Taha W, van Wijngaarden-Stephens M, Varga E, Voiglio EJ, Williams D, Winchell RJ, Winter R. Advanced trauma life support, 8th edition, the evidence for change. J Trauma. 2008; 64: 1638-50.

［19］ Walsh M, Devereaux PJ, Garg AX, Kurz A, Turan A, Rodseth RN, Cywinski J, Thabane L, Sessler DI. Relationship between intraoperative mean arterial pressure and clinical outcomes after noncardiac surgery: toward an empirical definition of hypotension. Anesthesiology. 2013; 119: 507-15.

［20］ van Waes JA, van Klei WA, Wijeysundera DN, van Wolfswinkel L, Lindsay TF, Beattie WS. Association between intraoperative hypotension and myocardial injury after vascular surgery. Anesthesiology. 2016; 124: 35-44.

［21］ The Pro CI. A randomized trial of protocol-based care for early septic shock. N Engl J Med. 2014; 370(18): 1683-93.

［22］ Carlson BE, Arciero JC, Secomb TW. Theoretical model of blood flow autoregulation: roles of myogenic, shear-dependent, and metabolic responses. Am J Physiol Heart Circ Physiol. 2008; 295: H1572-9.

［23］ Asfar P, Meziani F, Hamel JF, Grelon F, Megarbane B, Anguel N, Mira JP, Dequin PF, Gergaud S, Weiss N, Legay F, Le Tulzo Y, Conrad M, Robert R, Gonzalez F, Guitton C, Tamion F, Tonnelier JM, Guezennec P, Van Der Linden T, Vieillard-Baron A, Mariotte E, Pradel G, Lesieur O, Ricard JD, Herve F, du Cheyron D, Guerin C, Mercat A, Teboul JL, Radermacher P, Investigators S. High versus low blood-pressure target in patients with septic shock. N Engl J Med. 2014; 370: 1583-93.

［24］ Magder SA. The highs and lows of blood pressure: toward meaningful clinical targets in patients with shock. Crit Care Med. 2014; 42: 1241-51.

［25］ Tapia P, Soto D, Bruhn A, Alegria L, Jarufe N, Luengo C, Kattan E, Regueira T, Meissner A, Menchaca R, Vives MI, Echeverria N, Ospina-Tascon G, Bakker J, Hernandez G. Impairment of exogenous lactate clearance in experimental hyperdynamic septic shock is not related to total liver hypoperfusion. Crit Care. 2015; 19: 188.

［26］ Hernandez G, Tapia P, Alegria L, Soto D, Luengo C, Gomez J, Jarufe N, Achurra P, Rebolledo R, Bruhn A, Castro R, Kattan E, Ospina-Tascon G, Bakker J. Effects of dexmedetomidine and esmolol on systemic hemodynamics and exogenous lactate clearance in early experimental septic shock. Crit Care. 2016; 20: 234.

［27］ Jones AE, Shapiro NI, Trzeciak S, Arnold RC, Claremont HA, Kline JA, Emergency Medicine Shock Research Network (EMShockNet) Investigators. Lactate clearance vs central venous oxygen saturation as goals of early sepsis therapy: a randomized clinical trial. JAMA. 2010; 303: 739-46.

［28］ Jansen TC, van Bommel J, Schoonderbeek FJ, Sleeswijk Visser SJ, van der Klooster JM, Lima AP, Willemsen SP, Bakker J, LACTATE study group. Early lactate-guided therapy in intensive care unit patients: a multicenter, open-label, randomized controlled trial. Am J Respir Crit Care Med. 2010; 182: 752-61.

［29］ Rhodes A, Evans LE, Alhazzani W, Levy MM, Antonelli M, Ferrer R, Kumar A, Sevransky JE, Sprung CL, Nunnally ME, Rochwerg B, Rubenfeld GD, Angus DC, Annane D, Beale RJ, Bellinghan GJ, Bernard GR, Chiche JD, Coopersmith C, De Backer DP, French CJ, Fujishima S, Gerlach H, Hidalgo JL, Hollenberg SM, Jones AE, Karnad DR, Kleinpell RM, Koh Y, Lisboa TC, Machado FR, Marini JJ, Marshall JC, Mazuski JE, McIntyre LA, McLean AS, Mehta S, Moreno RP, Myburgh J, Navalesi P, Nishida O, Osborn TM, Perner A, Plunkett CM, Ranieri M, Schorr CA, Seckel MA, Seymour CW, Shieh L, Shukri KA, Simpson SQ, Singer M, Thompson BT, Townsend SR, Van der Poll T, Vincent JL, Wiersinga WJ, Zimmerman JL, Dellinger RP. Surviving sepsis campaign: international guidelines for management of sepsis and septic shock: 2016. Intensive Care Med. 2017; 43: 304.

［30］ Casserly B, Phillips GS, Schorr C, Dellinger RP, Townsend SR, Osborn TM, Reinhart K, Selvakumar N, Levy MM. Lactate measurements in sepsis-induced tissue hypoperfusion: results from the surviving sepsis campaign database. Crit Care Med. 2015; 43: 567-73.

［31］ van Beest PA, van Ingen J, Boerma EC, Holman ND, Groen H, Koopmans M, Spronk PE, Kuiper MA. No agreement of mixed venous and central venous saturation in sepsis, independent of sepsis origin. Crit Care. 2010; 14: R219.

［32］ Kelly KM. Does increasing oxygen delivery improve outcome? Yes. Crit Care Clin. 1996; 12: 635-44.

［33］ Rivers E, Nguyen B, Havstad S, Ressler J, Muzzin A, Knoblich B, Peterson E, Tomlanovich M, Early Goal-Directed Therapy Collaborative Group. Early goal-directed therapy in the treatment of severe sepsis and septic shock. N Engl J Med. 2001; 345: 1368-77.

［34］ ARISE Investigators; ANZICS Clinical Trials Group, Peake SL, Delaney A, Bailey M, Bellomo R, Cameron PA, Cooper DJ, Higgins AM, Holdgate A, Howe BD, Webb SA, Williams P. Goal-directed resuscitation for patients with early septic shock. N Engl J Med. 2014; 371: 1496−506.

［35］ Mouncey PR, Osborn TM, Power GS, Harrison DA, Sadique MZ, Grieve RD, Jahan R, Harvey SE, Bell D, Bion JF, Coats TJ, Singer M, Young JD, Rowan KM, Pro MTI. Trial of early, goal-directed resuscitation for septic shock. N Engl J Med. 2015; 372: 1301−11.

［36］ Investigators P, Rowan KM, Angus DC, Bailey M, Barnato AE, Bellomo R, Canter RR, Coats TJ, Delaney A, Gimbel E, Grieve RD, Harrison DA, Higgins AM, Howe B, Huang DT, Kellum JA, Mouncey PR, Music E, Peake SL, Pike F, Reade MC, Sadique MZ, Singer M, Yealy DM. Early, goal-directed therapy for septic shock—a patient-level meta-analysis. N Engl J Med. 2017; 376: 2223−34.

［37］ Dell'Anna AM, Taccone FS. Early-goal directed therapy for septic shock: is it the end? Minerva Anestesiol. 2015; 81: 1138−43.

［38］ De Backer D, Donadello K, Sakr Y, Ospina-Tascon G, Salgado D, Scolletta S, Vincent JL. Microcirculatory alterations in patients with severe sepsis: impact of time of assessment and relationship with outcome. Crit Care Med. 2013; 41: 791−9.

［39］ Bakker J, Vincent JL, Gris P, Leon M, Coffernils M, Kahn RJ. Veno-arterial carbon dioxide gradient in human septic shock. Chest. 1992; 101: 509−15.

［40］ Mallat J, Benzidi Y, Salleron J, Lemyze M, Gasan G, Vangrunderbeeck N, Pepy F, Tronchon L, Vallet B, Thevenin D. Time course of central venous-to-arterial carbon dioxide tension difference in septic shock patients receiving incremental doses of dobutamine. Intensive Care Med. 2014; 40: 404−11.

［41］ Dres M, Monnet X, Teboul JL. Hemodynamic management of cardiovascular failure by using PCO(2) venous-arterial difference. J Clin Monit Comput. 2012; 26: 367−74.

［42］ Vallet B, Pinsky MR, Cecconi M. Resuscitation of patients with septic shock: please "mind the gap"! Intensive Care Med. 2013; 39: 1653−5.

［43］ Monnet X, Julien F, Ait-Hamou N, Lequoy M, Gosset C, Jozwiak M, Persichini R, Anguel N, Richard C, Teboul JL. Lactate and venoarterial carbon dioxide difference/arterial-venous oxygen difference ratio, but not central venous oxygen saturation, predict increase in oxygen consumption in fluid responders. Crit Care Med. 2013; 41: 1412−20.

［44］ Mallat J, Lemyze M, Meddour M, Pepy F, Gasan G, Barrailler S, Durville E, Temime J, Vangrunderbeeck N, Tronchon L, Vallet B, Thevenin D. Ratios of central venous-to-arterial carbon dioxide content or tension to arteriovenous oxygen content are better markers of global anaerobic metabolism than lactate in septic shock patients. Ann Intensive Care. 2016; 6: 10.

［45］ Ospina-Tascon GA, Umana M, Bermudez W, Bautista-Rincon DF, Hernandez G, Bruhn A, Granados M, Salazar B, Arango-Davila C, De Backer D. Combination of arterial lactate levels and venous-arterial CO2 to arterial-venous O 2 content difference ratio as markers of resuscitation in patients with septic shock. Intensive Care Med. 2015; 41: 796−805.

3. 心输出量的充分性评估
Assessing the Adequacy of Cardiac Output

Jean-Louis Vincent

尚秀玲·译，李颖川·审校

© European Society of Intensive Care Medicine 2019
M. R. Pinsky et al. (eds.), *Hemodynamic Monitoring*, Lessons from the ICU,
https://doi.org/10.1007/978-3-319-69269-2_3

学习目标

需认识到，没有一个单一的数值或数值范围能始终反应每个个体的心输出量。充足的心输出量是处于持续变化状态的。

了解包括组织灌注和氧供在内的多种因素如何相互作用，来确定个体的心输出量是否充足。

理解影响心输出量的四个决定因素：心率、前负荷、后负荷和心肌收缩力，以及心输出量不足时如何优化这些因素。

3.1 简介

心输出量是心脏每分钟泵出的总血量，是全身氧输送（DO_2）和细胞氧供的重要决定因素。DO_2需要不断适应组织需氧量的变化，因此，如果心输出量不足，组织缺氧将导致器官功能障碍和衰竭。然而确定心输出量是否充分并不容易，特别是不同患者或同一患者在不同情况下的氧需求量不同。事实上我们不应该去讨论一个"正常"的心输出量值，而应该考虑心输出量值对于患者个体在某个时间点上是否足够。因此，要理解心输出量是否充足需要考虑其他因素，包括组织灌注和氧合（◘图3.1）。

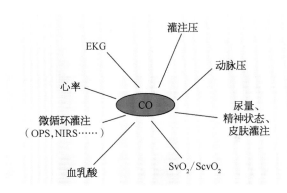

◘图3.1 一些可以表明心输出量充分性的因素。OPS：正交偏振光谱成像；NIRS：近红外光谱；SvO_2：混合静脉血氧饱和度；$ScvO_2$：中心静脉血氧饱和度；EKG：心电图

3.2 心输出量是DO_2的基本组成部分

如前所述，DO_2是由心输出量和动脉血氧含量决定的，而动脉血氧含量本身又是由血红蛋白浓度及其氧饱和度决定的。因此在低氧血症和（或）贫血的情况下，相对较高的心输出量并不能保证较高的DO_2，也因此心输出量可能不够。相比之下，低心输出量总是与低DO_2相关，因为血红蛋白浓度不能急剧增加，而且血氧饱和度也不能增加到100%以上。

心输出量是一个适应值，它可以根据身体的氧需求不断调整。生理上，每个人的心输出量都在不断变化，如在半夜睡眠时最低，而剧烈运动时最高。如果危重患者被镇静和麻醉，此时虽然心输出量可能会相对较低，但仍可以满足机体所需。因此明显"低"的心输出量并不一定意味着需要通过治疗来提升，可能在某些情况下对于患者已经足够。

在焦虑和运动的时候，因为需氧量的增加心输出量会反应性增加。还有些情况下机体增加心输出量用以弥补动脉血氧含量的减少。如在攀登高山时，较低的大气氧分压而造成的低氧血症，需要健康个体通过增加心输出量来补偿，这样即使在珠穆朗玛峰的顶端，也不会发生组织缺氧表现[1]。同样，通过心输出量的代偿性增加，机体可以很好地耐受等容量性贫血，只有当血红蛋白水平降低到4 g/dL时，组织缺氧才会导致高乳酸血症[2]。

3.3 解读心输出量数值需解答的基本问题

在评估心输出量的充分性时，仅仅观察心输出量数值是不够的，还需要考虑其他因素，比如机体是否有足够的组织血流量和机体已经代偿的水平。尽管它们可能重叠，但我们还是会分别考虑这两个方面因素。

3.3.1 组织灌注是否严重降低?

很多人在较低的心输出量情况下仍可行走，他们可能走的并不快，但可以按照自己的节奏完成所有日常活动。当心输出量降低到细胞氧供严重减少的程度时，会出现真正的问题。临床上通常见于低血压状态，可以通过三个临床灌注"窗口"显示组织灌注改变：皮肤灌注改变、精神状态改变如定向障碍或意识混乱，以及肾灌注减少所导致的少尿状态[3]。在生化方面，达到这一临界水平的关键表现是血乳酸水平升高。通常将异常血乳酸的临界值设定为 2 mEq/L[3]，但任何大于正常范围（即大于 1.3 ~ 1.5 mEq/L）的值都与死亡率增加相关[4]。

心输出量的严重降低可由下述三种机制之一导致：

- 严重低血容量，如出血或严重脱水时；
- 心脏泵功能改变，即心肌收缩力严重降低［如大面积心肌梗死、严重心律失常（快速室上性心律失常或室性心动过速）］或严重瓣膜病；
- 严重梗阻，如心脏压塞、大块肺栓塞或张力性气胸。

3.3.2 代偿机制是否已经启动?

组织氧合不良代偿机制的激活可以提示心输出量是否充足。如在门诊情况下，根据纽约心脏学会心功能分级，心力衰竭的严重程度是通过患者的运动能力来评估的。患者对运动量增加的补偿能力越差，心力衰竭的程度就越严重。同样在危重患者中，如果代偿机制已经被最大限度地激活，病情的任何恶化都将导致组织缺氧。

3.3.2.1 心脏层面的代偿

心率增加是组织灌注减少的最早非特异性代偿机制。由于心输出量是心率和每搏量的乘积，增加的心率可以代偿每搏量的减少。组织仍可保持灌注，但代价是肾上腺素能反应增强。

心脏层面的另一种代偿机制是心脏大小的增加。这是心力衰竭的一个重要代偿机制，根据 Frank-Starling 机制，心室前负荷的增加可以在一定程度上维持每搏量。这些患者在超声心动图检查中提示心室增大，心脏充盈压升高，而这会导致肺水肿和全身性水肿。

3.3.2.2 外周层面的代偿

如果氧输送降低，组织仍然可以通过增加氧摄取来维持氧消耗，导致 SvO_2 降低。反映肺动脉混合静脉血氧饱和度的 SvO_2 可以很容易地通过肺动脉导管来评估，但已经没有以前使用广泛了。中心静脉导管可提供上腔静脉的血液通道，并提供替代值 $ScvO_2$。虽然 $ScvO_2$ 是 SvO_2 的一个相对粗略的估计[5]，但心输出量不足通常与 $ScvO_2$ 低于 70% 有关。

对治疗的意义

心输出量由四个因素决定，因此对于心输出量不足的治疗包括优化这四个方面：心率、前负荷、后负荷和心肌收缩力。这可以类比于骑自行车时提高速度所需的努力：用力踩踏板、顺风骑行、在阻力最小的道路骑行及换档[6]（■图3.2）。

心率：心率的增加不是行之有效的办法，除非存在严重的心动过缓[7]；否则心率增加的代偿会被每搏输出量的减少所抵消。再者，在心输出量不足的患者中，心率可能已作为生理反应而增加，因此进一步增加心率不太可能带来额外的好处。

前负荷：增加前负荷，即舒张末期心室容积，可以通过增加心肌纤维伸展增加心肌收缩力，进而增加心输出量。所有组织灌注有严重改变（休克）的患者都应该尝试输液，以增加前负荷，即使是在不太可能临床获益的梗阻性休克。在心源性休克合并肺水肿的情况下，肺水肿的急性病理性质也与液体外渗进入血管外而导致的

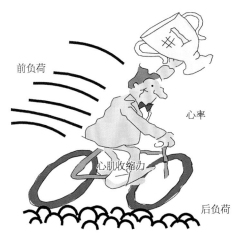

■图3.2　心输出量的四个决定因素，用自行车的速度作类比。（转载自[6]）

血容量相对减少有关。为了优化液体复苏而不导致液体过负荷和其他不良反应，应先确定患者对液体复苏的反应。实现这一目标最有效的方法是重复补液试验，通过观察快速输注一定量液体的过程，结合患者的临床表现与心脏充盈压进行安全性评估[8]。被动抬腿试验实际上是一种"内部"的补液试验，代表了评估反应的另一种方法，然而该程序实施起来并不像表面上看起来那么简单[9]。

后负荷：后负荷代表阻碍心室排空的作用力，主要表现为全身血管阻力。使用血管扩张剂可以减少后负荷，但这只有在动脉压足够的情况下才可使用。

心肌收缩力：正性肌力药可以直接增加心肌收缩力。多巴酚丁胺是首选，仅仅几微克/（公斤·分钟）的剂量有时就可以有显著的效果，因此应该从低剂量开始使用，尤其当血管张力不是很高时（如在脓毒症中）。然而增加机体肾上腺素能张力存在一定风险。重要的是，一些干预可以作用于多个决定因素。如磷酸二酯酶抑制剂（米力农、依诺昔酮）或左西孟旦可以增加心肌收缩力（通过变力作用）同时降低心室后负荷（通过血管扩张作用）。

同样重要的是，不能忽视DO_2的其他决定因素。应该始终重视纠正低氧血症，因为它总是伴随着高水平的肾上腺素反应，进而增加心脏压力并促进分解代谢。如果伴有贫血，即使血红蛋白水平在7～9g/dL之间，也可以考虑输血。

总结

仅仅关注心输出量而不考虑其他变量是不明智的，因为任何单一的心输出量值都可能不足或者过大，这需要取决于患者当时的特定情况。如果心输出量不能满足组织的需氧量，那么它就是不足的。要真正评估心输出量的充分性，需要了解心输出量是否能够很好地维持组织灌注，以及储备机制是否已被激活。这种全面的分析将有助于确定是否需要采取干预措施来增加心输出量，以及如果需要，最合适的干预措施是什么。

要点

- 没有"正常"的心输出量值，任何心输出量值都可能不足或过大，这取决于测量时患者的具体情况。
- 确定心输出量对患者是否足够必须包括对组织灌注的评估和是否存在代偿机制。
- 如果心输出量不足，可以根据具体的潜在原因和患者状态，针对其四个决定因素中的一个或多个进行治疗：前负荷、后负荷、心肌收缩力和心率。

利益冲突：作者没有利益冲突要申报。

参考文献

［1］Grocott MP, Martin DS, Levett DZ, McMorrow R, Windsor J, Montgomery HE. Arterial blood gases and oxygen content in climbers on Mount Everest. N Engl J Med. 2009; 360: 140-9.

［2］Weiskopf RB, Viele MK, Feiner J, Kelley S, Lieberman J, Noorani M, et al. Human cardiovascular and metabolic response to acute, severe isovolemic anemia. JAMA. 1998; 279: 217-21.

［3］Vincent JL, De Backer D. Circulatory shock. N Engl J Med. 2013; 369: 1726-34.

［4］Nichol AD, Egi M, Pettila V, Bellomo R, French C, Hart G, et al. Relative hyperlactatemia and hospital mortality in critically ill patients: a retrospective multi-Centre study. Crit Care. 2010; 14: R25.

［5］Chawla LS, Zia H, Gutierrez G, Katz NM, Seneff MG, Shah M. Lack of equivalence between central and mixed venous oxygen saturation. Chest. 2004; 126: 1891-6.

［6］Vincent JL. Understanding cardiac output. Crit Care. 2008; 12: 174.

［7］Tavazzi G, Kontogeorgis A, Guarracino F, Bergsland N, Martinez-Naharro A, Pepper J, et al. Heart rate modification of cardiac output following cardiac surgery: the importance of cardiac time intervals. Crit Care Med. 2017; 45: e782-8.

［8］Vincent JL, Weil MH. Fluid challenge revisited. Crit Care Med. 2006; 34: 1333-7.

［9］Monnet X, Teboul JL. Passive leg raising: five rules, not a drop of fluid! Crit Care. 2015; 19: 18.

4. 静脉回流的影响因素
Determinants of Venous Return

Hollmann D. Aya and Maurizio Cecconi

付江泉 · 译，李颖川 · 审校

© European Society of Intensive Care Medicine 2019

M.R.Pinsky et al. (eds.), *Hemodynamic Monitoring*, Lessons from the ICU,

https://doi.org/10.1007/978-3-319-69269-2_4

学习目标

阅读本章后，读者将了解：

- 静脉回流和心输出量的主要影响因素是什么？
- 体循环平均充盈压是什么，它的重要性是什么，以及什么是静脉回流的梯度？
- 中心静脉压在静脉回流中的意义是什么？
- 如何使用体循环平均充盈压来进行有效的补液试验？

4.1 简介

心力衰竭是ICU患者最常见的病因之一。心血管系统的主要功能是向组织输送氧气（O_2）。如果血红蛋白浓度稳定，氧输送的主要决定因素是心输出量（CO）。

CO是指单位时间内心脏排出的血液总量，以流量（L/min）为单位进行测量。在稳定的条件下，因为心血管系统是一个闭环系统，心脏只能排出其接收的血液量，所以，在单位时间内心脏排出的血液总量等于从静脉系统回流的血液总量。此时，静脉回流量等于心输出量。

在本章中，我们将分析静脉回流的主要影响因素，它们对心血管生理的影响，以及这些因素可能在危重患者的治疗中发挥作用的实际意义。影响血流从体循环静脉回流到心脏的主要因素有：

- 循环的充盈程度；
- 心脏维持低右心房压的能力；
- 外周血管与右心房之间的血流阻力；
- 心脏与毛细血管之间的血流阻力。

4.2 血容量和体循环平均充盈压

在全身的总血容量中，静脉系统约占70%，动脉系统仅占13% ～ 18%，而毛细血管占7%[1, 2]。静脉系统是一个血液储存器，能够根据血流动力学状况调节其容量。静脉壁比动脉壁薄得多，血液在低压力下循环，但静脉壁仍包含平滑肌纤维，能够根据血流动力学状况收缩和扩张。在低血容量时，交感神经兴奋会引起静脉收缩，将血液送回中央循环，通过增加前负荷从而增加心输出量。实际上，即使丢失了全身血量的20%，由于静脉储血功能的可调节性，循环系统也可以勉强保持正常运转[1]。

心脏持续向主动脉泵血，使平均动脉压保持在较高水平，平均为80 ～ 100 mmHg。随着血液流入体循环，该压力逐渐降低，直至右心房压力（Pra）的水平。压力下降主要是由于血管树各层的总横截面积增加所致（图4.1）。

当心脏停止时，动脉压降低，而右心房压逐渐增加。在某一特定时点，血液将不会流动，如果小动脉没有塌陷而将血液滞留在动脉腔中，那么循环系统所有区域的压力都将是相同的。该压力就是体循环平均充盈压（mean systemic filling pressure，Pmsf）。Bayliss和Starling[3]描述了这种压力，他们认为当心脏停止时，在循环系统的某个地方，一定有一个压力不变的点。实际上，在心脏骤停时，小静脉（＜1 mm）和微静脉中的压力基本不会发生变化；它们就是循环系统的"临界点"（图4.1）[4]。该压力小于毛细血管压又大于右心房压，接近门静脉压力。在每个器官中，它的解剖位置不一定都处于相同的静脉分支水平。这个压力的重要性，不在于它的解剖位置，而是因为它提供了一个独立于心功能的血管

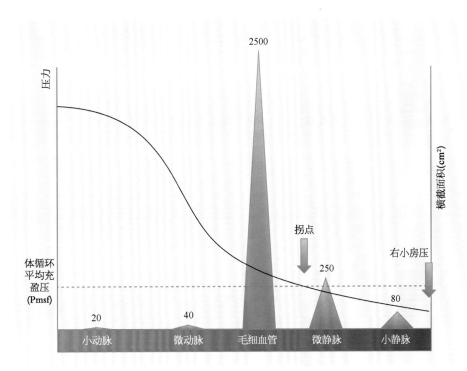

■图4.1　心血管系统的压力和横截面积关系图。Pmsf为体循环平均充盈压。这是当心脏停搏时心血管系统各个部位的压力。在正常循环过程中，存在一个点（临界点），在该点上压力与体循环平均充盈压相等。在该点，压力与流量无关，并且理论上位于小静脉区域。压力下降主要与血管总横截面积的增加和血管壁的顺应性有关

内充盈状态的定量测量方法：它的值等于Pmsf。

让我们把"血管床"想象成一个可膨胀的腔室。那些充盈血管床并不导致血管内压力增加的容量被称为"非张力"容量（V_0）。在此基础上，进一步的容量增加必然造成管壁的弹性牵张和压力出现，压力上升程度与管壁的顺应性有关（C）。而这部分容量称之为"张力"容量（V_S），它与体循环平均充盈压的关系见下面公式：

$$Pmsf = V_S/C$$

4.3　右心房压

血液在脉管系统中流动的规律，也遵循泊肃叶定律。因此，决定流速的是系统中两点之间的压力梯度，而不是任何特定点的单一压力[5, 6]。考虑到大部分血液都在静脉系统中，这一点的压力就特别有趣。根据泊肃叶定律，Guyton指出静脉回流可以用三个参数来定义：体循环平均充盈压（Pmsf）、右心房压（Pra）和静脉回流阻力（RVR）。用数学公式表示如下：

$$VR = (Pmsf - Pra)/RVR$$

Guyton[7]绘制了刚死去的狗的静脉回流曲线。用泵代替心脏，通过增减泵的分钟容量来控制右心房压。通过增减血液总量控制体循环平均充盈压。从这些曲线（■图4.2）可以看出，对于给定的右心房压，Pmsf越大，静脉回流越大。更重要的是，在等容条件下，右心房压越大，静脉回流越低。因此，在这种线性关系下，如果可以在不改变容量状态的情况下测量和改变静脉回流和右心房压，则可以计算直线的

斜率（RVR），并可以估算出Pmsf。在等容条件下，右心房压主要取决于右心室功能及其调节血液和泵送到肺循环的能力。心功能的任何下降都会增加右心房压，并因此导致静脉循环充血。

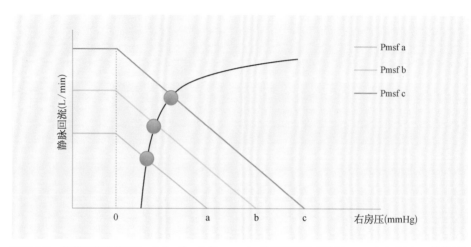

■图4.2　静脉回流曲线和Frank-Starling曲线。Pmsf：体循环平均充盈压；Pra右心房压。不同静脉回流曲线代表不同水平的容积状态。为了在静脉回流曲线上移动，需要改变心功能，而不必改变容量状态。黑线代表特定心功能水平的Frank-Starling曲线。为了从蓝色曲线变为红色曲线，Pmsf必须从a变为c且阻力不变

影响右房压的第二个因素是胸腔内压力和心包压力。在正常情况下，胸内压为负值或等于大气压。胸内压的任何形式增加都会导致右心房压的增加，从而导致静脉回流的减少。如果心包压力增加，也会出现类似的现象，引起右心房压增加，并导致静脉回流减少。

4.4　微动脉阻力与代谢需求

静脉系统只能输送从毛细血管系统流出的血液，因此微循环的调节也将决定静脉回流。身体中的每个组织都有能力根据其代谢需要调控自己的局部血流。小动脉，间小动脉和毛细血管前括约肌的血管收缩或血管舒张的快速变化可能在几秒钟内发生，以提供足够的局部组织血流。参与局部血流快速调控的主要因素有：

- 组织代谢，这是迄今为止最有力的调控因素。局部需氧量越高，血流量就越高。
- 氧气的可获取性，当出现氧气不足（缺氧）时，局部血流量就会增加。缺氧由多种因素导致：如①血液氧合失败（ARDS，肺炎等）；②血红蛋白转运氧气失败（CO中毒）；③组织氧利用障碍（感染性休克，氰化物中毒）。
- 其他营养素缺乏，在特殊条件下，葡萄糖、硫胺素、烟酸和核黄素的缺乏会引起血管舒张。

4.5　静脉张力的控制：静脉回流阻力

静脉系统的某些部分血管顺应性强：这些部分包括脾脏、肝脏、腹部大静脉和皮肤下的静脉丛。与骨骼和肌肉静脉相反，内脏和皮肤静脉中有大量的α1肾上腺素能受体和α2肾上腺素能受体，因此它们对肾上腺素能的刺激非常敏感[8]。静脉系统的调控已经在动物模型中得到了广泛的研究。在许多小静脉平滑肌附近存在神经末梢[9]，而在骨骼肌的静脉中却没有[10]。但是，循环中的儿茶酚胺可以引起骨骼肌和肠系膜的小静脉和静脉收缩[9, 10]。因此，可能是动脉端交感神经末端释放的儿茶酚胺经过毛细血管床，

从而作用于静脉系统。

静脉和动脉的平滑肌对化学信号的反应并非一致。二氢麦角胺可以激活静脉，但不能激活动脉[11]。静脉系统主要具有α肾上腺素能受体[12-15]。激动β肾上腺素能受体可引起小动脉血管扩张，但对静脉的影响却很小[16, 17]。血管紧张素可以增加Pmsf[16, 18]。当血管紧张素使静脉血管收缩时，β肾上腺素能激动剂异丙肾上腺素导致Pmsf降低。另外，一旦反射阻滞，升压素对Pmsf[19]或血管容量几乎没有影响[20]，有关利钠肽的作用也有类似结果的报道[21]。

硝酸甘油和硝普钠可降低神经节阻滞犬的Pmsf并增加非张力容量，但不改变血管顺应性[22]。维拉帕米和硝苯地平可在不改变Pmsf的情况下通过降低静脉回流阻力来增加静脉回流，小剂量的硝酸甘油可降低Pmsf而对静脉回流阻力没有变化[23]。地尔硫卓同时降低了静脉回流阻力和Pmsf，增加了心输出量[23]。

中度高碳酸血症和低氧血症对心输出量和Pmsf的直接非反射作用很小[24]。而严重高碳酸血症[$PaCO_2$至114 mmHg（15.2 kPa）]可使Pmsf增加5.5 mmHg（0.7 kPa），严重低氧血症PaO_2 34 mmHg（4.5 kPa），可导致Pmsf增加2.5 mmHg（0.3 kPa）[25]。

4.6 循环完整人体Pmsf的测定

对于循环完整的患者，Pmsf不易测量。Schipke等人[26]在心脏复律器（除颤器）植入过程中对82例患者进行了纤颤-除纤颤程序，并测量Pmsf至13秒以上。然而，未能获得真正的循环内平衡压力，动脉-中心静脉压差为13.2±6.2 mmHg，并且这种差异持续时间在20秒以上。

Pinsky[27]提出了一个在循环完整的动物身上建立静脉回流曲线模型的方法，观察了间歇性正压通气肺复张期间心输出量和右心房压的等容变化之间的关系。通过斜率的计算和右心房压值外推到零心排来估算Pmsf。计算的Pmsf与循环停止时测得的Pmsf相似。其他研究[28-30]已经证实了静脉回流和右心房压之间的这种线性关系，并从循环完整动物模型的回归方程中推导出Pmsf。Maas和他的同事[31]应用同样的原理，研究了心脏术后机械通气患者12秒吸气保持动作对中心静脉压（CVP）的三个不同稳态水平的影响，作为对右心房压的估计值，并在最后3秒内，通过脉搏轮廓法测量血流量（心输出量）的变化。这项研究再次表明中心静脉压和心输出量的变化之间存在线性关系，更重要的是，提示了对于循环完整的重症监护患者可以在床边估计Pmsf。显然，这项技术只有在完全镇静的机械通气患者中才是可行的。Keller及其同事[32]使用这种方法评估了被动抬腿（PLR）实验下静脉回流的变化：他们观察了9名心脏术后患者在基线、PLR期间和扩容后（500 mL羟乙基淀粉）的变化。他们报告的Pmsf基线值为19.7 mmHg，在PLR后增加到22 mmHg，在扩容（VE）后增加到26.9 mmHg。PLR和VE后CO虽升高，但静脉回流压力梯度（Pmsf与CVP的差值）在PLR和VE后分别增加2 mmHg和5.8 mmHg。这可以解释为什么PLR测试不能持续增加容量反应性患者的CO[33]，甚至对于补液实验，Pmsf的升高是有效测试心脏反应的必要条件。

Parkin和Wright[34]提出了一种使用平均动脉压（MAP）、右心房压、心输出量和人体测量数据来估计体循环平均充盈模拟压（Pmsa）的方法。Pmsa算法在其他出版物[35]中有详细描述。本质上，他们建立了一个数学模型，使用患者的数据作为Pmsa的预测因子。这种方法的临床有效性在10名接受持续静脉-静脉血液滤过的急性肾功能衰竭患者中进行了测试[36]。通过液体替代治疗控制Pmsa到目标值。该方法还被用于分析重症监护患者接受补液试验（在5分钟内注入250 mL胶体或晶体）后的血流动力学变化[37]：正如预期的那样，有容量反应性和无容量反应性患者的Pmsa增加相似，但有趣的是，无容量反应性患者的右心房压增加更多，正如Guyton所描述的那样，这抵消了静脉回流压力梯度的变化。最近，Gupta等[38]使用Pmsa来研究相对于Pmsa的心脏动力（定义为动脉压和心输出量的乘积）的性能（CP_{vol}）。CP_{vol}代表根据血管张力调整的心功能的测量值。根据作者的研究，CP_{vol} < 0.047的值对预测容量反应性有较高的敏感度（97%）和较低的特异度（57.5%）。

Anderson[39]提出了一种通过快速阻断手臂循环来测量Pmsf的非侵入性技术（Pmsf-arm）。一旦手臂的动脉压（Pa）和静脉压（Pv）达到平衡，测得的压力将是Pmsf（■图4.3）。Maas等人[40]对11例心脏手术后患者应用这三种方法进行比较，统计数据采用Bland-Altman法分析。结果显示Pmsf-arm和Pmsf之间的差异为1.0（±3.1）mmHg（P=0.06），变异系数（CV）为15%。虽然在统计上无显著性差异，但考虑到这项研究的样本量很小，所以可认为这实际上是有意义的。Pmsf与Pmsa值的差异为6.0（±3.1）mmHg（P < 0.001），变异系数为17%。所以这三种方法均可用于追踪扩容后的变化。

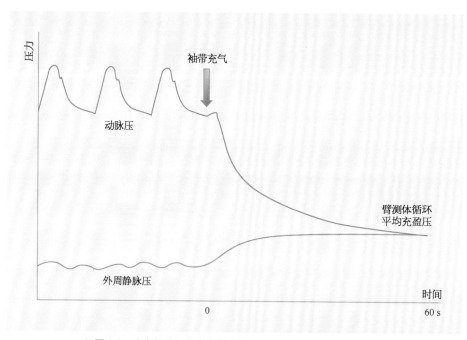

■图4.3　床旁使用气囊止血带测量Pmsf-arm的动静脉压力平衡法

最近有研究是关于Pmsf-arm技术的精度[41]。对20例心脏手术后患者进行了4次重复测量。在充气阻断60秒后，Pa和Pv相等。单次测量的相关误差（CE）为5%（±2%），最小显著性变化（LSC）为14%（±5%）。平均两次测量，CE提高到4%（±1%），LSC降低到10%（±4%）。

对临床实践的意义

虽然循环静脉端血管张力的测量可能有很多潜在的用途，但关于这些数据对危重患者临床治疗的影响证据仍然很少。

- 了解静脉回流可优化对血流动力学不稳定患者的管理。Rangappa等人[42]在20名择期心脏手术后患者中研究了计算机化决策支持系统（Navigator™，Applied Physiology，Sidney，澳大利亚）提高具有不同水平的专业知识和经验的重症监护临床人员进行血流动力学评估和治疗决策一致性的潜在可能性。作者的结论是，该系统提高了决策的一致性。Sondergaard 等人[43] 在27名需要目标导向治疗的术后患者中进行了一项小型试点临床试验，以评估 Navigator™ 系统在实现血流动力学指标方面的效率［测量目标区域的时间百分比、距目标中心的平均标准距离（ASD）和达到目标的时间］，以及系统建议的治疗与临床专家之间的一致性水平。对照组和干预组在目标区的平均时间百分比分别为36.7%和36.5%，ASD 分别为1.5和1.6（无P值报道）。决策支持建议与麻醉师的处置意见存在高度的一致性（84.3%）。作者的结论是，Navigator™ 系统推荐的治疗方案与高级麻醉师的方案在达到治疗目标时的效果类似。遗憾的是，这项研究不能显示两组在效率测量，液体平衡或血管活性药物使用的差异。

- Pmsf的变化可用于评估血管的顺应性，并指导在液体复苏或使用升压药之间进行选择。根据当前关于循环休克和血流动力学监测的共识建议，即使在有容量反应性患者，也应小心滴定容量管理，特别是在血管内充盈压升高的情况下[44]。类似的原则也适用于Pmsf。补液试验可以用来评估容量的反应能力，也可以如Maas及其同事所发现的[45]那样来评估静脉血管的顺应性。在这项研究中，据报道15位心脏手术后患者的血管顺应性约为 64 mL/mmHg。血管顺应性可能是确定治疗优先级的非常有用的信息：液体负荷后的高顺应性可能表明应尽早使用血管收缩剂，而不是输注大量液体。另一项研究[46]表明，去甲肾上腺素（α1肾上腺素能激动剂）可增加前负荷反应阳性患者的心输出量。去甲肾上腺素可以通过降低静脉顺应性或通过静脉收缩来增加Pmsf（降低静脉容量并将非张力性容量转变为张力性容量；见◙图4.2）。遗憾的是，作者没有评估去甲肾上腺素对静脉顺应性的影响。在其余患者中，去甲肾上腺素主要具有收缩动脉血管作用，增加心脏后负荷的作用。这项研究强调了使用升压药时监测静脉张力和CO的重要性。

- Pmsf也可用于评估静脉输液对循环的作用，无论心脏反应性和补液实验的效果如何。在最近关于补液试验的研究中[47]，对Pmsa，以及其他血流动力学参数的观察描述了该技术的短期作用，并指出CO的最大变化约在静脉输液结束后1分钟。Pmsf-arm也被用于评估心血管系统补液实验所需的最小容积。在一项准随机临床试验中，80名患者在5分钟内接受了1或4 mL/kg的静脉输液。Pmsf-arm仅在 4 mL/kg组中显著增加，而容量反应阳性患者的比例从1 mL/kg组中的20%显著增加到4 mL/kg组中的65%。

- 由于静脉回流等于CO，实际上CO和CVP的变化可以提供Guytonian关于循环观点的大部分信息。然而，如果不了解静脉张力是如何工作的，CVP的值可能会被曲解。将CVP视为容量反应性的预测因子的大量研究，就是证明这一点的证据[48]。事实上，CVP是静脉回流与心功能的交汇点：高CVP可能与高Pmsf或低心功能有关，或两者兼而有之。因此，了解Pmsf将有助于临床医师更好地了解危重患者的血流动力学状态。

- 危重患者的任何心血管干预措施都应考虑到心输出量的主要调节是发生在外周组织。因此，治疗还应以组织灌注表现为指导，而不仅仅是通过血流动力学测量。

总结

静脉系统在血流动力学稳定性中起重要作用。全身大部分血量都在静脉区域内储存和调节。体循环平均充盈压可被测量，它是循环枢轴点的压力，与血流无关。该压力是循环的驱动压力，与心脏功能一起影响静脉回流。在循环完整的患者中，目前有三种方法在床旁测量Pmsf。这个参数作为帮助了解患者的病情并根据患者的生理状况指导血流动力学治疗的重要信息。

要点

- 静脉回流相当于心输出量，在外周组织的微循环水平上被精细地调控。要把血流动力学放在这个背景下理解。
- 影响外周组织血液流动的两个主要因素是代谢水平和氧的可用性。二者也同时影响静脉回流。
- α1肾上腺素能激动剂通过引起静脉收缩，从静脉存储系统中增加有效血容量，增加心输出量和血压。这对于循环不稳定患者的麻醉诱导非常有用，因为大多数麻醉药物可能导致严重的血管扩张和静脉回流严重减少。
- 为了进行有效的补液试验，必须输注足够的液体以增加Pmsf；否则，可能会产生容量反应假阴性的表现。对于大多数术后患者，4 mL/kg是一个足够的液体负荷剂量。

利益冲突：Hollmann D. Aya 获得了 LiDCO 对教育项目和专题讨论会的资助。Maurizio Cecconi 获得了 Edwards Lifesciences、LiDCO、Deltex、Applied Physicology、Massimo、Bmeye、Cheetah 和 Imacor 颁发的研讨会发言荣誉、教育计划财务支持和顾问委员会荣誉。

参考文献

［1］ Guyton AC. Textbook of medical physiology. 12th ed. Philadelphia: Elsevier Saunders; 2011.

［2］ Rothe CF. Reflex control of veins and vascular capacitance. Physiol Rev. 1983; 63(4): 1281-342.

［3］ Bayliss WM, Starling EH. Observations on venous pressures and their relationship to capillary pressures. J Physiol. 1894; 16(3-4): 159-318 7.

［4］ Rothe CF. Mean circulatory filling pressure: its meaning and measurement. J Appl Physiol (1985). 1993; 74(2): 499-509.

［5］ Guyton AC, Lindsey AW, Kaufmann BN, Abernathy JB. Effect of blood transfusion and hemorrhage on cardiac output and on the venous return curve. Am J Phys. 1958; 194(2): 263-7.

［6］ Guyton AC, Lindsey AW, Kaufmann BN. Effect of mean circulatory filling pressure and other peripheral circulatory factors on cardiac output. Am J Phys. 1955; 180(3): 463-8.

［7］ Guyton AC. Determination of cardiac output by equating venous return curves with cardiac response curves. Physiol Rev. 1955; 35(1): 123-9.

［8］ Rowell LB. Human cardiovascular control. New York: Oxford University Press; 1993.

［9］ Furness JB, Marshall JM. Correlation of the directly observed responses of mesenteric vessels of the rat to nerve stimulation and noradrenaline with the distribution of adrenergic nerves. J Physiol. 1974; 239(1): 75-88.

［10］ Marshall JM. The influence of the sympathetic nervous system on individual vessels of the microcirculation of skeletal muscle of the rat. J Physiol. 1982; 332: 169-86.

［11］ Mellander S, Nordenfelt I. Comparative effects of dihydroergotamine and noradrenaline on resistance, exchange and capacitance functions in the peripheral circulation. Clin Sci. 1970; 39(2): 183-201.

［12］ Appleton CP, Lee RW, Martin GV, Olajos M, Goldman S. Alpha 1- and alpha 2- adrenoceptor stimulation: changes in venous capacitance in intact dogs. Am J Phys. 1986; 250(6 Pt 2): H1071-8.

［13］ Patel P, Bose D, Greenway C. Effects of prazosin and phenoxybenzamine on alpha- and beta-receptor-mediated responses in intestinal resistance and capacitance vessels. J Cardiovasc Pharmacol. 1981; 3(5): 1050−9.

[14] Ruffolo RR Jr. Distribution and function of peripheral alpha-adrenoceptors in the cardiovascular system. Pharmacol Biochem Behav. 1985; 22(5): 827−33.

[15] Shi AG, Ahmad S, Kwan CY, Daniel EE. Characterization of alpha-adrenoceptor subtypes by [3H]prazosin and [3H]rauwolscine binding to canine venous smooth muscle membranes. Can J Physiol Pharmacol. 1989; 67(9): 1067−73.

[16] Hirakawa S, Itoh H, Kotoo Y, Abe C, Endo T, Takada N, et al. The role of alpha and beta adrenergic receptors in constriction and dilation of the systemic capacitance vessels: a study with measurements of the mean circulatory pressure in dogs. Jpn Circ J. 1984; 48(7): 620−32.

[17] Rothe CF, Flanagan AD, Maass-Moreno R. Role of beta-adrenergic agonists in the control of vascular capacitance. Can J Physiol Pharmacol. 1990; 68(5): 575−85.

[18] Lee RW, Lancaster LD, Buckley D, Goldman S. Peripheral circulatory control of preload-afterload mismatch with angiotensin in dogs. Am J Phys. 1987; 253(1 Pt 2): H126−32.

[19] Pang CC, Tabrizchi R. The effects of noradrenaline, B-HT 920, methoxamine, angiotensin II and vasopressin on mean circulatory filling pressure in conscious rats. Br J Pharmacol. 1986; 89(2): 389−94.

[20] Martin DS, McNeill JR. Whole body vascular capacitance response to vasopressin is mediated by autonomic function. Am J Phys. 1991; 261(2 Pt 2): H493−9.

[21] Chien Y, Pegram BL, Kardon MB, Frohlich ED. ANF does not increase total body venous compliance in conscious rats with myocardial infarction. Am J Phys. 1992; 262(2 Pt 2): H432−6.

[22] Ogilvie RI, Zborowska-Sluis D. Effects of nitroglycerin and nitroprusside on vascular capacitance of anesthetized ganglion-blocked dogs. J Cardiovasc Pharmacol. 1991; 18(4): 574−80.

[23] Ito H, Hirakawa S. Effects of vasodilators on the systemic capacitance vessels, a study with the measurement of the mean circulatory pressure in dogs. Jpn Circ J. 1984; 48(4): 388−404.

[24] Rothe CF, Flanagan AD, Maass-Moreno R. Reflex control of vascular capacitance during hypoxia, hypercapnia, or hypoxic hypercapnia. Can J Physiol Pharmacol. 1990; 68(3): 384−91.

[25] Rothe CF, Stein PM, MacAnespie CL, Gaddis ML. Vascular capacitance responses to severe systemic hypercapnia and hypoxia in dogs. Am J Phys. 1985; 249(6 Pt 2): H1061−9.

[26] Schipke JD, Heusch G, Sanii AP, Gams E, Winter J. Static filling pressure in patients during induced ventricular fibrillation. Am J Physiol Heart Circ Physiol. 2003; 285(6): H2510−5.

[27] Pinsky MR. Instantaneous venous return curves in an intact canine preparation. J Appl Physiol Respir Environ Exerc Physiol. 1984; 56(3): 765−71.

[28] Versprille A, Jansen JR. Mean systemic filling pressure as a characteristic pressure for venous return. Pflugers Arch. 1985; 405(3): 226−33.

[29] Den Hartog EA, Versprille A, Jansen JR. Systemic filling pressure in intact circulation determined on basis of aortic vs. central venous pressure relationships. Am J Phys. 1994; 267(6 Pt 2): H2255−8.

[30] Hiesmayr M, Jansen JR, Versprille A. Effects of endotoxin infusion on mean systemic filling pressure and flow resistance to venous return. Pflugers Arch. 1996; 431(5): 741−7.

[31] Maas JJ, Geerts BF, van den Berg PC, Pinsky MR, Jansen JR. Assessment of venous return curve and mean systemic filling pressure in postoperative cardiac surgery patients. Crit Care Med. 2009; 37(3): 912−8.

[32] Keller G, Desebbe O, Benard M, Bouchet JB, Lehot JJ. Bedside assessment of passive leg raising effects on venous return. J Clin Monit Comput. 2011; 25(4): 257−63.

[33] Mahjoub Y, Touzeau J, Airapetian N, Lorne E, Hijazi M, Zogheib E, et al. The passive leg-raising maneuver cannot accurately predict fluid responsiveness in patients with intra-abdominal hypertension. Crit Care Med. 2010; 38(9): 1824−9.

[34] Parkin WG, Wright CA. Three dimensional closed loop control of the human circulation. Int J Clin Monit Comput. 1991; 8(1): 35−42.

[35] Parkin WG, Leaning MS. Therapeutic control of the circulation. J Clin Monit Comput. 2008; 22(6): 391−400.

[36] Parkin G, Wright C, Bellomo R, Boyce N. Use of a mean systemic filling pressure analogue during the closed-loop control of fluid replacement in continuous hemodiafiltration. J Crit Care. 1994; 9(2): 124−33.

[37] Cecconi M, Aya HD, Geisen M, Ebm C, Fletcher N, Grounds RM, et al. Changes in the mean systemic filling pressure during a fluid challenge in postsurgical intensive care patients. Intensive Care Med. 2013; 39(7): 1299−305.

[38] Gupta K, Sondergaard S, Parkin G, Leaning M, Aneman A. Applying mean systemic filling pressure to assess the response to fluid boluses in cardiac post-surgical patients. Intensive Care Med. 2015; 41: 265.

[39] Anderson RM. The gross physiology of the cardiovascular system. 2012 ed. Tucson: Racquet Press; 1993.

[40] Maas JJ, Pinsky MR, Geerts BF, de Wilde RB, Jansen JR. Estimation of mean systemic filling pressure in postoperative cardiac surgery patients with three methods. Intensive Care Med. 2012; 38(9): 1452−60.

[41] Aya H, Rhodes A, Fletcher N, Grounds M, Cecconi M, editors. Transient stop-flow arm arterial-venous equilibrium pressure measurement: determination of precision of the technique. Annual Congress of the European Society of Intensive Care Medicine. Barcelona/New York: Springer; 2014.

[42] Rangappa R, Sondergaard S, Aneman A. Improved consistency in interpretation and management of cardiovascular variables by intensive care staff using a computerised decision-support system. Crit Care Resusc. 2014; 16(1): 48−53.

[43] Sondergaard S, Wall P, Cocks K, Parkin WG, Leaning MS. High concordance between expert anaesthetists' actions and advice of decision support system in achieving oxygen delivery targets in high-risk surgery patients. Br J Anaesth. 2012; 108(6): 966−72.

[44] Cecconi M, De Backer D, Antonelli M, Beale R, Bakker J, Hofer C, et al. Consensus on circulatory shock and hemodynamic monitoring. Task force of the European Society of Intensive Care Medicine. Intensive Care Med. 2014; 40(12): 1795−815.

［45］Maas JJ, Pinsky MR, Aarts LP, Jansen JR. Bedside assessment of total systemic vascular compliance, stressed volume, and cardiac function curves in intensive care unit patients. Anesth Analg. 2012; 115(4): 880-7.

［46］Maas JJ, Pinsky MR, de Wilde RB, de Jonge E, Jansen JR. Cardiac output response to norepinephrine in postoperative cardiac surgery patients: interpretation with venous return and cardiac function curves. Crit Care Med. 2013; 41(1): 143-50.

［47］Aya HD, Ster IC, Fletcher N, Grounds RM, Rhodes A, Cecconi M. Pharmacodynamic analysis of a fluid challenge. Crit Care Med. 2016; 44(5): 880-91.

［48］Cecconi M, Aya HD. Central venous pressure cannot predict fluid-responsiveness. Evid Based Med. 2014; 19(2): 63.

5. 动脉血压调节
Arterial Blood Pressure Regulation

Alexander Kobzik and Michael R. Pinsky

钟　鸣·译，李颖川·审校

© European Society of Intensive Care Medicine 2019

M. R. Pinsky et al. (eds.), *Hemodynamic Monitoring*, Lessons from the ICU,

https://doi.org/10.1007/978-3-319-69269-2_5

学习目标

- 心输出量在自动调节过程中会在一定生理范围内变化，从而保持平均动脉压的恒定。
- 中枢自动调节控制反映了主动脉壁和颈动脉体中称为压力感受器的牵张受体，这些受体直接与脑干交感神经核和副交感神经核相连，从而改变其输出。
- 局部代谢需求决定了自动调节平均动脉压范围内的局部血流，因此低血压和高血压都代表正常自动调节功能的失败。
- 高血压水平超过自动调节范围会导致终末器官血管压力过度升高，引起血管张力过高和水肿并导致终末器官损伤（如Ⅱ型非ST段抬高心肌梗死、脑水肿、急性肾损伤）。
- 低血压代表正常宿主适应机制失败，且必然与某些器官组织相对于其代谢需要的终末器官灌注不足有关。
- 在慢性动脉高压患者中，正常的自动调节压力范围随着X轴向右和向上移动，因此正常但较平时低的血压可能会导致终末器官灌注不足和损伤。
- 给定的MAP是否满足器官灌注的唯一方法就是评估器官功能。这可能很困难，可以用乳酸代谢动力学和中心静脉-动脉氧及二氧化碳梯度等代表灌注的参数来评估血流是否足够。

5.1 简介

全身血管系统具有高度异质性。由于中央动脉顺应性低和外周小动脉流出阻力高，中心动脉压力保持较高水平。左心室的主要作用是克服这些高压下射出其每搏输出量，以保持中央动脉的压力。然而，大多数血容量存在于毛细血管后静脉循环中，而血管横截面积主要由毛细血管系统控制[1]，因为这是气体弥散和代谢底物交换发生的地方。毛细血管前动脉侧循环的张力决定了相对器官的血流和灌注。如果下游血流不足以满足组织的代谢需求，局部小动脉和毛细血管前动脉张力降低，局部血流量增加。这种张力调节由下游器官氧合通过一氧化氮和其他内皮源性血管舒张因子直接逆向传导血管内皮细胞信号决定。同样，与局部代谢需求无关，应激和疾病状态（如肾上腺功能不全、颅内高压）可引起全身动脉张力独立于局部代谢需求而变化，从而影响血流在器官内和器官间的分布。自身调节在脓毒症中会减弱，而在原发性高血压中，即使通过抗高血压药物有效地控制血压仍可能会过度活跃。重要的是，不仅要尽可能控制动脉压，而且在动脉压变化的情况下器官血流也受到调节，其主要目标是维持器官血流在所需水平，以维持其代谢活动。因此，动脉压自动调节反映了维持血流调节的一个控制输入过程，而这一点的缺乏是重症监护医师格外关注的。本章将从这个角度详细讨论这一重要议题。

5.2 血压自动调节及其与器官血流的关系

在正常状态下，包括静息和代谢需求增加（如躁动、呼吸过度、消化），机体通过控制中心血压，允许器官特定区域的血流通过多种机制自动调节，这些机制倾向于使局部血流与特定组织的功能需求相匹配。这些中枢血压控制过程可分为短期、中期和长期机制。虽然这三者都很重要，但对于重症医师来说，最相关的是短期的、快速的作用机制，包括三种控制途径：局部缺血反应、压力感受性反馈和化学感受性反馈。重要的是，动脉张力的改变只是这种复杂反应的一部分。当代谢需要增加时，相关的整体交感神经张力增加导致血流从不活跃的组织中转移，并通过增加静脉张力来减少血管的非张力容积，增加循环系统平均压力和静脉回流上游压力，从而增加心输出量。这导致静脉回流和心输出量增加，以维持增加的局部血流量需求，而无需过度增加动脉张力或改变血压。

与中心动脉压无关，局部缺血会降低缺血组织的局部小动脉张力。关于引起局部动脉血管扩张的机制，有两种理论占上风：血管扩张理论和缺氧理论。前者假设氧供的降低会导致组织缺血，从而增加局部腺苷和乳酸水平。腺苷和乳酸的局部释放会导致血管立即扩张。后者认为，局部组织缺血通过内皮细胞逆行信号传导给缺血毛细血管的供血小动脉，导致小动脉血管扩张。与此机制有关的其他营养素包括硫胺素（如脚气病）、核黄素、脂肪酸和葡萄糖[1]。除了这两种机制外，一氧化氮，又称为内皮源性舒张因子[2]，一旦局部血流量增加，也有助于上游血管舒张。流量增加会对局部内皮产生剪切应力，导致一氧化氮直接释放，从而使远端小动脉的容量适当增加[3]。参与血管张力局部控制的其他血浆基质是电解质（如钙和镁）、氢离子、二氧化碳和其他阴离子，如醋酸盐。

这种调节也有例外，因为在一些特定的组织和器官中，需要将血流用于其他目的。具体来说，肾血流量远高于肾脏的代谢需求，因为肾脏的作用是过滤溶质和控制血管内容量。因此，肾静脉血氧饱和度通常很高（接近90%）。如果一个健康的受试者血管内注射大剂量的液体，尽管心输出量在主动输注期间可能会短暂升高，血压将保持不变，肾血流量和尿量都将按比例增加。相似的，皮肤独立于其代谢需求，通过增加和减少其血液流量，以维持一个恒定的内部核心温度。皮肤和肾脏高于其代谢需要水平的血流量都高度依赖于动脉输入压力，全身性低血压会导致皮肤和肾脏血流量显著减少。

因此，这些局部代谢需求改变局部血流发生在全身血压自动调节的背景下。只要系统血压高于某个最低水平，局部血流自动调节允许组织维持足够的流量以满足其代谢需求。然而，如果动脉压低于为了维持代谢所需水平而需要外周血管完全扩张以维持血流量的水平时，就会发生组织灌注不足，并伴有相关的缺血性器官特异性功能丧失。如果持续低血压，会导致器官损伤和死亡。因此，预防体循环低血压，哪怕是很短的时间间隔，都是心血管调节的优先事项。

5.3 全身血管舒缩控制

作为一个整体，神经系统包含许多不同的兴奋性和抑制性信号系统，以维持调节中枢血压和区域性血流。在正常情况下，这些信号的净效应是部分血管收缩[1]。中心血压控制主要由两种快速作用机制驱动：主动脉弓和颈动脉窦的压力感受器在几秒钟内控制中心血压；左右心房舒张感受器和大脑压力感受器在几分钟到几小时内控制中心血压。当激活时，心房受体和大脑受体刺激心房钠尿肽和脑钠尿肽（分别为ANP和BNP）的释放，不仅改变肾小管的吸收率，也改变动脉的张力。最后，醛固酮-血管紧张素系统在一个更慢的时间线（几小时到几天）上微调动脉压和有效循环血容量。

整体上，快速反应血压控制是通过自主神经系统介导的，主要是通过胸腰段脊柱出口的交感神经（在较小程度上是副交感神经）链来实现的。低血压刺激压力感受器牵张受体增加其对脑干的输出，以增加交感神经输出。刺激交感神经纤维会通过释放去甲肾上腺素导致动脉血管收缩。这种交感神经网络影响动脉系统，但不包括毛细血管前括约肌和毛细血管[1]。全身交感神经反应的瞬间激活主要由压力感受器驱动[4,5]。这些受体位于主动脉弓和颈动脉窦，当这些区域被拉伸时，传入性抑制信号被发送到交感神经通路，导致全身血管阻力降低[6]。相反，副交感神经信号增强，通常表现为如颈动脉窦按摩时的心动过缓。

这些压力感受器反应并不能外推到所有疾病状态。颈动脉窦按摩会发生低血压，但没有发生静脉舒张。然而，出血和血管内负压（与颈动脉窦相反的生理刺激）的模型反复显示了静脉收缩，但仅限于内脏循环，而非外周循环[5]。

其他心肺压力敏感受体位于心房、左心室和肺实质。动物研究表明，缺乏心房牵张将导致动脉血管收缩[7]，而具有类似的效果，但通过相反的机制，心室牵张受体的激活将导致血管扩张和心动过缓[8]，肺充血激活肺旁毛细血管受体，诱发心动过速，肺膨胀导致血管扩张[9]。综上所述，实验模型已经证明了多种、快速、压力相关的血管舒缩控制机制与维持恒定灌注压的保护机制相一致。

位于主动脉体和颈动脉体的化学受体也可以调节交感神经张力。这些化学感受器对动脉血缺氧、二氧化碳过多和氢离子浓度过高非常敏感。检测到这三种情况中的任何一种都会导致血管张力增加。有趣的是，这些动脉体对动脉压的降低也有反应，但它们没有主动脉弓和颈动脉窦敏感。

当颅内压升高，大脑出现孤立性低灌注时，中枢神经系统作为库欣反应的一部分，同样会起到影响动脉血压调节稳定性的作用[10]。脑组织血流不足引起缺血表现，会增加局部二氧化碳浓度，刺激髓质血管运动中枢，最终向周围交感神经系统发送一个较强的正刺激[1]。这会导致体循环高血压，以便在颅内压升高的情况下维持中枢血流，并由于颈动脉体和主动脉体压力感受器的交感输出受到抑制，而副交感神经输出增加，导致反射性心动过缓。此外，剩余的血管床暴露在一个非常高的动脉压下，这个压力经常超过自动调节范围的动脉压控制，导致压力依赖性组织过度灌注，引起末端器官水肿和损伤。

最后，大动脉压力并不是器官灌注压。器官灌注压定义为输入压力减去流出压力。如果大动脉系统外的一些动脉阻力较高，动脉输入压可能低于平均动脉压。如由于肝动脉阻力高，肝动脉压比平均动脉压低约20%。此外，心脏血流也不能进入收缩期的心肌。因此，冠状动脉输入压与平均动脉压相比，更接近动脉舒张压。在大多数非活动性组织中，小动脉和乳头前括约肌静息张力的增加决定了其临界闭合压力大于静脉压，而后者是器官灌注的反向压力。重要的是，该临界闭合压力不是恒定的，而是在毛细血管床和器官之间变化，并且随着代谢活动的变化而变化。在正常情况下，这可以严格控制局部血流，从而最大限度地提高血流效率。然而，随着低血压的进展或组织代谢活动的增加，小动脉和毛细血管前张力消失，使得完全扩张的组织内静脉或流出静脉的压力变成器官血流的反向压力。对于大脑来说，流出压力是颅内压或头部静脉压，以较高者为准。对于左心室，它是左心室舒张压或右心房压，以最高者为准。对于腹腔器官，它可以是腹内压或中心静脉压，以较高者为准。对于肾脏，它是囊内压、腹内压或中心静脉压，以较高者为准。由于所有这些反向压在疾病状态下可以相互独立地变化，因此以最小平均动脉压为目标可能无法确保器官之间和器官内部有足够的器官灌注压。

5.4   正常血压自动调节功能障碍

在正常的生理状态下，上述机制旨在使血压保持相对恒定，但通过上述类似的反馈机制，器官流量即使在较大的平均动脉压范围内也可维持稳定。在血流调节血压的极端情况下，这种调控机制将超出极限。这解释了在急性加速的高血压（如可逆性后脑脑病）中所见的终末器官损伤，以及在过量血管扩张剂引起的低血压状态下所见的散在组织缺血。严重低血压时，局部血管扩张只能在有足够流入压力的情况下提供更多的血流量。因此，心输出量不足时，压力感受器介导的全身性血管收缩反应不能提高血管张力以维持动脉压力，局部组织无法通过选择性血管扩张来满足其需求；含氧血的供给由器官灌注压决定，局部组织血管的扩张要么无效，要么从真正需要血流的其他血管床分流而来。这些情况统称为循环性休克，强调了全身性低血压是病理性的概念，因为它反映了维持器官灌注压的正常适应机制的失效。

血容量不足（如出血）、血管阻塞（如肺栓塞）或心室泵功能受损（如心肌梗死）等情况均会导致心输出量下降，从而引起循环性休克。同样，即使血流量充沛，如发生血管麻痹（如脓毒症）也可能引起循环性休克。但是在所有这些情况下，如果低血压持续进展，局部血流分布的控制会受到损害，并且最终发展成器官功能障碍。循环性休克或器官灌注不足综合征是压力感受器在低血压情况下受到最大刺激的状态，产生的交感神经冲动（主要是去甲肾上腺素释放）导致α肾上腺素能血管收缩。相对血流量则受组织特异性血管区域中α受体浓度影响。皮肤和骨骼肌血管的α受体最多，而冠状动脉很少，大脑血管则没有[11]。非病理性血管舒张的休克状态（如心源性休克）出现皮肤斑点，或输注α肾上腺素药物（如去甲肾上腺素）后出现皮肤坏死等现象，都是这种机制的临床体现[12]。这种由α受体介导的差异性血管收缩的机制不仅保证血液优先流向关键器官，而且是高效氧输送（DO_2）的重要机制。当DO_2降至危机临界阈值（DO_2c）以下时，局部组织DO_2变为压力依赖性，并且通常会发生组织缺血[13]。

脓毒症是血管舒张性休克的一种形式，它引起血管麻痹状态，尽管儿茶酚胺（如去甲肾上腺素和肾上腺素）的循环水平增加，但动脉血管舒缩功能却降低。推测是，血管系统上的α肾上腺素受体无反应，需要更高水平的儿茶酚胺以提高血管张力，或局部介质抑制了内源性儿茶酚胺对血管的收缩能力，或两者兼而有之。脓毒症发生血管麻痹的确切机制尚不完全清楚，但可能包括：① 血管平滑肌细胞的超极化，使其对跨膜电位变化的反应性降低，限制了固有收缩；② 脓毒症导致可诱导型一氧化氮合成酶激活而局部产生过量的一氧化氮，以及与局部炎症反应相关的其他血管活性介质（如缓激肽，前列腺素和白三烯）的局部释放，会产生血管舒张作用[12]；③ 由于自体降解作用或简单内化相关的膜多糖—蛋白质复合物功能障碍，导致α肾上腺素受体下调[11]。

另外，在慢性原发性高血压中提出了不同的自我调节机制。原发性高血压的自动调节压力与流量关系向上、向右重置（◼图5.1）。因此，患有原发性高血压的患者在平均动脉压远高于其他健康个体的最小阈值情况下，会发生低于自动调节范围的压力相关性低血流量。

多项研究已证明原发性高血压患者控制血压的心脑血管意外风险呈"J型"曲线[14]。脑血流调节已被证明在慢性动脉高血压中具有新的设定点[15]。如果通过降压治疗使全身血压过低，即使实际压力会在所谓正常范围内（如120/80 mmHg），脑卒中、肾损伤和心肌缺血的风险也会增加[16]。由于原发性高血压

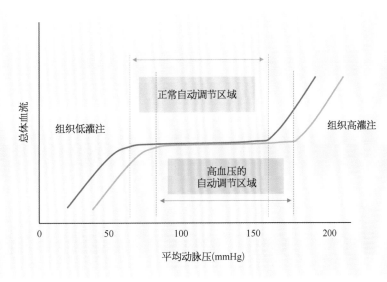

◼图5.1 正常受试者和原发性高血压患者平均动脉压的变化对总体血流的影响

是40岁以上患者中最常见的慢性疾病之一，因此了解血压自身调节变化与血流之间的相互作用非常重要。

Asfar等人在最近的一项临床试验中[13]，使用去甲肾上腺素控制感染性休克患者的动脉压时，阐述了在脓毒症和原发性高血压两种状态下的自身调节功能改变或受损之间的相互作用。在这项研究中，感染性休克患者的平均动脉压目标设为65～75或85～95 mmHg，并接受了常规治疗。他们发现，在其他没有原发性高血压病史的患者中，将平均动脉压设为85～95 mmHg与65～75 mmHg的较低平均动脉压范围相比，没有证据表明可以更好地恢复器官血流或降低死亡风险。但是，在设为高平均动脉压范围的患者更多的出现心律不齐，这可能是由于维持较高平均动脉压水平需要输注更大剂量的血管活性药物。重要的是，在那些有原发性高血压病史并发生感染性休克的患者中，较低的平均动脉压目标与更多的肾灌注不足（血清肌酐升高）和肾损伤（需要透析）有关。

5.5 自动调节功能不足的临床检测

之前提到的Asfar等人的研究结果还不能在实践中推广到所有的患者，但是这些结果符合我们对自我调节下限和器官损伤阈值的理解。对于任何一个患者来说，动脉血压自动调节的准确范围在床边是无法准确确定的。对于重症监护病房的患者来说，测量特定组织血管床的灌注量是非常麻烦的。因此，判断给定的平均动脉压是否适合组织灌注，唯一的方法就是测量器官功能。这也很困难，因此器官灌注的替代物也有助于床旁确定测得的平均动脉压是否适合该患者。

静脉血氧饱和度，无论是来自肺动脉导管的真实混合静脉血样本（SvO_2），还是来自上腔静脉中心静脉导管的替代值（$ScvO_2$），都可以作为器官灌注的替代标志物。这些值代表局部组织摄取后与血红蛋白结合并返回到肺循环的氧气量。低于正常值（SvO_2和$ScvO_2$分别为70%和75%）则表示三种可能的状态之一：动脉低氧血症、贫血或血流减少。在最后一种状态下，组织与血红蛋白分子的接触时间会更长，从而允许更多的氧气摄取。由于静脉血氧饱和度有许多决定因素，低SvO_2值本身并不等于自动调节不足。事实上，在与组织灌注不足相关的高心排休克状态下，SvO_2可能会很高，这是由于脓毒症中常见的血流分布不均造成[17]。

关于高输出低灌注的担忧引起了对氧气和二氧化碳的动静脉梯度测量的关注。混合静脉血-动脉血二氧化碳分压差（$Pv\text{-}aCO_2$）作为不依赖心输出量的组织灌注的独立指标。在灌注减少的状态下，无氧代谢导致二氧化碳产生增加[18]。尽管可能有正常的心输出量，静脉和动脉循环之间的二氧化碳浓度梯度增加仍提示组织局部缺血[19, 20]。

血清乳酸水平也可以用来代替器官灌注不足。在正常条件下，乳酸是通过丙酮酸氧化还原转化产生的，丙酮酸本身是通过无氧代谢产生的。血液中的乳酸水平已作为器官复苏有效的标志物[21]。然而，在疾病状态下，多种其他机制（最显著的是β受体激动剂刺激）促成乳酸盐产量增加[22]。使用乳酸作为灌注的标志有时会被质疑[23, 24]。然而，监测血液中乳酸水平随时间的变化依旧用于评估复苏的充分性[25]。

器官损伤的特定标志物通常对病因没有特异性，而灌注不足只是其中一种可能。尽管如此，历史上肾功能标志物已用于指导以灌注为导向的复苏。在体循环低血压并导致肾血流量减少的状态下，多种机制导致肾小球滤过率降低和血清肌酐升高伴尿量减少[26]。不幸的是，提示损伤的血清肌酐浓度升高可延迟到损伤后48小时[27]。同样，已有研究发现尿量测量结果是非特异性的[28]。多种其他早期肾损伤标志物被研究用于评定肾脏损害，其中最有希望的是尿液中金属蛋白酶组织抑制物（TIMP-2）和胰岛素样生长因子结合蛋白7（IGFBP-7）的浓度[29]。但是，这些标志物的检测如何转化为临床实践还有待观察。

要点

动脉血压通过多种全身和局部机制维持稳定。平均动脉压通过多种快速作用机制系统性地得以维持。在很大的全身压力范围内，局部血管床能够根据代谢需求调节局部灌注。但是，与显著性生理应激相关的疾病状态，无论是否存在自我调节功能的慢性改变，都会导致局部组织和全身器官功能障碍。至关重要的是，仅测量全身血压并不代表自动调节的失败或成功。尽管不一定准确，器官低灌注依旧可以通过临床检查、血清生物标志物、血气测量和梯度，以及血乳酸水平等方法来发现。

参考文献

［1］ Guyton AC, Hall JE. Textbook of medical physiology. Philadelphia: W. B. Saunders; 2005.

［2］ Loscalzo J. The identification of nitric oxide as endothelium-derived relaxing factor. Circ Res. 2013; 113: 100−3.

［3］ Tibballs. The role of nitric oxide (formerly endothelium-derived relaxing factor-EDRF) in vasodilatation and vasodilator therapy. Anaesth Intensive Care. 1993; 21: 759−73.

［4］ Thrasher T. Baroreceptors and the long-term control of blood pressure. Exp Physiol. 2004; 89: 331−5.

［5］ Abboud F, Heistad D, Mark A, Schmid P. Reflex control of the peripheral circulation. Prog Cardiovasc Dis. 1976; 18: 371−403.

［6］ Bronk S. Afferent impulses in the carotid sinus nerve I. the relation of the discharge from single end organs to arterial blood pressure. J Cell Compar Physl. 1932; 1: 113−30.

［7］ Johnson JA, Moore WW, Segar WE. Small changes in left atrial pressure and plasma antidiuretic hormone titers in dogs. Am J Physiol. 1969; 217: 210−4.

［8］ Salisbury P, Cross C, Rieben A. Reflex effects of left ventricular distention. Circ Res. 1960; 8: 530−4.

［9］ Ott S. Vasodepressor reflex from lung inflation in the rabbit. Am J Physiol. 1971; 221: 889−95.

［10］ Fodstad H, Kelly P, Buchfelder M. History of the cushing reflex. Eur Man Med. 2006; 59: 1132−7.

［11］ Bucher M, Kees F, Taeger K, Kurtz A. Cytokines down-regulate α1-adrenergic receptor expression during endotoxemia. Crit Care Med. 2003; 31: 566.

［12］ Mentzelopoulos S, Gkizioti S. Vasogenic shock physiology. Open Access Emerg Med. 2011; 3: 1−6.

［13］ Asfar P, Meziani F, Hamel J-F, et al. High versus low blood-pressure target in patients with septic shock. N Engl J Med. 2014; 370: 1583−93.

［14］ Verdecchia P, Angeli F, Mazzotta G, Garofoli M, Reboldi G. Aggressive blood pressure lowering is dangerous: the J-curve response to aggressive blood pressure lowering is dangerous: the J-curve: con side of the argument. Hypertension. 2014; 63: 37−40.

［15］ Strandgaard S, Olesen J, Skinhoj E, Lassen NA. Autoregulation of brain circulation in severe arterial hypertension. Br Med J. 1973; 1: 507−10.

［16］ Gifford R. Management of Hypertensive Crises. JAMA. 1991; 266: 829−35.

［17］ Robin E, Costecalde M, Lebuffe G, Vallet B. Clinical relevance of data from the pulmonary artery catheter. Crit Care. 2006; 10: S3.

［18］ Mallat J, Lemyze M, Tronchon L, Vallet B, Thevenin D. Use of venous-to-arterial carbon dioxide tension difference to guide resuscitation therapy in septic shock. World J Crit Care Med. 2016; 5: 47−56.

［19］ Van Beest P, Lont M, Holman N, Loef B, Kuiper M, Boerma C. Central venous-arterial pCO2 difference as a tool in resuscitation of septic patients. Intens Care Med. 2013; 39: 1034−9.

［20］ Chua M, Kuan W. Venous-to-arterial carbon dioxide differences and the microcirculation in sepsis. Ann Transl Med. 2016; 4: 62.

［21］ Dellinger P, Levy M, Rhodes A, Annane D, Gerlach H, Opal S, Sevransky J, Sprung C, Douglas I, Jaeschke R. Surviving sepsis campaign: international guidelines for management of severe sepsis and septic shock, 2012. Intensive Care Med. 2013; 39: 165−228.

［22］ Ingelfinger J, Kraut J, Madias N. Lactic acidosis. N Engl J Med. 2014; 371: 2309−19.

［23］ Kushimoto S, Akaishi S, Sato T, Nomura R, Fujita M, Kudo D, Kawazoe Y, Yoshida Y, Miyagawa N. Lactate, a useful marker for disease mortality and severity but an unreliable marker of tissue hypoxia/hypoperfusion in critically ill patients. Acute Med Surg. 2016; 3: 293−7.

［24］ James H, Luchette F, McCarter F, Fischer J. Lactate is an unreliable indicator of tissue hypoxia in injury or sepsis. Lancet. 1999; 354: 505−8.

［25］ Vincent JL, Quintairos e Silva A, jr CL, Taccone FS. The value of blood lactate kinetics in critically ill patients: a systematic review. Crit Care. 2016; 20: 257.

［26］ Basile D, Anderson M, Sutton T. Pathophysiology of acute kidney injury. Compr Physiol. 2012; 2: 1303−53.

［27］ Koyner J. Assessment and diagnosis of renal dysfunction in the ICU. Chest. 2012; 141: 1584.

［28］ Prowle J, Liu Y-L, Licari E, et al. Oliguria as predictive biomarker of acute kidney injury in critically ill patients. Crit Care. 2011; 15: 1−10.

［29］ Kashani K, Al-Khafaji A, Ardiles T, et al. Discovery and validation of cell cycle arrest biomarkers in human acute kidney injury. Crit Care. 2013; 17: 1−12.

6. 肺循环
Pulmonary Circulation

Marco Maggiorini

刘　芬·译，钱克俭　杨　缙·审校

© European Society of Intensive Care Medicine 2019

M. R. Pinsky et al. (eds.), *Hemodynamic Monitoring*, Lessons from the ICU,

https://doi.org/10.1007/978-3-319-69269-2_6

学习目标

肺循环是隐藏在胸腔里的高容量，低压力的血流系统，因此很难评估其功能状态。肺循环的作用是气体交换，对于保持细胞代谢和器官功能是必不可少的。在本章中，读者将了解肺循环的结构、功能特征及其与全身循环的主要生理差异。此外，我们将回顾肺循环的血流动力学特性，这在评估机械通气与肺循环之间的相互作用或在床边治疗心脏和肺部疾病时是非常重要的。肺血管运动张力对于避免通气-灌注不匹配的发生起着关键性作用，而肺血管运动张力的增高可导致肺动脉高压，从而危及右心室功能。在此章节，读者将了解影响肺血管运动张力及其伴随时间推移升高导致肺血管重构和肺动脉高压的关键性因素。最后，我们将回顾重症监护病房中肺动脉高压的频谱。

6.1 简介

肺循环的发现始于对Galen和Ibn Sina学说的质疑，Galen和Ibn Sina认为：肝脏产生的血液富含来自肺部的空气和来自心脏的热量，而这些热量和空气被人体的其他器官所消耗。正如我们今天所了解的，阿拉伯地区的Ibn Al-Nafs（1212—1288年），欧洲的Michael Servetus（1511—1553）和Renaldus Columbus（1516—1559）均为肺循环的发现做出了开创性的工作。在他们工作的基础上，William Harvey（1578—1657）后来发现了"心脏的运动"和血液循环，Marcello Malpighi（1628—1694）发现了肺毛细血管[1-3]。然而，300年后，德国的内科医师Julius Kolb（1865年）才首次从解剖学角度描述了肺血管疾病。他报告，在对24岁的男性进行尸检时发现了高度的肺动脉硬化症和随之而来的右心室肥厚[4]。然后，再过了80年，人们才明白了心脏和肺部之间的生理关系。André F. Cournand和Dickinson W. Richards在1945年首次报道了通过肘静脉插入右心和肺动脉导管[5]。他们与Werner Forssman共同获得了1956年的诺贝尔医学生理学奖，而后者于1929年就将导尿管置入自己的右心[6]。Swan和Ganz在1970年设计了一个气球状的肺动脉导管，无需荧光检查就可以将其引入肺循环[7]。重症监护病房中使用肺导管对于理解肺循环的生理学和病理生理学很重要，但需要对重症医师进行集中教学。关于重症医师缺乏该相关技术知识的调查报告首次发表后，这个问题已经显而易见[8, 9]。在本章中，我们将从ICU医师床边治疗的角度提供有关肺循环的生理学和病理生理学的基础知识。

6.2 肺血管的结构特点

与其他器官相比，肺循环的独特之处在于其柔韧的结构，能够满足休息和运动期间不同环境条件下气体交换的需求。在肺通气过程中，肺泡和毛细血管的结构能够随着肺泡跨壁压（空气、动脉和静脉的压力）变化而迅速改变。此外，在肺保护性机械通气过程中，肺循环能够适应吸气相正压（一定吸气压和潮气量范围内）的变化。

肺循环的形状、结构和顺应性与体循环不同[10]。根据体循环血管直径、管壁结构和管壁厚度不同，体循环血管可分为大的传输动脉和静脉。这些血管与小动脉、小静脉和毛细血管相连接。肺动脉和肺静脉的中膜肌层比体循环中同等大小的血管壁薄很多，这种差异反映了肺循环的低压。两个系统的血压差异与体循环高阻力小动脉的存在有关，而这些小动脉在肺循环中缺失[10]。由于肺循环没有高阻力小动脉，肺动脉大部分压力以高搏动性血流形式直接传导到可渗透的毛细血管前动脉和肺泡毛细血管（■图6.1）。如果从肺动脉传递到毛细血管前动脉及毛细血管的静水压超过其通透性阈值，就会形成肺水肿[11]。

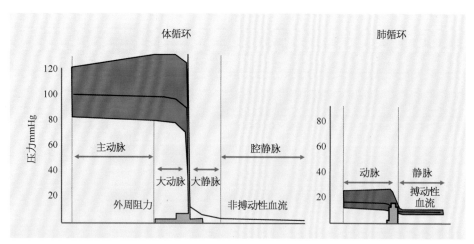

■图6.1 体循环和肺循环的功能差异。肺循环的形状、结构和顺应性与体循环不同，两者之间的血压差异与肺循环无高阻小动脉有关。由于缺失高阻小动脉，肺动脉中的大部分压力以高搏动性血流形式传导到毛细血管前动脉、肺泡毛细血管和肺静脉

这就是在高海拔地区或肺切除超过2/3后，出现高压高流量肺水肿的形成机制[12]。

此外，对于肺来说，其首要的独特结构是存在肺泡外血管（动脉和静脉），这些血管被包含肺淋巴管起源的疏松结缔组织鞘包裹（肺淋巴管对于肺排出肺内多余的组织液至关重要）[13]。肺泡间隔沿肺泡外血管鞘呈放射状分布[14]。吸气时肺泡壁牵张肺泡间隔，组织鞘内血管外压力下降导致肺泡外血管扩张（■图6.2）。肺循环中发现的第二个独特结构是位于肺泡实质内的角血管，这些血管没有包裹在结缔组织鞘内[15，16]。从功能上讲，它们与其他肺泡壁毛细血管的不同之处在于，它不受肺泡压的影响。肺泡角血管特征性地出现在肺West 1区和2区，而不是在肺3区，那里的所有肺泡毛细血管都是开放的，并且具有圆形轮廓（■图6.3）。在肺2区的状态下，肺泡角血管可作为毛细血管前动脉和静脉之间的直捷通路，从

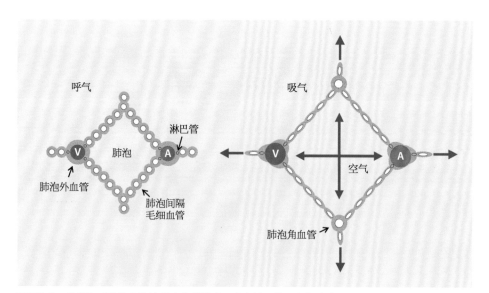

■图6.2 肺通气对肺泡和肺泡外血管的影响。肺泡外血管，包括动脉（A）和静脉（V），与起始端肺淋巴管一起包裹在疏松的结缔组织鞘内。肺泡间隔围绕肺泡外血管周围的疏松结缔组织鞘呈放射分布。吸气时肺泡壁牵拉，引起血管鞘内压力下降，导致肺泡外血管扩张。肺泡角血管位于肺泡实质内，无结缔组织鞘包绕，肺泡角血管不受高肺泡气压的影响，因此在肺泡充盈和萎陷时均保持开放状态。肺泡角血管特异性分布在肺1区和2区，而3区没有分布

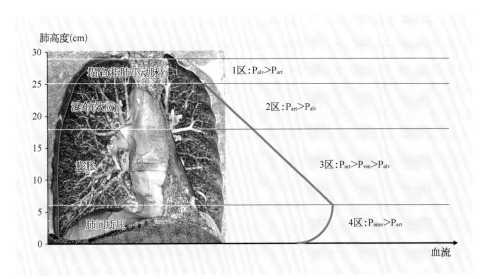

■图6.3 由动脉压（P_{art}）、肺泡压（P_{alv}）、静脉压（P_{ven}）和间质压（P_{inter}）之间的相互关系确定直立肺灌注的分区分布。重力依赖的肺灌注从肺1区、肺2区到肺3区逐渐增加。在肺1区，血流仅限于肺泡角血管，而大多数肺泡壁毛细血管处于闭合状态。肺2区与肺1区相似，不同之处肺2区有少部分肺泡壁毛细血管开放，肺泡壁血流灌注有所增加。在肺3区，由于静脉压超过肺泡压，肺泡壁毛细血管全部开放。在肺4区，为肺灌注重力依赖最明显区域，由于肺间质压超过静脉压力，导致肺泡壁毛细血管关闭，因而灌注减少

而增加了肺死腔（肺泡通气但无有效血流灌注）和右向左分流[17,18]。重要的是，大多数接受正压通气的患者处于肺2区状态。在肺2区施加的PEEP可使塌陷的肺泡张开，但同时也可能过度扩张开放的肺泡。

6.3 肺血管功能

与体循环相比，肺循环是一个高流量、低压力的血流系统，血管易于扩张，使血液气体交换得以发生[12,19,20]（■表6.1）。因此，肺循环对机械力影响非常敏感，在受到机械力影响时，可能会导致毛细血管壁渗漏，并在极端情况下破裂，导致血浆、蛋白质和红细胞持续渗漏到间隙中。

■表6.1 肺血流量和压力的正常值

参 数	平 均 值	正 常 范 围
Q L/min	6.4	4.4～8.4
sPpa, mmHg	19	13～26
dPpa, mmHg	10	6～16
mPpa, mmHg	13	7～19
Pcap, mmHg	10	8～12
PAOP, mmHg	9	5～13
Pra, mmHg	5	1～9
PVR, dyn·s·cm⁻⁵	50	11～99

表中内容来源于参考文献[12,19,20]。这些结果是在55名健康静息志愿者中获得的。Q：流量；Ppa：肺动脉压力；Pcap：肺毛细血管压力（通过动脉阻断压力法估算）；PAOP：肺动脉闭塞压；Pra：右心房压力；PVR：肺血管阻力

肺中的实际滤过压不是肺动脉闭塞压（pulmonary artery occlusion pressure，PAOP），而是肺毛细血管压力（pulmonary capillary pressure，Pc）。使用动物的双重阻断技术[21,22]和人体的单一阻断技术[12]进行的大量研究发现，Pc比Pla（左心房压力）高约1～4 mmHg。如 图6.4所示，在ICU中可以通过分析肺动脉导管尖端球囊阻断动脉后获取的肺动脉曲线，估算肺动脉Pc。在健康个体中，Pc约为10 mmHg；在没有炎症的情况下，液体静水压渗漏的阈值约为18 mmHg。全身和局部炎症降低了液体渗入肺间质的静水压阈值。在肺清除液体时，血浆胶体渗透压和肺淋巴管起着关键作用。根据灌注正常肺中阻力的分布情况（动脉阻力为60%，毛细血管静脉阻力为40%），Pc值可由Gaar等人的简易公式估算[23]：Pc=Pla−0.4×（mPpa−Pla），其中mPpa是平均肺动脉压。毛细血管-静脉阻力的增加，如高海拔性肺水肿（低氧性静脉收缩）[12]和ARDS的晚期[24]，可导致毛细血管滤过压力增高。

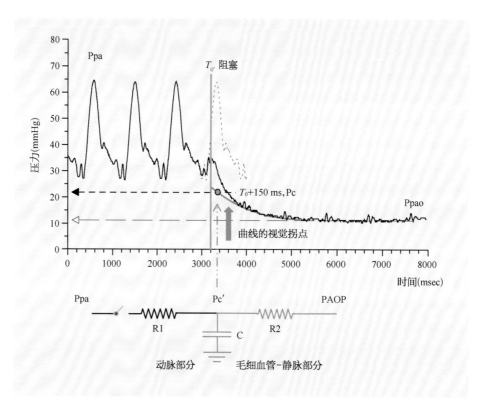

 图6.4　在4 559米的高海拔肺水肿患者中获得的肺动脉压（Ppa）示意图，显示毛细血管压力（Pc）为22 mmHg。可以通过目视检查Swan-Ganz导管的球囊阻塞肺动脉后的压力曲线来估算Pc（曲线的视觉拐点）或将压力衰减曲线的缓慢分量指数拟合外推到闭塞时刻（T_0）加150 ms。压力衰减曲线的拐点是曲线轨迹的快速和慢速部分之间的交点。曲线的第一快速分量对应于通过动脉阻力（R1）的流动停止，而压力衰减曲线的第二部分对应于通过静脉的阻力（R2）排空顺应性毛细管（C）；压力衰减曲线末端的压力是肺动脉闭塞压（PAOP）

右心室薄壁产生的肺血流是由肺动脉压力（流入压力）和左心房压力（流出压力）之间的压力差来驱动的。假设流经肺循环的血流表现为刚性直线和圆柱形毛细管中的牛顿流体（Hagen-Poiseuille定律）的层流，肺循环的功能状态可以用一个数字来估计，即肺血管阻力（PVR）：

$$PVR=（mPpa−Pla）/心输出量（CO）$$

mPpa与Pla之差描述的是肺循环的驱动压力。PVR是反映肺阻力血管收缩或舒张状态的良好指标，可用于检测由于张力和（或）结构变化而引起的小动脉口径变化。PVR随年龄增长而增加。当年龄超过50岁时，mPpa轻微升高，更重要的是心输出量的下降导致PVR的成倍增加[25]。体位对PVR的影响是由于静脉回流变化，以及重力施加在肺组织上的机械力变化所导致的肺血管塌陷（◘图6.3）。因此，危重患者肺循环的血流动力学测量应始终在静息仰卧位进行，其中大部分肺处于肺3区内。

单个PVR测定的局限性在于，其在变化的血流量下评估肺循环功能状态的不可靠性。PVR是在假设肺动脉压力与心输出量（Ppa/CO）之间的关系是线性的，并且在Pla值处与压力轴交叉的基础上计算的，同时该假设认定PVR为恒定值，不受压力或流量绝对水平的影响。但在许多情况下，如缺氧、ARDS和其他肺部疾病，以及心脏疾病时，如图所示多点Ppa/CO曲线的斜率和Y轴上的推测截距都在增加[26-28]（◘图6.5）。虽然Ppa/CO关系斜率的增加可以用肺阻力血管累积表面积的减少来解释，但Ppa/CO曲线推测截距增加的原因不太清楚。Permutt等人提出了一种可能的解释，用一种由平行的可折叠血管构成的模型，该模型具有各种闭合压力，随着心脏排血量的增加，闭合压力逐渐被吸收（瀑布模型）[29]。因此，推测压力截距很可能代表闭合压力的加权平均值，在正常条件下为Pla。但是，在重症监护室中某些特定情况下时，平均闭合压力可超过左心房压力，比如肺小动脉塌陷的肺1区[30]、ARDS中的肺动脉高压[28]和左心衰竭[27]。这是在这些和其他类似情况下，多点Ppa/CO图在Y轴上推测截距增加的一种初步解释。

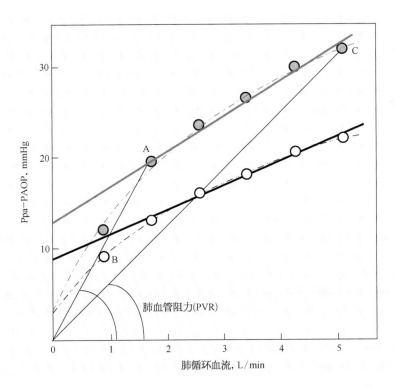

◘图6.5 在两个水平的肺血管阻力（PVR）时，多点经肺动脉压力（Ppa–PAOP）/流量（Q）关系。在临床环境中观察到的流量速率（>2 L/min）下，Ppa/Q关系与代表肺循环流出压力（左心房压力）的Y轴交叉点几乎呈线性关系。肺动脉高压会增加肺循环的斜率和流出压力（Y轴截距）。斜率的增加可以通过血管阻力的增加来解释。Y轴截距的增加说明出现了高于左心房压力的肺关闭压力（即肺小动脉塌陷的肺1区或肺静脉阻力增加）。虚线表示多点关系向零点连线的曲线拟合，考虑了肺血管的自然扩张性。从零截距连接到B、以及A和C的细线说明了PVR计算的局限性。从A点到B点，PVR不会发生改变，但从A点到C点，在肺动脉高压加重的情况下PVR降低，这通过给定流量下的较高压力来评估

在肺循环中，Pla的增加会传导给Ppa。PVR公式假定在任何心输出量水平下，Pla与Ppa呈1:1的比率。但是，PVR公式未考虑肺阻力血管的可扩张性，这导致在稳定的流量条件下，Pla的增加以略小于1:1的比例向上游传递[31, 32]。在肺循环的搏动血流下，Pla升高会引起肺灌注压力［收缩期肺动脉压（sPpa）与舒张期肺动脉压（dPpa）之间的差值］增加。因此，mPpa比Pla增加更多，导致跨肺压梯度（TPG）的出现，即PVR公式的分子（mPpa–Pla），随着每搏量和Pla的增加而升高（◖图6.6）[31, 32]。在慢性左心衰竭中，传统上使用TPG来评估肺循环的阻力特性，正常上限为12 mmHg；高于此阈值，将诊断出mPpa不成比例的增加。然而，最近有报道称，即使在单纯被动传递mPpa的患者中，TPG常常也高于12 mmHg[34]。为了克服这个问题，已经提出使用舒张压梯度（DPG）：dPpa–Pla。实际上，在单纯的Pla被动传递至Ppa的慢性左心衰竭患者中，DPG不会增加；而在肺阻力血管重塑的患者中，DPG会增加，因为dPpa的增加超过Pla（DPG增加提示存在肺阻力血管重塑，提示为此时肺动脉压升高非慢性左心衰竭所致）（◖图6.6）。DPG阈值为7 mmHg，可用于左心疾病中非被动性肺动脉高压和比例失调肺动脉高压的鉴别诊断[33, 35]。

6.4 缺氧性肺血管收缩

von Euler和Liljestrand[36]首次提出：肺循环通过收缩肺动脉并将血流从肺氧合不良区域转移来应对缺氧。缺氧性肺血管收缩主要包括直径小于1 000 μm的阻力性小动脉、非肌性小动脉和肺静脉[37-39]。从整个机体来看，缺氧性肺血管收缩是不均匀的，从而导致血流分布不均匀[40]。慢性缺氧性肺血管收缩引起肺血管重塑，涉及血管壁的所有层面，包括成纤维细胞[41]。血管壁结构的改变导致Ppa持续升高[12, 42]。为了使血氧正常，血管壁结构的改变需要数周甚至数月的时间[43, 44]。缺氧性肺血管收缩一方面可因酸中毒、环氧合酶抑制和某些药物如外周化学受体刺激剂阿米三嗪或低剂量5-羟色胺而增强；另一方面，缺氧性肺血管收缩可被吸入性的一氧化氮所抑制。碱中毒、非酸中毒性的高碳酸血症、炎症、内毒素和静脉血管扩张剂（如前列腺素和硝酸盐类），以及口服血管扩张剂（如钙通道阻滞剂或磷酸二酯酶V型抑制剂）也可消除缺氧性肺血管收缩，并导致肺内分流增加[44]。

缺氧性肺血管收缩是即刻发生的，可分为两个阶段，第一阶段为初始阶段，收缩反应在几分钟内开始；第二阶段为持续性的，大约在120分钟内达到峰值[45, 46]。肺泡毛细血管先前被认为是氧敏感细胞，通过内皮膜去极化将缺氧信号传递给上游的小动脉。然而，目前的证据已经将氧敏感与肺动脉平滑肌细胞线粒体及烟酰胺腺嘌呤二核苷酸（磷酸）氧化酶很好地联系起来。活性氧自由基的变化很重要，但这一信号是使活性氧自由基的增加还是减少仍存在分歧[45, 46]。缺氧性肺血管收缩的第二阶段与血管内皮有关。血管内皮会释放不同的血管舒张剂，包括内皮素-1、前列腺素和一氧化氮[46]。缺氧时，内皮素-1的合成增加，一氧化氮的利用率下降。最终，细胞内Ca^{2+}水平的增加进一步导致缺氧性肺血管持续性收缩[46]。

在急性重症肺损伤患者中，缺氧性肺血管收缩对于防止血液分布到非依赖性、不通气肺区域非常重要[47, 48]。目前，已经有三种措施显示出可以增强缺氧性肺血管收缩的能力，它们分别是：俯卧位——容易导致肺血流重新分布到肺的非依赖性区域、吸入一氧化氮和使用阿米三嗪；而如果同时使用这三种措施则具有协同作用[49]。

6.5 ICU中患者的肺动脉高压

健康人静息状态下肺动脉压平均为14 mmHg，上限为20 mmHg[25]。然而，过去通过右心导管评估确

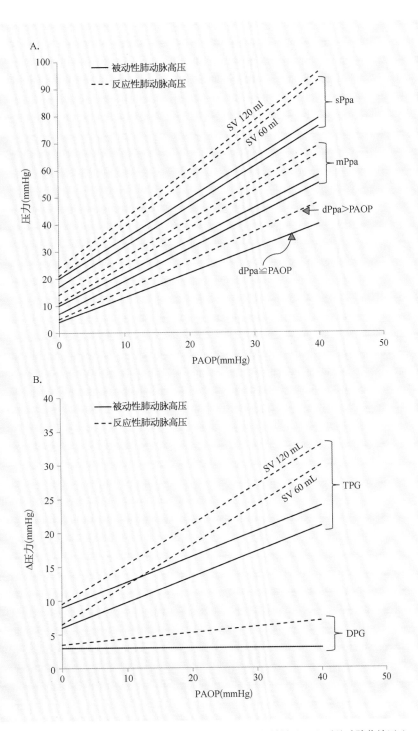

■图6.6　A. 两名左心衰竭患者的肺动脉闭塞压（PAOP）和每搏量（SV）对肺动脉收缩压（sPpa）、肺动脉平均压（mPpa）和肺动脉舒张压（dPpa）的影响。一个患有被动性（实线）肺动脉高压（PH），另一个患有"比例失调"（反应性）（虚线）肺动脉高压；如果PAOP直接传输到dPpa，则sPpa和mPpa会随SV的增加而成比例增加，而如果dPpa的增加幅度大于PAOP，则mPpa和sPpa的增加不成比例，这是SV的功能。B. 在被动性肺动脉高压患者中，跨肺压梯度（TPG）随SV的增加而增加，但舒张压梯度（DPG）与PAOP和SV无关（B中的实线）；在反应性肺动脉高压的左心衰竭患者中，TPG不成比例地增加，而DPG仅略有增加，并且独立于SV（B中的虚线）（改编自参考文献［33］）

定的肺动脉高压的定义是：静息状态下平均肺动脉压≥25 mmHg。平均肺动脉压在21～24 mmHg的临床意义尚不清楚，因为这部分人总是被排除在临床试验之外。尽管如此，这部分人代表肺动脉高压易患亚群，特别是在运动和缺氧的情况下[25, 32]。肺动脉高压按血流动力学分为毛细血管前肺动脉高压（PAOP≤15 mmHg）和毛细血管后肺动脉高压（PAOP > 15 mmHg）；后者进一步分为两个亚组，一组为单纯性毛细血管后肺动脉高压，另一组为毛细血管前后联合肺动脉高压（■表6.2）[33–36]。根据病理生理和临床诊治策略将肺动脉高压分为五大类：动脉性肺动脉高压（第一类），包括静脉闭塞性疾病和（或）肺毛细血管多发性血管瘤和新生儿持续性肺动脉高压；左心疾病所致肺动脉高压（第二类）；缺氧和（或）肺部疾病引起的肺动脉高压（第三类）；慢性血栓栓塞性肺动脉高压和其他肺阻塞（第四类），如恶性细胞；不明机制和（或）多种机制引起的肺动脉高压（第五类）[50, 51]。在欧洲、北美、澳大利亚和新西兰的重症监护室中，与肺动脉高压相关的最常见的疾病是左心疾病，特别是那些左心室射血分数低和主动脉狭窄的患者。排第二位的是肺部疾病或缺氧引起的肺动脉高压。在发展中国家，与肺动脉高压相关的常见疾病是先天性心脏病、风湿性心脏病，以及包括血吸虫病和艾滋病毒在内的各种感染性疾病，世界范围内大约80%受影响的人与此有关[52]。动脉性肺动脉高压和慢性血栓栓塞性肺动脉高压都是罕见的疾病。动脉性肺动脉高压特征是以毛细血管前小动脉为主的肺血管增生性病变。少数慢性血栓栓塞性肺动脉高压患者可能表现为毛细血管前小动脉受累，与第一类相似，这就排除了这些患者手术治疗指征[53]。

由于肺动脉急性失代偿，肺动脉高压患者到达重症监护病房时血流动力学不稳定，治疗方案有限，这些患者有很高的死亡风险[54]。

■表6.2 静息状态下肺动脉高压的血流动力学定义

定 义	特 征	临 床 分 类
肺动脉高压	mPpa≥25 mmHg	所有类别
毛细血管前肺动脉高压	mPpa≥25 mmHg PAOP≤15 mmHg	WHO 1类：动脉性肺动脉高压 WHO 3类：肺疾病引起的PH WHO 4类：慢性血栓栓塞性PH WHO 5类：不明机制和（或）多种机制引起的PH
毛细血管后肺动脉高压	mPpa≥25 mmHg PAOP > 15 mmHg	
单纯性毛细血管后肺动脉高压	DPG < 7 mmHg PVR≤3 Wood单位	WHO 2类：左心疾病所致PH WHO 5类：不明机制和（或）多种机制引起的PH
毛细血管前后联合肺动脉高压	DPG≥7 mmHg PVR > 3 Wood单位ᵃ	

PH：肺动脉高压；mPpa：肺动脉平均压；PAOP：肺动脉闭塞压；DPG：舒张压梯度（舒张期Ppa–PAOP）；PVR：肺血管阻力
ᵃPVR的单位是Wood单位（mmHg·min）/L或者dyn·s·cm⁻⁵［80×（mmHg·min）/L］。正常范围：Wood单位（0.25～1.9）；dyn·s·cm⁻⁵（20～150）

对临床实践的意义

为了理解肺循环的生理学和病理生理学，理解肺循环是一个与肺泡腔、心脏左右两侧关系密切的高流量、低压力的血流系统，床边的临床医师需要对右心导管术有一个良好而深刻的掌握。超声心动图提供了重要的信息，但并非重症监护病房做连续监测的适合技术，也不能估计肺毛细血管压力，因此无法根据肺血管阻力来区分肺动脉和肺静脉。以下列出了重症监护室中几种临床常见情况进行肺血流动力学评估对临床实践的意义。

- 肺循环内的心输出量由右心产生，等于体循环的心输出量（CO）。根据公式CO=压力 × 阻力，静脉回流的变化和右心室后负荷的变化（肺血管阻力的增加）对肺循环和体循环的CO具有同样的影响。因此，在肺循环中，只要右心室维持CO不变，肺血管阻力增加（即缺氧或肺栓塞）后，肺动脉平均压就会增加。在右心室衰竭时，由于CO降低，肺动脉平均压的升高可能不那么明显，甚至没有变化。但在吸入一氧化氮的过程中可能会观察到相反的情况，因为在这种情况下右心室后负荷［肺血管阻力（PVR）］降低导致CO增加，肺动脉平均压可能不会降低。因此，肺动脉平均压的变化应始终与CO的变化相关（◨图6.5）。

- 慢性左心衰竭是ICU肺动脉高压最常见的原因。在这种情况下，可能会发生肺阻力血管重构，导致mPpa不成比例的增加。肺动脉导管对于区分被动mPpa升高和反应性（不成比例）mPpa升高是必不可少的。由于TPG（mPpa−PAOP）受CO和左心房压力变化的影响，指南建议使用DPG（dPpa−PAOP）[51]。在左心房压力升高时，被动压力传导PAOP等于dPpa，而与PAOP的实际值无关，因此dPpa可以作为PAOP的替代指标（◨图6.6）。肺循环阻力小动脉的阻力增加，dPpa也会增加，但PAOP不会增加，从而增加DPG（正常范围 < 7 mmHg）。在这种情况下，dPpa不能作为PAOP的替代指标。

- 任何类型的肺动脉高压在终末期均可导致右心衰竭。右心室功能障碍导致CO降低，右心室舒张末压（RVEDP）升高，从而导致右心房压（Pra）升高。因此，在失代偿期肺心病患者中，由于CO减少而Pra增加，mPpa可能降低。对WHO 1、WHO 3、WHO 4类失代偿期肺动脉高压患者，当Pra超过PAOP时，需要紧急治疗。在肺心病失代偿期治疗过程中，监测Pra与PAOP之间的关系对于监测治疗反应至关重要。在健康人中，Pra比PAOP低4 ～ 5 mmHg。

总结

对肺循环有良好而深刻的认识，是救治心肺危重患者的关键。肺循环是一个易扩张的高容量、低压力的血流系统，用于气体交换。肺循环的流入压和流出压、血流量、肺泡压和肺泡气体含量的改变均可引起肺循环的重大变化，对机体产生伤害，甚至导致死亡。

要点

- 肺循环是一个易扩张的高容量，低压力的血流系统，用于气体交换。清除肺泡中的液体对保持肺泡干燥很重要。影响流体稳态并且不利于肺内气体交换的因素是：毛细血管静水压升高、血浆胶体渗透压减低、肺泡内气压高，以及过多的组织液淋巴回流受限/受阻。

- 缺氧性肺血管收缩在血流偏离肺部含氧低的区域中非常必要。缺氧性肺血管收缩的部位是小动脉和毛细血管后静脉。慢性缺氧会导致肺小动脉、毛细血管和静脉的重建。小动脉阻力的增加导致 Ppa/CO 的比值和 PVR 的斜率均增加。PVR 可用于检测小动脉血管张力和结构的变化，其局限性在于它评估可变流速肺循环的功能状态不可靠。

- 在肺循环的搏动血流条件下，Pla 的增加向上传导到 Ppa。在急性左心衰竭中，dPpa 反映 Pla 的变化，这时，dPpa 可作为 Pla 的替代标志物。但是在慢性左心衰竭中，Pla 升高可能导致阻力性肺动脉血管的重构。在这些患者中，dPpa 高于 Pla，因此这种情况下，dPpa 不能作为 Pla 的替代标志物。

  肺动脉高压定义为 mPpa ≥ 25 mmHg。如果 PAOP ≤ 15 mmHg，则将肺动脉高压分类为毛细血管前高压；如果 PAOP > 15 mmHg，则分类为毛细血管后高压。毛细血管后高压可进一步进行分类，如果 DPG < 7 mmHg，则划分为单纯性的毛细血管后肺动脉高压；如果 DPG ≥ 7 mmHg，则划分为比例失调的毛细血管后肺动脉高压。

参考文献

［1］ ElMaghawry M, Zanatta A, Zampieri F. The discovery of pulmonary circulation: from Imhotep to William Harvey. Glob Cardiol Sci Pract. 2014; 2014(2): 103-16.

［2］ West JB. Marcello Malpighi and the discovery of the pulmonary capillaries and alveoli. Am J Physiol Lung Cell Mol Physiol. 2013; 304(6): L383-90.

［3］ West JB. Ibn al-Nafis, the pulmonary circulation, and the Islamic Golden Age. J Appl Physiol (1985). 2008; 105(6): 1877-80.

［4］ van Wolferen SA, Grünberg K, Vonk Noordegraaf A. Diagnosis and management of pulmonary hypertension over the past 100 years. Respir Med. 2007; 101(3): 389-98.

［5］ Cournand A, Riley RL, Breed ES, Baldwin ED, Richards DW, Lester MS, et al. Measurement of cardiac output in man using the technique of catheterization of the right auricle or ventricle. J Clin Invest.1945; 24(1): 106-16.

［6］ Forssmann DW. Die Sondierung des Rechten Herzens. Klin Wochenschr. 1929; 8(45): 2085-7.

［7］ Swan HJ, Ganz W, Forrester J, Marcus H, Diamond G, Chonette D. Catheterization of the heart in man with use of a flow-directed balloon-tipped catheter. N Engl J Med. 1970; 283(9): 447-51.

［8］ Iberti TJ, Fischer EP, Leibowitz AB, Panacek EA, Silverstein JH, Albertson TE. A multicenter study of physicians' knowledge of the pulmonary artery catheter. Pulmonary Artery Catheter Study Group. JAMA. 1990; 264(22): 2928-32.

［9］ Gnaegi A, Feihl F, Perret C. Intensive care physicians' insufficient knowledge of right-heart catheterization at the bedside: time to act? Crit Care Med. 1997; 25(2): 213-20.

［10］ O'Rourke MF. Arterial function in health and disease. London: Churchill Livingston; 1982.

［11］ Drake RE, Smith JH, Gabel JC. Estimation of the filtration coefficient in intact dog lungs. Am J Phys. 1980; 238(4): H430-8.

［12］ Maggiorini M, Mélot C, Pierre S, Pfeiffer F, Greve I, Sartori C, et al. High-altitude pulmonary edema is initially caused by an increase in capillary pressure. Circulation. 2001; 103(16): 2078-83.

［13］ Drake RE, Scott RL, Gabel JC. Relationship between weight gain and lymph flow in dog lungs. Am J Phys. 1983; 245(1): H125-30.

［14］ Howell JB, Permutt S, Proctor DF, Riley RL. Effect of inflation of the lung on different parts of pulmonary vascular bed. J Appl Physiol. 1961; 16: 71-6.

［15］ Lamm WJ, Kirk KR, Hanson WL, Wagner WW Jr, Albert RK. Flow through zone 1 lungs utilizes alveolar corner vessels. J Appl Physiol (1985). 1991; 70(4): 1518-23.

［16］ Lamm WJ, Obermiller T, Hlastala MP, Albert RK. Perfusion through vessels open in zone 1 contributes to gas exchange in rabbit lungs in situ. J Appl

Physiol (1985). 1995; 79(6): 1895−9.

[17] Conhaim RL, Rodenkirch LA. Functional diameters of alveolar microvessels at high lung volume in zone II. J Appl Physiol (1985). 1998; 85(1): 47−52.

[18] Topulos GP, Brown RE, Butler JP. Increased surface tension decreases pulmonary capillary volume and compliance. J Appl Physiol (1985). 2002; 93(3): 1023−9.

[19] Naeije R, Mélot C, Mols P, Hallemans R. Effects of vasodilators on hypoxic pulmonary vasoconstriction in normal man. Chest. 1982; 82(4): 404−10.

[20] Mélot C, Naeije R, Hallemans R, Lejeune P, Mols P. Hypoxic pulmonary vasoconstriction and pulmonary gas exchange in normal man. Respir Physiol. 1987; 68(1): 11−27.

[21] Hakim TS, Maarek JM, Chang HK. Estimation of pulmonary capillary pressure in intact dog lungs using the arterial occlusion technique. Am Rev Respir Dis. 1989; 140(1): 217−24.

[22] Maarek JM, Hakim TS, Chang HK. Analysis of pulmonary arterial pressure profile after occlusion of pulsatile blood flow. J Appl Physiol (1985). 1990; 68(2): 761−9.

[23] Gaar KA J, Taylor AE, Owens LJ, Guyton AC. Pulmonary capillary pressure and filtration coefficient in the isolated perfused lung. Am J Phys. 1967; 213(4): 910−4.

[24] Nunes S, Ruokonen E, Takala J. Pulmonary capillary pressures during the acute respiratory distress syndrome. Intensive Care Med. 2003; 29(12): 2174−9.

[25] Kovacs G, Olschewski A, Berghold A, Olschewski H. Pulmonary vascular resistances during exercise in normal subjects: a systematic review. Eur Respir J. 2012; 39(2): 319−28.

[26] Naeije R, Chesler N. Pulmonary circulation at exercise. Compr Physiol. 2012; 2(1): 711−41.

[27] Naeije R, Lipski A, Abramowicz M, Lejeune P, Mélot C, Antoine M, et al. Nature of pulmonary hypertension in congestive heart failure. Effects of cardiac transplantation. Am J Respir Crit Care Med. 1994; 149(4 Pt 1): 881−7.

[28] Zapol WM, Snider MT. Pulmonary hypertension in severe acute respiratory failure. N Engl J Med. 1977; 296(9): 476−80.

[29] Permutt S, Bromberger-Barnea B, Bane HN. Alveolar pressure, pulmonary venous pressure, and the vascular waterfall. Med Thorac. 1962; 19: 239−60.

[30] West JB, Dollery CT, Naimark A. Distribution of blood flow in isolated lung; relation to vascular and alveolar pressures. J Appl Physiol. 1964; 19: 713−24.

[31] Linehan JH, Haworth ST, Nelin LD, Krenz GS, Dawson CA. A simple distensible vessel model for interpreting pulmonary vascular pressure-flow curves. J Appl Physiol (1985). 1992; 73(3): 987−94.

[32] Naeije R, Vanderpool R, Dhakal BP, Saggar R, Saggar R, Vachiery JL, et al. Exercise-induced pulmonary hypertension: physiological basis and methodological concerns. Am J Respir Crit Care Med. 2013; 187(6): 576−83.

[33] Naeije R, Vachiery JL, Yerly P, Vanderpool R. The transpulmonary pressure gradient for the diagnosis of pulmonary vascular disease. Eur Respir J. 2013; 41(1): 217−23.

[34] Gerges C, Gerges M, Lang MB, Zhang Y, Jakowitsch J, Probst P, et al. Diastolic pulmonary vascular pressure gradient: a predictor of prognosis in "out-of-proportion" pulmonary hypertension. Chest. 2013; 143(3): 758−66.

[35] Guazzi M, Naeije R. Pulmonary hypertension in heart failure: pathophysiology, pathobiology, and emerging clinical perspectives. J Am Coll Cardiol. 2017; 69(13): 1718−34.

[36] Von Euler US, Liljestrand G. Observation of the pulmonary arterial pressure in the cat. Acta Physiol Scand. 1946; 12: 301−20.

[37] Mothely HL, Cournand A, et al. The influence of short periods of induced acute anoxia upon pulmonary artery pressures in man. Am J Phys. 1947; 150(2): 315−20.

[38] Nagasaka Y, Bhattacharya J, Nanjo S, Gropper MA, Staub NC. Micropuncture measurement of lung microvascular pressure profile during hypoxia in cats. Circ Res. 1984; 54(1): 90−5.

[39] Schwenke DO, Pearson JT, Umetani K, Kangawa K, Shirai M. Imaging of the pulmonary circulation in the closed-chest rat using synchrotron radiation microangiography. J Appl Physiol (1985). 2007; 102(2): 787−93. Epub 2006 Oct 12. Pubmed PMID: 17038493.

[40] Dehnert C, Risse F, Ley S, Kuder TA, Buhmann R, Puderbach M, et al. Magnetic resonance imaging of uneven pulmonary perfusion in hypoxia in humans. Am J Respir Crit Care Med. 2006; 174(10): 1132−8.

[41] Stenmark KR, Tuder RM, El Kasmi KC. Metabolic reprogramming and inflammation act in concert to control vascular remodeling in hypoxic pulmonary hypertension. J Appl Physiol (1985). 2015; 119(10): 1164−72.

[42] Dorrington KL, Clar C, Young JD, Jonas M, Tansley JG, Robbins PA. Time course of the human pulmonary vascular response to 8 hours of isocapnic hypoxia. Am J Phys. 1997; 273(3 Pt 2): H1126−34.

[43] Penaloza D, Arias-Stella J. The heart and pulmonary circulation at high altitudes: healthy highlanders and chronic mountain sickness. Circulation. 2007; 115(9): 1132−46.

[44] Wilkins MR, Ghofrani HA, Weissmann N, Aldashev A, Zhao L. Pathophysiology and treatment of highaltitude pulmonary vascular disease. Circulation. 2015; 131(6): 582−90.

[45] Sylvester JT, Shimoda LA, Aaronson PI, Ward JP. Hypoxic pulmonary vasoconstriction. Physiol Rev. 2012; 92(1): 367−520.

[46] Sommer N, Strielkov I, Pak O, Weissmann N. Oxygen sensing and signal transduction in hypoxic pulmonary vasoconstriction. Eur Respir J. 2016; 47(1): 288−303.

[47] Brimioulle S, Lejeune P, Naeije R. Effects of hypoxic pulmonary vasoconstriction on pulmonary gas exchange. J Appl Physiol (1985). 1996; 81(4): 1535−43.

[48] Brimioulle S, Julien V, Gust R, Kozlowski JK, Naeije R, Schuster DP. Importance of hypoxic vasoconstriction in maintaining oxygenation during acute lung injury. Crit Care Med. 2002; 30(4): 874−80.

[49] Richard JC, Janier M, Lavenne F, Berthier V, Lebars D, Annat G, et al. Effect of position, nitric oxide, and almitrine on lung perfusion in a porcine model

of acute lung injury. J Appl Physiol (1985). 2002; 93(6): 2181−91.

[50] Hoeper MM, Bogaard HJ, Condliffe R, Frantz R, Khanna D, Kurzyna M, et al. Definitions and diagnosis of pulmonary hypertension. J Am Coll Cardiol. 2013; 62(25 Suppl): D42−50.

[51] Galiè N, Humbert M, Vachiery JL, Gibbs S, Lang I, Torbicki A, et al. ESC Scientific Document Group. 2015 ESC/ERS guidelines for the diagnosis and treatment of pulmonary hypertension: The Joint Task Force for the Diagnosis and Treatment of Pulmonary Hypertension of the European Society of Cardiology (ESC) and the European Respiratory Society (ERS): endorsed by: Association for European Paediatric and Congenital Cardiology (AEPC), International Society for Heart and Lung Transplantation (ISHLT). Eur Heart J. 2016; 37(1): 67−119.

[52] Hoeper MM, Humbert M, Souza R, Idrees M, Kawut SM, Sliwa-Hahnle K, et al. A global view of pulmonary hypertension. Lancet Respir Med. 2016; 4(4): 306−22.

[53] Kim NH, Delcroix M, Jenkins DP, Channick R, Dartevelle P, Jansa P, et al. Chronic thromboembolic pulmonary hypertension. J Am Coll Cardiol. 2013; 62(25 Suppl): D92−9.

[54] Jentzer JC, Mathier MA. Pulmonary hypertension in the intensive care unit. J Intensive Care Med. 2016; 31(6): 369−85.

[55] Teboul JL, Andrivet P, Ansquer M, Besbes M, Rekik N, Lemaire F, et al. A bedside index assessing the reliability of pulmonary occlusion pressure during mechanical ventilation with positive end-expiratory pressure. J Crit Care. 1992; 7: 22−9.

7 脉搏：重要的生命体征
The Pulse: An Essential Vital Sign

Paul E. Marik

许强宏·译，杨　缙·审校

© European Society of Intensive Care Medicine 2019

M. R. Pinsky et al. (eds.), *Hemodynamic Monitoring*, Lessons from the ICU,

https://doi.org/10.1007/978-3-319-69269-2_7

学习目标

本章的目的是回顾ICU患者窦性心动过速和窦性心动过缓的病理生理、病因和治疗方法。

7.1　简介

血压、心率、呼吸频率、体温这四项被称为生命体征并非偶然。然而，许多临床医师并不了解这些生命体征的重要性，也不知道如何解释它们。血压（平均动脉压，MAP）和心率是最重要的生命体征，体温是"最不重要"的生命体征。生命体征异常会增加患者的死亡风险，多项生命体征异常会加剧死亡风险[1]。此外，生命体征的变化趋势对追踪患者的病情进展至关重要。

7.2　心率生理学

胚胎心脏中所有心肌细胞都具有起搏特性。有些心肌细胞合成大量的收缩蛋白，成为"工作"心肌；另一些则保留起搏能力并自发产生脉冲。哺乳动物心脏中产生脉冲频率最高的区域通常是窦房（SA）结，窦房结是心脏的天然起搏器，是低等脊椎动物心脏静脉窦的进化残留。窦房结在人体中长约8 mm，厚约2 mm，位于上腔静脉与右心房交界处的沟槽内。

自主神经系统控制心脏功能的各个方面，包括心脏跳动的频率。但是，心脏功能并不需要完整的神经通路，因为完全去神经心脏（心脏移植受者）能很好地适应应激情景。一般情况下，起搏放电频率由自主神经系统两部分活动控制。通过释放去甲肾上腺素增强交感神经活动，使起搏电位斜率增大，从而加快心率；这种加快心率的机制在体力消耗、焦虑和发生某些疾病（如感染性发热）时起作用。通过释放乙酰胆碱增强迷走神经活动，使起搏细胞膜超极化，起搏电位斜率减小，从而减慢心率。

7.3　心动过速

心输出量（CO）是心率（HR）和每搏量（SV）的函数：心输出量＝心率×每搏量，加快心率是增加心输出量的最重要机制。心动过速，定义为心率＞100次/分，因此发生在需氧量增加而需要增加心输出量或与每搏量减少相关的情况下。心动过速也发生在交感神经张力增大的情况下，即焦虑和急性应激反应。每搏量可能因前负荷减小（血容量减少）或心脏收缩功能受损而减少。由于心动过速缩短了心室充盈的舒张期，所以心率较高时，每搏量可能会减少；但是，这只在舒张期充盈受损的舒张功能障碍患者中才具有临床意义。这意味着除非患者有明显的舒张功能障碍，否则减慢心率（如使用β受体阻滞剂）将减少心输出量和氧输送。

随着年龄增长，心脏对β肾上腺素能受体刺激的反应性降低，对压力感受器和化学感受器的反应性降低。由瓣环和纤维三角组成的心脏纤维骨架发生纤维化和钙化，主动脉瓣叶基底部也发生钙化。这些变化会导致病窦综合征、房性心律失常和束支传导阻滞的高发生率。在年轻人中，主要通过β肾上腺素能刺激引起心率加快来增加心输出量。随着年龄增长，心脏会出现一种相对的"低交感状态"，在这种状态下，心脏对交感神经刺激的反应减弱，这可能是受体功能下降所致。因此，老化的心脏主要通过增加心室充盈（前负荷）和每搏量来增加心输出量，而不是通过加快心率。

窦性心动过速是一个不良征兆，必须确定其病因。即时心率＞105次/分，持续心率＞90次/分，会增加血流动力学受损患者的死亡风险[2, 3]。心率越快，对生命的威胁就越大，老年患者心动过速＞110

次/分是一个非常令人担忧的征兆。心动过速最常见的原因是每搏量少和（或）高代谢状态下需氧量增加，在多数情况下是一种适当的代偿反应。临床表现和其他生命体征的异常对评估心动过速的影响非常重要。心动过速、低血压（收缩压-SBP < 110 或 MAP < 75 mmHg）和高呼吸频率（> 20次/分）是致命三联征[1]。左侧（收缩性心力衰竭）或右侧心力衰竭（如肺栓塞）引发的心动过速[4]是一个非常不好的征兆，表明每搏量严重减少。必须强调的是，几乎在所有情况下，都应该针对心动过速的根本原因（如果可能）而不是心动过速本身进行治疗。必须确定窦性心动过速的病因（超声心动图、每搏量测定等），不能用β受体阻滞剂治疗病因不明的窦性心动过速。心率越快，对生命的威胁就越大，老年患者心动过速 > 110次/分是一个非常令人担忧的征兆。存在心脏危险因素和持续性心动过速（HR > 95次/分）的ICU患者发生急性心脏事件的风险增加[5]。

短效心脏选择性β受体阻滞剂（艾司洛尔）在复苏后仍存在心动过速的感染性休克患者中的作用存在争议。虽然 Morelli 等人证明了这种方法的益处[6]，但该研究存在许多局限性，所有患者都需要左西孟旦的高正性肌力支持，且总死亡率非常高，这可能掩盖了β受体阻滞剂的潜在不良影响。这种方法可能对存在明显舒张功能障碍的患者有益，但最好在持续心输出量监测下进行。

不适当窦性心动过速定义为静息时窦性心率 > 100 bpm（排除其他导致心动过速的病因，24 h平均心率 > 90次/分）[7, 8]，其患者主要是年轻女性，临床症状可从间歇性心悸发展到多系统病变。

在ICU，窦性心动过速的常见原因有：

- 血容量减少；
- 失血（失血性休克）；
- 心功能障碍；
- 脓毒症；
- 发热；
- 低氧血症；
- 焦虑/谵妄/躁动；
- 物质戒断，乙醇，阿片类等；
- 乙醇中毒；
- 甲状腺功能亢进；
- 肺栓塞；
- 严重贫血；
- 药物诱发，多巴胺，肾上腺素等；
- 药物中毒，拟交感神经药（可卡因、安非他明），合成大麻素等。

7.4 心动过缓

窦性心动过缓定义为心率低于60次/分。窦性心动过缓患者的心率通常为45 ～ 59次/分，在极少数情况下可能慢至35次/分。窦性心动过缓通常是良性的，并不一定意味着窦房结功能障碍。在ICU，窦性心动过缓最常见于药物反应，也可能发生于存在心脏传导系统内源性疾病的患者。体温过低、甲状腺功能减退、颅内压升高也可能导致心动过缓。最常见的相关药物包括β受体阻滞剂、钙通道阻滞剂、右美托咪定、异丙酚、可乐定和地高辛。右美托咪定是一种α2受体激动剂，可减少儿茶酚胺的生成，降低其反应性，并通过这些交感神经作用引发心动过缓。异丙酚通过阻断心肌细胞中的钙、钾通道引发心动过缓。单独使用异丙酚和右美托咪定时，心动过缓的发生率相对较低，与其他房室结阻滞剂联用时，心动过缓的发生风险大幅增加[9]。

7.4.1 治疗

无症状心动过缓的预后并不差，一般情况下不需要治疗。推荐阿托品作为引发终末器官灌注问题的心动过缓的初始治疗。阿托品是一种抗胆碱药，可抑制副交感神经，导致窦房结自律性和房室结传导性增强。阿托品静脉注射初始剂量为0.5～1.0 mg，可每5分钟重复一次，直至总剂量达到0.04 mg/kg（成人平均剂量为3 mg）。多巴胺和异丙肾上腺素是对阿托品反应较差的患者的替代药物。多巴胺是阿托品难治的症状性心动过缓的首选儿茶酚胺。胰高血糖素可能有助于治疗与β受体阻滞剂或钙通道阻滞剂毒性相关的心动过缓。建议静脉注射初始剂量为0.05～0.15 mg/kg。紧急心脏起搏适用于血流动力学不稳定的心动过缓患者，尤其是药物治疗失败的患者。出现晕厥、心力衰竭或其他伴心动过缓的症状时，可植入起搏器。

要点

- 窦性心动过速（定义为心率＞100次/分）是危重症患者和创伤患者的不良预兆。
- 任何情况下都必须确定引起心动过速的根本原因，针对根本原因进行治疗。使用β受体阻滞剂治疗可能导致危险性并发症。
- 窦性心动过缓（定义为心率＜60次/分）通常是一种良性节律，最常见于药物不良反应。

利益冲突：关于这份手稿，所有作者均无任何实际或潜在的利益冲突。

参考文献

[1] Bleyer AJ, Vidya S, Russell GB, et al. Longitudinal analysis of one million vital signs in patients in an academic medical center. Resuscitation. 2011; 82: 1387–92.

[2] Parker MM, Shelhamer JH, Natanson C, et al. Serial cardiovascular variables in survivors and nonsurvivors of septic shock: heart rate as an early predictor of prognosis. Crit Care Med. 1987; 15: 923–9.

[3] Vellinga NA, Boerma C, Koopmans M, et al. International study on microcirculatory shock occurrence in acutely ill patients. Crit Care Med. 2015; 43: 48–56.

[4] Qaddoura A, Digby G, Kabali C, et al. The value of electrocardiography for prognostication of acute pulmonary embolism: a systematic review and meta-analysis [abstract]. J Am Coll Cardiol. 2016; 67: 830.

[5] Sander O, Welters ID, Foex P, et al. Impact of prolonged elevated heart rate on incidence of major cardiac events in critically ill patients with a high risk of cardiac complications. Crit Care Med. 2005; 33: 81–8.

[6] Morelli A, Ertmer C, Westphal M, et al. Effect of heat rate control with esmolol on hemodynamic and clinical outcomes in patients with septic shock. A randomized clinical trial JAMA. 2013; 310: 1683–91.

[7] Sheldon RS, Grubb BP, Olshansky B, et al. 2015 Heart Rhythm Society expert consensus statement on the diagnosis and treatment of postural tachycardia syndrome, inappropriate sinus tachycardia, and vasovagal syncope. Heart Rhythm. 2015; 12: e41–63.

[8] Shen WK. How to manage patients with inappropriate sinus tachycardia. Heart Rhythm. 2005; 2: 1015–9.

[9] Handler J. Adverse effects using combined rate-slowing antihypertensive agents. J Clin Hyperten. 2011; 13: 529–32.

8. 休克时的自主神经功能紊乱
Autonomic Dysfunction in Shock

Gareth L. Ackland

尚　游·译，杨　缙·审校

© European Society of Intensive Care Medicine 2019

M. R. Pinsky et al. (eds.), *Hemodynamic Monitoring*, Lessons from the ICU,

https://doi.org/10.1007/978-3-319-69269-2_8

学习目标

自主神经功能的改变伴随着，也可能先于循环性休克的发生。在稳定的条件下，自主神经系统的交感神经支和副交感神经支以高度协调的方式工作，通过将物理和生物化学传入信号传导到协调的神经活动中，维持由自主神经调配的多器官稳态。在本章中，我们将评估正常的自主神经活动是如何被调节的，以及自主神经系统紊乱如何在休克中引发进一步的有害变化。我们还将强调心血管和心血管外生理的自主调节如何有助于循环休克，并在临床实践中定义自主神经功能障碍。

8.1 简介

由交感神经和副交感神经组成的自主神经系统在心血管系统的稳态调控中起着至关重要的作用。自主神经的关键神经递质和受体被总结在图8.1中。在健康人中，心率和血压的生理性变化是通过自主神经系统的两支（副交感神经和交感神经系统）相互作用进行调控的。与传统的生理教学相反，自主神经实验技术的发展为传统的自主神经支的对立模型提供了新思路[1]。最佳的心输出量需要同时激活两个自主神经支，这使得心室充盈时间更长，心肌收缩更有效[2, 3]。在日常生理性干扰下，心血管系统的调节是由两个关键的生理反射介导的：动脉压力感受器反射和周围化学感受器反射。

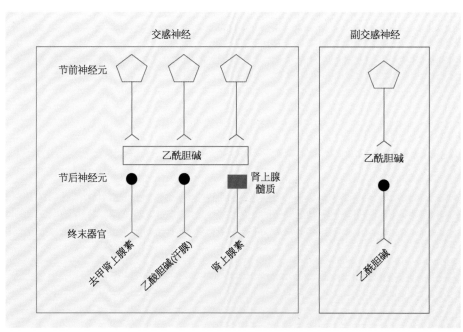

图8.1 自主神经系统神经递质的基本构成

8.2 动脉压力感受器反射

动脉压力感受器反射机制可以缓冲血压的急剧波动[4]。压力反射的传入支将主动脉弓和颈动脉窦内的动脉压力变化转化为电信号，通过主动脉和舌咽神经传递到脑干。这些电信号被脑干内的神经元整合，主要是孤束核。即使血压稍有升高，也会导致副交感神经活动增加，而副交感神经活动则通过迷走神经减缓心率。相反，动脉血压的下降导致交感神经系统的中枢神经激活，随之儿茶酚胺（肾上腺素和去甲肾上腺素）释放。压力感受器敏感性降低与危重疾病的高发病率[5]和死亡率增加[6]密切相关。

8.3 化学感受器反射

呼吸自主控制由中央和外周化学受体调节，后者位于颈动脉和主动脉内。氧和二氧化碳分压的变化转变为神经信号[7]。通过对这些信息的集中整合，这些信息最初集中在脑干的孤束核和其他高级呼吸中枢，通气改变影响了作用于不同目标器官的自主神经信号传出。外周化学受体直接影响心血管调节，通过缺氧引起心率增加和骨骼肌血管床内交感血管收缩神经激活，促进慢性心力衰竭的进展[8]。急性缺氧导致动脉压力反射恢复到较高的压力、较高的心率水平和肌肉交感神经活性[9]。这些影响的发生不改变动脉压力反射敏感性，并独立于呼吸频率和潮气量的变化。因此，在急性休克状态下，心血管和呼吸功能的自主调节很可能相互作用。事实上，外周化学受体的作用不仅仅能检测通气情况的变化，它们还能感知大量的代谢和炎症介质[10]。炎症介质可显著增加外周血化学感受器放电，这可能是呼吸频率可作为脓毒症强预测临床参数的重要原因[11]。此外，来自肺部的反馈，通过缺氧、酸中毒和（或）炎症引起的过度通气，也影响传出的自主神经活动。化学反应性[12]和压力感受器敏感性[6]的丧失与危重症死亡率的增加[13]有关。

8.4 自主神经调节：健康稳态的本质特征

从细胞到整个机体内平衡的成功维持，需要多个控制系统之间的动态相互作用，导致高度复杂多变的模式，这些模式无法通过静态的临床监测反映出来，如心率和动脉压[14]。自主神经调节是促成动态调控体内平衡的关键因素，这反映神经信号传入、调节中枢和传出的自主神经监测和调节细微生理变化的能力[15]。尽管自主神经系统常与心血管稳态相关，但近期大量数据表明，自主神经系统也调节包括免疫细胞在内的其他细胞类型的生物活性[16, 17]。自主神经系统的两支可以通过肾上腺素（交感神经）、乙酰胆碱和血管活性肠肽（副交感神经）的免疫调节作用改变炎症介质的释放，这与休克状态直接相关。虽然这超出本章的范围，但炎症的心血管系统外调节可能对休克状态的严重程度、持续时间和（或）可逆性有很大的影响（■图8.2）。

8.5 休克时自主神经功能失调的主要特征（循环衰竭）

休克时自主神经功能都会发生深入的变化，休克类型（如心源性、失血性、感染性）可能影响自主神经功能的调节。分布性休克的自主神经功能会被药物成分的外周和中枢神经系统作用进一步复杂化，比如发生在全身麻醉时麻醉药物的影响[18]。因此，在了解休克时伴随的自主神经变化时，需要考虑治疗/镇静的混杂影响。关于人类的脓毒症或失血性休克的临床研究是相对罕见的和具有挑战性的，这意味着，我们对人类纯休克状态下的自主神经生理变化的了解大多来自复杂的生理学实验，在这些实验中，使用下身负压来产生可控的低血压休克[19]。然而，值得注意的是，在容易感染的患者（如心力衰竭）中，存在的自主神经功能紊乱是常见的，并可能通过心血管和非心血管机制加重休克的早期状态[20]。无论是动物休克模型或临床休克病例，休克最普遍的特征是交感神经系统的激活显著增强，导致儿茶酚胺释放增加，并进入循环系统[21, 22]。接收传入信号的中枢神经协调血管升压素和血管紧张素，以及其他神经内分泌激素的释放，以对抗相对低的血容量。通过直接测量神经活性的实验数据提示，在休克早期，肾、肝、肾上腺、脾和心脏血管床交感神经激活增加[23]。即使在心率和动脉血压保持不变的低血容量状态（绝对性的或分布性的），压力感受器反射介导的肌肉交感神经

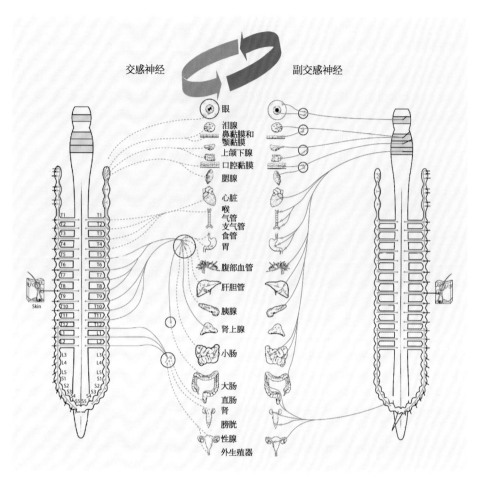

■图8.2　自主神经系统的交感神经和副交感神经组成部分在不同器官水平上的生理性相互调节作用

活动的增加也可以弥补急性低血容量变化。非低血压的低血容量状态降低了张力敏感的主动脉和颈动脉压力感受器的两条主要动脉的直径，而这些感受器的失活导致了交感神经活化增强和副交感神经活化减退[24]。

8.6　自主神经功能失调和心血管系统衰竭

当休克发生后，在有或没有临床干预的情况下，均可发生循环衰竭。这很可能是由于动脉压力感受器反射调节的急性受损，而不是交感神经血管舒缩活性的丧失。一旦动脉血压和交感神经活动失去一致性，就会发生血管舒张和全身血管阻力下降[24]。生理应激源是急危重症的共同特征，包括疼痛、焦虑和阻滞交感神经的麻醉/镇痛药，它们以临床无法预测的方式破坏自主神经调节一致性。病理性心血管系统反射活动引起的循环衰竭也可引起类似的现象[25]，其中压力感受器反射功能的突然衰减发生在血流动力学失代偿前。一旦休克发生，通常不可预测的、突然的循环衰竭可能是由自主神经功能的个体差异所导致的。多项实验研究表明，健康人耐受低血容量的能力存在高度可变的个体差异。这一观察结果可能更适用于有休克风险的患者，这些患者经常存在与自主神经功能紊乱相关的疾病[5, 26]。遗传变异与休克耐受性有关[27]，也与血管活性激素释放的差异[28]、交感神经激活的压力感受器反射增加[29]，以及增加的交感神经活动的起始速度[30]有关。休克期间过度的交感神经活动很容易引起心肌细胞损伤[31]，因此持续的交感神经激活可能通过这种二次损伤模式限制心输出量。

8.7 自主神经功能失调是持续性休克的一个特征

传统的自主神经功能损伤的概念以 Valsalvas 捏鼻鼓气法的异常反应和以反常低血压或高血压为特征的神经综合征为例。与这些临床定义的表型相反，随着对如何调控肾上腺素受体表达的进一步理解，一个更加复杂的、与生物学相关的模型被建立起来。G-蛋白偶联受体激活（如β肾上腺素受体）后的信号机制需要动态调节以便快速适应并满足细胞需求。在激动剂激活的几分钟内，GPCRs的脱敏过程开始。在心脏中，儿茶酚胺结合到人的血清中，导致GPCR结构发生构象变化，从而触发异三聚体G蛋白解离成α和βγ亚基。反过来，这又通过各种下游蛋白质激活信号通路。GPCR诱导的信号失活对有效受体介导的信号传递至关重要，这需要GRKs使受体对激动剂刺激脱敏。GRKs（主要是心脏中的GRK2和GRK5）首先使活性受体磷酸化，使其与抗衰老蛋白结合，随后可能导致网格蛋白诱导受体的内吞、再激活或降解。GTPases促进G蛋白三聚体的重组，这可以对GPCR进行克制，为进一步激动剂的刺激做好准备。当激活和失活之间的平衡被破坏时，就会发生心功能障碍。在临床实践中，这种现象表现为交感神经驱动强烈升高（如感染性休克发作时[32]），导致心脏解偶联，即交感神经自主功能与心肌细胞的生理反应功能断开[33]。此外，实验动物模型和转化研究表明，压力反射功能障碍与心肌收缩力降低有关。压力感受器敏感性的降低导致更多血管紧张素释放。高水平的血管紧张素通过激活烟酰胺腺嘌呤二核苷酸磷酸氧化酶亚基Ⅱ产生有害的活性氧释放，导致心肌收缩性降低[26]。这种心功能障碍与心肌细胞中G蛋白偶联受体激酶表达上调有关[26]。持续暴露于较高的交感神经活动中，内源性儿茶酚胺释放是休克后危重症的核心特征，即使是在明显成功的复苏之后。如长期卧床可能导致持续的自主神经压力反射功能障碍[34]。

对临床实践的意义

虽然自主神经功能的测量可能有很多潜在的应用，但在获取、处理和解释这些数据方面存在一些固有的挑战。此外，与那些因不同原因而发展为危重疾病的患者相比，临床表现相似的外科患者中已有的自主神经功能受损也很常见。这表明，更详细地了解这些患者的自主神经生理学，可能有助于我们理解合理的、有针对性的治疗措施，以预防或逆转休克。然而，仍然很少有证据表明这些信息对危重患者的管理有临床影响。如心率变异性已在危重监护单元（包括感染性休克和创伤性低血容量的早期阶段）进行了探索，但由于技术限制和缺乏结果数据，尚未被广泛采用。β肾上腺素受体反应的动态测试似乎最有希望[35-38]，其中儿茶酚胺注入的心脏代谢反应似乎确定了β肾上腺素受体信号/生理和结果之间的关系。在某些研究中，患者对β1肾上腺受体激动剂没有反应是对预后的强烈预测。即使许多患者需要使用血管升压药治疗持续性循环休克，分级多巴酚丁胺激发显示保留心脏对多巴酚丁胺刺激的反应在幸存者中更常见。早期的研究表明，在复苏后用10mg/（kg·min）的多巴酚丁胺静脉输注1小时，幸存者更有可能增加超过15%的氧消耗。在一项研究中，大多数患者继续需要血管活性药物支持，多巴酚丁胺不仅增加了患者的氧输送和氧消耗，而且还发挥了显著的代谢作用，如更大程度升高体温。因此，多巴酚丁胺负荷试验后是否存在完整的心脏代谢反应或β肾上腺素受体生理破坏程度是决定休克预后的关键的观点是一致的。

压力反射功能障碍的动物实验模型和自发压力反射敏感性的临床检测数据提供了进一步的证据，这也进一步支持了β-肾上腺素受体循环的破坏是休克发展和持续的基础这一假说。

8.8 临床干预措施

通过β受体阻滞剂[39]、新型镇静剂[40]和早期活动[41]控制心率的重症监护的发展可能对自主神经调控产生深远的影响。基于前面概述的原因，许多这些明显不相关的干预措施的好处可能集中在逆转长期交感神经激活对受体循环机制的不利影响。

总结

休克和危重症会引起自主神经功能的巨大改变。休克的几个核心特征在很大程度上可以解释为自主神经功能损害的存在或迅速发展。这一结果的长期影响可能反映心血管疾病的预后，极端的自主神经损伤是生存的独立预测因素。

要点

- 在ICU使用多种药物可能会掩盖或激发自主神经功能障碍，所以心血管治疗需要综合考虑这一点而不是只关注数字及目标。
- 静态测量心率和血压不能反映自主神经的基本情况，患者体位的快速变化或痛苦/镇静等干预措施，可能引发不可预测的心率和血压的变化。
- 心动过速可反映许多潜在的病理生理特征，这是危重症的典型特征。临床需排除如疼痛、低血容量或过度的镇静等诱因，因此心动过速并不意味着好事情。
- 在明确诊断的危重疾病中，反复发作的体位性低血压，间歇性升压，心律失常（包括房颤）和（或）持续性心动过速应需要更深入关注心血管系统疾病的可能。如果病理改变是明显的自主神经异常，经胸超声心动图提供快速心肺生理评估，有助于排除原发性疾病。

参考文献

［1］Paton JF, Boscan P, Pickering AE, Nalivaiko E. The yin and yang of cardiac autonomic control: Vago-sympathetic interactions revisited. Brain Res Brain Res Rev. 2005; 49(3): 555–65.

［2］Machhada A, Marina N, Korsak A, Stuckey DJ, Lythgoe MF, Gourine AV. Origins of the vagal drive controlling left ventricular contractility. J Physiol. 2016; 594(14): 4017–30.

［3］Machhada A, Trapp S, Marina N, Stephens RCM, Whittle J, Lythgoe MF, et al. Vagal determinants of exercise capacity. Nat Commun. 2017; 8: 15097.

［4］Wehrwein EA, Joyner MJ. Regulation of blood pressure by the arterial baroreflex and autonomic nervous system. Handb Clin Neurol. 2013; 117: 89–102.

［5］Toner A, Jenkins N, Ackland GL, POM-O Study Investigators. Baroreflex impairment and morbidity after major surgery. Br J Anaesth. 2016; 117(3): 324–31.

［6］ Sharshar T, Gray F, de la Grandmaison GL, Hopklnson NS, Ross E, Dorandeu A, et al. Apoptosis of neurons in cardiovascular autonomic centres triggered by inducible nitric oxide synthase after death from septic shock. Lancet. 2003; 362(9398): 1799–805.

［7］ Kara T, Narkiewicz K, Somers VK. Chemoreflexes — physiology and clinical implications. Acta Physiol Scand. 2003; 177(3): 377–84.

［8］ Toledo C, Andrade DC, Lucero C, Schultz HD, Marcus N, Retamal M, et al. Contribution of peripheral and central chemoreceptors to sympatho-excitation in heart failure. J Physiol. 2017; 595(1): 43–51.

［9］ Querido JS, Wehrwein EA, Hart EC, Charkoudian N, Henderson WR, Sheel AW. Baroreflex control of muscle sympathetic nerve activity as a mechanism for persistent sympathoexcitation following acute hypoxia in humans. Am J Physiol Regul Integr Comp Physiol. 2011; 301(6): R1779–85.

［10］ Ackland GL, Kazymov V, Marina N, Singer M, Gourine AV. Peripheral neural detection of danger-associated and pathogen-associated molecular patterns. Crit Care Med. 2013; 41(6): e85–92.

［11］ Singer M, Deutschman CS, Seymour CW, Shankar-Hari M, Annane D, Bauer M, et al. The third international consensus definitions for sepsis and septic shock (sepsis-3). JAMA. 2016; 315(8): 801–10.

［12］ Schmidt H, Muller-Werdan U, Nuding S, Hoffmann T, Francis DP, Hoyer D, et al. Impaired chemoreflex sensitivity in adult patients with multiple organ dysfunction syndrome — the potential role of disease severity. Intensive Care Med. 2004; 30(4): 665–72.

［13］ Schmidt H, Müller-Werdan U, Hoffmann T, Francis DP, Piepoli MF, Rauchhaus M, et al. Autonomic dysfunction predicts mortality in patients with multiple organ dysfunction syndrome of different age groups*. Crit Care Med. 2005; 33(9): 1994–2002.

［14］ Ernst G. Heart-rate variability-more than heart beats? Front Public Health. 2017; 5: 240.

［15］ Thayer JF, Lane RD. The role of vagal function in the risk for cardiovascular disease and mortality. Biol Psychol. 2007; 74(2): 224–42.

［16］ Elenkov IJ, Wilder RL, Chrousos GP, Vizi ES. The sympathetic nerve — an integrative interface between two supersystems: the brain and the immune system. Pharmacol Rev. 2000; 52(4): 595–638.

［17］ Andersson U, Tracey KJ. Reflex principles of immunological homeostasis. Annu Rev Immunol. 2012; 30: 313–35.

［18］ Neukirchen M, Kienbaum P. Sympathetic nervous system: evaluation and importance for clinical general anesthesia. Anesthesiology. 2008; 109(6): 1113–31.

［19］ Wolthuis RA, Bergman SA, Nicogossian AE. Physiological effects of locally applied reduced pressure in man. Physiol Rev. 1974; 54(3): 566–95.

［20］ van de Borne P, Montano N, Pagani M, Oren R, Somers VK. Absence of low-frequency variability of sympathetic nerve activity in severe heart failure. Circulation. 1997; 95(6): 1449–54.

［21］ Chan JY, Ou CC, Wang LL, Chan SH. Heat shock protein 70 confers cardiovascular protection during endotoxemia via inhibition of nuclear factor-kappaB activation and inducible nitric oxide synthase expression in the rostral ventrolateral medulla. Circulation. 2004; 110(23): 3560–6.

［22］ de Montmollin E, Aboab J, Mansart A, Annane D. Bench-to-bedside review: Beta-adrenergic modulation in sepsis. Crit Care. 2009; 13(5): 230.

［23］ Ninomiya I, Nisimaru N, Irisawa H. Sympathetic nerve activity to the spleen, kidney, and heart in response to baroceptor input. Am J Phys. 1971; 221(5): 1346–51.

［24］ Floras JS, Butler GC, Ando SI, Brooks SC, Pollard MJ, Picton P. Differential sympathetic nerve and heart rate spectral effects of nonhypotensive lower body negative pressure. Am J Physiol Regul Integr Comp Physiol. 2001; 281(2): R468–75.

［25］ Ocon AJ, Medow MS, Taneja I, Stewart JM. Respiration drives phase synchronization between blood pressure and RR interval following loss of cardiovagal baroreflex during vasovagal syncope. Am J Physiol Heart Circ Physiol. 2011; 300(2): H527–40.

［26］ Ackland GL, Whittle J, Toner A, Machhada A, Del Arroyo AG, Sciuso A, et al. Molecular mechanisms linking autonomic dysfunction and impaired cardiac contractility in critical illness. Crit Care Med. 2016; 44(8): e614–24.

［27］ Klemcke HG, Joe B, Rose R, Ryan KL. Life or death? A physiogenomic approach to understand individual variation in responses to hemorrhagic shock. Curr Genomics. 2011; 12(6): 428–42.

［28］ Convertino VA, Sather TM. Vasoactive neuroendocrine responses associated with tolerance to lower body negative pressure in humans. Clin Physiol. 2000; 20(3): 177–84.

［29］ Wijeysundera DN, Butler GC, Ando S, Pollard M, Picton P, Floras JS. Attenuated cardiac baroreflex in men with presyncope evoked by lower body negative pressure. Clin Sci (Lond). 2001; 100(3): 303–9.

［30］ Convertino VA, Rickards CA, Ryan KL. Autonomic mechanisms associated with heart rate and vasoconstrictor reserves. Clin Auton Res. 2012; 22(3): 123–30.

［31］ Ellison GM, Torella D, Karakikes I, Purushothaman S, Curcio A, Gasparri C, et al. Acute beta-adrenergic overload produces myocyte damage through calcium leakage from the ryanodine receptor 2 but spares cardiac stem cells. J Biol Chem. 2007; 282(15): 11397–409.

［32］ Annane D, Trabold F, Sharshar T, Jarrin I, Blanc AS, Raphael JC, et al. Inappropriate sympathetic activation at onset of septic shock: a spectral analysis approach. Am J Respir Crit Care Med. 1999; 160(2): 458–65.

［33］ Norris PR, Ozdas A, Cao H, Williams AE, Harrell FE, Jenkins JM, et al. Cardiac uncoupling and heart rate variability stratify ICU patients by mortality: a study of 2088 trauma patients. Ann Surg. 2006; 243(6): 804–12; discussion 812–4.

［34］ Hughson RL, Shoemaker JK. Autonomic responses to exercise: deconditioning/inactivity. Auton Neurosci. 2015; 188: 32–5.

［35］ Kumar A, Schupp E, Bunnell E, Ali A, Milcarek B, Parrillo JE. Cardiovascular response to dobutamine stress predicts outcome in severe sepsis and septic shock. Crit Care (London, England). 2008; 12(2): R35.

［36］ Vallet B, Chopin C, Curtis SE, Dupuis BA, Fourrier F, Mehdaoui H, et al. Prognostic value of the dobutamine test in patients with sepsis syndrome and normal lactate values: a prospective, multicenter study. Crit Care Med. 1993; 21(12): 1868–75.

［37］ Rhodes A, Lamb FJ, Malagon I, Newman PJ, Grounds RM, Bennett ED. A prospective study of the use of a dobutamine stress test to identify outcome in patients with sepsis, severe sepsis, or septic shock. Crit Care Med. 1999; 27(11): 2361–6.

［38］ Jellema WT, Groeneveld AB, Wesseling KH, Thijs LG, Westerhof N, van Lieshout JJ. Heterogeneity and prediction of hemodynamic responses to dobutamine in patients with septic shock. Crit Care Med. 2006; 34(9): 2392-8.

［39］ Morelli A, Ertmer C, Westphal M, Rehberg S, Kampmeier T, Ligges S, et al. Effect of heart rate control with esmolol on hemodynamic and clinical outcomes in patients with septic shock: a randomized clinical trial. JAMA. 2013; 310(16): 1683-91.

［40］ Cruickshank M, Henderson L, MacLennan G, Fraser C, Campbell M, Blackwood B, et al. Alpha-2 agonists for sedation of mechanically ventilated adults in intensive care units: a systematic review. Health Technol Assess. 2016; 20(25): v-xx, 1-117.

［41］ Schweickert WD, Pohlman MC, Pohlman AS, Nigos C, Pawlik AJ, Esbrook CL, et al. Early physical and occupational therapy in mechanically ventilated, critically ill patients: a randomised controlled trial. Lancet. 2009; 373(9678): 1874-82.

9. 氧输送
Oxygen Delivery

Eleonora Duscio, Francesco Vasques, Federica Romitti, Francesco Cipulli, and Luciano Gattinoni
刘丽霞·译，杨　缙·审校

© European Society of Intensive Care Medicine 2019
M. R. Pinsky et al. (eds.), *Hemodynamic Monitoring*, Lessons from the ICU,
https://doi.org/10.1007/978-3-319-69269-2_9

学习目标

■■■ 氧输送及其决定因素，如何测量它们以及，如何解释它们可能出现的紊乱。

■■■ 在能量危机和细胞损伤发展之前识别出氧输送障碍。

■■■ 即使氧输送仍然足够，也应识别出能量生产的任何损害。

■■■ "超常"值理论与早期目标导向治疗。

9.1 简介

氧在有氧生命中起着至关重要的作用，它是线粒体中电子的最终受体，能量（如 ATP）从线粒体中供应给整个生物体。我们可以认识到氧气利用的三个基本步骤：第一，富氧混合气体通过呼吸从周围环境输送到肺部，然后从肺泡转移到血液；第二，含氧血液输送到组织；第三，氧在线粒体中还原成水。由于压力梯度，氧气从吸入气体流向线粒体是可能的：氧气分压在吸入气体中是 150 mmHg，而在其最终目的地线粒体中，氧分压在 4 ～ 25 mmHg 之间。氧气被输送到组织后，混合静脉血返回肺泡，另一个氧输送和利用周期开始。混合静脉血中含有一定量的氧气，代表已被输送但未被消耗的氧气，可被视为一种储备。虽然严格地说，氧输送一词应指氧气从吸入气体到最终利用地点的全部过程，但在重症文献中，它通常只指血流动力学阶段。在这一章中，我们将主要分析氧输送的血流动力学阶段，并对氧气利用提出一些建议。事实上，应牢记在重症患者中常见的几种情况，主要是脓毒症和感染性休克，其真正的问题不仅在于氧供的血流动力学阶段，也包括氧的利用。这一步与线粒体中发生的所有过程有关，氧作为电子级联的最终受体，使高水平的有氧能量产生成为可能。

9.2 氧转运

氧气从肺到血液的转移需要肺终末单位有足够的通气血流比。通气是一个过程，它提供的新鲜氧气量等于从血液中提取的氧气量。一旦进入血液，氧气立即与血红蛋白结合，只有一小部分以溶解的形式存在于血液中。氧输送有两种形式，溶解氧（氧分压，PO_2）和结合氧（血红蛋白氧饱和度）共同代表了血液中的总氧含量，它们之间的关系用血红蛋白氧解离曲线来描述最合适。

9.2.1 氧结合血红蛋白

在分析氧解离曲线之前，要知道血红蛋白的最大携氧能力。假设血红蛋白氧饱和度为 100%，1 mol 血红蛋白能携带 4 mol 氧。假定血红蛋白分子量为 64 500 Da，相应的摩尔分子量为 64 500 g，在 0℃下 1 mol 血红素结合的总氧应为 22.4 L 氧，相当于 1 mol 血红蛋白结合 89.6 L 氧气[1]，在公式 9.1 中，k 表示由 1 g 完全饱和血红蛋白运输的氧气体积，称为血红蛋白携氧能力。

$$k = \frac{89\ 600\,\text{L}}{64\ 500\,\text{g}} = 1.389\,\text{mL} / \text{g} \tag{9.1}$$

血红蛋白携氧能力带量为 1.39 mL/g；这意味着 1 g 完全饱和的血红蛋白能够结合 1.39 mL 的氧气。然而，令人惊讶的是，文献提供了不同的系数，范围从 1.32 ～ 1.39，这是由于存在几种具有自身分子量的血红蛋白亚型而导致的血红蛋白分子分子量不同所致。血红蛋白携带的氧气量可以使用公式 9.2 计算。

$$cHbO_2^* (mL/dL) = 1.39 \times Hb \times SO_2 \tag{9.2}$$

血红蛋白氧结合能力取决于血红蛋白分子在不同条件下可能发生的结构变化。血红蛋白的这种行为可以用血红蛋白氧解离曲线（图9.1）解释。这条曲线呈S形是由于氧与血红蛋白结合越多，血红蛋白对氧的亲和力越高，而引起的蛋白质结构的变化[2]，直到血红蛋白达到其最大结合能力对应曲线的平台部分；此时，即使血液中的PO_2发生较大变化，氧饱和度只会产生很小的差异。还有许多其他因素影响血红蛋白对氧的亲和力，决定了曲线向右或向左的移动（即降低或增加氧亲和力）。这些因素包括pH、温度（T）、二氧化碳分压（PW_2）和2, 3-二磷酸甘油酸（2, 3-DPG）的浓度。在低浓度的2, 3-DPG、较低的CO_2分压、较高的pH和较低的温度下，血红蛋白曲线向左偏移。这种现象转化为血红蛋白对氧的亲和力降低和氧离解增加。在相反的条件下（高2, 3-DPG、高PCO_2、低pH和高温），曲线将向右移动。P_{50}可以更好地描述这种行为，它代表血氧饱和度为50%时的氧分压。如如果P_{50}从其正常值（标准条件下为26 mmHg，即pH 7.4、$PaCO_2$ 40 mmHg、37℃）增加，则血红蛋白解离曲线向右移动，这意味着为了获得相同的血氧饱和度50%，氧分压必须增加。血红蛋白氧亲和力的这些变化在动脉侧产生了相关的结果，在这里氧气被结合，二氧化碳被释放；在毛细血管侧，氧气被输送，二氧化碳被装载。

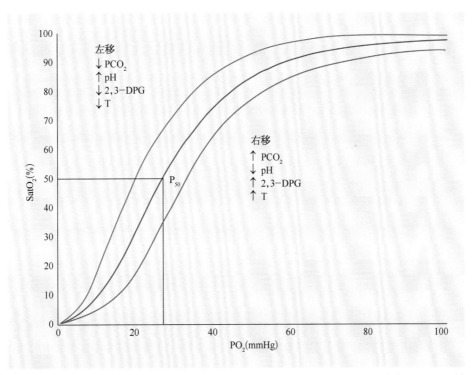

图9.1 血红蛋白离解曲线。该图显示了在PCO_2 40 mmHg、pH 7.4、2, 3-DPG正常值（5 mmol/L循环）和37℃（黑线）下的动脉血红蛋白离解曲线。PCO_2、2, 3-DPG或温度升高或pH降低会导致曲线向右移动（蓝线）。PCO_2、2, 3-DPG或温度的降低或pH的增加会使曲线向左移动（蓝线）

曲线的S形及其亲和力已在1970年代进行了广泛的研究，并且有几个方程式可用以计算血红蛋白氧饱和度，从氧分压开始，并经过pH、碱过量、温度和PCO_2[3]校正。这些方程中最著名的是Kelman在1966年开发的方程[4]：这个方程使用七个不同的系数来生成曲线。然而，这些模型中的大多数都有内在

---

* 译者注：$cHbO_2$：血红蛋白携氧量。

的偏差，因为它们的建立没有考虑到可能存在"异常"类型的血红蛋白，如高铁血红蛋白、硫化血红蛋白和胎儿血红蛋白；此外，在低PO_2水平和大多数可能导致曲线位置偏移的情况下，其可靠性降低。所有这些情况在临床实践中是相当常见的，当涉及重症患者时，甚至在分析不同种类的血液，如动脉和静脉血时更为常见。这意味着不同作者提供的关于动脉血的结果可能非常相似，但当这些方程用于计算静脉饱和度时，可能会观察到很大的差异。这个问题来自以下事实，每个身体部位都有自己的血红蛋白氧解离曲线：换句话说，每个给定的PO_2对应于每个血室中的血红蛋白氧饱和度。因此，当需要从饱和度开始计算其他变量（即氧含量）时，最好依靠氧饱和度测量值而不是计算值[3, 4]。

9.2.2 溶解氧

血液输送的氧气的一小部分溶解在血浆和红细胞中。根据Henry的气体定律，作为分子氧存在于血液中的氧浓度取决于气体中氧分压。

$$C = k \times P \tag{9.3}$$

式中，C为气体溶解浓度，P为气相气体分压，k为固定常数，代表每种气体、温度和溶剂的溶解度。当等量的氧分子从气体进入血液时，就达到了平衡，反之亦然。说到氧气和血液，在37℃的体温下，氧溶解系数$=0.00314\,mL/(dL \cdot mmHg)$；这意味着血液中/mmHg的$PO_2$对应于0.003 mL的氧气。

因此，血液中溶解的氧气量（csO_2）为

$$csO_2\,(mL/dL) = 0.003 \times PaO_2 \tag{9.4}$$

考虑到正常PaO_2为100 mmHg，动脉血中溶解的氧气量为0.3 mL/dL，仅占动脉总含氧量的1.5%，在临床计算中可以忽略不计。

9.2.3 总氧含量

经过简短的讨论，我们可以说血中氧气的总量为血红蛋白结合氧与游离氧的总和。

$$cO_2 = cHbO_2 + csO_2 \tag{9.5}$$

$$cO_2\,(mL/dL) = 1.39 \times Hb \times SO_2 + 0.003 \times PaO_2 \tag{9.6}$$

考虑到pH为7.4、温度为37℃、碱剩余（BE）为0，PO_2为100 mmHg，Hb为14 mL/dL，正常动脉氧含量值（cO_2）约为20 mL/dL。

9.3 血氧测量技术

血气分析是临床实践中的基本工具。它是一种方便、可靠、快速的手段，可以指导临床医师管理大多数临床环境，从呼吸系统疾病到由代谢问题导致的血流动力学损害。在这一章中，我们将讨论血气分析和脉搏血氧测定中与氧有关的参数；这些值可以通过血气分析仪直接测量或计算而来（□表9.1）。

■表 9.1 与 DO$_2$ 相关的血气分析仪参数

参　数	方　法
PO$_2$（mmHg）	测量（极谱法）
HHb（g/dL）	测量（光谱分析）
O$_2$Hb（g/dL）	测量（光谱分析）
COHb（g/dL）	测量（光谱分析）
MetHb（g/dL）	测量（光谱分析）
tHb（g/dL）	根据以上值计算
HHb（%）	HHb/（tHb×100）
COHb（%）	COHb/（tHb×100）
MetHb（%）	MetHb/（tHb×100）
SO$_2$（%）	O$_2$Hb/（O$_2$Hb+HHb）（Eq. 9.7）
O$_2$Hb（%）	O$_2$Hb/（tHb×100）
cSO$_2$（%）	根据 PO$_2$ 计算并校正 PCO$_2$、BE 和 pH（详见正文）

在此表中，我们简要总结了与 DO$_2$ 相关的血气分析参数及其获得方法。注意，计算 cHbO$_2$ 有三种方法：① 1.39×Hb×SO$_2$；② 1.39×Hb×O$_2$Hb%；③ 1.39×Hb×cSO$_2$。所得值的可靠性因临床情况而异，但我们建议不要使用第三个值（详见正文）
PO$_2$：氧分压；HHb：脱氧血红蛋白；O$_2$Hb：氧结合血红蛋白；COHb：碳氧血红蛋白；MetHb：高铁血红蛋白；tHb：总血红蛋白；SO$_2$：血红蛋白血氧饱和度；cSO$_2$：计算血红蛋白血氧饱和度；BE：碱剩余

9.3.1　血氧分压（极谱法）

Clark 在 1956 年首次描述了这种技术[5]。Clark's 传感器，使用安培测量原理，能够量化生物液体中的氧气浓度。该系统可以简化为由阳极、阴极和样品与电解质溶液之间的透氧膜组成。由于有了透氧膜，氧浓度在电解质溶液和样品之间迅速平衡，并且当对导体施加电位差时，通过系统的电流将与系统的氧浓度成正比。许多与采集和保存血样有关的因素会影响测量的准确性，如温度、分析延迟，甚至注射器类型。因此，需要注意预分析阶段，以保持这种测量精度。

9.3.2　血氧饱和度（SO$_2$）

现代血气分析仪通过对溶血动脉血样释放的血红蛋白进行光谱分析来测量血红蛋白血氧饱和度。事实上，对不同的血红蛋白种类（氧合血红蛋白，O$_2$Hb；还原血红蛋白，HHb；碳氧血红蛋白，COHb；MetHb，高铁血红蛋白）现代血气分析仪能够测量总血红蛋白（tHb）（式 9.7）。

$$tHb = HHb + O_2Hb + COHb + MetHb \tag{9.7}$$

在机器测量了血红蛋白亚型的浓度后，使用以下方程式给出了血氧饱和度相关的 3 个指标（HbO$_2$、SO$_2$ 和 cSO$_2$）（■表 9.1）。

$$HbO_2(\%) = \frac{cHbO_2}{HHb + O_2Hb + COHb + MetHb} \tag{9.8}$$

$$SO_2(\%) = \frac{cHbO_2}{cHbO_2 + cHHb} \qquad (9.9)$$

或

$$SO_2(\%) = \frac{cHbO_2}{tHb - (COHb + MetHb)} \qquad (9.10)$$

最后一个指标是计算的血氧饱和度（cSO_2）。这个指标（如前所述）来自一个可用的方程式，该方程式计算血红蛋白氧饱和度与PO_2、pH、碱剩余、温度和PCO_2的函数关系[3]。

必须注意的是，在所有检测到的血红蛋白种类中，COHb和MetHb不参与氧的运输，因为它们不能与氧结合。在正常情况下，考虑到COHb和MetHb的量可以忽略，HbO_2和SO_2具有相同意义。然而，在某些病理条件下（如二氧化碳中毒），HbO_2和SO_2会有明显的不同。在这种特殊情况下，患者的SO_2（或SpO_2）和动脉血氧分压（PaO_2）可能正常，但有效血氧饱和度可能极低。这种情况是由极低的HbO_2和高浓度的COHb引起的。

9.3.3 脉搏血氧饱和度（SpO_2）

脉搏血氧饱和度测定是一种无创、简单的技术，可以通过光谱分析，在床边连续测量血红蛋白血氧饱和度。常用的两种波长分别为660 nm和940 nm。这两种不同的波长能够区分还原血红蛋白和氧化血红蛋白，因为第一种吸收的第一个波长（660 nm）是O_2Hb的10倍，而940 nm波长则相反。脉搏血氧仪探头通过向皮肤血管床发射这两种不同的波长，系统分析动脉血流的脉动特征，自动屏蔽来自组织、静脉血和非搏动动脉血的所有背景平稳信号。传统的双波长脉搏血氧仪的一个局限性是仅能测量O_2Hb和HHb，假设COHb和MetHb的血浓度为零。在这两种血红蛋白形态发生变化的情况下，由于COHb导致SpO_2的虚高，SpO_2变得不太可靠，显著升高的MetHb浓度迫使SpO_2结果接近85%，而不管实际血红蛋白饱和度如何[6]。一些现代的脉搏血氧仪，使用了更多的波长，能够同时测量COHb和MetHb[7]。

9.4 心输出量

一旦氧被转移到血液中，无论是与血红蛋白结合还是不结合，心脏循环功能对于将氧气输送到外周组织至关重要。心输出量（CO）表示心脏每分钟排出的血液量，通常用心率（HR）和每搏输出量（SV）之间的乘积来衡量。

$$CO(L/min) = HR \times SV \qquad (9.11)$$

心输出量是决定氧输送的最重要因素，它的调节是生物能危机中最好的代偿机制。心输出量受自主神经系统和许多化学与机械刺激的调节。在化学因素中，PO_2、PCO_2和pH是反应血流动力学组织低灌注和缺氧的关键因素[8]。事实上，动脉氧含量的降低会被心功能的增加迅速补偿。相反的情况通常不会发生，因为正常的动脉饱和度（非常接近100%）位于血红蛋白离解曲线的平台部分，如果血流动力学功能突然受损，则在急性期血红蛋白浓度不会发生变化。心输出量可以用几种方法测量。更常见的内容在◘表9.2中简要概述，并由Laher在近期发表了综述[9]。

9.5 氧输送（DO_2）和提取

氧输送是指在1分钟内从肺部转移到组织的氧气量。因此，它可以表示为

■表9.2　主要心输出量监测技术

方　法	血　管	原　理	优　点	缺　点	时　效　性
Swan-Ganz 导管	肺动脉插管	热稀释法	金标准	有创	间断
经胸超声心动图	无	超声与多普勒效应	无创，心输出量和其他心脏参数的测量	操作者依赖性，ICU患者心脏超声切面质量变异性较大	间断
经食管超声心动图	无	超声与多普勒效应	心输出量和心脏结构的直接测量	微创，操作者依赖	间断
校准脉搏轮廓分析	动静脉通路	热稀释+脉搏轮廓分析	CO+其他指标的测量	微创	间断和连续
无校正的脉搏轮廓分析	动脉通路	脉搏轮廓分析	CO+其他指标的测量	微创，不稳定的患者或使用血管活性药物时不准确	连续

$$DO_2 (mL / min) = caO_2 \times CO \qquad (9.12)$$

在正常情况下，静息状态时（CO=5 L/min，SatO$_2$ 100%，PaO$_2$ 100 mmHg），因此，从肺转移到外周组织的氧气量约为 1 000 mL/min。如果休息时组织氧消耗约为 250 mL/min，则返回肺部的氧气量将为 750 mL/min。这意味着只有25%的氧气由组织提取。氧提取率（O$_2$ER）可表示为

$$O_2ER (\%) = \frac{VO_2}{DO_2} \times 100 \qquad (9.13)$$

因此，留在混合静脉血中的氧气相当于输送的总氧气的75%。这个百分比与正常混合静脉血血红蛋白饱和度（SvO$_2$）大致相当。SvO$_2$ 可精确计算为氧分数函数，使用以下等式：

$$SvO_2 (\%) = SaO_2 \times \left(1 - \frac{VO_2}{DO_2}\right) \qquad (9.14)$$

任何导致血氧饱和度降低或耗氧量增加的情况都会引起混合静脉血饱和度降低。

这种方法强调了测量 SvO$_2$ 作为氧输送和氧消耗之间平衡的指标的重要性。公式9.14可改写为

$$SvO_2 = SaO_2 - \frac{VO_2 (L / min)}{CO(L / min)} \times \frac{1}{0.001\,39 \times Hb(g / L)} \qquad (9.15)$$

该方程明确了 SvO$_2$ 监测的重要性。事实上，SvO$_2$ 的异常值（< 0.65）表明 Hb 水平的变化或动脉饱和度（SaO$_2$）、组织代谢（VO$_2$）和血流动力学（CO）之间的关系恶化。因此，需要谨记，SvO$_2$ 的减少并不能说明其决定因素中哪个特定因素改变了，而是其中一个或多个决定因素共同作用的结果。SvO$_2$ 的变化提示需要对潜在原因的详细检查，并且每个原因都可能危及生命。如果不能获取混合静脉血，根据临床情况，中心静脉血饱和度（ScvO$_2$）是可以接受的替代指标，即使其可能高于或低于 SvO$_2$[10]。

9.6　迈向能量危机

对于患有可能影响氧输送问题的患者，如果出现以下问题的时候，在疾病过程中需要进行适当的

监测：

- 产生的能量足以满足患者的需要。

充足氧供应的定义并不取决于一定量的血红蛋白、心输出量或血氧饱和度，而只能在临床实践中通过间接方法确定。换言之，在不同的条件下，3.6 L或更多的心输出量和90 mmHg、100 mmHg或120 mmHg的PO_2或90%或100%的氧饱和度一样可以满足能量需求。在我们看来，定义最佳PO_2、最佳心输出量或最佳血红蛋白水平，忽略它们与能量需求的关联，不仅没有用，而且有潜在的危险。识别代偿机制能帮助临床医师确定系统能量需求是否存在问题。

- 产生的能量仍然充足，但代偿机制正在运行。

几十年来，众所周知，当把氧消耗作为氧运输的函数绘制出来时，在临界点之前氧消耗量保持不变，而临界点的变化则取决于潜在的疾病[11]。在这个临界点以下，氧消耗开始减少，乳酸开始增加（图9.2）。

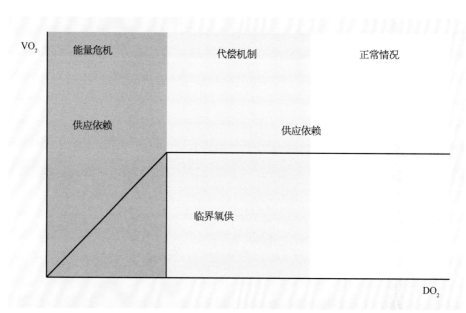

图9.2 临界氧输送。图中显示了氧输送受损时的耗氧量趋势。在"氧输送不依赖阶段"，系统对氧输送的减少作出反应，同时增加氧摄取量，以维持正常的氧消耗值。当达到氧输送的临界值时，氧消耗变得依赖于氧输送并开始减少（能量危机）。VO_2：氧消耗；DO_2：氧输送

所有的代偿机制都在确保从正常值到临界点之间的氧供范围内有氧供是恒定的。氧消耗的减少和乳酸水平的增加是能量不足的信号。氧运输最敏感的指标是中心静脉血氧饱和度。

图9.3显示了当SvO_2的每个决定因素从初始值开始以10%的步幅下降，而其他因素保持不变时的相对权重。如图所示，动脉血氧饱和度变化（SaO_2）与SvO_2的变化呈线性相关。SaO_2很容易通过脉搏血氧饱和度法测量，因此考虑到它们的比例关系，可以很容易地估算出由于SO_2的变化引起的SvO_2的变化。有趣的是，血红蛋白或心输出量的10%变化会产生与静脉血氧饱和度完全相同的变化。因此，SvO_2的减少清楚地表明某些氧供机制受到了损害，但并不一定表明发生了能量危机。即使正常人进行体力活动时，也会增加氧消耗，即能量需求。在这种情况下，血流动力学对能量需求增加的反应表现为心输出量增加和静脉血氧饱和度降低。然而，在重症监护患者中，肌肉活动几乎为零，SvO_2的变化需要诊断其潜在原因。虽然SvO_2降低的意义已经很明确，但SvO_2升高的病理生理学意义却不太明显。从理论上讲，任何超

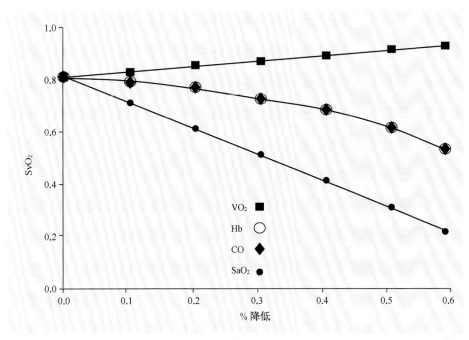

■图9.3 混合静脉饱和度决定因素的相对"权重"。以图形方式显示了VO_2、Hb、CO和SaO_2降低（10%步幅）对SvO_2的影响。数据来自机构数据库，未发布。SvO_2：混合静脉血氧饱和度；VO_2：氧消耗；Hb：血红蛋白；CO：心输出量；SaO_2：动脉血氧饱和度

过能量需求的心输出量增加都会导致SvO_2的增加。然而，最有可能的解释是，尽管没有明确的定量定义，但高SvO_2是以下无法相互区分问题之一的结果：

外周分流或呼吸链改变，以及氧消耗与能量产生之间的脱钩。

重症预警的另一个重要信号来自肾脏；在哺乳动物中，血流动力学的损伤最终导致组织缺氧，由此导致了血流再分配；肾脏会立即感知，并启动容量储备机制。肾脏反应的主要参与者是肾素-血管紧张素-醛固酮系统（RASS）和血管升压素。这些介质负责尿浓缩和钠潴留，这很容易通过尿电解质检查（低尿钠和相对高尿钾）所识别。虽然这种肾脏反应似乎与氧输送没有直接关系，但与压力感受器对压力变化的反射反应有关；我们认为，一般来说，血流动力学不能脱离氧输送的概念，因为我们所有的血流动力学组分都与向组织提供足够的氧相关。一系列血流动力学损伤可能预示着组织缺氧或其实际原因如■图9.4所示（改编自Schrier[12]）。

- 能量产生不足。

能量危机可能始于无氧代谢的出现。它有可能在不同的时间发生在不同的器官中。

但是，当与氧运输/氧利用出现问题时，乳酸的快速上升无疑是一个威胁生命的情况。当氧输送严重受损并达到临界值时，不可能进一步增加氧气的摄取量。在这种情况下，在细胞水平上，组织缺氧通过缺氧诱导因子（HIFs）激活一系列应急机制来维持能量产生[13]。这包括糖酵解酶的增加和Krebs循环所需酶的减少，这些酶通过无氧代谢提供细胞代谢以产生能量。

然而，无氧酵解产生的能量仅为有氧代谢能量的5%～6%。1 mol葡萄糖（180克）产生2 mol乳酸和2 mol ATP。由于乳酸是电子的最终受体，在缺氧的情况下，2 mol ATP是产生的总能量，有氧代谢过程中产生的ATP是32/36 mol。

在明显的能量危机中起作用的一些机制部分反映了在冬眠动物中观察到的现象。这些动物通过减少

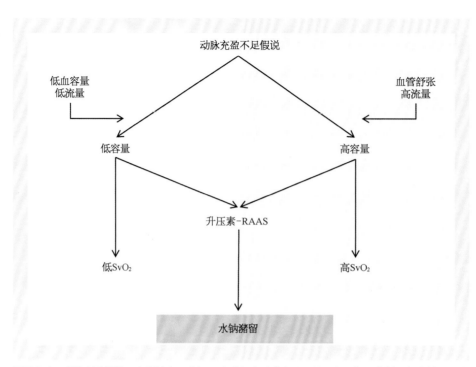

图9.4 动脉充盈假说。在此图中，我们显示了肾脏对灌注不足的反应。低血容量和低流量（即出血和心力衰竭）会导致肾脏灌注和氧合减少，并激活RASS，升压素释放，O_2ER 升高，以及随之而来的 SvO_2 减少（在左侧）。血管舒张和高流量（如肝硬化和脓毒症）是指"高容量"与相对低灌注的肾脏（右）相关联的结果，因此激活了相同的机制

蛋白质合成和增加酶的半衰期而大大降低了它们的能量需求。它们形成通道阻滞，并通过ATPase的运动，以及呼吸链中的电子传输来减少质子移动，质子通过线粒体膜漏出来。对人类来说，供氧依赖性与冬眠动物运作机制相比是一个苍白的表现，它存在于主要通过减少蛋白质合成来节省能量的类似系统。不幸的是，这种能量储备状态可能只持续几个小时，之后线粒体可能发生不可逆的变化，最终导致细胞凋亡，尤其是坏死。因此，当能量危机出现时，我们只有几个小时可供纠正，必须立即诊断其根本原因，并迅速采取干预措施加以纠正。

综上所述，人们普遍接受的关于氧转运障碍的观点如下：

- 组织氧合作用的减少，至少部分由血红蛋白释放更多的氧气和氧气摄取的增加来补偿。
- 当组织氧分压和氧浓度达到临界水平（临床上难以确定）时，乳酸生成增加，而氧消耗部分减少。
- 当能量不足时，尽管有各种代偿机制，细胞功能障碍和损伤开始，蛋白质合成减少、活性氧增加、缺氧损伤包括坏死和凋亡，不可避免的随之而来。

然而，在重症中也可能出现这样的情况：氧消耗的减少不是由于对组织的转运减少，而是由于氧的利用减少。例如，如果呼吸链的复杂分子像脓毒症一样发生结构改变，就可能发生这种情况。此外，在某些情况下，其潜在机制可能是氧消耗与ATP生成之间的脱钩，这可能发生在所有可能损害线粒体膜间隙质子浓度的情况下。在这种情况下，电子有规律地流向氧分子形成水，但是由于中间产物（解偶联剂）的存在，质子在膜间隙的浓度降低了，这些中间体将质子从膜内带到膜外。

因此，可以了解到组织缺氧的三种情况，它们需要不同的干预和注意：

- 经典的组织氧转运减少，主要表现为血流动力学损伤、低氧血症或贫血；

- 呼吸链损伤伴 ATP 生成减少；
- 存在解偶联剂，将氧消耗与能量生产分离。

值得注意的是，在严重脓毒症中，这三种情况可能在不同程度上同时出现；值得强调的是，真正重要的不是氧运输"本身"，而是能量生产。

9.7 氧转运和目标导向治疗

重症治疗的一个重要部分是直接或间接的对于氧输送的控制，防止氧输送受损，或在改变时对其进行纠正。当氧输送因心力衰竭或出血时容量减少而受损时，组织缺氧的原因很清楚，纠正方法很容易即恢复 CO 和循环容量。当其他严重的疾病如脓毒症时，这个问题就不那么清楚了。

事实上，在重症巨人 Shoemaker 提出"超常"氧输送的概念后，氧输送问题引发了许多争论和争议[14]。心脏指数定义为大于 4.5 L/（min·m²），氧输送大于 600 mL/（min·m²），氧消耗大于 170 mL/（min·m²）。Shoemaker 的观察来自他在高危外科患者中的经验，这些患者的靶向治疗达到"超常值"时可以改善临床结果。早期试验表明，增加氧输送可以防止器官衰竭，并提高患者的存活率[15, 16]。"超常值"的概念最初是在一个特定的患者群体中发展起来的，后来迅速被用于其他患者，直至重症监护病房的普通人群。然而，当在普通 ICU 人群的临床试验中验证"超常"氧输送的假设时，没有观察到任何益处，这两个试验终结了"超常"值理论[17, 18]。

十年后，Rivers 发现将早期目标导向治疗（EGDT），即中心静脉饱和度为 70%，MAP 大于 65 mmHg，用于严重脓毒症和感染性休克患者，可以显著改善生存率[19]。EGDT 立即流行起来，并且导致重症医师对血流动力学的关注也增加了。十年后，三项研究一起重新验证了 Rivers 的假设，并比较了严重脓毒症和感染性休克患者接受正常治疗或按照 Rivers 的目标治疗[20-22]，结果显示没有任何益处，并得出一个隐含的结论，即监测 $ScvO_2$ 是无用的。这些研究引起了一系列的讨论，这些讨论仍在继续，但我们认为，这些结果应在以下两个方面进行讨论：

- 在所有不可避免的研究人群差异之外，必须强调的是"超常"值的成功人群是在进行重症治疗之前的人群，如 Shoemaker 等的研究是围手术期患者，Rivers 等的研究人群是急诊室患者；
- 在 Rivers 研究中，SvO_2 基线极低（约 50%），而在所有重症病房进行的研究中，SvO_2 高于 70%，这意味着 Rivers 的患者病情更重。

无论如何，我们相信，在感染性休克患者中，干预时间起着至关重要的作用，但我们也认为，这些试验的阴性结果应将注意力转向脓毒症或感染性休克患者；这个问题并不总是与氧输送到外周本身有关，也与氧气的最终利用有关。我们认为这是最近所有研究都表明的结论，合乎逻辑的结论不是 SvO_2 监测无用，而是氧气输送不是大多数脓毒症患者的问题。

对临床实践的意义

所有具有"能量危机"风险的患者都应进行 DO_2 监测。这类患者包括那些具有一个或多个 DO_2 决定因素存在损害风险的患者，如心血管疾病、出血性疾病和呼吸功能不全的患者；但也包括即使 DO_2 满意，仍存在氧利用困难的患者，如脓毒症患者（见■图 9.4）。

在所有这些患者中，尿量、混合静脉饱和度（或中心静脉饱和度，如果未留置肺动脉导管）、尿电解质，以及最后的乳酸，代表了识别代偿机制激活和能量危机即将出现的非常有用的工具。

混合静脉饱和度低于65%（或负值趋势）、尿浓缩、尿液电解质反转（Na低于K）和乳酸阳性趋势，说明需要对DO_2决定因素进行准确评估。

要点

- 氧输送是重症患者管理中需要考虑的一个重要参数。无论如何，最重要的不是氧输送本身，而是尽早识别所有这些参数，这些参数是氧供不足或能量危机的间接信号。
- 氧输送的概念应超越单纯计算心输出量乘氧含量的结果，从肺内气体交换和通气开始，到线粒体的利用，应进行更全面的思考。
- 脓毒症和感染性休克时DO_2和VO_2之间差异更加明显。

参考文献

[1] Gattinoni L, Pesenti A, Matthay M. Understanding blood gas analysis. Intensive Care Med. 2018; 44(1): 91−3.

[2] Adair GS. The hemoglobin system: VI. The oxygen dissociation curve of hemoglobin. J Biol Chem. 1925; 63(2): 529−45.

[3] Breuer HW, Groeben H, Breuer J, Worth H. Oxygen saturation calculation procedures: a critical analysis of six equations for the determination of oxygen saturation. Intensive Care Med. 1989; 15(6): 385−9.

[4] Kelman GR. Digital computer subroutine for the conversion of oxygen tension into saturation. J Appl Physiol. 1966; 21(4): 1375−6.

[5] Clark LCJ. Monitor and control of blood and tissue oxygen tensions. ASAIO J. 1956; 2(1): 41−8.

[6] Sinex JE. Pulse oximetry: principles and limitations. Am J Emerg Med. 1999; 17(1): 59−67.

[7] Barker SJ, Curry J, Redford D, Morgan S. Measurement of carboxyhemoglobin and methemoglobin by pulse oximetry: a human volunteer study. Anesthesiology. 2006; 105(5): 892−7.

[8] Shepherd AP, Granger HJ, Smith EE, Guyton AC. Local control of tissue oxygen delivery and its contribution to the regulation of cardiac output. Am J Phys. 1973; 225(3): 747−55.

[9] Laher AE, Watermeyer MJ, Buchanan SK, Dippenaar N, Simo NCT, Motara F, et al. A review of hemodynamic monitoring techniques, methods and devices for the emergency physician. Am J Emerg Med. 2017; 35(9): 1335−47.

[10] Reinhart K, Rudolph T, Bredle DL, Hannemann L, Cain SM. Comparison of central-venous to mixed-venous oxygen saturation during changes in oxygen supply/demand. Chest. 1989; 95(6): 1216−21.

[11] Schumacker PT, Cain SM. The concept of a critical oxygen delivery. Intensive Care Med. 1987; 13(4): 223−9.

[12] Schrier RW, Howard RL. Unifying hypothesis of sodium and water regulation in health and disease. Hypertension. 1991; 18(5 Suppl): III164−8.

[13] Bunn HF, Poyton RO. Oxygen sensing and molecular adaptation to hypoxia. Physiol Rev. 1996; 76(3): 839−85.

[14] Shoemaker WC, Appel PL, Kram HB, Waxman K, Lee TS. Prospective trial of supranormal values of survivors as therapeutic goals in high-risk surgical patients. Chest. 1988; 94(6): 1176−86.

[15] Boyd O, Grounds RM, Bennett ED. A randomized clinical trial of the effect of deliberate perioperative increase of oxygen delivery on mortality in high-risk surgical patients. JAMA. 1993; 270(22): 2699−707.

[16] Tuchschmidt J, Fried J, Astiz M, Rackow E. Elevation of cardiac output and oxygen delivery improves outcome in septic shock. Chest. 1992; 102(1): 216−20.

[17] Hayes MA, Timmins AC, Yau EH, Palazzo M, Hinds CJ, Watson D. Elevation of systemic oxygen delivery in the treatment of critically ill patients. N Engl J Med. 1994; 330(24): 1717−22.

[18] Gattinoni L, Brazzi L, Pelosi P, Latini R, Tognoni G, Pesenti A, et al. A trial of goal-oriented hemodynamic therapy in critically ill patients. SvO2 Collaborative Group. N Engl J Med. 1995; 333(16): 1025−32.

[19] Rivers E, Nguyen B, Havstad S, Ressler J, Muzzin A, Knoblich B, et al. Early goal-directed therapy in the treatment of severe sepsis and septic shock. N

Engl J Med. 2001; 345(19): 1368-77.

[20] Mouncey PR, Osborn TM, Power GS, Harrison DA, Sadique MZ, Grieve RD, et al. Trial of early, goal-directed resuscitation for septic shock. N Engl J Med. 2015; 372(14): 1301-11.

[21] Pro CI, Yealy DM, Kellum JA, Huang DT, Barnato AE, Weissfeld LA, et al. A randomized trial of protocol-based care for early septic shock. N Engl J Med. 2014; 370(18): 1683-93.

[22] ARISE Investigators; ANZICS Clinical Trials Group, Peake SL, Delaney A, Bailey M, Bellomo R, et al. Goal-directed resuscitation for patients with early septic shock. N Engl J Med. 2014; 371(16): 1496-506.

10. 线粒体功能
Mitochondrial Function

Mervyn Singer

方 巍·译，杨 缙·审校

© European Society of Intensive Care Medicine 2019
M. R. Pinsky et al. (eds.), *Hemodynamic Monitoring*, Lessons from the ICU,
https://doi.org/10.1007/978-3-319-69269-2_10

学习目标

- 解释线粒体如何产生能量底物（ATP）。
- 描述线粒体功能在病理状态下是如何被扰乱的。
- 了解监测线粒体功能的各种技术。

10.1　简介

线粒体是细胞的能量来源，身体90%以上的氧消耗用来生产ATP。当不能充分输送氧到达组织（缺氧）和（或）组织不能充分利用氧（贫氧）来产生ATP时，会影响细胞的代谢。因此，临床医师应当尽早发现，以便进行有效的治疗，扭转或至少减轻临床上表现为器官功能障碍的组织缺氧和（或）氧利用障碍等不利后果。本章将简要回顾线粒体的生理学和病理生理学，并讨论可以直接或间接评估线粒体功能的监测方式。

10.2　线粒体的生理功能

除红细胞外，体内的其他细胞都有线粒体。虽然其最主要功能是产生ATP，但在维持细胞和组织的正常运转方面，线粒体还发挥着其他重要作用，如钙调节、产生激素和参与细胞凋亡，这些方面在这不作进一步讨论。

线粒体的直径为1～3 μm，但在不同的器官之间，甚至在同一器官的不同部位，它们的大小和形状都不一样。在高代谢细胞如肝细胞和心肌细胞中，数量从几个到数千不等。大多数编码线粒体蛋白的DNA位于细胞核内，大约900个基因产物从细胞质中导入，随后整合到不同的线粒体结构中。然而，区别于其他细胞器的是，线粒体有自己独特的37个基因，用来产生RNA（24个基因）和蛋白质亚基（13个基因）。这些基因通常认为是来源于原始菌类并进入细胞，进而演化出能够利用氧气进行代谢的真核细胞。

线粒体由膜间隙分隔的外膜和内膜组成，包围着线粒体嵴（折叠的内膜）和基质，嵴样结构能扩大线粒体膜的表面积。据Rich估计，平均每个人拥有的内膜面积达到14 000 m^2[1]。基质内包含核糖体和酶，其中许多酶参与三羧酸循环。

外膜是一种蛋白质-脂质结构，其组成类似于细胞质膜。它含有专门的转运蛋白，可以将ADP转运到细胞器中，同时转运出ATP。内膜里的五种蛋白质复合物组成电子传递链：烟酰胺腺嘌呤二核苷酸（NADH）脱氢酶（复合物Ⅰ）、琥珀酸脱氢酶（复合物Ⅱ）、泛醌-细胞色素c氧化还原酶（复合物Ⅲ）、细胞色素氧化酶（复合物Ⅳ）和ATP合成酶（复合物Ⅴ）。此外，链上还有两个小电子载体：泛醌（辅酶Q10）和细胞色素c（▶图10.1）。

Krebs循环（三羧酸循环）以3∶1的比例向电子传递链提供电子，主要是传递给复合物Ⅰ（通过NADH），同时也有部分给复合物Ⅱ（通过琥珀酸到FADH$_2$）。Krebs循环通过丙酮酸（糖酵解的最终产物）和脂肪酸氧化提供乙酰辅酶A来"补充燃料"。通过提供电子将富含能量的分子NADH氧化为NAD$^+$，FAD（黄素腺嘌呤二核苷酸）氧化为FADH$_2$。当电子沿着链传递时，氢离子由复合物Ⅰ、复合物Ⅲ和复合物Ⅳ穿过线粒体内膜，产生大约200 mV的膜电位。分子氧是在复合体Ⅳ上的最终电子受体，而这一项就占了人体中大部分氧消耗。电化学梯度提供能量驱动ATP合酶将ADP磷酸化为ATP。根据Rich估计，

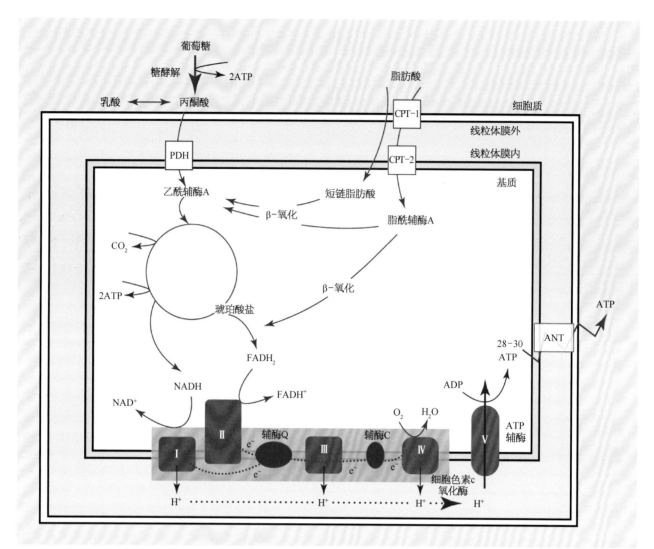

■图10.1 线粒体呼吸作用。PDH：丙酮酸脱氢酶；CPT-1，-2：肉碱棕榈酰转移酶-1，-2；ATP：三磷酸腺苷；ADP：二磷酸腺苷；
NADH：还原型烟酰胺腺嘌呤二核苷酸；FADH$_2$：黄素腺嘌呤二核苷酸递氢体；ANT：腺嘌呤核苷酸转位酶

氢离子跨膜流量为每秒3×10^{21}个，随之每秒可以转化生成约9×10^{20}个ATP，相当于每天65 kg ATP的周
转率[1]。一个标准成年男性每天需要消耗380 L氧气，这个过程需要2×10^{19}个细胞色素氧化酶。

　　这些过程主要用于生产ATP。ATP除了作为细胞代谢过程"偶合呼吸"的能量底物，也用于生成活
性氧和产热的"非偶合呼吸"。体内大多数细胞（红细胞除外）依赖"需氧"线粒体呼吸（通过氧化磷酸
化过程）来产生绝大部分ATP，少量ATP由无氧糖酵解产生。1 mol葡萄糖被氧化，糖酵解可产生2 mol
ATP，Krebs循环产生2 mol ATP的同时电子传递链产生约28 ～ 30 mol ATP。活性氧（ROS）在线粒体呼
吸信号和调节中起重要作用，与健康和疾病有关。在健康状态下，大约1%的线粒体氧消耗用于产生活性
氧，在疾病状态如脓毒症中这个比例会增加，但增加的程度尚不清楚。同样，在脓毒症的炎症状态下解
偶联可占骨骼肌线粒体氧消耗的50%以上[2]；改变的具体机制尚不清楚，但可能是引起发热的重要原因。

10.3　病理状态下线粒体功能障碍

　　缺氧是一种乏氧呼吸的状态，由于组织氧供和细胞呼吸需求之间的不平衡造成。氧供不足的问题原

因包括心输出量（循环性缺氧）、血红蛋白（贫血性缺氧）和（或）氧合（低氧性缺氧）几方面。贫氧状态与氧供不足的不同之处在于此时供给细胞的氧气足够，但线粒体不能充分利用。这与药物和毒性物质直接破坏或阻断ATP产生有关。相关药物很多，包括二甲双胍（抑制复合物Ⅰ）、二硝基酚（增加解偶联）；毒性物质包括氰化物和一氧化碳可以抑制复合物Ⅳ。抗生素也可以影响线粒体功能，杀菌剂会破坏细胞膜和膜电位，而抑菌剂可以阻断形成新线粒体。缺乏关键的辅助因子如硫胺素会影响糖酵解和Krebs循环，导致脚气病。过量的内源性介质，特别是活性氧和包括一氧化氮在内的氮类物质，也可能破坏或抑制电子传递链。一氧化氮可以通过直接与氧竞争同一结合位点来逆行抑制复合物Ⅳ。其他内源性气体介质，如一氧化碳和硫化氢，也有类似的效果。一氧化氮或其代谢物如过氧亚硝基可以通过亚硝基化或硝化所有的呼吸复合物（特别是复合物Ⅰ和复合物Ⅳ）来达到长时间阻断的效果。导致线粒体功能障碍的其他机制包括抑制线粒体蛋白基因编码转录，如脓毒症；激素水平变化抑制代谢和线粒体活性，如在重症患者中出现的伴随低T_3综合征/甲状腺功能正常性病变综合征的甲状腺功能低下。

10.4 线粒体功能监测

目前有多种技术可以直接或间接评估体内线粒体功能。其中一些可用为床边监测，而其他的如磁共振波谱分析，则需要将患者移动至专门设施检测。需要强调的是，一些替代性检测方法如血乳酸水平或全身氧消耗等，并不能特异性反映线粒体功能，可能受到其他因素的影响。

10.4.1 乳酸与乳酸/丙酮酸（L∶P）比值

乳酸是糖酵解的副产物。葡萄糖代谢成丙酮酸，然后进入线粒体，通过丙酮酸脱氢酶转化为乙酰辅酶A。多余丙酮酸利用乳酸脱氢酶双向调节达到与乳酸转化平衡的状态。如果糖酵解速率加快和（或）在Krebs循环或电子传递链下游出现阻滞，就可以引起乳酸增多。乳酸利用障碍也可引起乳酸升高，如肝功能衰竭或组织梗死释放大量乳酸。

作为细胞氧供不足代偿反应的一部分，在氧化磷酸化受损时糖酵解速率加快以增加ATP生产（"无氧糖酵解"）。另外，在氧供充足的情况下，过量释放的儿茶酚胺也可以刺激糖酵解加速（"有氧糖酵解"）。有氧糖酵解是对持续应激的一种适应性反应，肌肉产生大量乳酸并释放到循环中，供包括心脏、大脑、肝脏和肾脏在内的器官作为重要能量底物使用。在大脑内，星形胶质细胞产生乳酸为神经元[3]提供重要能量底物。线粒体内有氧代谢下游发生阻滞也会导致丙酮酸和乳酸增加，功能障碍可能位于Krebs循环（如硫胺素缺乏症）或电子传递链（如由于组织低氧引起的底物/氧气缺乏或氰化物中毒、脓毒症和一氧化氮过剩引起的传递链抑制/损害）中。

血浆乳酸/丙酮酸（L∶P比值）与细胞质内还原状态的NADH氧化为NAD^+的比率密切相关，也反映丙酮酸+NADH+H^+↔乳酸+NAD^+之间转换的动态变化。因此，L∶P比值可作为胞质氧化还原状态的替代指标。当组织缺氧时，L∶P比值增大说明还原形式的氧化还原辅酶如NADH和$FADH_2$占优势。

运用乳酸氧化酶反应原理的血乳酸监测技术广泛用于实验室和床旁检测设备。丙酮酸更不稳定，测量需要更精密的实验室设备。在危重患者中观察到当乳酸升高时（＞2 mmol/L），如果乳酸/丙酮酸（L∶P比值）＞25提示呼吸链或Krebs循环紊乱，如果L∶P比值＜25提示丙酮酸代谢障碍。然而，乳酸、丙酮酸和L∶P的数值异常不能轻易用任何单一病因诊断，必须根据患者病史、临床特征和其他实验室检查来综合判断。

组织乳酸、丙酮酸和L∶P比值可通过微透析法测定，将微细导管植入如大脑、皮下、肌肉、肾脏和肝脏[4]的组织床中。灌注液以非常缓慢的速度（通常低于1 mL/min）通过导管泵入，形成的透析液收集起来分析。这种缓慢灌注使组织液中的乳酸和丙酮酸可以穿过导管膜与灌注液保持平衡。样品被收集到微小容器中，可以在床边通过在线设备进行分析，或者送到实验室进行测量。

10.4.2　动脉血酮体比（AKBR）

目前认为动脉血中乙酰乙酸与β-羟基丁酸的比值反映肝酮体比率，进而反映了肝线粒体氧化还原电位（NAD⁺/NADH），而后者本身就是肝能量储备指标。这两种酮几乎完全由肝脏产生，从肝脏释放到循环中作为能量底物被各种器官，如大脑、心脏、肌肉和肾脏利用（氧化）。AKBR降低与肝功能障碍进展有关，健康正常值＞1，但在肝病状态下＜1，并且随着肝功能损害程度加重而逐渐下降，这样的患者需要充分葡萄糖负荷治疗。虽然在20世纪80年代和90年代[5]有许多相关论文发表，但这个指标现在已经较少被关注、使用了。

10.4.3　氧消耗（全身/器官/细胞水平）

氧在体内利用除了一小部分通过非线粒体呼吸和需氧酶（如氧化酶类），绝大部分（90%～95%）都依赖线粒体。线粒体对氧的利用主要是通过细胞色素氧化酶（复合物Ⅳ）产生ATP；然而，线粒体也会利用氧气来制造活性氧和通过非偶合呼吸产生热量。重要的是，在危重病中这些氧消耗活动比例是如何变化的尚不清楚，因此维持足够氧供不等于会产生足够的ATP。大量氧消耗可能转移到产生热量（导致发热）和活性氧方面中去。

可以运用多种方法计算全身氧消耗，通常是根据演化的Fick定律，即某一物质（在这里指氧气）的总摄取量等于血流量和静脉-动脉血浓度差（氧梯度）的乘积。因此，需要知道心输出量，以及动脉血和混合静脉血（即肺动脉或右心室流出道）中的氧含量，可以通过置入局部的导管中获得血样或监测。

动脉血氧含量是由血红蛋白（Hb）、动脉血氧饱和度（SaO_2）和系数1.34（1 g Hb结合的氧mL量）算出来的。在正常大气压下，血浆中溶解的少量氧基本可以忽略不计。动脉血氧含量减去混合静脉血氧含量（由Hb、混合静脉血氧饱和度和1.34算得），从而得到静脉-动脉氧含量差值，再乘以心输出量，就得到了氧消耗，这种方法排除了在肺内消耗的氧气。静息状态下氧输送正常值约为1 000 mL/min，氧消耗为250 mL/min。低氧消耗可能与组织供氧不足有关［心输出量、Hb和（或）SaO_2降低］，或由于线粒体中毒或功能障碍而导致利用氧能力降低。前者表现为混合静脉血氧饱和度下降（正常范围70%～75%），后者表现为混合静脉血氧饱和度异常升高。静脉血氧饱和度异常升高也可以在大量外周血管右向左分流中看到，在脓毒症等病理状况下，微血管分流在造成混合静脉血氧饱和度升高中的作用尚不确定。

同样使用Fick原理的另一种方法是呼吸间接测热法，使用有线氧传感器测量吸入、呼出气体中的氧浓度和分钟通气量。氧消耗为（吸入气体体积×氧分数）与（呼出气体体积×氧分数）之差。自主呼吸患者可以用代谢车通过面罩或者机械通气患者通过呼吸管路来测量，同时必须小心校正温度、湿度、气压和回路中的气流速，不然很容易造成明显误差[6]。

在器官层面，氧消耗可以通过测量该器官的血流量，以及进出动脉、静脉中的含氧量来计算。

可从患者身上提取组织（如肌肉）或细胞（包括白细胞），并在呼吸测量器中测量体外氧消耗。组织被放入带有氧传感器并已知容积的密闭液体中。根据组织重量或细胞数量校正容器内氧分压下降速度可以计算出氧消耗。这种体外测量方法的优点是，组织可以暴露于不同的底物、阻断剂、电子传递链解偶剂和ATP合酶中。这样除了可以评估最大呼吸能力外，还可以评估偶合、非偶合线粒体呼吸和非线粒体呼吸消耗氧气的比例[7]。

10.4.4 微血管氧合血红蛋白饱和度

"组织氧饱和度"（tissue oxygen saturation，StO_2）这个名词并不准确，其实是使用近红外光谱分析技术（NIRS）提供连续、无创的微血管血红蛋白氧饱和度监测[8]。运用的原理包括组织对700 ～ 1 300 nm范围内近红外光线的相对透明度、血红蛋白的氧化相关吸光特性和Beer-Lambert定律。使用几种波长的近红外光线就可以连续显示氧合和脱氧血红蛋白浓度的相对变化。虽然在生物组织中血红蛋白是这个近红外光谱区域内吸收光线的主要发色团，但也会一些氧合和脱氧肌红蛋白成分，靠现有技术无法将其分辨出来。

虽然在许多方面与脉搏氧饱和仪相似，两者的区别主要在于取样对象不同。脉搏氧饱和仪监测动脉血中氧合血红蛋白的百分比，而近红外光谱分析是监测组织微血管系统（小动脉、毛细血管、小静脉）中氧合和脱氧血红蛋白浓度的变化。最常用的测量部位是拇指鱼际隆起，然而，多种因素都可能影响结果[9]。因此，在健康志愿者中的正常值范围很宽（67% ～ 97%）[10]，所以在不知道确定健康基线值的情况下，即使测量值偏低也很难说有组织灌注不良。尝试其他测量部位，如三角肌和咬肌，效果也不令人满意。

运用该技术对血管闭塞肢体进行动态监测具有更大的实用价值。动脉闭塞时氧饱和度下降的速率反映局部氧消耗，而氧饱和度回升的速率反映闭塞开放后出现的微血管调节。在感染性休克患者中可以观察到氧消耗显著降低并伴有微血管失调[11]。

10.4.5 组织氧分压

组织氧分压（tissure oxygen tension，PtO_2）表示氧供与氧耗之间的局部平衡。不同组织正常值范围也不同，这取决于各自的血供和代谢率。如静息肌肉的PtO_2值就远高于肝脏和肾皮质[12]。当氧输送不能满足局部代谢需求时（如缺氧），PtO_2就会下降；当① 氧输送过高，② 代谢抑制（如低体温）或③ 线粒体利用氧能力受损（如脓毒症复苏后）时PtO_2就会上升。实验研究表明，在发现早期缺氧方面，PtO_2下降比全身指标如血流动力学、动脉乳酸或碱基丢失等更为敏感[13, 14]。

通过在组织中植入氧传感器，可以实时监测PtO_2。最初的氧传感器是基于Clark电极测量电压变化的原理，现在更新型传感器利用某些材料（如铂、钌）暴露在闪光下会发出荧光或磷光。根据Stern-Vollmer方程计算荧光/磷光的衰退半衰期，而半衰期长短与局部氧分压成反比。新型传感器的优势在于"即插即用能力"，在体内使用无需校准，而且对于低氧分压测量精确度高。到目前为止，新型传感器在危重症和围手术期患者中的应用相对有限，包括对肌肉、大脑和结膜的监测[15-17]。然而，利用改良的Foley导尿管将传感器置入膀胱来检测膀胱壁PtO_2的技术将很快进入临床试用。

10.4.6 线粒体氧化还原状态

线粒体的氧化还原状态，即还原性NADH与氧化性NAD^+或氧化性细胞色素氧化酶（cytochrome oxidase，CCO）的比值，可以运用自发荧光现象原理进行无创监测。NADH和氧化性CCO在紫外线照射下会发出荧光，而NAD^+和还原性CCO则不会。通过监测自身荧光强度的变化，体内线粒体氧化还原状态的变化可以在活体内实时监测。目前公认的假说是$NADH/NAD^+$与氧化性/还原性CCO的总量会保持恒定。由于氧化还原状态主要取决于线粒体的氧供，因此监测氧化还原状态可以直接反映缺氧状态。

NADH携带Krebs循环氧化还原反应和糖酵解产生的电子变为电子传递链（ETC）中的复合物 I（ ▣图10.1）。NADH能将电子传递给ETC，形成跨线粒体内膜用来合成ATP的电化学梯度，这取决于是否有足够的氧来接受传递的电子。如果线粒体氧分压不足，电子传递链就会发生阻滞。低于一定阈值，Krebs循环反应产生NADH的速率将超过逆反应产生NAD^+的速率。氧化还原反应从平衡状态向还原状态倾斜，NADH比例增大导致荧光强度增加。细胞色素氧化酶的情况与此相反，正常情况下一般处于氧化状态，氧供减少使其转变为还原性CCO，随之引起荧光强度降低。

重要的是，即使在氧分压低于正常的部分线粒体，有氧呼吸仍可以以近乎最大的效率进行，这时细胞色素氧化酶的K_m——Michaelis常数，是酶促反应达最大速度（V_{max}）一半时的底物（S）的浓度——会变得极低[18]。当线粒体氧供明显受损时，NADH或细胞色素氧化酶从平衡状态迅速转变为还原状态。这时虽得到的是组成比值而不是测量绝对值，但仍然可以提示何时有氧呼吸受损和细胞变得"不高兴"。这为我们找到生理耐受下限，并为"允许性复苏"提供客观目标，至少表明对该组织而言，这样的生理紊乱是否可耐受。各器官之间的这个值有所差异，因此往往需要找到一个便于临床检测又有参照意义的器官。

10.4.7 线粒体氧分压

Mik和同事开发了一种能测量皮肤表层线粒体PO_2的技术[19, 20]。它利用一种特异性线粒体内氧敏感染料：内生性原卟啉IX（PpIX）。局部应用含有其前体5-氨基乙酰丙酸（ALA）的皮肤乳膏以增加PpIX浓度，并应用绿色激光发射器诱导红色延迟荧光，延迟荧光以氧依赖方式猝熄。据此再应用Stern-Vollmer方程可以计算出线粒体PO_2。局部给予氰化物（电子传递链阻断剂）可以使其消除，因此认为通过这种技术获得的数据确实能代表线粒体PO_2指数。所获得的线粒体PO_2绝对值是否准确仍然存在争议，因为通过其他技术获得的间质"组织"PO_2和通过数学建模计算出来的值要更低一些。不过，这种技术还是提供了一种即时监测的方法。另一个办法是通过阻塞局部血流进行动态挑战（如使用近端血压袖带）并测量氧消耗速率，这应该与线粒体氧消耗直接相关。

该方法的缺点包括需要在测量前数小时局部涂抹ALA乳膏，以使PpIX水平升高，以及需要覆盖皮肤，因为将高强度激发光应用于ALA可诱导光毒性。虽然在动物模型中，ALA被用于测量心脏和肝脏的数值，但它没有被许可用于患者静脉注射，所以目前仅限于麻醉监测。

要点

- 线粒体产生足够能量底物（ATP）对于维持体内几乎所有类型细胞正常功能是不可或缺的。
- 对线粒体功能和组织氧合的监测为在危重病中保证组织器官充分灌注和"快乐细胞"提供了重要窗口。
- 有几种技术——直接或间接测量——都可以在床边进行。

参考文献

［1］ Rich P. Chemiosmotic coupling: the cost of living. Nature. 2003; 421: 583.

［2］ Rolfe DF, Brown GC. Cellular energy utilization and molecular origin of standard metabolic rate in mammals. Physiol Rev. 1997; 77(3): 731−58.

［3］ Mächler P, Wyss MT, Elsayed M, Stobart J, Gutierrez R, Faber-Castell von A, et al. In vivo evidence for a lactate gradient from astrocytes to neurons. Cell Metab. 2016; 23: 94−102.

［4］ de Lima Oliveira M, Kairalla AC, Fonoff ET, Martinez RC, Teixeira MJ, Bor-Seng-Shu E. Cerebral microdialysis in traumatic brain injury and subarachnoid hemorrhage: state of the art. Neurocrit Care. 2014; 21: 152−62.

［5］ Ozawa K, Aoyama H, Yasuda K, Shimahara Y, Nakatani T, Tanaka J, et al. Metabolic abnormalities associated with postoperative organ failure: a redox theory. Arch Surg. 1983; 118: 1245−51.

［6］ Black C, Grocott MP, Singer M. Metabolic monitoring in the intensive care unit: a comparison of the Medgraphics Ultima, Deltatrac II, and Douglas bag collection methods. Br J Anaesth. 2015; 114: 261−8.

［7］ Pesta D, Gnaiger E. High-resolution respirometry: OXPHOS protocols for human cells and permeabilized fibers from small biopsies of human muscle. Methods Mol Biol. 2012; 810: 25−58.

［8］ Jobsis FF. Noninvasive, infrared monitoring of cerebral and myocardial oxygen sufficiency and circulatory parameters. Science. 1977; 198: 1264−7.

［9］ Annane D. Thenar tissue oxygen saturation monitoring: noninvasive does not mean simple or accurate! Crit Care Med. 2011; 39: 1828−9.

［10］ Crookes BA, Cohn SM, Bloch S, Amortegui J, Manning R, Li P, et al. Can near-infrared spectroscopy identify the severity of shock in trauma patients? J Trauma. 2005; 58: 806−13.

［11］ De Blasi R, Palmisani S, Alampi D, Mercieri M, Romano R, Collini S, et al. Microvascular dysfunction and skeletal muscle oxygenation assessed by phase-modulation near-infrared spectroscopy in patients with septic shock. Intensive Care Med. 2005; 31: 1661−8.

［12］ De Santis V, Singer M. Tissue oxygen tension monitoring of organ perfusion: rationale, methodologies, and literature review. Br J Anaesth. 2015; 115: 357−65.

［13］ Dyson A, Simon F, Seifritz A, Zimmerling O, Matallo J, Calzia E, et al. Bladder tissue oxygen tension monitoring in pigs subjected to a range of cardiorespiratory and pharmacological challenges. Intensive Care Med. 2012; 38: 1868−76.

［14］ Dyson A, Ekbal N, Stotz M, Barnes S, Carré J, Tully S, et al. Component reductions in oxygen delivery generate variable haemodynamic and stress hormone responses. Br J Anaesth. 2014; 113: 708−16.

［15］ Naumann CP, Ruetsch YA, Fleckenstein W, Fennema M, Erdmann W, Zäch GA. pO2 profiles in human muscle tissue as indicator of therapeutical effect in septic shock patients. Adv Exp Med Biol. 1992; 317: 869−77.

［16］ Dings J, Meixensberger J, Jäger A, Roosen K. Clinical experience with 118 brain tissue oxygen partial pressure catheter probes. Neurosurgery. 1998; 43: 1082−95.

［17］ Kram HB, Appel PL, Fleming AW, Shoemaker WC. Conjunctival and mixed-venous oximeters as early warning devices of cardiopulmonary compromise. Circ Shock. 1986; 19: 211−20.

［18］ Cooper CE, Davies NA, Psychoulis M, Canevari L, Bates TE, Dobbie MS, et al. Nitric oxide and peroxynitrite cause irreversible increases in the Km for oxygen of mitochondrial cytochrome oxidase: in vitro and in vivo studies. Biochim Biophys Acta. 2003; 1607: 27−34.

［19］ Mik EG. Measuring mitochondrial oxygen tension: from basic principles to application in humans. Anesth Analg. 2013; 117: 834−46.

［20］ Ince C, Mik EG. Microcirculatory and mitochondrial hypoxia in sepsis, shock, and resuscitation. J Appl Physiol. 2016; 120: 226−35.

11. 围手术期血流动力学监测
Perioperative Haemodynamics

Katherine McAndrew, Maurizio Cecconi, and Andrew Rhodes

皋　林　童智慧·译，朱　英·审校

© European Society of Intensive Care Medicine 2019

M. R. Pinsky et al. (eds.), *Hemodynamic Monitoring*, Lessons from the ICU,

https://doi.org/10.1007/978-3-319-69269-2_11

学习目标

围手术期是接受外科手术的患者最为危险的时期之一，特别是对于有一系列并发症的患者而言。再加上全麻、机械通气，以及手术创伤等因素的影响，若监管不当，患者有发生血流动力学紊乱的风险，因此需要对围手术期患者进行细致观察，以及必要时积极处理。

11.1 简介

人体的心血管系统在大多数生理情况下可以很好地处理全身的代谢需求，根据不同组织的需求，通过升高或降低营养物质，以及氧气的输送来达到这一目的。在围手术期患者中，常常可以观察到不同组织代谢需求、心血管系统泵功能，以及动静脉张力三者之间的复杂交互作用，当一些外界刺激因素扰乱三者之间的平衡时，其很大程度上会对患者产生负面影响。特别是对于需要接受手术治疗的伴有复杂并发症的脆弱老年患者，其在基线状况下已达到生理代偿极限，机体很容易失代偿进入急性疾病状态。

在围手术期，患者会受到来自外科手术操作，以及麻醉状态等因素导致的一系列应激压力的影响。此时，患者通过增加全身的氧需求，以应对外界的应激压力，以及帮助克服外科创伤，进而恢复痊愈[1]。如果此时机体不能提高心输出量，无法增加氧需求，患者则会出现组织缺氧，以及细胞功能障碍。这一现象，之前称之为获得性氧债（acquired oxygen debt），可出现在因任何原因导致无法满足氧需求的患者中，与患者的不良预后，比如器官功能障碍和死亡密切关联[2, 3]。

围手术期的氧供给与不良并发症发生之间的关联，最早是由shoemaker在20世纪70年代发现并阐述的，他发现影响患者预后的关键因素主要包括心脏指数（cardiac index）、氧输送（oxygen delivery），以及氧消耗（oxygen consumption）等[2]。这一研究发现促使临床医师将高危患者在术后送入重症监护室，进行更有效的有创监护和血流动力学调控。

本章旨在大致阐述患者在麻醉状态，以及使用机械通气的情况下，血流动力学监护需关注些什么，以及在患者术中、术后如何合理进行血流动力学调控。

11.2 基础生理

随着西方人口的老龄化，越来越多的患者在接受手术治疗时常伴有复杂的系统并发症[4]。相比早些年，手术患者伴有高血压、糖尿病、慢性呼吸系统疾病，以及心力衰竭等慢性疾病的概率要高很多，这对围手术期患者的身体机能来说是极大的挑战。在此基础上，手术患者同时受到原发疾病（此次手术的主要病因）的困扰，导致身体机能进一步衰弱，很多患者在进行手术之前，就已经出现容量负荷不足的情况。与此同时，由于接受手术治疗，导致患者常规使用的治疗药物（比如降血压药）中断，出现血药浓度不稳定等情况。尽管目前具体机制不明，但外科手术应激可导致患者出现新的并发症，一些并发症甚至发生在手术部位的远隔器官（比如接受髋关节置换术的患者，术后出现肺部炎症）。术后新发并发症的出现与患者的不良预后密切相关，包括院内死亡率增加、住院时间延长、住院费用增加，以及远期死亡率增加等[5-7]。

Frank-Starling曲线表明心脏可以进行适应性调控将回到心脏的血液重新搏出，不受不同的静脉回心血量（venous return，VR）影响。当前负荷增加，即静脉回心血量增加时，可导致心肌细胞伸展增加，心肌纤维长度增加可导致心脏的收缩力提升，最终导致心脏可搏出的血液量增加[8]。

静脉系统并不仅仅是接收血液回到心脏的被动管道，还是可根据机体的代谢需求改变全身血量的可调节性储血池。静脉系统包含全身总血量的70%，远远高于动脉系统（13% ～ 18%）或毛细血管（7%）。除此之外，在解剖结构上静脉血管不同于动脉血管，静脉血管管壁的顺应性更高，这些特点使得静脉系统是储存高达全身70%循环血量的存储器官。

根据Guyton的理论，人体大部分的血液是非张力性容量，此时血管结构内血液容量与压力之间是独立的。其他少部分的血液（大约1/5）是张力性容量，当血容量增加时可直接导致平均血管壁压力的增高[9]。这部分对血管壁产生的压力被称为平均体循环充盈压（mean systemic filling pressure，Pmsf），Pmsf主要与血管内容量和平均体循环容积有关。

如何理解平均体循环充盈压？心脏不停地泵出血液至主动脉中并产生血压，平均维持在80 ～ 100 mmHg。当血液流向体循环时，血液平均压力不断降低直到血液回到右心房［此时的压力被称为中心静脉压或右心房压（Pra）］。如果因任何原因导致心脏骤停，动脉压会下降，右心房压会不断升高直至达到一临界值，此时血液流动驱动力消失。在这一临界点，血液循环系统内任何部位的压力是一致的，这一压力等于平均体循环充盈压。

血流的速度是由血管系统中两点之间的压力差决定的，而不是由系统内任何单一的点或者任何单一的压力决定的。鉴于大部分血容量被存储在静脉系统中，静脉系统中的血管压力就显得尤为重要。静脉回心血量（VR）是由三部分因素决定的：平均体循环充盈压（Pmsf）、右心房压（Pra）和静脉回流阻力（resistance to venous return，RVR）。三者之间的关系如下：

$$VR =(Pmsf-Pra)/RVR$$

静脉回心血量与Pmsf、Pra之间的压力差成正比，Guyton等人描述了静脉回流曲线，即在等容的情况下改变右心房压力对静脉回心血量的影响。正常情况下，心输出量（cardiac output，CO）与静脉回心血量是等同的，因此Pmsf也在调控心输出量中发挥重要作用[9]。

Guyton阐述了这一概念：左心输出量是由静脉系统张力，以及静脉回心血量所决定并调控的[9]。任何情况导致静脉系统张力的改变，都可导致静脉回心血量的改变，从而导致左心输出量的变化，最终导致系统血流动力学的改变。在手术全麻过程中有很多应激因素可导致静脉系统张力的改变，因此不难理解在诱导麻醉和间歇性正压通气的过程中，常出现心输出量的下降，以及随之而来的动脉血压的降低。目前有部分证据表明，术前维持患者稳定的血流动力学状态对患者是有益处的，因此这需要我们对心血管系统生理基础有较好的了解，以及在部分复杂情况的患者中，对各项参数进行监护及时发现血流动力学变化。

11.3 血流动力学和全麻状态

目前对于诱导全身麻醉过程中出现的生理变化是了解得较为全面的。全麻对心血管系统的影响主要包括动静脉血管张力的降低、心肌抑制、心输出量降低，以及低血压。值得注意的是，不同麻醉药物对心血管系统的影响不完全是相同的，对此进行深入了解有助于临床医师针对特定的临床情况选择合适的麻醉药物。

麻醉医师的主要工作之一是预测围手术期患者可能会出现的血流动力学波动，从而保证在此应激状态下维持对重要脏器的足够血流灌注。在20世纪50年代，Finnerty研究静脉注射六甲铵和（或）倾斜体位对脑血管血流动力学和代谢的影响[10]。值得注意的是，导致出现脑缺血的平均动脉压下降的程度，根据患者的个体特征不同，大致在 29 ~ 80 mmHg 之间。尽管更多的现代药物对心血管系统的影响远小于六甲铵，但对于那些可能在生理状态下无法耐受如此血压波动的患者，仍需谨慎使用。

丙泊酚具有麻醉起效快、苏醒快等特点，因此被广泛应用于麻醉诱导。其抑制心血管系统的副作用，主要是通过抑制心肌收缩、血管舒张和交感神经系统等外周机制所介导的，可被健康受试者较好地耐受[11]。有研究表明诱导全麻后出现的低血压与以下因素密切相关：年龄 > 50 岁、术前存在低血压，以及将丙泊酚作为麻醉剂使用。丙泊酚在患有心脏病或多器官系统疾病的高危患者中应用可能存在一定的风险[12]。除此之外，在同时服用血管紧张素转换酶抑制剂（ACEI）类药物的患者中，丙泊酚对心血管系统的不良影响可进一步加剧。丙泊酚可增加内皮细胞中一氧化氮（NO）的生成和的释放。Malinowska Zaprzalka 推测，当这些药物一起联用时，对心血管系统的抑制可能是由于 NO 释放所介导的[13]，这导致长期使用依那普利的患者，与血压正常患者相比，在丙泊酚诱导麻醉后出现收缩压和舒张压均显著降低[13]。近期的研究证据表明，在接受 ACEI 类药物治疗的患者中，NO 生物利用度的增加也可能是导致丙泊酚出现显著降压副作用的原因[14]。

在高血压患者中麻醉诱导的风险也已被广泛阐述[15]。从气管插管时动脉压增高[16]，到麻醉诱导后同样会出现的低血压风险，患者还有出现心肌缺血、一过性左心室衰竭以及心律失常等情况的风险[17]。尽管 Finnerty 观察到高血压患者对低平均动脉压（MAP）的敏感性会增加，其他研究则观察到，与血压控制良好的患者相比，患有持续性高血压的患者术中绝对血压下降幅度更大。然而，与术后心血管并发症发生存在相关性的血压波动，血压波动被认为需要下降显著且持续较长时间（低于正常值的 50% 或低于正常值的 33% 并持续至少 10 分钟）[11, 18]。

11.4 机械通气

一般情况下全麻会伴随着间歇性正压通气（intermittent positive pressure ventilation，IPPV）和肌松剂的使用。这些干预措施的使用对心血管系统的影响也是显著的，其主要是通过改变肺容积以及胸腔内压实现的。

IPPV 引起心室血流的周期性变化。机械性对肺充气会降低右心室（RV）前负荷，增加 RV 后负荷。RV 前负荷降低是由于胸膜腔压力升高，RV 后负荷升高主要与吸气时跨肺压增高有关[19]。这些效应综合导致 RV 搏出量减少，尤其是在吸气期结束时。RV 搏出量减少导致左心室充盈（左心室前负荷）减少，这通常发生在 2 ~ 3 次心跳之后，因为这是右心室搏出血液流经肺部所需的时间[20]。因此，左心室前负荷降低进而导致左心室搏出量减少，在呼气时达到最低[19]。

关于呼气末正压通气（positive end-expiratory pressure，PEEP）对左心室前负荷的影响，其情况较为复杂，主要依赖于全身静脉回流量、右心室输出量以及左心室充盈情况等因素的影响。比如，PEEP 增高可影响静脉回流与右心室后负荷，从而导致心输出量减少。鉴于这些效应也有可能是肺容积增加（increased lung volumes）所导致的，因此值得注意的一点是，肺容积的增加不仅可能会导致肺损伤，同时也增加心输出量受影响的风险，需要密切的血流动力学监测[21, 22]。

11.5 血流动力学调控

11.5.1 围手术期的容量状态

围手术期液体治疗的量与患者的预后密切相关，过高或者过低的液体量都与患者死亡率增高显著相关[23]。近期一项来自澳新重症医学联合会（ANZICS）的临床研究将3 000名接受手术的患者随机分配至限制性或开放性液体治疗策略，液体治疗持续至术后24小时，结果表明，限制性液体治疗对患者没有益处且有增加其他并发症的风险（感染并发症，需肾脏替代治疗）[24]。因此，给患者恰当的液体量（既不过多也不过少），尤其在高风险的患者中，显得尤为重要，而这常常需要临床医师对患者的血流动力学状态有较全面的理解，并基于此进行复杂的血流动力学调控。

尽管液体治疗手段各不相同，但需要贯穿始终的是每位患者应接受个体化的液体治疗策略。液体治疗应充分调动他们的生理机能，并合理评估患者对液体治疗的反应性，液体治疗应旨在提高患者的平均体循环充盈压（Pmsf）[25]。

为了使张力性容量（"stressed" volume）有效增加，应该进行补液试验（fluid challenge）。目前常用的液体仍然是晶体液，大约3/4的补液试验用的是0.9%生理盐水和Hartmanns溶液，补液试验每次的液体量平均是500 mL[26]。Aya等在术后患者中分别用1、2、3和4 mL/kg的液体量补充5分钟，结果表明患者对于4 mL/kg的液体量最具有反应性[27]。

体格检查以及心功能评估可以有效地帮助临床医师评估患者是否有容量反应性。高脉压变异量（High pulse pressure variation）、腔静脉塌陷（vena cava collapsibility），以及动态被动抬腿试验（dynamic passive leg raising）等均与患者的容量反应性有关[28]。Myatra等研究表明，在机械通气的患者中，潮气量从-8 mL/kg短暂增高，也可以预测患者的液体反应性[29]。

11.5.2 目标导向性治疗

在高风险的术后患者中，利用血流动力学监测技术对患者进行系统性干预，以提高心输出量，这一过程被称为"最优化"（optimisation）或"目标导向性治疗"（goal-directed therapy）。

大手术通常伴有强烈的应激反应，这些反应有助于患者从手术创伤中恢复过来[1]。但应激反应伴随而来的高代谢需求，如果机体不能相应地提高心输出量满足代谢需求，则不可避免地出现组织缺氧和细胞功能障碍，最终导致患者并发症发生风险增高，器官功能障碍甚至死亡[2, 3]。

最优化策略旨在围手术期保证循环状态能够满足机体代谢需求，它主要通过关注心脏指数（cardiac index）、氧输送（oxygen delivery），以及氧消耗（oxygen consumption）等几项关键指标实现这一目标。因此可通过提高血红蛋白水平、血红蛋白动脉血氧饱和度（S_pO_2），以及心脏指数以最优化氧输送。

支持优化氧输送这一目标的临床研究证据来自Shoemaker等人，他们假设以超正常生理参数为复苏目标将最终降低患者并发症发生率和死亡率，其描述的复苏目标为心输出量 > 4.5 L/（min·m²）和氧输送 > 600 mL/（min·m²）[2]。但近年来，大部分目标导向性策略均以"容量最优化"为单一目标，优化心输出量或者以容量反应性指标为主要复苏目标。

在监测心输出量和（或）心脏指数的过程中，如果监测到其数值过低，可通过静脉补液来纠正。很多患者在此过程中心率和血压是处于正常范围内的，但液体治疗的最终目的是提高前负荷，因此，此时心输出量和心脏指数可能维持在超过正常范围的较高水平。在部分患者中，如果液体治疗不能达到这一目标，则考虑使用一些合适的正性肌力药物来提高心输出量，比如多巴酚丁胺[25]。部分临床研究结果表明，以最优化心输出量为复苏目标，可降低患者死亡率、并发症发生率，以及降低总体住院时长[30-32]。但是最近的一些大型RCT研究，比如OPTIMISE和POEMAS研究，关注在接受腹部大手术治疗的高风险患者中进行目标导向性复苏，结果并未能显示出目标导向治疗的优势[33, 34]。其中可能的原因在于围手术期监测和管理在近些年得到了较大的发展与进步。术前对患者的生理状态进行合理评估，麻醉技术和血流动力学监测技术的进步，使得患者能够以更好的生理状态和储备度过手术创伤与术后恢复阶段[35]。

总结

手术对患者造成的生理状态紊乱，其过程是非常复杂的。临床医师应该对患者的心血管生理、生理参数如何随着临床干预进行变化，以及它们如何与复杂的慢性并存症之间进行交互有较为全面的了解。随着了解的深入，应对患者进行恰当的干预，使其以更好的生理状态平稳度过手术创伤时期。

要点

- 围手术期血流动力学改变是很常见的。
- 对血流动力学监测不当与患者的不良预后密切相关。
- 对患者血流动力学改变，以及其如何与复杂心血管疾病交互进行深入了解，需要现代的血流动力学监测技术进行辅助。
- 血流动力学调控需基于血流动力学参数监测的结果。
- 合理的血流动力学调控可降低患者不良预后的发生。

参考文献

[1] Desborough JP. The stress response to trauma and surgery. Br J Anaesth. 2000; 85(1): 109−17.

[2] Shoemaker WC, Appel PL, Kram HB. Role of oxygen debt in the development of organ failure sepsis, and death in high-risk surgical patients. Chest. 1992; 102(1): 208−15.

[3] Older P, Hall A, Hader R. Cardiopulmonary exercise testing as a screening test for perioperative management of major surgery in the elderly. Chest. 1999; 116(2): 355−62.

[4] Shrime MG, Bickler SW, Alkire BC, Mock C. Global burden of surgical disease: an estimation from the provider perspective. Lancet Glob Health. 2015; 3(Suppl 2): S8−9.

[5] Ebm C, Cecconi M, Sutton L, Rhodes A. A cost-effectiveness analysis of postoperative goal-directed therapy for high-risk surgical patients. Crit Care Med. 2014; 42(5): 1194−203.

[6] Khuri SF, Henderson WG, DePalma RG, Mosca C, Healey NA, Kumbhani DJ, et al. Determinants of longterm survival after major surgery and the adverse effect of postoperative complications. Ann Surg. 2005; 242(3): 326−41. discussion 41−3.

[7] Rhodes A, Cecconi M, Hamilton M, Poloniecki J, Woods J, Boyd O, et al. Goal-directed therapy in high-risk surgical patients: a 15-year follow-up study. Intensive Care Med. 2010; 36(8): 1327−32.

[8] Patterson SW, Piper H, Starling EH. The regulation of the heart beat. J Physiol. 1914; 48(6): 465−513.

[9] Guyton AC. Determination of cardiac output by equating venous return curves with cardiac response curves. Physiol Rev. 1955; 35(1): 123−9.

[10] Finnerty FA Jr, Witkin L, Fazekas JF. Cerebral hemodynamics during cerebral ischemia induced by acute hypotension. J Clin Invest. 1954; 33(9): 1227−32.

[11] Smith I, White PF, Nathanson M, Gouldson R. Propofol. An update on its clinical use. Anesthesiology. 1994; 81(4): 1005−43.

[12] Oliveira-Paula GH, Pinheiro LC, Ferreira GC, Garcia WNP, Lacchini R, Garcia LV, et al. Angiotensin converting enzyme inhibitors enhance the hypotensive effects of propofol by increasing nitric oxide production. Free Radic Biol Med. 2018; 115: 10−7.

[13] Malinowska-Zaprzalka M, Wojewodzka M, Dryl D, Grabowska SZ, Chabielska E. Hemodynamic effect of propofol in enalapril-treated hypertensive patients during induction of general anesthesia. Pharmacol Rep. 2005; 57(5): 675−8.

[14] Linz W, Wiemer G, Gohlke P, Unger T, Scholkens BA. Contribution of kinins to the cardiovascular actions of angiotensin-converting enzyme inhibitors. Pharmacol Rev. 1995; 47(1): 25−49.

[15] Aronson S, Boisvert D, Lapp W. Isolated systolic hypertension is associated with adverse outcomes from coronary artery bypass grafting surgery. Anesth Analg. 2002; 94(5): 1079−84, table of contents.

[16] Xue FS, Zhang GH, Sun HT, Li CW, Liu KP, Xu YC, et al. Blood pressure and heart rate changes during fibreoptic orotracheal intubation: a comparison of children and adults. Eur J Anaesthesiol. 2007; 24(1): 39−45.

[17] Manne VS, Paluvadi VR. Attenuation of cardiovascular response to direct laryngoscopy and intubation, comparative study of lignocaine, nifedipine, and placebo during general anesthesia. Anesth Essays Res. 2017; 11(1): 47−51.

[18] Prys-Roberts C, Meloche R, Foex P. Studies of anaesthesia in relation to hypertension. I. Cardiovascular responses of treated and untreated patients. Br J Anaesth. 1971; 43(2): 122−37.

[19] Michard F, Teboul JL. Using heart-lung interactions to assess fluid responsiveness during mechanical ventilation. Crit Care. 2000; 4(5): 282−9.

[20] Luecke T, Pelosi P. Clinical review: positive end-expiratory pressure and cardiac output. Crit Care. 2005; 9(6): 607−21.

[21] Pinsky MR, Desmet JM, Vincent JL. Effect of positive end-expiratory pressure on right ventricular function in humans. Am Rev Respir Dis. 1992; 146(3): 681−7.

[22] Suter PM, Fairley B, Isenberg MD. Optimum end-expiratory airway pressure in patients with acute pulmonary failure. N Engl J Med. 1975; 292(6): 284−9.

[23] Bellamy MC. Wet, dry or something else? Br J Anaesth. 2006; 97(6): 755−7.

[24] Myles PS, Bellomo R, Corcoran T, Forbes A, Peyton P, Story D, et al. Restrictive versus liberal fluid therapy for major abdominal surgery. N Engl J Med. 2018; 378: 2263.

[25] Bennett VA, Cecconi M. Perioperative fluid management: from physiology to improving clinical outcomes. Indian J Anaesth. 2017; 61(8): 614−21.

[26] Cecconi M, Hofer C, Teboul JL, Pettila V, Wilkman E, Molnar Z, et al. Fluid challenges in intensive care: the FENICE study: a global inception cohort study. Intensive Care Med. 2015; 41(9): 1529−37.

[27] Aya HD, Rhodes A, Chis Ster I, Fletcher N, Grounds RM, Cecconi M. Hemodynamic effect of different doses of fluids for a fluid challenge: a quasi-randomized controlled study. Crit Care Med. 2017; 45(2): e161−e8.

[28] Aditianingsih D, George YW. Guiding principles of fluid and volume therapy. Best Pract Res Clin Anaesthesiol. 2014; 28(3): 249−60.

[29] Myatra SN, Prabu NR, Divatia JV, Monnet X, Kulkarni AP, Teboul JL. The changes in pulse pressure variation or stroke volume variation after a "tidal volume challenge" reliably predict fluid responsiveness during low tidal volume ventilation. Crit Care Med. 2017; 45(3): 415−21.

[30] Cecconi M, Corredor C, Arulkumaran N, Abuella G, Ball J, Grounds RM, et al. Clinical review: goal-directed therapy-what is the evidence in surgical patients? The effect on different risk groups. Crit Care. 2013; 17(2): 209.

[31] Hamilton MA, Cecconi M, Rhodes A. A systematic review and meta-analysis on the use of preemptive hemodynamic intervention to improve postoperative outcomes in moderate and high-risk surgical patients. Anesth Analg. 2011; 112(6): 1392−402.

[32] Pearse R, Dawson D, Fawcett J, Rhodes A, Grounds RM, Bennett ED. Early goal-directed therapy after major surgery reduces complications and duration of hospital stay. A randomised, controlled trial [ISRCTN38797445]. Crit Care. 2005; 9(6): R687−93.

[33] Pearse RM, Harrison DA, MacDonald N, Gillies MA, Blunt M, Ackland G, et al. Effect of a perioperative, cardiac output-guided hemodynamic therapy algorithm on outcomes following major gastrointestinal surgery: a randomized clinical trial and systematic review. JAMA. 2014; 311(21): 2181−90.

[34] Pestana D, Espinosa E, Eden A, Najera D, Collar L, Aldecoa C, et al. Perioperative goal-directed hemodynamic optimization using noninvasive cardiac output monitoring in major abdominal surgery: a prospective, randomized, multicenter, pragmatic trial: POEMAS Study (PeriOperative goal-directed thErapy in Major Abdominal Surgery). Anesth Analg. 2014; 119(3): 579−87.

[35] De Hert S, Imberger G, Carlisle J, Diemunsch P, Fritsch G, Moppett I, et al. Preoperative evaluation of the adult patient undergoing non-cardiac surgery: guidelines from the European Society o f Anaesthesiology. Eur J Anaesthesiol. 2011; 28(10): 684−722.

12. 血流动力学与体外循环
Hemodynamics and Extracorporeal Circulation

Maxime Coutrot, Alain Combes, and Nicolas Bréchot

王　雷　张利鹏·译，朱英·审校

© European Society of Intensive Care Medicine 2019
M.R.Pinsky et al. (eds.), *Hemodynamic Monitoring*, Lessons from the ICU,
https://doi.org/10.1007/978-3-319-69269-2_12

学习目标

静脉-动脉体外膜肺氧合（VA-ECMO）越来越多地被应用于顽固性心源性休克的一线治疗[1-3]。由于ECMO是可移动的装置，因此它可以很容易快速地在患者的床旁，甚至在院外进行置入上机[4, 5]。ECMO是一个高效且稳定的血液流动装置，它兼具心脏和呼吸支持的特点，随着生物材料和技术的改进，现在可以持续使用几天甚至几周；因此ECMO作为包括复苏、移植、长期机械循环支持，或者在无效的情况下撤机的"决定性"桥梁[1, 6, 7]。

然而，值得一提的是，VA-ECMO会改变患者的血流动力学，这取决于插管类型、ECMO血流量和患者自主心功能状态。在这一章中，我们将讨论VA-ECMO中体循环和微循环的血流动力学变化与插管部位的关系，以及ECMO与患者心血管系统的交互作用。

12.1 VA-ECMO循环支持原理

VA-ECMO套组包括引流管路、回流管路、离心泵和膜式氧合器（■图12.1和■12.2）。对于外周股-股插管，多孔引流套管通过股静脉和下腔静脉放置在右心房（RA）的入口处，并连接到引流（静脉）管（■图12.2，标记①），然后通过离心泵将血液排入回路中，（■图12.2，标记③），再穿过膜肺（■图12.2，标记④），最终通过位于髂动脉回流（动脉）套管逆行注入主动脉（■图12.2，标记②）。因此，外周VA-ECMO（PVA-ECMO）可以绕过患者的心脏而提供双心室支持。此外，膜肺提供血液氧化和二氧化碳清除，这是由ECMO、清除气体流动（■图12.2，标记⑤）和膜FiO₂（■图12.2，标记⑥）决定。另外，特别在外周动脉疾病的情况下，腋下路径可用于回流插管。对于中心胸腔内插管，引流插管直接放置在右心房（RA），回流插管放置在升主动脉。根据患者的情况，中心插管也可用于单心室或双心室支持：右心房至肺动脉的右心室支持和（或）左心房至主动脉的左心室支持。

在ECMO设备控制器面板（■图12.2，标记⑦）可以设置泵速（■图12.2，标记⑧），可显示实时ECMO血流量（■图12.2，标记⑨），在最新一代的机器中可测量回路压力、红细胞比容和血氧饱和度。ECMO血流量目标值为2～3 L（min·m²），以逆转循环性休克的临床和生物学体征[1, 8, 9]。

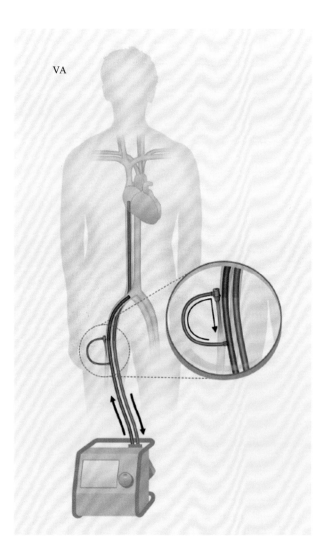

■图12.1 患者插入的外周VA-ECMO示意图。静脉引流线为蓝色，动脉回流线为红色

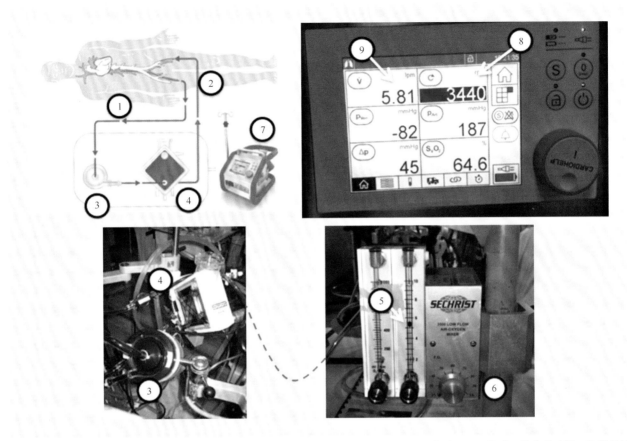

■图12.2　VA-ECMO环路不同部分的表示。① 引流（静脉）管路，② 回流（动脉）管路，③ 离心泵，④ 膜，⑤ 气体流量，⑥ 膜的氧浓度，⑦ 控制台，⑧ 泵速，⑨ ECMO流量

12.2 VA-ECMO下的宏观血流动力学

压力-容积环描述左心室功能（■图12.3A）：① 等容收缩；② 射血；③ 等容舒张；④ 心脏充盈。收缩末期压力-容积关系（ESPVR）与心肌收缩力呈线性关系，斜率与心肌收缩力有关。舒张末期压力-容积关系（EDPVR）是一条曲线，其斜率随舒张末期容积的增加而增加，并且由心脏的松弛和顺应性决定。动脉阻力也可能改变心肌功能，改变压力-容积环。外周总阻力（心脏收缩后负荷的一部分）的增加将导致ESPVR和EDPVR右移，增加左心室收缩末期压力和左心室收缩末期容积（■图12.3D）。心脏衰竭伴有心肌收缩力下降和舒张弛缓，这是通过压力-容积环的右移来转变的（■图12.3A）。每搏输出量随着左心室舒张末期和收缩末期压力与容积的增加而减少（■图12.3A）。

12.2.1　PVA-ECMO下的血流动力学

由于PVA-ECMO使主动脉的逆行血流增加，导致心脏后负荷显著增加，进而使衰竭心脏的压力-容量环向右移位（■图12.3A）。当ECMO血流量增加时，左心室收缩末期和舒张末期的压力升高，而左心室的每搏输出量显著减少，心肌收缩力保持不变。总之，尽管PVA-ECMO挽救了周围器官，但却进一步降低了心输出量。较高的ECMO血流量甚至可能完全阻止心脏射血，导致左心室血液停滞和血栓形成的风险增加（■图12.3B）。在临床实践中，ECMO血流量应设定在最低水平，以纠正休克，同时尽可能不去干扰心脏本身的射血。

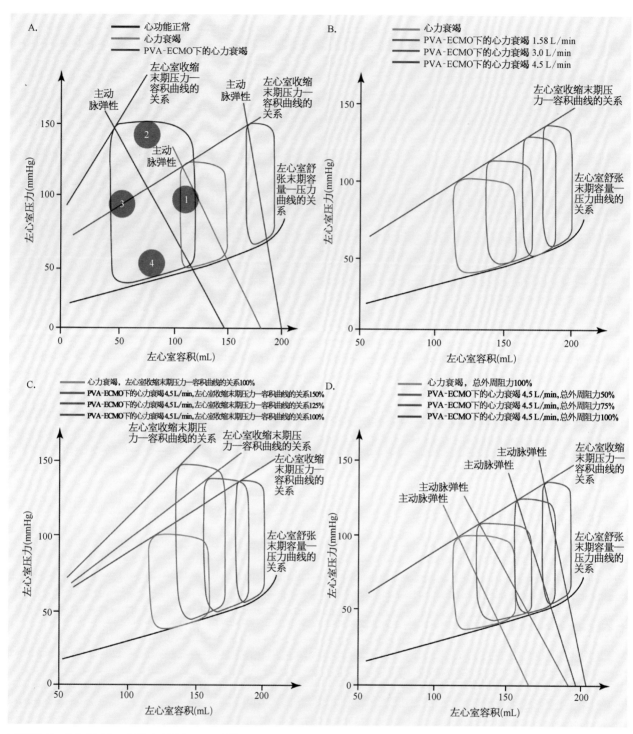

■图12.3　左心室压力—容积环示意图。A. 正常情况下，心力衰竭及外周VA-ECMO辅助心力衰竭时的左心室压力-容积环，B. 外周VA-ECMO血流增加时的左心室压力-容积环，C. 外周VA-ECMO收缩力增加时的左心室压力-容积环，D. 外周VA-ECMO总阻力减少时的左心室压力-容积环。PVA-ECMO：外周静脉-动脉ECMO（改编自Burkhoff等人[26]）

　　左心室舒张末期压力升高的主要风险是肺水肿，在PVA-ECMO患者中的发生率为30% ～ 50%[1, 8, 10, 11]。慢性心力衰竭患者的风险更高，因为随着左心室舒张末期压力的升高，心力衰竭的适应机制导致压力—容积环路向右移位。ECMO下自主左心室射血分数非常低的患者也有风险，因为心肌收缩力的降低也导致压力-容积环[10]进一步向右移位。控制ECMO时肺水肿风险的方法如下：

- 增加心肌收缩力。随着EDPVR斜率增加，以及左心室舒张末期压力和容积的降低，这将使压力-容量环向左移位（◘图12.3C）。这就解释了为什么在ECMO下，对于肺水肿高危患者，通常要持续使用正性肌力药。
- 降低后负荷（即总外周阻力）。如◘图12.3D中为特定心肌收缩力（即，对于一个给定且恒定的ESPVR斜率），外周总阻力的降低将降低左心室收缩期末和舒张期末的压力和容量，并增加每搏输出量。
- 呋塞米增加利尿，因为降低左心室前负荷也会降低左心室舒张末期压力和左心室舒张末期容积。

12.2.2 南北综合征

在PVA-ECMO期间，患者心脏排出的血流与主动脉中逆行的PVA-ECMO血流混合（◘图12.4）。这两

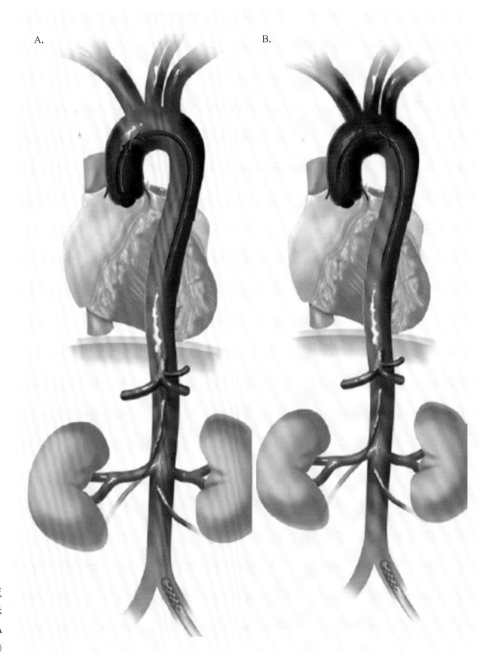

◘ 图12.4 PVA-ECMO血流与患者自发残余射血竞争的示意图 PVA-ECMO血流量从A减少到B（改编自Wong等[27]）

种血流在主动脉中混合的程度取决于自主心脏射血功能（本身取决于收缩性、前负荷和后负荷条件）和PVA-ECMO血流之间的比率。当自主射血被阻滞时，所有循环由PVA-ECMO血流支持。每搏输出量增加越多［恢复和（或）正性肌力药物输注和（或）PVA-ECMO流量减少］，混合区离主动脉瓣越远。如果存在循环衰竭相关的严重呼吸衰竭，在主动脉近端有血管分布的区域可能会导致严重的低氧血症，而身体远端部位仍能保持氧合良好状态。理论上可以通过增加ECMO流量降低心脏收缩力（停止正性肌力药物输注）和每搏输出量来纠正上体氧合，但这将进一步损害心肌恢复和肺水肿。最好的选择是改用动静脉插管，血液回流到股动脉和颈内静脉[12]。

12.3 中心VA-ECMO

与PVA-ECMO相比，中心VA-ECMO的使用因较高并发症发生率而受到限制。因为需要胸骨切开导致更高的出血和感染风险，脑卒中的风险也明显增高[13]。在以下情况下可以选择中心VA-ECMO：在严重外周动脉疾病的情况下，或者是为了延长循环支持，特别是对于已经进行过胸骨切开的心脏手术后患者。双中心插管（右心房-右肺动脉＋左心室-主动脉）比右心房-主动脉插管更适合长期支持，以保护肺循环和肺血管化。与PVA-ECMO相比，中心插管允许（▣图12.5）：① 左心室后负荷降低，因为回血端血流与主动脉血流方向一致性更高；② 较低的左心室前负荷，在右心房中直接放置引流套管确实可以更有效地引流下腔静脉和上腔静脉。较低的右心室前负荷可降低左心室前负荷，降低左心室舒张末期压力和容积。因此，与外周插管相比，肺水肿的风险显著降低（▣图12.5）。

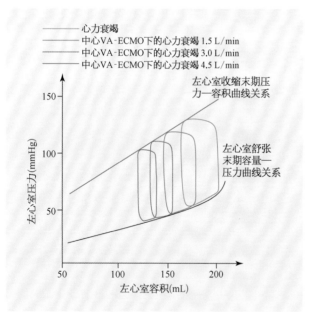

▣图12.5 中心VA-ECMO下不同血流状态下左心室压力-容积环

12.4 体外循环下的微循环

12.4.1 VA-ECMO对血液微循环的影响

虽然严重的心源性休克患者表现出明显的微循环障碍迹象[14, 15]，但有关ECMO治疗中对微循环影响的数据报道很少，且结果相互矛盾。在14名接受VA-ECMO治疗的新生儿中，因急性呼吸窘迫合并心肌功能障碍，ECMO治疗后功能性毛细血管密度显著改善[16]。相反，在24名患有顽固性心源性休克的成人中，舌下微血管功能障碍在VA-ECMO启动后没有得到纠正。然而，与幸存者相比，接受ECMO治疗的非幸存者有更明显的微循环障碍[17]。另一项在VA-ECMO下对13名患者进行的研究中，舌下微血管功能障碍的恢复与ECMO的成功脱机有关[18]。因此，体外循环对微循环的确切影响仍是一个有待进一步研究的领域。

12.4.2 持续性血流与搏动性血流的影响

VA-ECMO在降低心脏前负荷、增加左心室后负荷的同时，会进一步减少左心室每搏输出量，降低血流搏动性。更严重的患者在ECMO下表现为非搏动性的层流血流。非搏动性血流的潜在有害影响尚有争议，基于实验研究，有人主张持续的血流可能导致全身血管阻力的增加和外周器官灌注的减少，以及内皮激活和凝血障碍的增加[19, 20]。在一个小组对冠状动脉搭桥术的患者进行的几项开放随机研究中，CEC期间主动脉内球囊反搏与术后器官功能障碍和凝血功能障碍的减少有关。然而，在另一项对100名冠状动脉搭桥术的患者进行的随机研究中，这些效应并没有出现。同样，搏动性心肺血流对微循环影响结果相互矛盾[21-23]。在VA-ECMO下，虽然一名患者的观察表明主动脉球囊反搏可以改善舌下微循环障碍，但这一效果在12名患者的更大规模的生理研究中没有得到证实[24]。

对临床实践的意义

基于病理生理方面的考虑，VA-ECMO辅助患者的血流动力学管理要点如下：

- PVA-ECMO血流量应设置为允许的最低流量，利于纠正周围组织低灌注。最小的PVA-ECMO流量将限制ECMO引起的后负荷增加，从而限制左心室舒张末压的升高，降低静水性肺水肿的风险。
- PVA-ECMO下正性肌力药物的输注，增加心肌收缩力，促进左心室自主射血功能，最终利于防止血栓形成和肺水肿。
- 在PVA-ECMO实施中，利尿剂也经常用于预防和治疗肺水肿。
- 主动脉内球囊反搏（IABP）与PVA-ECMO联合应用也有助于预防肺水肿[25]。因为主动脉内球囊反搏（IABP）在收缩时放气，降低左心室后负荷也可能有助于预防肺水肿。
- 当心功能改善时，抽取右上肢动脉血（尽可能远离ECMO血流），通过分析脉搏血氧饱和度和血气分析来评估南北综合征的风险。
- 必须每天进行超声心动图检查，以检测左心室血栓形成，评估残余心功能和调整正性肌力药物用量；需要时，也可评估心脏功能是否可以行ECMO脱机。

总结

VA-ECMO在难治性心源性休克中的应用越来越多。理解VA-ECMO与患者心血管功能之间的复杂交互作用对于提高治疗质量是至关重要。VA-ECMO设置应针对每个患者特定的心血管功能和血流动力学状态进行个体化调整，以最大限度地发挥机械循环支持的益处，同时将不良反应降至最低。

> **要点**
>
> - PVA-ECMO 和中心性 VA-ECMO 是两种非常具有不同血流动力学结果的机械循环支持方式。
> - PVA-ECMO 下的血流动力学状态一方面是 VA-ECMO 血流与患者残余心血管功能互作用的结果，另一方面也受到 VA-ECMO 流量、前负荷、后负荷、肌松药和升压药输注的影响。
> - PVA-ECMO 增加左心室后负荷，降低每搏输出量，增加肺水肿和心室内血栓形成风险。可通过设置尽可能低的 ECMO 血流量，持续使用正性肌力药物和利尿剂，甚至联合使用 IABP 与 ECMO 来降低以上风险。

参考文献

［1］ Combes A, Leprince P, Luyt C-E, Bonnet N, Trouillet J-L, Léger P, et al. Outcomes and long-term quality-of-life of patients supported by extracorporeal membrane oxygenation for refractory cardiogenic shock. Crit Care Med. 2008; 36(5): 1404–11.

［2］ Abrams D, Combes A, Brodie D. Extracorporeal membrane oxygenation in cardiopulmonary disease in adults. J Am Coll Cardiol. 2014; 63(25): 2769–78.

［3］ Abrams D, Combes A, Brodie D. What's new in extracorporeal membrane oxygenation for cardiac failure and cardiac arrest in adults? Intensive Care Med. 2014; 40(4): 609–12.

［4］ Beurtheret S, Mordant P, Paoletti X, Marijon E, Celermajer DS, Léger P, et al. Emergency circulatory support in refractory cardiogenic shock patients in remote institutions: a pilot study (the cardiac-RESCUE program). Eur Heart J. 2013; 34(2): 112–20.

［5］ Arlt M, Philipp A, Voelkel S, Camboni D, Rupprecht L, Graf B-M, et al. Hand-held minimised extracorporeal membrane oxygenation: a new bridge to recovery in patients with out-of-centre cardiogenic shock ☆ ☆ ☆ . Eur J Cardiothorac Surg [Internet]. 2011. [cited 2017 Dec 21]; Available from: https://academic.oup.com/ejcts/article-lookup/doi/10.1016/j.ejcts.2010.12.055.

［6］ Dangers L, Bréchot N, Schmidt M, Lebreton G, Hékimian G, Nieszkowska A, et al. Extracorporeal membrane oxygenation for acute decompensated heart failure. Crit Care Med. 2017; 45(8): 1359–66.

［7］ Tarzia V, Bortolussi G, Bianco R, Buratto E, Bejko J, Carrozzini M, et al. Extracorporeal life support in cardiogenic shock: impact of acute versus chronic etiology on outcome. J Thorac Cardiovasc Surg. 2015; 150(2): 333–40.

［8］ Demondion P, Fournel L, Golmard J-L, Niculescu M, Pavie A, Leprince P. Predictors of 30-day mortality and outcome in cases of myocardial infarction with cardiogenic shock treated by extracorporeal life support. Eur J Cardiothorac Surg. 2014; 45(1): 47–54.

［9］ Schmidt M, Tachon G, Devilliers C, Muller G, Hekimian G, Bréchot N, et al. Blood oxygenation and decarboxylation determinants during venovenous ECMO for respiratory failure in adults. Intensive Care Med. 2013; 39(5): 838–46.

［10］ Bréchot N, Demondion P, Santi F, Lebreton G, Pham T, Dalakidis A, et al. Intra-aortic balloon pump protects against hydrostatic pulmonary oedema during peripheral venoarterial-extracorporeal membrane oxygenation. Eur Heart J Acute Cardiovasc Care. 2017. https://doi.org/10.1177/2048872617711169.

［11］ Madershahian N, Liakopoulos OJ, Wippermann J, Salehi-Gilani S, Wittwer T, Choi Y-H, et al. The impact of intraaortic balloon counterpulsation on bypass graft flow in patients with peripheral ECMO. J Card Surg. 2009; 24(3): 265–8.

［12］ Napp LC, Kühn C, Hoeper MM, Vogel-Claussen J, Haverich A, Schäfer A, et al. Cannulation strategies for percutaneous extracorporeal membrane oxygenation in adults. Clin Res Cardiol Off J Ger Card Soc. 2016; 105(4): 283–96.

［13］ Kanji HD, Schulze CJ, Oreopoulos A, Lehr EJ, Wang W, MacArthur RM. Peripheral versus central cannulation for extracorporeal membrane oxygenation: a comparison of limb ischemia and transfusion requirements. Thorac Cardiovasc Surg. 2010; 58(8): 459–62.

［14］ De Backer D, Creteur J, Dubois M-J, Sakr Y, Vincent J-L. Microvascular alterations in patients with acute severe heart failure and cardiogenic shock. Am Heart J. 2004; 147(1): 91–9.

［15］ Van Genderen ME, Lima A, Akkerhuis M, Bakker J, van Bommel J. Persistent peripheral and microcirculatory perfusion alterations after out-of-hospital cardiac arrest are associated with poor survival*. Crit Care Med. 2012 Aug; 40(8): 2287–94.

［16］ Top APC, Ince C, van Dijk M, Tibboel D. Changes in buccal microcirculation following extracorporeal membrane oxygenation in term neonates with severe respiratory failure. Crit Care Med. 2009; 37(3): 1121–4.

［17］ Kara A, Akin S, dos Reis MD, Struijs A, Caliskan K, van Thiel RJ, et al. Microcirculatory assessment of patients under VA-ECMO. Crit Care [Internet]. 2016. [cited 2018 Jan 3]; 20(1). Available from: http:// ccforum.biomedcentral.com/articles/10.1186/s13054-016-1519-7.

［18］ Akin S, dos Reis MD, Caliskan K, Soliman OI, Guven G, Struijs A, et al. Functional evaluation of sublingual microcirculation indicates successful weaning from VA-ECMO in cardiogenic shock. Crit Care [Internet]. 2017. [cited 2018 Jan 3]; 21(1). Available from: http: //ccforum.biomedcentral.com/articles/10.1186/s13054-017-1855-2.

［19］ Hornick P, Taylor K. Pulsatile and nonpulsatile perfusion: the continuing controversy. J Cardiothorac Vasc Anesth. 1997; 11(3): 310–5.

[20] Elhadj S, Mousa SA, Forsten-Williams K. Chronic pulsatile shear stress impacts synthesis of proteoglycans by endothelial cells: effect on platelet aggregation and coagulation. J Cell Biochem. 2002; 86(2): 239−50.

[21] O'Neil MP, Fleming JC, Badhwar A, Guo LR. Pulsatile versus nonpulsatile flow during cardiopulmonary bypass: microcirculatory and systemic effects. Ann Thorac Surg. 2012; 94(6): 2046−53.

[22] Elbers PWG, Wijbenga J, Solinger F, Yilmaz A, van Iterson M, van Dongen EPA, et al. Direct observation of the human microcirculation during cardiopulmonary bypass: effects of pulsatile perfusion. J Cardiothorac Vasc Anesth. 2011; 25(2): 250−5.

[23] Bienz M, Drullinsky D, Stevens L-M, Bracco D, Noiseux N. Microcirculatory response during on-pump versus off-pump coronary artery bypass graft surgery. Perfusion. 2016; 31(3): 207−15.

[24] Petroni T, Harrois A, Amour J, Lebreton G, Brechot N, Tanaka S, et al. Intra-aortic balloon pump effects on macrocirculation and microcirculation in cardiogenic shock patients supported by venoarterial extracorporeal membrane oxygenation*. Crit Care Med. 2014; 42(9): 2075−82.

[25] Sauren LDC, Reesink KD, Selder JL, Beghi C, van der Veen FH, Maessen JG. The acute effect of intraaortic balloon counterpulsation during extracorporeal life support: an experimental study. Artif Organs. 2007; 31(1): 31−8.

[26] Burkhoff D, Sayer G, Doshi D, Uriel N. Hemodynamics of mechanical circulatory support. J Am Coll Cardiol. 2015; 66(23): 2663-74.

[27] Wong JK, Smith TN, Pitcher HT, Hirose H, Cavarocchi NC. Cerebral and lower limb near-infrared spectroscopy in adults on extracorporeal membrane oxygenation. Artif Organs. 2012; 36(8): 659−67.

第 二 篇

临床评估与监测

CLINICAL ASSESSMENT AND MEASUREMENTS

13. 血流动力学不稳定的临床评估
Clinical Assessment of Hemodynamic Instability

Jan Bakker

宋云林·译，朱 英·审校

© European Society of Intensive Care Medicine 2019

M.R.Pinsky et al. (eds.), *Hemodynamic Monitoring*, Lessons from the ICU,

https://doi.org/10.1007/978-3-319-69269-2_13

学习目标

在本章节中，读者将学习三个简单易用的窗口的相关性，使用简单的技术在床边进行急性循环衰竭的评估。循环衰竭的三个窗口分别是大脑、皮肤和肾脏，可以快速通过听觉、感觉和观察这三个方面来评估患者的状况。读者阅读本章后将会意识到，运用这些窗口发现的任何异常，均是病情严重的警告信号，需要进一步的调查和随访。

13.1　简介

血流动力学不稳定是入住ICU的常见原因，且与显著的发病率和死亡率相关。人们花了几十年时间来研究休克或者循环衰竭的起源、命名和定义。我们对这种临床综合征生理机制的认识，已经远远超过了我们的前辈，但他们在1861年就已经提出，能够识别休克可能比定义休克更好。这一点也体现在我们目前的指导方针中，其中强调了早期识别和适当的治疗对于预防器官损伤和改善预后至关重要。早期，血流动力学数据的可用性通常是有限的。虽然血压和心率的变化经常被视为血流动力学不稳定的关键特征，并且经常被用于定义循环衰竭，但它们在许多临床情况下，既不特异也不敏感。在美国内战时期，著名的美国创伤外科医师Samuel Gross曾说过："没有必要去详细地描述休克的这些症状，因为这种患者的特征一目了然，表现为面色苍白、脉搏减弱或消失、精神状态混乱、恶心或恶心和呕吐，以及身体虚脱，我们很快就能够识别出患者是处于休克状态。"[1] 在很多情况下，由于血流动力学监测不可用，因此在本章节中我们将重点介绍急性循环衰竭患者的临床识别，在临床实践中，反复评价外周灌注的恢复情况，将是一个历史性的进步（■表13.1）。

■表13.1　外周灌注临床评估

窗　口	参　数	局　限　性
大脑	精神状态	未使用镇静剂 需通过可沟通的意识水平来判定思维混乱、谵妄等 脑损伤可能出现与循环无关的精神状态变化
皮肤	皮温	受环境温度的影响 （如外伤患者的室外温度和住院患者的室温） 评估人员之间的个体差异性是未知的
	颜色	受深颜色皮肤影响 闭塞性血管疾病（糖尿病、动脉硬化）
	毛细血管 再充盈时间	用拇指和食指按下患者的甲床（通常是第二或第三指），使血液被挤出（甲床变为白色）。5 s后松开，然后观察甲床的颜色恢复时间
肾脏	尿量	肾功能丧失的患者（透析患者） 无法精确评估具体尿量

13.2　历史展望

过去在（复杂的）血流动力学监测技术可行之前，对循环休克的观察和治疗会受到限制，因此有必要回顾一下早期对该综合征的描述。早在1743年，休克一词首次出现在发表于1971年的一篇有关枪伤的法文手稿的英译版中。在这篇文章中讲述，虽然在大动脉中血液是流动的，但在较小的毛细血管中血液流动缓慢或停滞，这导致冷汗和皮肤苍白的临床症状[2]。在Lord Nelson死于Trafalgar战役（1805年）六个月后，Benjamin West根据50多名幸存者的回忆创作了一幅关于Nelson之死的画，这幅画描绘出当时可能发生的事情，而并非实际的情况[3]。在这幅画中，士兵们鲜红的脸与垂死的Nelson苍白的脸形成鲜明的对比（图13.1）。休克一词首次出现的100年后，Johann Scherer首次描述了死于休克的患者体内乳酸的测量水平升高[4]。在第一组病例中，他描述了死于我们现在所说的感染性休克的妇女，其症状包括精神状态改变、谵妄、皮肤湿冷、花斑，以及深色尿。这些症状成为现代重症监护的休克观察窗口[5]。

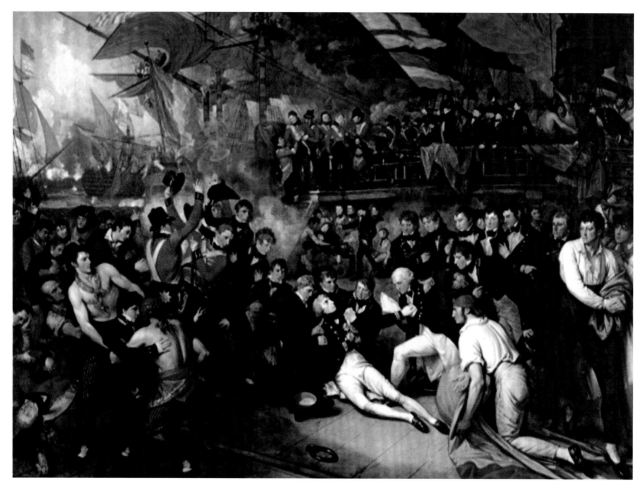

图13.1 Lord Nelson死后6个月的画作

13.3 循环衰竭

循环的一个重要功能是为器官提供足够的氧气和营养物质以维持它们的功能。虽然氧供是血液氧含量的一个影响因素（血红蛋白和动脉血氧饱和度），但主要的影响因素是血流量（心输出量）。结合局部血管舒缩变化，左心室的输出量使得组织灌注与组织代谢相适应。

如果缺乏足够的组织灌注，交感神经系统就会被激活。这种反应的目标包括两个方面：第一，通过降低静脉容量来增加静脉回流以保持心输出量；第二，维持血压以确保重要器官（心脏和大脑）的灌注压。交感神经张力的增加会加快心率（激活β受体），全身血管收缩，汗腺分泌增加（激活α受体）和葡萄糖代谢增加（由α受体激活），产生以下众所周知的症状：心率增快、冷汗、皮肤湿冷和（或）花斑、少尿和乳酸水平的增加。下面我们将讨论在血流动力学不稳定患者中最常用于评估外周循环异常的参数。

13.4　循环衰竭的临床评估

在这一章中，我们关注循环衰竭的三个临床观察窗口：大脑、皮肤和肾脏[5]。对此，我们只需要一些基本的技能：听、感觉和观察。这些工具快捷且低成本，不依赖监护设备。用这些工具诊断出的异常结果，需要进一步的检测和随访（☑图13.2）。

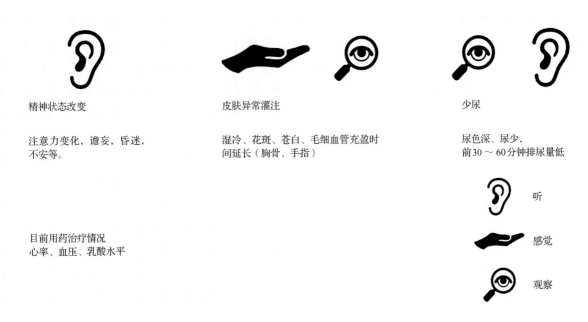

精神状态改变

注意力变化，谵妄，昏迷，不安等。

皮肤异常灌注

湿冷、花斑、苍白、毛细血管充盈时间延长（胸骨、手指）

少尿

尿色深、尿少，前30～60分钟排尿量低

听

感觉

观察

目前用药治疗情况
心率、血压、乳酸水平

☑图13.2　急性循环衰竭的三个窗口，以及使用它们的基本技巧

13.4.1　大脑 🔍

精神状态的改变在循环衰竭的早期就会出现。比如在首次发表的乳酸检测文献中，23岁的Eva Rumpel，她先是精神状态改变，最后才失去知觉[4]。在对休克状态的早期描述中，它被称为神经系统的一种状态，其早期症状被描述为对外界淡漠、焦躁或失去定向力[1,6]。评分系统的最新进展表明，精神状态或注意力出现变化波动、思维紊乱和意识水平的改变与异常的大脑功能有关[7]。

在临床观察中，近25%的脓毒症患者有精神状态改变的症状[8]。然而，当使用更多深入的诊断方法时，几乎所有的脓毒症患者都有精神状态异常[9]。

一般认为脑氧输送的改变和微循环灌注的改变在脑功能恶化中起重要作用。失血性休克时，心排血量和低血压均可引起脑灌注和功能的改变[10-12]。虽然在感染性休克中，心输出量通常保持不变，但由于iNOS（诱导型一氧化氮合酶）的激活而失去自我调节机制可能会引起微循环灌注异常，进而导致灌注不足和功能丧失[13-16]。另外，感染的炎症反应本身会导致精神状态的变化[17]，有时也称为疾病综合征[18]，但目前通常称为脓毒症相关性脑病，在这些患者中，新陈代谢的变化可能会导致精神状态的异常[19]。

和循环衰竭领域中描述的其他临床症状一样，精神状态的变化既不敏感也不特异[1]。然而，当一个患者突然或短时间内出现意识改变，应仔细检查是否存在循环衰竭。对一个存在明确循环衰竭的患者，出现异常的精神状态可能是患者发出的一个警告信号，表明患者达到了代偿机制的极限，处在循环停止的边缘[10,20]。

13.4.2 皮肤

在血容量减少性休克和感染性相关循环衰竭中，一个首要机制是激活交感神经系统，通过减少非重要的器官（如皮肤、肾脏）组织灌注，来维持重要器官（心、脑）的组织灌注[21, 22]。上述机制导致的皮肤组织灌注不足表现可以通过几种临床症状来监测。在本节中，我们只讨论使用临床检查评估皮肤灌注，而不使用带有主观性的设备；应用客观测量皮肤的异常参数与临床评估获得的异常参数是相关的[23-28]。

13.4.2.1 皮温

皮肤是体温调节的主要器官，没有自我调节机制，皮肤灌注的减少导致皮肤温度的降低。从外周循环到中央体循环的转变是循环衰竭的一个关键特征，因此皮肤湿冷长期以来被视为不同来源循环受损的一个重要症状[1]。因此，即使是在脓毒症患者中，皮温低也是循环衰竭的早期迹象[29]。很少有研究表明，皮肤湿冷的患者血流动力学是异常的[30, 31]。在 Kaplan 等人[30] 所做的一组混合队列研究中显示，皮肤湿冷的患者心排血量较低、混合静脉血氧饱和度较低，同时伴有乳酸水平较高。使用临床参数来估计患者的实际心输出量（定性或定量）或心输出量的变化通常是不准确的[32, 33]。因此，湿冷的皮温可能意味着需要进一步的监测，如检测乳酸和酸碱状态，以进一步客观化循环衰竭是否存在/严重程度[30]。

13.4.2.2 花斑

皮肤苍白或花斑很早就被发现并用于描述急性循环衰竭，这和现代急症护理中一样。Coudroy 等人[34] 发现，近1/3的收住ICU患者中存在皮肤花斑，而高达50%的败血性休克患者中存在皮肤花斑，以收住院当天花斑最为明显。在另外一项感染性休克患者的研究当中，Ait-Oufella 等[35] 报告了高达70%的患者存在皮肤花斑。大面积皮肤花斑是患者即将死亡的严重危险标志。Ait-Oufella 等人[35] 还发现，最严重的皮肤花斑患者更有可能在入院当天就已经死亡。因此，不论血压高低，出现广泛的皮肤花斑应视为医疗紧急情况。

其机制包括血流分布不良（微循环薄弱单位）[36, 37]、自动调节的功能丧失[38]，以及一氧化氮合酶代谢物堆积[39]。虽然在弥漫性血管内凝血（diffuse intravascular coagulation，DIC）过程中也会出现花斑，但这是一种单独的临床表现，对常规复苏措施和血管扩张剂均无反应（见下文）。两者之间的差异可以很容易地鉴别，因为按压皮肤DIC的花斑没有改变。当注入非常小剂量的硝化甘油时，DIC的斑点区域不会有反应；只有病灶的外周可能变红，但核心区域不会变红，这与循环衰竭引起的斑驳明显不同（■图 13.3）。

13.4.2.3 毛细血管充盈时间

毛细血管充盈时间（capillary refill time，CRT）是一个快速和简单的程序，可以在所有情况下进行，甚至院前操作[40]。它反映了通过对甲床直接施加压力，甲床的颜色变白后恢复到原来颜色所需的时间（见■表13.2）。这个概念最早是在第二次世界大战之中采用的，当时是一种对受伤士兵的评估方法[41]，使用定性描述，如用"确切缓慢"和"非常缓慢"来分别表示中度和重度休克。它是由 Champion 等人以通用的形式（以秒为单位测量）引入的，作为创伤患者分类的一部分[42, 43]。

CRT 已被证明与更客观的（皮肤）灌注测量有关，如脚趾到中心的温度[27] 和手臂远端手指与近端皮肤[23] 之间的温差。CRT 会受到影响皮肤温度的外部因素的干扰[24, 25]。

确定正常值仍然有所争论，尽管与患者的年龄、性别等因素有关，并受外周温度和光线的影响[25, 44, 45]。最初采取2秒的截断值被许多人使用，但在一项针对健康志愿者的大型研究中，截断值为3.5秒（95%参考范围）[44]。使用较高截断值（4～5 s）的研究显示与预后参数有良好的关联[23, 24, 46-48]。

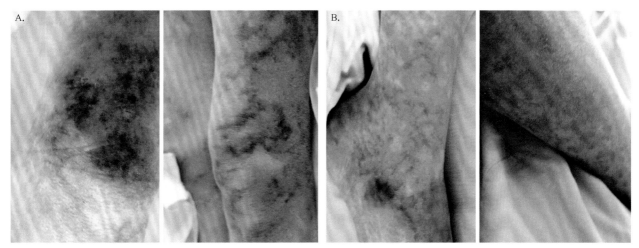

■图13.3 感染性休克患者硝酸甘油前后注射。一位老年肺炎球菌性败血性休克患者，在急诊室接受初步治疗（液体、机械通气、抗生素、血管升压素）后被收住到ICU。再进行液体复苏，平均动脉压达到65 mmHg，去甲肾上腺0.8 mg（kg·min），腿部持续出现广泛的斑驳（A，斑驳评分，4），给予0.05 mg硝酸甘油慢速治疗后，周围灌注迅速改善皮肤并转为鲜红色B。随后继续维持输注硝酸甘油2 mg/h

■表13.2　象形图表

 听听简短的病史。倾听患者要说什么。注意数据/时间/地点是否一致（如痴呆等）。困惑，谵妄，焦虑，激动。询问最近小便，腹泻，呕吐等情况

 用手背侧感受四肢的温度。从肢体远端移动到近端。注意冷皮肤的延伸。注意皮温低的范围。如果感觉皮肤出汗（冷），结合患者病史，确定存在异常皮温湿冷
在食指上测量毛细血管充盈时间

 看看腿、胳膊和耳朵的皮肤颜色。注意皮肤苍白或花斑。注意腿上花斑范围，结合病史确定存在异常皮肤花斑
观察尿量和颜色

　　尽管评估者之间的个体差异已经在一些研究中受到质疑[49]，甚至提出重新考虑CRT是否值得常规使用[50]；在受过良好训练的ICU人员中进行的研究显示了显著的变异性[48, 51]。这也可能存在偏差，因为在实际测量之前，医师/护士可能已经倾向于根据患者的状态得到特定的结果。这一观点得到了研究支持，在这项研究中，护士被要求评估CRT和使用一段记录了CRT在无循环衰竭患者中的测量视频评估CRT的正常程度[52]。不同水平的专业知识来测量CRT并将其应用于患者的整个治疗过程可能是不够的。最近的一项关于CRT使用的研究中，Alsma等研究表明，医学专家比住院医师和医学生表现得更好[50]。

　　CRT通常是复苏过程中最先恢复正常的参数之一[46, 53]，但没有研究报道CRT与血流动力学之间的相关性[51, 54]，也没有报道显示CRT的变化与血流动力学的变化有相关性[24, 51]；尽管已有报道CRT与乳酸水平存在相关性[23, 55]，由于乳酸与CRT的时间常数非常不同，应谨慎用CRT评估患者情况[46]。然而，有研究报告显示CRT与肠、脾、肝、肾的灌注参数有重要关系[56]。尽管后者的研究更具探索性，它也可能代表了似乎被充分复苏的患者中，持续异常的外周循环与持续发展的器官衰竭之间的重要联系[23, 24, 48, 57]。因此，灌注参数的正常化，包括外周参数，可能比总体参数更重要[58]。

　　与其他判断循环衰竭的临床特征参数一样，CRT的临床运用显然也需要一个有意义的背景，因为在每个患者中将其用作通用筛查工具的价值是有限的[50]。从现有的研究来看，CRT是评估循环衰竭患者中最有用的手段[49]。

13.4.3 肾脏 🔎

在早期的出版物中，已经注意到有严重循环衰竭的患者产生少量的深色尿液[4]。虽然在循环衰竭时，SNS的激活是为了保护重要器官的血流量，但肾脏是首先关闭的器官之一。肾脏的主要功能之一，过滤血液、清除代谢废物和多余的水分，都是肾脏灌注受损的早期表现，因此在许多指南中尿量被视为一个循环衰竭的关键标志[59-61]，每小时尿量达到0.5mL/（kg·h）也作为一个早期复苏的终点[61]。虽然这截断值普遍用于定义急性循环衰竭和作为复苏目标，但这方面的证据仍然有限。事实上，肾损伤也可能与多尿有关[62, 63]。

有趣的是，健康的医师更有可能比他们的患者尿少，而肾衰竭的风险为零[64]。同时，在对患者的研究中，这个门槛也受到了挑战。最近的一项研究，在接受大手术的患者中，尿量界定为0.5 mL/（kg·h）受到了挑战。Mizota等人[65]的一项研究发现，尿量小于0.3 mL/（kg·h）的阈值提示存在急性肾损伤的风险，然而Puckett等人[66]研究发现，在类似的患者中尿量大于0.2 mL/（kg·h）是安全的；在感染性休克患者中，连续3～5小时的尿量＜0.5 mL/（kg·h）是急性肾损伤的阈值[67]。

因此，在许多情况下，肾脏的损害似乎比它的症状更重要。虽然在因心脏压塞造成出血和心排血量低的情况下，随着心排血量的恢复可以使尿量迅速恢复；但在脓毒症中，即使肾脏血流灌注已经恢复，尿量也不可能恢复[68, 69]。近期一项对早期感染性休克患者和心脏手术后患者的研究表明，尽管宏观血流动力学状况相似，感染性休克患者却存在明显少尿[70]。虽然本研究未报道外周灌注参数，但它补充了Brunauer等人基于宏观血流动力学参数对感染性休克患者进行充分初始复苏后肾灌注继续下降的研究。这种不一致的原因是多因素的，许多因素与脓毒症肾功能的下降有关[71]。但肾小管损伤不可能是重要因素[72]，因此，应避免使用急性小管坏死这个术语来定义急性循环衰竭所导致的肾功能不全。少尿或者无尿对于急性循环衰竭患者来说仍然是一个危急信号，应立即进行评估和复苏。

关键点

- 简单快速的方法可用于评估患者可能存在循环功能障碍的病情。
- 当使用像听、感觉和观察这样的基本技能时，可以迅速识别出患者明显的预警信号。
- 这些警告信号需要进行更多的评估和随访。
- 初步复苏后仍然存在的持续预警信号可能提示持续的器官灌注不足。
- 即使在复苏初期，初步复苏后持续存在初步的预警信号也提示患者死亡率增加。
- 常见复苏策略（如液体复苏、血管升压剂或血管扩张剂）的效果应包括外周循环状态的评估。
- 目前还没有足够的证据表明，这些急性循环衰竭的临床症状可以作为明确的诊断标准。

13.5 结局参数的关系

循环衰竭的所有临床参数都与发病率和死亡率的增加有关。脓毒症患者的精神状态改变已被证明与预后相关，并且是死亡的独立预测因子[8, 9, 17, 73, 74]。

在感染性休克中，脑功能障碍和MRI扫描的多发损伤都提示预后不良[73]。尤其是合并有大脑的直接损伤的情况下，循环衰竭后持续的脑功能异常也与较差的结局参数相关[75]。长期以来，与皮肤灌注正常的患者相比，皮肤灌注异常患者预后较差。冷而潮湿的皮肤提示心源性休克患者死亡率增加[76]。在循环衰竭患者的混合研究组中，皮肤冷与序贯器官功能衰竭有关[23]。皮肤花斑和CRT时间延长都与混合组患者的发病率和死亡率增加有关[23, 24, 35, 40, 48, 51, 77]。在创伤患者院前抢救中，CRT延长患者需要更多的抢救干预措施（OR值为17）[40]。Ait-Oufella等人[35]发现，感染性休克患者皮肤（腿）花斑的程度与死亡率有显著相关性。在（几乎）腿部完全花斑的患者中，14天死亡率的比值为74，而这些患者的血流动力学与死亡率无关。皮肤花斑也与28天死亡率相关[78]。危重患者的持续皮肤花斑是死亡率的独立预测因子，似乎与疾病的严重程度和器官衰竭评分无关[34]。以尿量 < 0.5 mL/（kg·h）作为尿少的阈值，诊断和治疗急性循环衰竭的特异度和敏感度似乎都不高，但持续少尿提示肾衰竭的风险和死亡率升高[63, 76, 79]。在一项关于主动脉阻断引起的缺血后少尿的研究中，少尿程度与死亡率的增加有关[63]。一般来说，各种原因导致的急性循环衰竭中，需要肾脏替代治疗是一致的死亡率预测因素[80]。

临床运用

在本章的最后可以提出一些基本的陈述。首先，本章所描述的临床症状对临床医师来说都是急性疾病的警告信号。其次，虽然没有特异性或敏感性，但值得进一步临床研究和随访。最后，急性循环衰竭临床表现的改善可视为复苏的成功标志。几项研究表明，周围灌注指标比其他常用组织灌注不足的参数恢复更快（如它们可能是复苏初步成功的更准确的标志）[46, 81]。此外，对于急性循环衰竭患者，即使初始复苏未能使周围灌注参数正常化，特异性治疗也能迅速改善其周围灌注参数[26]。即使是小剂量硝酸甘油的输注也可迅速改善急性循环衰竭患者的皮肤花斑[26]（▣图13.3）。在临床实践中，急性循环衰竭患者早期复苏中，使用硝酸甘油治疗在使用复杂的复苏方案中可改善预后[82]。

少尿是否应被视为肾复苏成功或肾功能衰竭的标志仍有待讨论[83]。然而，目前的实践表明，尿量既是液体复苏的指征，也是液体复苏的终点[84]。可是，持续的液体复苏来恢复尿量似乎是一个有缺陷的目标，尤其是当循环衰竭的病因没有得到控制时[68, 85]，肾功能恢复和体循环稳定对液体的反应存在分离现象[86]，这一点得到充足的临床数据证实[87-90]。虽然少尿仍然是一个值得警惕的信号，但立即恢复排尿量并不需要成为临床目标[67]。尤其是当外周灌注正常时，在初次复苏成功后进行限制输液治疗似乎是安全的[47, 88]，有些人甚至认为不需要进一步的输液复苏[85]。

因此，目前尚缺乏明确的研究来支持外周灌注参数恢复正常作为急性循环衰竭患者复苏的终点[91]。为此，最近完成的对感染性休克患者进行乳酸引导复苏和CRT引导复苏的比较研究有助于在临床中进一步优化这些参数的使用[92]。

要点

- 如果患者急性起病，并且从急性循环衰竭的三个窗口观察到了异常症状，那么提示该患者死亡的风险增加。

- 外周灌注异常的特异性和敏感性并不高，但需要立即评估循环状态。
- 对经窗口观察到的异常结果有疑问时，需做额外的评估（测量乳酸、血气、器官功能参数等）。
- 通过三个窗口观察到异常时，对异常结果进行随访。当症状没有改善或消失时，应对初步评估、诊断准确性或治疗方案采取审慎态度。

参考文献

［1］ Millham FH. A brief history of shock. Surgery. 2010; 148(5): 1026−37.

［2］ Riede U, Sandritter W, Mittermayer C. Circulatory shock: a review. Pathology. 1981; 13(2): 299−311.

［3］ The death of Nelson, 1806. Wikipedia. https://en.wikipedia.org/wiki/The_Death_of_Nelson_(West_painting)#/media/File: Death_of_Nelson.jpg. Accessed 11 Apr 2018.

［4］ Kompanje EJ, Jansen TC, van der Hoven B, et al. The first demonstration of lactic acid in human blood in shock by Johann Joseph Scherer (1814−1869) in January 1843. Intensive Care Med. 2007; 33(11): 1967−71.

［5］ Vincent JL, Ince C, Bakker J. Clinical review: circulatory shock-an update: a tribute to Professor Max Harry Weil. Crit Care. 2012; 16(6): 239.

［6］ Kovach AG. The function of the central nervous system after haemorrhage. J Clin Pathol Suppl (R Coll Pathol). 1970; 4: 202−12.

［7］ Ely EW, Truman B, Shintani A, et al. Monitoring sedation status over time in ICU patients: reliability and validity of the Richmond Agitation-Sedation Scale (RASS). JAMA. 2003; 289(22): 2983−91.

［8］ Sprung CL, Peduzzi PN, Shatney CH, et al. Impact of encephalopathy on mortality in the sepsis syndrome. The Veterans Administration Systemic Sepsis Cooperative Study Group. Crit Care Med. 1990; 18(8): 801−6.

［9］ Ebersoldt M, Sharshar T, Annane D. Sepsis-associated delirium. Intensive Care Med. 2007; 33(6): 941−50.

［10］ Kovach AG, Sandor P. Cerebral blood flow and brain function during hypotension and shock. Annu Rev Physiol. 1976; 38: 571−96.

［11］ MacKenzie ET, Farrar JK, Fitch W, et al. Effects of hemorrhagic hypotension on the cerebral circulation. I. Cerebral blood flow and pial arteriolar caliber. Stroke. 1979; 10(6): 711−8.

［12］ Gregory PC, McGeorge AP, Fitch W, et al. Effects of hemorrhagic hypotension on the cerebral circulation. II. Electrocortical function. Stroke. 1979; 10(6): 719−23.

［13］ Schweighofer H, Rummel C, Mayer K, et al. Brain function in iNOS knock out or iNOS inhibited (l-NIL) mice under endotoxic shock. Intensive Care Med Exp. 2014; 2(1): 24.

［14］ Rosengarten B, Hecht M, Wolff S, et al. Autoregulative function in the brain in an endotoxic rat shock model. Inflamm Res. 2008; 57(11): 542−6.

［15］ Taccone FS, Scolletta S, Franchi F, et al. Brain perfusion in sepsis. Curr Vasc Pharmacol. 2013; 11(2): 170−86.

［16］ Taccone FS, Su F, Pierrakos C, et al. Cerebral microcirculation is impaired during sepsis: an experimental study. Crit Care. 2010; 14(4): R140.

［17］ Eidelman LA, Putterman D, Putterman C, et al. The spectrum of septic encephalopathy. Definitions, etiologies, and mortalities. JAMA. 1996; 275(6): 470−3.

［18］ Tracey KJ. Reflex control of immunity. Nat Rev Immunol. 2009; 9(6): 418−28.

［19］ Sprung CL, Cerra FB, Freund HR, et al. Amino acid alterations and encephalopathy in the sepsis syndrome. Crit Care Med. 1991; 19(6): 753−7.

［20］ Baethmann A, Kempski O. The brain in shock. Secondary disturbances of cerebral function. Chest. 1991; 100(3 Suppl): 205S−8S.

［21］ Schadt JC, Ludbrook J. Hemodynamic and neurohumoral responses to acute hypovolemia in conscious mammals. Am J Phys. 1991; 260(2 Pt 2): H305−18.

［22］ Dunser MW, Hasibeder WR. Sympathetic overstimulation during critical illness: adverse effects of adrenergic stress. J Intensive Care Med. 2009; 24(5): 293−316.

［23］ Lima A, Jansen TC, Van Bommel J, et al. The prognostic value of the subjective assessment of peripheral perfusion in critically ill patients. Crit Care Med. 2009; 37(3): 934−8.

［24］ van Genderen ME, Lima A, Akkerhuis M, et al. Persistent peripheral and microcirculatory perfusion alterations after out-of-hospital cardiac arrest are associated with poor survival. Crit Care Med. 2012; 40(8): 2287−94.

［25］ Lima A, van Genderen ME, Klijn E, et al. Peripheral vasoconstriction influences thenar oxygen saturation as measured by near-infrared spectroscopy. Intensive Care Med. 2012; 38(4): 606−11.

［26］ Lima A, van Genderen ME, van Bommel J, et al. Nitroglycerin reverts clinical manifestations of poor peripheral perfusion in patients with circulatory shock. Crit Care. 2014; 18(3): R126.

［27］ Bourcier S, Pichereau C, Boelle PY, et al. Toe-to-room temperature gradient correlates with tissue perfusion and predicts outcome in selected critically ill patients with severe infections. Ann Intensive Care. 2016; 6(1): 63.

［28］ Lima A, van Bommel J, Sikorska K, et al. The relation of near-infrared spectroscopy with changes in peripheral circulation in critically ill patients. Crit

Care Med. 2011; 39(7): 1649−54.

[29] Thompson MJ, Ninis N, Perera R, et al. Clinical recognition of meningococcal disease in children and adolescents. Lancet. 2006; 367(9508): 397−403.

[30] Kaplan LJ, McPartland K, Santora TA, et al. Start with a subjective assessment of skin temperature to identify hypoperfusion in intensive care unit patients. J Trauma. 2001; 50(4): 620−7.

[31] Schey BM, Williams DY, Bucknall T. Skin temperature as a noninvasive marker of haemodynamic and perfusion status in adult cardiac surgical patients: an observational study. Intensive Crit Care Nurs. 2009; 25(1): 31−7.

[32] Hiemstra B, Eck RJ, Keus F, et al. Clinical examination for diagnosing circulatory shock. Curr Opin Crit Care. 2017; 23(4): 293−301.

[33] Grissom CK, Morris AH, Lanken PN, et al. Association of physical examination with pulmonary artery catheter parameters in acute lung injury. Crit Care Med. 2009; 37(10): 2720−6.

[34] Coudroy R, Jamet A, Frat JP, et al. Incidence and impact of skin mottling over the knee and its duration on outcome in critically ill patients. Intensive Care Med. 2015; 41(3): 452−9.

[35] Ait-Oufella H, Lemoinne S, Boelle PY, et al. Mottling score predicts survival in septic shock. Intensive Care Med. 2011; 37(5): 801−7.

[36] Lehr HA, Bittinger F, Kirkpatrick CJ. Microcirculatory dysfunction in sepsis: a pathogenetic basis for therapy? J Pathol. 2000; 190(3): 373−86.

[37] Ince C, Sinaasappel M. Microcirculatory oxygenation and shunting in sepsis and shock. Crit Care Med. 1999; 27(7): 1369−77.

[38] Johnson PC. Autoregulation of blood flow. Circ Res. 1986; 59(5): 483−95.

[39] Zhou M, Wang P, Chaudry IH. Endothelial nitric oxide synthase is downregulated during hyperdynamic sepsis. Biochim Biophys Acta. 1997; 1335: 182−270.

[40] Holcomb JB, Niles SE, Miller CC, et al. Prehospital physiologic data and lifesaving interventions in trauma patients. Mil Med. 2005; 170(1): 7−13.

[41] Beecher HK, Simeone FA, et al. The internal state of the severely wounded man on entry to the most forward hospital. Surgery. 1947; 22(4): 672−711.

[42] Champion HR, Sacco WJ, Carnazzo AJ, et al. Trauma score. Crit Care Med. 1981; 9(9): 672−6.

[43] Champion HR, Sacco WJ, Hannan DS, et al. Assessment of injury severity: the triage index. Crit Care Med. 1980; 8(4): 201−8.

[44] Anderson B, Kelly AM, Kerr D, et al. Impact of patient and environmental factors on capillary refill time in adults. Am J Emerg Med. 2008; 26(1): 62−5.

[45] Brown LH, Prasad NH, Whitley TW. Adverse lighting condition effects on the assessment of capillary refill. Am J Emerg Med. 1994; 12(1): 46−7.

[46] Hernandez G, Pedreros C, Veas E, et al. Evolution of peripheral vs metabolic perfusion parameters during septic shock resuscitation. A clinical-physiologic study. J Crit Care. 2012; 27(3): 283−8.

[47] van Genderen ME, Engels N, van der Valk RJ, et al. Early peripheral perfusion-guided fluid therapy in patients with septic shock. Am J Respir Crit Care Med. 2015; 191(4): 477−80.

[48] van Genderen ME, Paauwe J, de Jonge J, et al. Clinical assessment of peripheral perfusion to predict postoperative complications after major abdominal surgery early: a prospective observational study in adults. Crit Care. 2014; 18(3): R114.

[49] Pickard A, Karlen W, Ansermino JM. Capillary refill time: is it still a useful clinical sign? Anesth Analg. 2011; 113(1): 120−3.

[50] Alsma J, van Saase J, Nanayakkara PWB, et al. The power of flash mob research: conducting a nationwide observational clinical study on capillary refill time in a single day. Chest. 2017; 151(5): 1106−13.

[51] Ait-Oufella H, Bige N, Boelle PY, et al. Capillary refill time exploration during septic shock. Intensive Care Med. 2014; 40(7): 958−64.

[52] Brabrand M, Hosbond S, Folkestad L. Capillary refill time: a study of interobserver reliability among nurses and nurse assistants. Eur J Emerg Med. 2011; 18(1): 46−9.

[53] Hernandez G, Luengo C, Bruhn A, et al. When to stop septic shock resuscitation: clues from a dynamic perfusion monitoring. Ann Intensive Care. 2014; 4(30).

[54] Bailey JM, Levy JH, Kopel MA, et al. Relationship between clinical evaluation of peripheral perfusion and global hemodynamics in adults after cardiac surgery. Crit Care Med. 1990; 18(12): 1353−6.

[55] Morimura N, Takahashi K, Doi T, et al. A pilot study of quantitative capillary refill time to identify high blood lactate levels in critically ill patients. Emerg Med J. 2015; 32(6): 444−8.

[56] Brunauer A, Kokofer A, Bataar O, et al. Changes in peripheral perfusion relate to visceral organ perfusion in early septic shock: a pilot study. J Crit Care. 2016; 35: 105−9.

[57] Lima A, van Bommel J, Jansen TC, et al. Low tissue oxygen saturation at the end of early goal-directed therapy is associated with worse outcome in critically ill patients. Crit Care. 2009; 13.

[58] Dunser MW, Takala J, Brunauer A, et al. Re-thinking resuscitation: leaving blood pressure cosmetics behind and moving forward to permissive hypotension and a tissue perfusion-based approach. Crit Care. 2013; 17(5): 326.

[59] Cecconi M, De Backer D, Antonelli M, et al. Consensus on circulatory shock and hemodynamic monitoring. Task force of the European Society of Intensive Care Medicine. Intensive Care Med. 2014; 40(12): 1795−815.

[60] Mebazaa A, Tolppanen H, Mueller C, et al. Acute heart failure and cardiogenic shock: a multidisciplinary practical guidance. Intensive Care Med. 2016; 42(2): 147−63.

[61] Rhodes A, Evans LE, Alhazzani W, et al. Surviving sepsis campaign: international guidelines for management of sepsis and septic shock: 2016. Intensive Care Med. 2017; 43(3): 304−77.

[62] Hsu CH, Preuss HG, Argy WP, et al. Prolonged tubular malfunction following acute oliguric renal failure. Nephron. 1974; 13(4): 342−8.

[63] Stone HH, Fulenwider JT. Renal decapsulation in the prevention of post-ischemic oliguria. Ann Surg. 1977; 186(3): 343−55.

[64] Solomon AW, Kirwan CJ, Alexander ND, et al. Urine output on an intensive care unit: case-control study. BMJ. 2010; 341: c6761.

［65］ Mizota T, Yamamoto Y, Hamada M, et al. Intraoperative oliguria predicts acute kidney injury after major abdominal surgery. Br J Anaesth. 2017; 119(6): 1127−34.

［66］ Puckett JR, Pickering JW, Palmer SC, et al. Low versus standard urine output targets in patients under-going major abdominal surgery: a randomized noninferiority trial. Ann Surg. 2017; 265(5): 874−81.

［67］ Leedahl DD, Frazee EN, Schramm GE, et al. Derivation of urine output thresholds that identify a very high risk of AKI in patients with septic shock. Clin J Am Soc Nephrol. 2014; 9(7): 1168−74.

［68］ van Genderen ME, Klijn E, Lima A, et al. Microvascular perfusion as a target for fluid resuscitation in experimental circulatory shock. Crit Care Med. 2014; 42(2): E96−E105.

［69］ Langenberg C, Wan L, Egi M, et al. Renal blood flow in experimental septic acute renal failure. Kidney Int. 2006; 69(11): 1996−2002.

［70］ Skytte Larsson J, Krumbholz V, Enskog A, et al. Renal blood flow, glomerular filtration rate, and renal oxygenation in early clinical septic shock. Crit Care Med. 2018; 46(6): e560−6.

［71］ Schrier RW, Wang W. Acute renal failure and sepsis. N Engl J Med. 2004; 351(2): 159−69.

［72］ Lerolle N, Nochy D, Guerot E, et al. Histopathology of septic shock induced acute kidney injury: apoptosis and leukocytic infiltration. Intensive Care Med. 2010; 36(3): 471−8.

［73］ Sharshar T, Carlier R, Bernard F, et al. Brain lesions in septic shock: a magnetic resonance imaging study. Intensive Care Med. 2007; 33(5): 798−806.

［74］ Young GB, Bolton CF, Archibald YM, et al. The electroencephalogram in sepsis-associated encephalopathy. J Clin Neurophysiol. 1992; 9(1): 145−52.

［75］ Maas AIR, Menon DK, Adelson PD, et al. Traumatic brain injury: integrated approaches to improve prevention, clinical care, and research. Lancet Neurol. 2017; 16(12): 987−1048.

［76］ Hasdai D, Holmes DR Jr, Califf RM, et al. Cardiogenic shock complicating acute myocardial infarction: predictors of death. GUSTO Investigators. Global Utilization of Streptokinase and Tissue-Plasminogen Activator for Occluded Coronary Arteries. Am Heart J. 1999; 138(1 Pt 1): 21−31.

［77］ Lima A, Beelen P, Bakker J. Use of a peripheral perfusion index derived from the pulse oximetry signal as a noninvasive indicator of perfusion. Crit Care Med. 2002; 30(6): 1210−3.

［78］ de Moura EB, Amorim FF, da C, Santana AN, et al. Skin mottling score as a predictor of 28-day mortality in patients with septic shock. Intensive Care Med. 2016; 42(3): 479−80.

［79］ Kellum JA, Sileanu FE, Murugan R, et al. Classifying AKI by urine output versus serum creatinine level. J Am Soc Nephrol. 2015; 26(9): 2231−8.

［80］ Ostermann M, Chang RW. Acute kidney injury in the intensive care unit according to RIFLE. Crit Care Med. 2007; 35(8): 1837−43; quiz 1852.

［81］ Lara B, Enberg L, Ortega M, et al. Capillary refill time during fluid resuscitation in patients with sepsis-related hyperlactatemia at the emergency department is related to mortality. PLoS One. 2018; 12(11): e0188548.

［82］ Jansen TC, van Bommel J, Schoonderbeek FJ, et al. Early lactate-guided therapy in intensive care unit patients a multicenter, open-label, randomized controlled trial. Am J Respir Crit Care Med. 2010; 182(6): 752−61.

［83］ Thurau K, Boylan JW. Acute renal success. The unexpected logic of oliguria in acute renal failure. Am J Med. 1976; 61(3): 308−15.

［84］ Cecconi M, Hofer C, Teboul JL, et al. Fluid challenges in intensive care: the FENICE study: a global inception cohort study. Intensive Care Med. 2015; 41(9): 1529−37.

［85］ Bickell WH, Wall MJ, Pepe PE, et al. Immediate versus delayed fluid resuscitation for hypotensive patients with penetrating torso injuries. N Engl J Med. 1994; 331: 1105−9.

［86］ Schortgen F, Schetz M. Does this critically ill patient with oliguria need more fluids, a vasopressor, or neither? Intensive Care Med. 2017; 43(6): 907−10.

［87］ Vellinga NA, Ince C, Boerma EC. Elevated central venous pressure is associated with impairment of microcirculatory blood flow in sepsis: a hypothesis generating post hoc analysis. BMC Anesthesiol. 2013; 13: 17.

［88］ Legrand M, Dupuis C, Simon C, et al. Association between systemic hemodynamics and septic acute kidney injury in critically ill patients: a retrospective observational study. Crit Care. 2013; 17(6): R278.

［89］ Hjortrup PB, Haase N, Wetterslev J, et al. Effects of fluid restriction on measures of circulatory efficacy in adults with septic shock. Acta Anaesthesiol Scand. 2017; 61(4): 390−8.

［90］ Boyd JH, Forbes J, Nakada TA, et al. Fluid resuscitation in septic shock: a positive fluid balance and elevated central venous pressure are associated with increased mortality. Crit Care Med. 2011; 39(2): 259−65.

［91］ Ait-Oufella H, Bakker J. Understanding clinical signs of poor tissue perfusion during septic shock. Intensive Care Med. 2016; 42(12): 2070−2.

［92］ Hernández G, Cavalcanti AB, Ospina-Tascón G, et al. Early goal-directed therapy using a physiological holistic view: the ANDROMEDA-SHOCK — a randomized controlled trial. Ann Intensive Care. 2018; 8(1): 52.

14. 微循环的评估
Assessment of the Microcirculation

Daniel De Backer

苗　鹤　丁仁彧·译，朱　英·审校

© European Society of Intensive Care Medicine 2019

M. R. Pinsky et al. (eds.), *Hemodynamic Monitoring*, Lessons from the ICU,

https://doi.org/10.1007/978-3-319-69269-2_14

学习目标

- 了解什么是微循环，什么是微血管灌注的决定因素。
- 探讨评估微循环技术的兴趣和局限性。
- 举例说明危重患者出现的典型微循环改变。
- 了解微循环改变在器官功能障碍发展中的重要作用。

14.1 简介

组织灌注是血流动力学复苏的主要指标之一，经典的血流动力学监测只能提供组织灌注的间接证据。尽管全身血流动力学无异常，但许多循环衰竭患者的组织灌注仍发生改变。在考虑血流分布异常的同时，微循环也发生了改变，这已经在各种实验模型中得到证实。然而，由于缺乏成熟的技术支持，鉴别危重患者的微循环变化一直很困难。尽管如此，近年来的技术还是能够对患者的微循环进行评估。微血管功能障碍首次在脓毒症和感染性休克患者中报道[1]，但后来在危重症患者的许多其他疾病中也有报道。在本章中，我们将讨论微循环的特殊性、微血管改变的证据，以及可用于评估微循环的工具。

14.2 微循环的解剖结构

微循环由小于 100 μm 的血管组成，包括小动脉、毛细血管和小静脉。最常见的结构是呈树枝状分布，小动脉在分支处分为更小的动脉，直至毛细血管，毛细血管汇聚成小静脉，再汇聚成更大的小静脉。小动脉的基础作用是将血流分布到器官的不同部位，使血流适应局部代谢。较大的小动脉被称为阻力血管，因为在这些血管的进出口之间发生了压力的骤降。远端小动脉和毛细血管是与组织进行氧交换的部位，当氧气从毛细血管中的红细胞中扩散出来时，扩散距离成为其限制因素。因此，在微循环水平上，相比红细胞在灌注毛细血管中流动的速度，灌注血管的密度与组织氧合的关系更加密切。

像肾脏和肠道这样的器官有不同的微血管结构，与毛细血管前分流或逆流交换有关，这使得这些器官比其他器官更容易缺氧。

微血管灌注的控制受局部因素的影响，通过不同通路的反向调控，使灌注适应局部代谢。

在微循环水平上，另一个影响氧输送的重要因素是毛细血管红细胞比容。由于在毛细血管水平上的血管内皮表面血浆层的容积效应占比大于大血管水平，毛细血管红细胞比容明显低于全身红细胞比容。此外，由于红细胞的流动惯性，侧支血管的红细胞比容低于主干血管。因此，全身红细胞比容的测量很难预测毛细血管红细胞比容。

所有这些因素使得在系统血流动力学的评估中预测微血管灌注和组织氧输送变得困难。此外，旨在增加全身氧输送的治疗干预可能也无法增加微循环水平的供氧。

14.3 疾病中的微血管改变

14.3.1 脓毒症

De Backer 等人[1] 在 2002 年发表了一篇里程碑式的论文，显示脓毒症和感染性休克患者与健康志愿者和ICU对照组相比，舌下微循环发生明显改变。脓毒症患者的灌注血管密度减低，这是由于血流停止和间歇灌注的血管增加，血流分布不均一导致的（❏图14.1）。这些改变只在小于20 μm的血管中观察到，代表了毛细血管。这些微循环改变的关键因素是观察区域灌注的不均一性，以及相邻几微米的观察区域的不均一性。重要的是，这些异常并不是不可改变的，因为局部应用乙酰胆碱可以使脓毒症患者的舌下微循环完全正常化。这些结果已经在世界各地不同团队的40多篇论文中被引用。

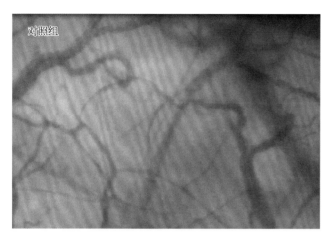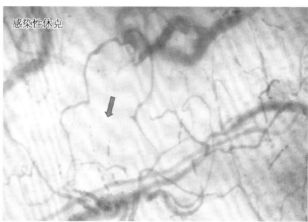

❏图14.1　舌下微循环的显微评估实例。在对照组（正常）和感染性休克（脓毒症脓毒症）患者的SDF图像蓝色箭头表示未灌注区域

　　这些改变之间的关联是什么？在实验模型中，微血管灌注受损的区域与缺氧甚至细胞死亡的区域相同[2]。在人群中，这一点更难证明，但微血管灌注的改善与乳酸水平的改善相关。一些研究表明舌下微循环改变与预后有关[1, 3, 4]。在与预后相关的微循环变量中，灌注的毛细血管密度和灌注毛细血管比例与生存率呈正相关，而异质性指数与生存率呈负相关[1, 3-5]。相反，在灌注血管中红细胞的速度在存活者和非存活者之间没有差别[6]，说明弥散而不是对流对组织氧合至关重要。因此，微血管改变与器官功能障碍和死亡的病理生理学有关。

　　这些改变的潜在机制是什么？脓毒症的实验模型强调了一些相关机制，包括内皮功能障碍、反向调控受损、对血管收缩和舒张物质的敏感性受损、糖被改变和循环细胞黏附[7]。

　　这些改变与全身血流动力学的改变有关吗？微血管灌注量与动脉压或心输出量的关系不密切[8, 9]。低心输出量和高心输出血量脓毒症患者的微血管改变相似[10]。因此，不能通过观察全身血流动力学来监测微循环灌注。那么可以忽略全身血流动力学的变化吗？显然不能，如果不能达到心输出量或血压下限，则不能维持微血管灌注，对于不同个体，这个值是不同的，因此很难确定一个准确值。所以，增加灌注压和心输出量两者都可能发生可变、不可预测的反应[8, 11]。

14.3.2　其他情况下的微血管功能障碍

　　在其他情况下也能观察到与感染性休克相似的微血管改变（尽管通常不太严重）。心源性休克患者微血管密度和毛细血管灌注降低，以及灌注不均匀性的增加[12, 13]，这些改变与预后相关[12, 13]。

　　在从创伤中复苏的患者中，微血管灌注的严重程度和持续时间与器官功能障碍有关[14]。同样，出现术后并发症的高危外科手术患者，其围手术期微血管功能障碍比病程简单的患者更严重、更持久[15]。

　　子痫[16]或心脏骤停后[17]也观察到微血管功能障碍。

14.4 如何评估微循环

如上所述，传统的血流动力学监测无法检测到微血管的改变。对于心输出量和动脉血压在目标范围内，静脉血氧饱和度（SvO_2）高表现为低灌注或乳酸水平升高的患者，其对微血管改变有提示意义。乳酸等生物标志物可能提示组织缺氧，但其来源不能定位于微循环。此外，一旦灌注恢复，乳酸的清除可能需要一段时间。

微循环灌注不良的临床症状可能很明显。皮肤花斑、毛细血管充盈时间和皮肤温度是皮肤微血管灌注的优良指标[18]。这些指标容易测量，而且经济；此外，皮肤灌注情况的改变与预后相关[19, 20]。然而，这些临床指征主要反映皮肤微血管灌注情况，受局部条件（如环境温度）或患者情况（外周动脉疾病、雷诺现象等），以及血管升压药使用的影响。此外，皮肤微血管可能不能反映更多的中心微血管区域，特别是因为皮肤血管收缩是一种重要的生理反应，有助于维持对更重要器官的灌注。因此，皮肤微血管灌注评估作为一种分类工具非常有用，但缺乏特异性。追求皮肤微血管灌注的标准化，可能会导致一些患者过度医疗，甚至将血液从重要器官转移到皮肤灌注（某些血管扩张剂可能会导致这种情况）。

14.4.1 微循环的直接征象

目前使用两种不同的手持显微镜来观察危重患者的微循环［侧流暗场（SDF）和入射暗场（IDF）成像］[21]。特定波长的光被红细胞中所含的血红蛋白吸收，较深的组织层反射光可以使血管可视化。这种显微镜主要应用于舌下区（▢图14.1），因为皮肤被较厚的上皮覆盖，很难看到微循环。舌下微循环具有相对集中且反映核心温度的优点，受环境温度和外周血管收缩的影响较小，但很难将该器械应用于未插管患者的舌下区域。此外，应特别注意擦去分泌物和减少压力伪影。最近发表了关于图像采集和分析的推荐规范[21]。微循环图像主要是通过离线的人工分析，使用网格对血管进行计数。用目测法评估简单变量是可行和可靠的，软件辅助分析正在变得实用。

14.4.2 微血管灌注的间接评估

14.4.2.1 血管反应性试验

由于疾病状态时微血管灌注的不均匀性，激光多普勒或氧传感器不能直接评估微循环。实际上，这些方法是测量相对大容量（至少 1 mm³）的灌注和氧合，其中包含许多血管，如小动脉、毛细血管和小静脉。因此，测量值代表各血管中的平均流量（PO_2），而没有考虑到非灌注血管。然而，可以通过评估短暂阻断后的血管反应性来间接评估微循环。分析前臂短暂缺血期间血流/氧饱和度的变化可以量化微血管储备功能。有多个指标可以被测量，但上升斜率或恢复斜率是最容易测量的，也是最可重复测量的。

离子导入[22]和热激发[23]结合激光多普勒，两者可分别用于评估皮肤对各种血管扩张药物和标准化加热的反应。与短暂阻断血流相比，这两种方法的优点是可以探索更多的中央皮肤区域，并且对疾病或血管升压药导致的外周血管收缩不敏感。

14.4.2.2 PCO_2 梯度

低流量条件下组织 PCO_2 升高。为了消除动脉 PCO_2 的影响，计算组织与动脉 PCO_2 的梯度，即 PCO_2 间隙。组织 PCO_2 的测量已经被用来反映舌下甚至胃区的微血管灌注。然而，这些技术不那么容易获得。

静动脉血中二氧化碳分压梯度可间接评估微血管灌注[24]。静脉 PCO_2 是通过中心静脉或肺动脉导管获得的静脉血气来测量的，与动脉血气同时采集。由于PCO_2比PO_2扩散距离更长，非灌注区积聚的PCO_2可以缓慢弥散到引流静脉（图14.2）。因此，在微循环改变的情况下，静动脉二氧化碳分压梯度也会上升，尽管与组织本身相比不明显。必须结合静脉血氧饱和度来解释静动脉二氧化碳分压梯度：静动脉二氧化碳分压梯度的增加且静脉血氧饱和度较低时提示心输出量减少，静动脉二氧化碳分压梯度的增加且静脉血氧饱和度正常或升高时提示微血管改变[25]。

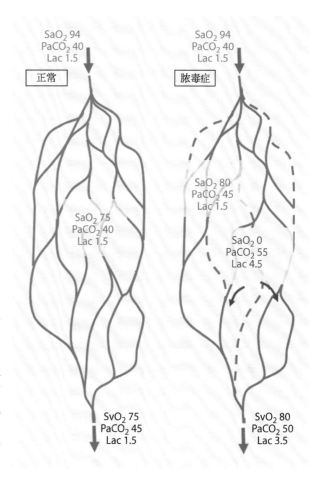

■图14.2　静动脉PCO_2与微血管改变的关系在正常情况下大多数区域灌注充分因此氧合充分。满足代谢要求，没有血液流动停滞现象。产生的二氧化碳被迅速带走，而静动脉PCO_2梯度最小。在脓毒症时，微循环不均一，灌注良好的区域周围存在灌注不良的区域。在未灌注区域，由于血液流动停滞，二氧化碳增加；由于ATP水解产生的H^+缓冲作用，间接产生二氧化碳。有趣的是，二氧化碳的扩散距离比氧气长，所以它可以到达引流静脉。在灌注良好的区域，流量变大，因此该区域静脉血氧饱和度增加，导致高静脉氧饱和度。因此，病变微循环的静脉端以高SvO_2、PCO_2和乳酸为特征

14.5　局限性

我们期待用观察到的一个器官的微循环，代表其他器官的微循环，这是一个重要的局限性。导致内皮细胞功能障碍的因素会影响各个器官的微循环（这在实验环境中已经很好地证明了，在脓毒症中，包括大脑、肝脏和肾脏在内的所有器官的微循环都受到类似影响），但一些解剖学特征或局部因素会使某些器官比其他器官更敏感。因此，通常认为舌下区的微循环改变可能反映了在其他器官中可以观察到的微小改变，而一些器官可能表现出更严重的改变，或者由于局部因素对治疗干预呈现不同的反应。

对临床实践的意义

- 微循环是器官灌注的重要决定因素。一旦产生满意的心输出量和动脉压，微循环改变就成

为组织灌注的主要决定因素。

- 微循环改变主要表现在脓毒症、严重心力衰竭、创伤和高危手术中。这些改变的特征是灌流血管密度的降低和相邻几微米区域灌注的不均一性。
- 传统的血流动力学工具无法检测到微循环的改变。动脉压/心输出量和微血管灌注之间的联系并不紧密。
- 临床上对微循环的评估往往不起作用，因为经常可以观察到外周循环与中心循环分布的不一致性。
- 应直接测量微循环（在舌下区域使用手持式显微镜），或通过测量静动脉PCO_2梯度间接评估微循环。
- 鉴于微循环改变的特点，经典的血流动力学干预措施（液体/正性肌力药/血管升压剂）往往不能发挥作用。虽然实验研究报告了一些有前景的干预措施结果，但这些措施的有益效果需要在临床领域得到证实。
- 虽然对微循环的评估仍在研究领域，但理解微循环改变可能在理解全身血流动力学改善后持续存在非常重要。

总结

微循环是组织灌注的关键决定因素，全身性改变纠正后，微循环改变常持续存在。尽管对微循环的研究仍然属于研究领域，但需要理解它的存在并可能导致器官功能障碍。

要点

许多危重病患者，尤其是脓毒症患者存在微循环改变，导致器官功能障碍和预后不良。

尽管直接观察微循环改变或进行干预不太可行，但重要的是，理解微循环的改变有助于更好地控制感染灶，而且在微循环对这些干预措施没有反应的情况下，避免进一步试图通过推动全身血流动力学来增加组织灌注。

参考文献

［1］ De Backer D, Creteur J, Preiser JC, Dubois MJ, Vincent JL. Microvascular blood flow is altered in patients with sepsis. Am J Respir Crit Care Med. 2002; 166(1): 98-104.

［2］ Wu L, Mayeux PR. Effects of the inducible nitric-oxide synthase inhibitor L-N(6)-(1-iminoethyl)-lysine on microcirculation and reactive nitrogen species generation in the kidney following lipopolysaccharide administration in mice. J Pharmacol Exp Ther. 2007; 320(3): 1061-7.

［3］ De Backer D, Donadello K, Sakr Y, Ospina-Tascon GA, Salgado DR, Scolletta S, et al. Microcirculatory alterations in patients with severe sepsis: impact of time of assessment and relationship with outcome. Crit Care Med. 2013; 41(3): 791-9.

［4］ Hernandez G, Boerma EC, Dubin A, Bruhn A, Koopmans M, Edul VK, et al. Severe abnormalities in microvascular perfused vessel density are associated to organ dysfunctions and mortality and can be predicted by hyperlactatemia and norepinephrine requirements in septic shock patients. J Crit Care. 2013; 28(4): 538-14.

［5］ Sakr Y, Dubois MJ, De Backer D, Creteur J, Vincent JL. Persistant microvasculatory alterations are associated with organ failure and death in patients with septic shock. Crit Care Med. 2004; 32: 1825-31.

［6］ Edul VS, Enrico C, Laviolle B, Vazquez AR, Ince C, Dubin A. Quantitative assessment of the microcirculation in healthy volunteers and in patients with septic shock. Crit Care Med. 2012; 40: 1443-8.

［7］ De Backer D, Donadello K, Taccone FS, Ospina-Tascon G, Salgado D, Vincent JL. Microcirculatory alterations: potential mechanisms and implications for therapy. Ann Intensive Care. 2011; 1(1): 27.

［8］ De Backer D, Creteur J, Dubois MJ, Sakr Y, koch M, Verdant C, et al. The effects of dobutamine on microcirculatory alterations in patients with septic shock are independent of its systemic effects. Crit Care Med. 2006; 34(2): 403-8.

［9］ Ospina-Tascon G, Neves AP, Occhipinti G, Donadello K, Buchele G, Simion D, et al. Effects of fluids on microvascular perfusion in patients with severe sepsis. Intensive Care Med. 2010; 36(6): 949-55.

［10］ Edul VS, Ince C, Vazquez AR, Rubatto PN, Espinoza ED, Welsh S, et al. Similar microcirculatory alterations in patients with normodynamic and hyperdynamic septic shock. Ann Am Thorac Soc. 2016; 13(2): 240-7.

［11］ Dubin A, Pozo MO, Casabella CA, Palizas F Jr, Murias G, Moseinco MC, et al. Increasing arterial blood pressure with norepinephrine does not improve microcirculatory blood flow: a prospective study. Crit Care. 2009; 13(3): R92.

［12］ De Backer D, Creteur J, Dubois MJ, Sakr Y, Vincent JL. Microvascular alterations in patients with acute severe heart failure and cardiogenic shock. Am Heart J. 2004; 147: 91-9.

［13］ den Uil CA, Lagrand WK, van der EM, Jewbali LS, Cheng JM, Spronk PE, et al. Impaired microcirculation predicts poor outcome of patients with acute myocardial infarction complicated by cardiogenic shock. Eur Heart J. 2010; 31: 3032-9.

［14］ Tachon G, Harrois A, Tanaka S, Kato H, Huet O, Pottecher J, et al. Microcirculatory alterations in traumatic hemorrhagic shock. Crit Care Med. 2014; 42(6): 1433-41.

［15］ Jhanji S, Lee C, Watson D, Hinds C, Pearse RM. Microvascular flow and tissue oxygenation after major abdominal surgery: association with post-operative complications. Intensive Care Med. 2009; 35(4): 671-7.

［16］ Ospina-Tascon GA, Nieto Calvache AJ, Quinones E, Madrinan HJ, Valencia JD, Bermudez WF, et al. Microcirculatory blood flow derangements during severe preeclampsia and HELLP syndrome. Pregnancy Hypertens. 2017; 10: 124-30.

［17］ Donadello K, Favory R, Salgado-Ribeiro D, Vincent JL, Gottin L, Scolletta S, et al. Sublingual and muscular microcirculatory alterations after cardiac arrest: a pilot study. Resuscitation. 2011; 82(6): 690-5.

［18］ Ait-Oufella H, Bakker J. Understanding clinical signs of poor tissue perfusion during septic shock. Intensive Care Med. 2016; 42(12): 2070-2.

［19］ Ait-Oufella H, Lemoinne S, Boelle PY, Galbois A, Baudel JL, Lemant J, et al. Mottling score predicts survival in septic shock. Intensive Care Med. 2011; 37(5): 801-7.

［20］ Hernandez G, Pedreros C, Veas E, Bruhn A, Romero C, Rovegno M, et al. Evolution of peripheral vs metabolic perfusion parameters during septic shock resuscitation. A clinical-physiologic study. J Crit Care. 2012; 27(3): 283-8.

［21］ Ince C, Boerma EC, Cecconi M, De Backer D, Shapiro NI, Duranteau J, et al. Second consensus on the assessment of sublingual microcirculation in critically ill patients: results from a task force of the European Society of Intensive Care Medicine. Intensive Care Med. 2018; 44: 281.

［22］ Kubli S, Boegli Y, Ave AD, Liaudet L, Revelly JP, Golay S, et al. Endothelium-dependent vasodilation in the skin microcirculation of patients with septic shock. Shock. 2003; 19: 274-80.

［23］ Orbegozo D, Mongkolpun W, Stringari G, Markou N, Creteur J, Vincent JL, et al. Skin microcirculatory reactivity assessed using a thermal challenge is decreased in patients with circulatory shock and associated with outcome. Ann Intensive Care. 2018; 8(1): 60.

［24］ Ospina-Tascon GA, Umana M, Bermudez WF, Bautista-Rincon DF, Valencia JD, Madrinan HJ, et al. Can venous-to-arterial carbon dioxide differences reflect microcirculatory alterations in patients with septic shock? Intensive Care Med. 2016; 42(2): 211-21.

［25］ Perner A, Gordon AC, De Backer D, Dimopoulos G, Russell JA, Lipman J, et al. Sepsis: frontiers in diagnosis, resuscitation and antibiotic therapy. Intensive Care Med. 2016; 42(12): 1958-69.

15. 静脉血氧饱和度 / 中心静脉血氧饱和度 SvO₂/ScvO₂

Zsolt Molnar and Marton Nemeth

刘景仑 · 译，余跃天 · 审校

© European Society of Intensive Care Medicine 2019

M. R. Pinsky et al. (eds.), *Hemodynamic Monitoring*, Lessons from the ICU,

https://doi.org/10.1007/978-3-319-69269-2_15

学习目标

- · · · 血流动力学优化的首要目标是恢复和维持危重患者氧供应（DO_2）和氧消耗（VO_2）之间的平衡。越来越多的证据表明，当设定预期的血流动力学目标值以后，与流程式治疗相比，患者可以从多模式个体化治疗中获益。因此，监测特定患者的实际组织氧合/代谢是解决血流动力学难题中非常重要的一部分。
- · · · 混合静脉血氧饱和度（SvO_2）及其替代指标中心静脉血氧饱和度（$ScvO_2$）是两个较易检测的血气参数，可以反映 DO_2 和 VO_2 之间关系的变化。
- · · · 本文总结了 $SvO_2/ScvO_2$ 的生理学原理、目前认识及临床应用，同时强调了进行参数解读时易陷入的误区。

15.1 简介

体格检查在危重患者的评估中起着非常重要的作用。如皮肤颜色、毛细血管充盈、意识状态、尿量和脉搏等某些特征可以告诉我们很多关于患者血流动力学状态的信息。然而，一些非常重要的特征即使最有经验的观察者也不易发现，或者只在极端情况下才变得明显。如碳酸氢盐和乳酸水平、氢离子浓度（即 pH），以及氧输送和氧消耗之间的平衡。虽然有创性导管置入可以得到更多详细的有关血流动力学的监测信息，但其并非适用于每一名患者。然而，动脉置管和中心静脉导管是重症监护患者常规监测的一部分，简单的血气分析可以揭示重要的生理过程，这是其他方法无法检测到的。在下一节，将讨论静脉血氧饱和度的基本原理和临床意义。

15.2 生理学要点

组织氧合是氧输送和氧消耗的净产物，可以用以下公式描述：

$$DO_2 = CO \times CaO_2$$
$$DO_2 = CO \times (Hb \times 1.34 \times SaO_2 + 0.003 \times PaO_2)$$
$$VO_2 = CO \times (CaO_2 - CvO_2)$$
$$VO_2 = CO \times [(Hb \times 1.34 \times SaO_2 + 0.003 \times PaO_2) - (Hb \times 1.34 \times SvO_2 + 0.003 \times PvO_2)]$$
组织氧摄取率 :$(O_2ER) = VO_2/DO_2$
$$O_2ER = (SaO_2 - SvO_2)/SaO_2$$

如果 SaO_2 取 1，因为在正常情况下动脉血里血红蛋白几乎完全被氧和，而其他血流动力学变量保持不变的话，那么：

$$O_2ER \approx 1 - SvO_2$$

注：DO_2 为氧输送；CO 为心输出量；Hb 为血红蛋白；SaO_2 为动脉血氧饱和度；PaO_2 为动脉血氧分压；CaO_2 为动脉血氧含量；VO_2 为氧消耗；SvO_2 为混合静脉血氧饱和度；CvO_2 为混合静脉血氧含量。

取一名体重 75 kg 的健康成年男子休息时，DO_2 与 VO_2 之间的关系可估计为，

$$氧输送为：CO = 70 \text{ mL} \times 70/\text{min} \approx 5\,000 \text{ mL/min}$$

$CaO_2 = (150 \text{ g/L} \times 1.34 \text{ mL} \times 1.00) + (0.003 \times 100 \text{ mmHg}) \approx 200 \text{ mL/L}$

$DO_2 \approx 1\,000 \text{ mL/min}$

氧消耗为：$CO = 70 \text{ mL} \times 70/\text{min} \approx 5\,000 \text{ mL/min}$

$CvO_2 = (150 \text{ g/L} \times 1.34 \text{ mL} \times 0.75) + (0.003 \times 40 \text{ mmHg}) \approx 150 \text{ mL/L}$

$VO_2 = 5 \text{ L/min} \times (200 \text{ mL/L} - 150 \text{ mL/L}) \approx 250 \text{ mL/L}$

组织氧摄取率：$O_2ER = 250/1\,000 = 25\%$

　　DO_2和VO_2方程之间的主要区别在于氧含量（CaO_2与CvO_2），尤其是静脉血氧饱和度（可以是混合静脉血氧饱和度SvO_2，也可以是中心静脉血氧饱和度$ScvO_2$）。因此，对危重患者进行DO_2和VO_2是否失衡的评估是非常有用的。DO_2和VO_2失衡的潜在原因和基本的治疗措施的总结见■图15.1。

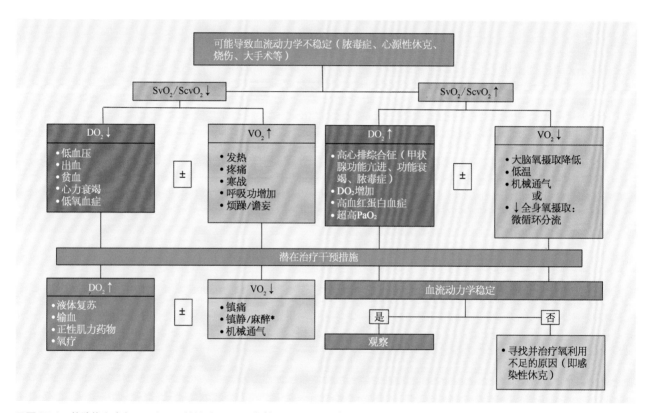

■图15.1　静脉饱和度与DO_2和VO_2的关系。DO_2：氧输送；VO_2：氧消耗；O_2ER：氧摄取率。*注：尽管镇静会降低VO_2，但其引起的结果是很微妙的，因为镇静也可能导致心输出量减少，从而通过减少DO_2而使病情恶化。更多解释见正文

15.3　静脉血氧饱和度

　　当DO_2减少时，由于O_2ER代偿性增加，氧消耗可以维持相当长的一段时间。但如果不干预而超过代偿临界点，VO_2就会依赖于DO_2（■图15.2）。在这一临界点之前，静脉饱和度应与DO_2成比例降低。在曲线的陡峭部分，细胞转向无氧代谢，因此乳酸产量增加。如果延迟紧急干预，就可能发生组织缺氧和器官功能障碍。

　　值得注意的是，在复苏过程中即在曲线的陡峭或依赖DO_2的部分，当采取干预措施增加DO_2时，VO_2也会增加，因此静脉血氧饱和度会几乎没有变化而仍保持"低"水平。只有当VO_2变得不依赖于DO_2时

静脉血氧饱和度才会显著增加（当患者达到中所示曲线的平坦部分时）见■图15.2。

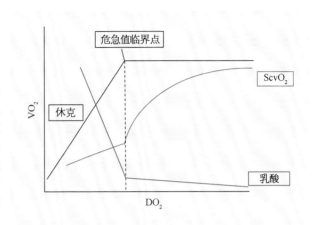

■图15.2 氧输送与氧消耗之间的关系。DO_2：氧输送；VO_2：氧消耗；$ScvO_2$：中心静脉血氧饱和度。详见正文。需要注意的是，这是一个简化的图表，显示了这些参数之间的关系。然而由于血流的不规则再分布作为集中循环的一种代偿机制，某些器官可能比其他器官更早开始无氧代谢，因此与图中所示的"临界点"相比，乳酸升高可能更快并被检测到。而对于$ScvO_2$，其在复苏过程中的减少和增加可能就不那么剧烈，因为它取决于VO_2和DO_2之间的平衡：如果VO_2与DO_2平行增加，在复苏过程中几乎不会引起$ScvO_2$的任何变化；而如果DO_2比VO_2增加得快，那么$ScvO_2$也会迅速升高

解释静脉血氧饱和度时的另一个问题是，"高"静脉血氧饱和度可能表示情况改善，但也可能表明组织摄取氧不足[1]。与液体复苏类似，这也反映在发病率和死亡率上，因为高和低的静脉氧饱和度都伴随着发病率和死亡率的增加（■图15.3）。因此，尽管数值很高，但可能需要进一步的干预（液体复苏、正性肌力药物等）。在这种情况下，当静脉血氧饱和度难以解释时，中心静脉-动脉pCO_2间隙[2]和（或）详细的有创血流动力学监测可作为评估血流动力学状态的补充工具[3]。这些将在其他章节中讨论。

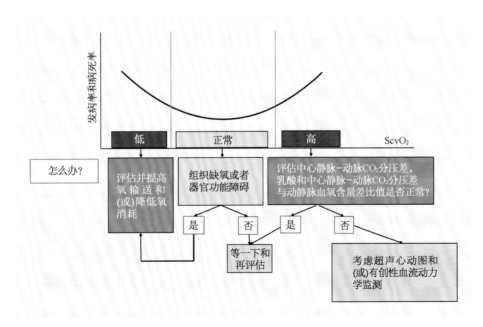

■图15.3 $ScvO_2$与发病率和死亡率的关系。$ScvO_2$：中心静脉血氧饱和度；此图表明，无论$ScvO_2$的实际值是多少，不管它是低、正常还是高，对临床的整体仔细评估都是必要的，以便最好地解释结果并及时开始适当的干预措施

15.4 选择SvO_2还是$ScvO_2$？

目前，临床医师在日常实践中已经很少会测量SvO_2，因为采样时必须放置肺动脉导管，这是一个耗

时、复杂且风险极大的操作[4]。相反，由于放置中心静脉导管是常规监测的一部分，因此中心静脉血氧饱和度（ScvO$_2$）测量是即时可行的。研究表明，在上腔静脉测得的血氧饱和度是SvO$_2$的一个很好的替代[5]。

精确测量要求导管尖端位于右心房上方几厘米处的上腔静脉。ScvO$_2$的正常值在67% ~ 77%，这比SvO$_2$高5% ~ 8%[6]。虽然ScvO$_2$和SvO$_2$绝对值不可互换，但在不同疾病状态下，它们的趋势显示出良好的相关性[7]。

然而，由于ScvO$_2$主要反映了血液回流至上腔静脉的器官氧耗，必须考虑到氧耗最大的器官是大脑。因此在脑氧摄取受到影响的情况下（如麻醉、弥漫性脑损伤等），ScvO$_2$可能会产生误导或至少难以解释。

总的来说，这两个参数可以采用类似的方式进行讨论，因此为了避免不必要地同时引用这两个参数，在接下来的段落中，我们将主要引用两个参数中最容易获得的ScvO$_2$，除非另有说明。

15.5 ScvO$_2$在临床实践中的地位

15.5.1 脓毒症和感染性休克时的ScvO$_2$

脓毒症是一种威胁生命的器官功能障碍，由宿主对感染的失代偿应答引起[8]。器官功能障碍很可能是由于组织灌注不足导致细胞缺氧所致。因此，旨在通过改善DO$_2$和VO$_2$之间的平衡来恢复组织灌注的治疗策略可以防止器官功能障碍综合征的发生，从而改善脓毒症患者的预后。

Rivers和他的同事在一篇具有里程碑意义的论文中报告：对于严重脓毒症患者持续监测ScvO$_2$、中心静脉压和平均动脉压（MAP），并进行早期目标导向干预（目标值为CVP 8 ~ 12 mmHg，MAP > 65 mmHg，ScvO$_2$ > 70%），则此类患者28天死亡率可以从46.5%降至30.5%[9]。

对这些临床终点应用早期目标导向治疗（EGDT）的后续研究表明，在治疗方案中加入ScvO$_2$并遵守该方案对脓毒症患者进行治疗是有益的[10-12]。然而，ProCESS和ARISE这两个大型随机试验显示"基于EGDT方案的标准治疗"组与"常规治疗"组相比并不能获益，他们发现在90天死亡率、1年死亡率或器官支持需求方面没有显著差异[13, 14]。

围绕"Rivers的早期目标导向治疗方案"是否有用的争论已经持续了多年。对这些研究的详细评估远远超出了本章的范围，在这方面还有一些其他问题值得讨论。

在上述研究中，"低"ScvO$_2$是需要干预的警告信号；然而，最近的数据表明，高ScvO$_2$值也可能对脓毒症患者产生不良后果[15]。由于氧利用受损，正常或超生理性ScvO$_2$值可能因此代表脓毒症组织细胞无法摄取氧或微循环存在分流[16]。这强调了其中一些患者是可以有液体反应性的；换句话说，尽管ScvO$_2$较高，他们的DO$_2$仍可以进一步增加[1]。对于ScvO$_2$ > 70%的患者，一些补充参数如静脉-动脉二氧化碳分压差升高（ > 6 mmHg）、血乳酸水平升高可帮助临床医师识别组织缺氧。在一项回顾性研究中，同时具有生理性ScvO$_2$值正常和异常静脉—动脉二氧化碳分压差的脓毒症患者，其死亡率显著高于单独生理性ScvO$_2$值正常的患者（56.1% vs 16.1%；$P < 0.001$）[17]。

15.5.2 心源性休克时的ScvO$_2$

根据之前的生理学解释，急性心力衰竭导致的低心排血量遵循一个简单的逻辑，都可能导致通过低ScvO$_2$检测到的VO$_2$/DO$_2$失衡，无论其是否存在潜在的病理生理学机制[18]。

事实上，这一领域最早的一篇论文已经表明，合并有心力衰竭和心源性休克的心肌梗死患者的SvO$_2$

为43%，无休克的心力衰竭患者SvO$_2$为56%，而无心力衰竭患者SvO$_2$则为70%[19]。

ScvO$_2$的变化也能反应治疗效果。当心源性休克患者接受液体复苏和正性肌力药物治疗时，DO$_2$的改善导致SvO$_2$增加，表明组织氧合更好[20]。这对于需要主动脉内球囊反搏支持的心源性休克患者也可能有用。在一项研究中，主动脉内球囊反搏辅助比率从1∶1逐渐降低到1∶3。在撤离主动脉内球囊反搏失败组，主动脉内球囊反搏支持度下降伴会随着ScvO$_2$的下降，而成功组的ScvO$_2$则保持不变[21]。

即使在慢性心力衰竭患者中，ScvO$_2$也有重要的预测价值。在这些患者中，ScvO$_2$可能会长期偏低。然而，在急性失代偿期ScvO$_2 \leq 60\%$的患者有81%在24小时内发生了重要的心血管事件，而ScvO$_2$较高的患者重要的心血管事件发生率仅为13%[22]。

15.5.3　ScvO$_2$预测机械通气撤机拔管

在机械通气撤机过程中，由于呼吸肌活动增加和应激，VO$_2$可能增加。如果DO$_2$不足，则VO$_2$/DO$_2$之间可能出现失衡。理论上，机体通过较低的或至少降低ScvO$_2$值来进行代偿，但如果ScvO$_2$下降过多，则可能失代偿导致撤机失败。在最近的一项临床试验中，30分钟自主呼吸试验后ScvO$_2$下降 > 4%提示撤机拔管失败，且具有高敏感性和特异性[23]。

15.5.4　ScvO$_2$作为生理性输血的触发指标

贫血是危重患者DO$_2$受损最常见的原因之一，且需要红细胞输注[24]。大型多中心试验（TRICC，TRISS）表明，血红蛋白水平高于10 mg/dL的患者通常不需要输血，血红蛋白水平低于7 mg/dL的患者通常红细胞输注是有益的[25, 26]。然而，在7～9.5 mg/dL之间存在一个灰色地带，医师必须依靠患者临床症状如意识状态改变、心动过速、呼吸急促、低血压和少尿进行判断。

在这个灰色地带，ScvO$_2$可能作为一个易获得的工具来发现低血红蛋白相关的氧摄取率（O$_2$ER）改变，因此可作为触发生理输血的条件[27]。在动物和人类的出血试验模型中发现，ScvO$_2$可能有助于鉴别具有隐匿性或显著性临床失血的患者[28]。在一项人类研究中，有意识的健康静息者急性等容性贫血在血红蛋白50 g/L时并没有出现血流动力学不稳定的情况，但却伴有SvO$_2$的显著下降导致的VO$_2$/DO$_2$失衡[29]。一项前瞻性观察研究的回顾性分析进一步证实了上述结果，在该研究中发现ScvO$_2$是触发红细胞输注的良好指标[30]。我们的等容性血液稀释的动物实验结果进一步证明，贫血诱导的VO$_2$/DO$_2$变化与ScvO$_2$的变化呈显著负相关[31]。

15.6　ScvO$_2$与大手术/高风险手术

高危手术患者除病情严重外，还可能在围手术期出现VO$_2$和DO$_2$失衡。因此，在术中和术后处理中监测ScvO$_2$都是合理的。

研究表明，低ScvO$_2$值是提示术后并发症和不良预后的良好指标[27]。我们在一项小型、单中心的前瞻性随机研究中发现，ScvO$_2$辅助术中血流动力学优化可减少腹部大手术后器官功能障碍发生率，并获得更好的临床结局[32]。这与前期单中心研究的结果一致，即与对照组相比，ScvO$_2$指导组的患者术后并发症更少、住院时间更短。

然而，在围手术期解释ScvO$_2$时要有一些特殊的考虑。首先，在麻醉、机械通气的患者中，ScvO$_2$的"正常"值比清醒或服用镇静剂的重症监护患者或正常受试者的ScvO$_2$要高5%～10%（即ScvO$_2$比平时的正常值要高5% ～ 10%，如75% ～ 80%）。其次，需要注意的是，补液治疗一方面可以改善心输出量，另一方面也会导致血液稀释。我们在试验性出血动物模型中进行每搏输出量引导的液体复苏，但由于血液稀释导致血红蛋白水平显著下降，$ScvO_2$即使在复苏结束时恢复正常，仍较前明显降低（平均为5%）[33]。

在外科患者中，目标导向治疗也是一个有争议的话题。然而，根据最近的一项荟萃分析，虽然目标导向治疗在低风险手术人群中没有显著效果，但在高危亚组中，目标导向组的死亡率和发病率显著更低[34]。在我们看来，$ScvO_2$是这个复杂的围手术期多模式监测概念的重要组成部分，包括先进的血流动力学监测和VO_2/DO_2评估，我们称之为个性化多模式方法[35]。

15.7 $ScvO_2$的误区

$ScvO_2$是DO_2和组织VO_2复杂的生理学和病理生理学机制相互作用的最终结果。低值强烈表明DO_2不足；但对于慢性心力衰竭、慢性贫血等处于"补偿"状态的患者，低水平应视为"正常"或至少可以接受。忽视这一点可能会导致不必要的和潜在的有害干预，如过度的液体复苏。

对$ScvO_2$"高"值的解释更具挑战性。在生理条件下，溶解氧在DO_2中所占比例是微不足道的。在一项针对ICU机械通气患者的试验中，当FiO_2从40%增加到100%后，PaO_2从100 mmHg增加到将近400 mmHg：在心输出量和血红蛋白没有任何变化的情况下，$ScvO_2$从71%上升到84%[36]。因此，对于上述所有的例子来说，相对稳定的条件对于适当的评估是可取的。当在相对较短的时间内发生太多的变化时，可能会使$ScvO_2$的解释更加困难。

在脑氧摄取受到影响的情况下（如麻醉、弥漫性脑损伤等），$ScvO_2$可能会引起误解，或者至少很难解释。虽然缺乏数据，但对于这些特殊情况麻醉深度监测（双谱指数BIS、熵）和脑氧消耗（近红外光谱NIRS）的多模式监测可能有用，也是针对特定患者的实际需求进行个体化治疗的另一个步骤。

对临床实践的意义

静脉血氧饱和度可以通过从肺动脉（SvO_2）或上腔静脉（$ScvO_2$）获得血液来测定。两者都可以提供关于VO_2和DO_2之间平衡的有用信息，也可以帮助监测血流动力学稳定的有效性。

- 在脓毒症中，氧利用受损可导致$ScvO_2$正常或高于生理值，这可能代表组织细胞由于微循环分流而无法摄取氧[16]。在脓毒症的复杂病理中，单一参数，如$ScvO_2$、乳酸、MAP、心排血量或其他的任何一个肯定会产生误区。将容易获得的临床和实验室数据，包括动脉和静脉血气参数纳入通盘考虑，有助于识别早期氧债，也有助于识别那些晚期需要进行有创血流动力学监测的患者；这也为多模式、个体化的患者管理奠定了基础[3]。
- 多项研究表明，在急性左心衰竭的患者中，低SvO_2或低$ScvO_2$是VO_2/DO_2关系严重失衡的重要标志，该参数也具有重要的预后价值[19, 22]。
- SvO_2或$ScvO_2$的动态变化可用于患者心脏支持，包括药物和辅助设备支持的撤离[21]。这种动态变化同样可以在自主呼吸试验中良好的预测患者呼吸机撤离拔管成功或失败可能性[23]。

- 尽管目前没有确切的指南或共识进行推荐，对贫血但其他情况稳定的患者，$SvO_2/ScvO_2$可能作为生理性输血的触发指标[30, 31]。
- 在高危手术患者中，$ScvO_2$的术中评估是诊断和监测VO_2/DO_2失衡的一个非常有用的工具，正如其他临床场景中描述的，其可以作为多模式监测方法的一部分[35]。

总结

评估氧消耗需要详细的血流动力学评估，然而这并不总是可行的。静脉血氧饱和度（尤其是$ScvO_2$）监测可以作为一种简单、便捷且易于在床旁开展的手段以评估氧债。在解释高危重症监护或手术患者的组织细胞健康状况时，$ScvO_2$可以发挥重要的作用；就其本身而言，它可以是氧输送不足的一个重要预警信号。但要了解全貌，就必须把它纳入复杂的血流动力学中，一起思考。

要点

- 静脉血氧饱和度是评估床旁VO_2/DO_2的重要工具。
- $ScvO_2$是一种易获得的指标，可作为SvO_2的替代。
- 低静脉血氧饱和度应被视为VO_2/DO_2失衡的一个重要警报预警信号。低DO_2的病因，如低血容量、心力衰竭、出血、贫血和低氧血症，应加以寻找。
- 对于需要中度或高水平血流动力学支持的患者，应谨慎解释高甚至正常的静脉血饱和度，因为这可能表明患者氧摄取功能存在障碍。
- 通常情况下，尤其当对于静脉血氧饱和度的指标无法直接解释时，不能仅针对设定的SvO_2或$ScvO_2$值（如65%～70%）进行处理，而是应与静脉-动脉CO_2分压差、乳酸水平、超声心动图和（或）有创血流动力学监测提供的指标一起纳入血流动力学个体化支持中进行全面评估。

15.8 病例分析

病例1

男性，35岁，因急性心肌梗死入院。在经皮冠状动脉成形术中，发生了心源性休克，需要持续输注去甲肾上腺素（NE）和气管插管。之后由于休克状态持续且难以纠正，予以主动脉内球囊反搏（IABP），以改善冠状动脉血流。收治于ICU时，其需要75 µg/min NE才能将血压维持在98/51（73）mmHg。呼吸机参数设置为60%的FiO_2、10 cm·H_2O的PEEP和BiPAP模式进行通气。

将IABP设置为1∶1支持模式，抽取动脉和中心静脉血进行对照分析，结果如◨病例表1。

■病例表1　患者血气分析结果

项　目	动　脉　血　气	静　脉　血　气
pH	7.41	7.35
pCO_2（mmHg）	42	53（Pcv-aCO$_2$-gap:11）
pO_2（mmHg）	103	46
BE（mmol/L）	1.3	—
HCO_3（mmol/L）	26.0	—
SO_2（%）	98	77
乳酸（mmol/L）	1.4	1.3

上表结果表明，就pH、HCO_3和乳酸而言，患者氧合、通气和酸碱平衡良好。然而，同时获得的中心静脉血气结果却显示了一个截然不同的情况。

该患者$ScvO_2$可以被认为是"正常"或"高"。然而，升高的静脉-动脉二氧化碳分压差表明心输出量可能较低。继而对患者的超声心动图检查显示左心室功能差（EF，35%）、左心室扩张（135 mL）。

于是停止IABP 5分钟，重复检查血气分析，结果如■病例表2。

■病例表2　患者血气分析结果

项　目	动　脉　血　气	静　脉　血　气
pH	7.39	7.36
pCO_2（mmHg）	44	51（Pcv-aCO$_2$-gap:7）
pO_2（mmHg）	87	46
BE（mmol/L）	10.8	—
HCO_3（mmol/L）	26.0	—
SO_2（%）	97	81
乳酸（mmol/L）	1.3	1.3

分析

停止IABP 5分钟可导致$ScvO_2$增加4%，静脉-动脉CO_2分压差减少至7 mmHg，表明心输出量可能有所改善。

为获得更多信息，通过经肺热稀释法进行有创血流动力学监测，发现舒张末体积（GEDVI）升高至1 043 mL/m^2（正常值600 ～ 800 mL/m^2），血管外肺水（EVLWI）升高至21 mL/kg（正常值小于10 mL/kg），提示总体液体过多。因此，决定进行液体负平衡，最初用袢利尿剂，继之通过CVVH方式进行血液滤过以达到目的。

总结

动脉血气分析本身不足以评估血流动力学情况。事实上，它可能会显示一个假象（除非其结果已经显示有严重的代谢性酸中毒、低pH、低碳酸氢根水平和高乳酸血症）。如果早期预警信号包括中心静脉血气的评估结果显示患者仍然不稳定，则可能需要进一步的信息和干预。

病例2

女性，83岁，由于泌尿系统感染在内科病房接受治疗，后继发呼吸窘迫和低血压而请ICU会诊。系统评估提示患者虚弱、呼吸急促（30/min）、血压90/40（57）mmHg。ICU主治医师立即对患者进行面罩吸氧，同时置入14G外周静脉导管并输注500 mL平衡盐溶液。与此同时，进行了动脉血气分析，结果如下（◨病例表3）。

◨病例表3　患者血气分析结果

项　目	动 脉 血 气
pH	7.19
pCO_2（mmHg）	28
pO_2（mmHg）	64
BE（mmol/L）	−16.4
HCO_3（mmol/L）	10.5
SO_2（%）	88
乳酸（mmol/L）	6.9

根据这些结果，患者立即被转入ICU。入ICU的时候，她的血压和氧合情况已经有所改善。ICU医师在患者左桡动脉留置动脉导管并抽取了血气（◨病例表4）。与此同时，再次输注了500 mL晶体液。

◨病例表4　患者血气分析结果

项　目	动 脉 血 气
pH	7.27
pCO_2（mmHg）	27
pO_2（mmHg）	92
BE（mmol/L）	−13.1
HCO_3（mmol/L）	12.5
SO_2（%）	96
乳酸（mmol/L）	3.7

这些结果表明患者情况有所改善，但仍然存在代谢性酸中毒；因此，医师在患者右侧颈内静脉置入中心静脉导管，同时进行了经胸超声心动图检查。后者提示患者心室功能良好、心室内径小，由此继续给补液治疗，快速输入500 mL晶体液。但患者血压未见好转，且始终无尿，为此，外周静脉给予5 μg/min泵入NE维持血压。置入中心静脉导管的同时，抽取了患者动脉和中心静脉血气，结果见下（■病例表5）。

■病例表5　患者血气分析结果

项　　目	动　脉　血　气	中心静脉血气
pH	7.38	7.34
pCO_2（mmHg）	39	52（Pcv-aCO₂-gap:12）
pO_2（mmHg）	130	25
BE（mmol/L）	−5.1	—
HCO_3（mmol/L）	20.5	—
SO_2（%）	98	81
乳酸（mmol/L）	2.4	2.2

分析

根据上表结果，低ScvO₂表明VO₂和DO₂之间仍然存在不平衡，静脉–动脉CO₂分压差明显升高也提示血流（心输出量）不足。因此，继续进行液体复苏，再次快速注射两袋500 mL晶体液后，患者的病情最终得到改善，体循环（血压、尿量）和血气都恢复正常。

总结

尽管动脉血气、乳酸、呼吸和体循环指标有显著改善，但中心静脉血气结果显示，ScvO₂极低、静脉–动脉CO₂分压差极高，表明血流动力学仍存在严重的不稳定。将动静脉血气放在一起分析对决定继续进行液体复苏起了重要的帮助，并由此获得了良好结局，因此也没必要进一步监测和干预了。

病例3

男性，67岁，因结肠憩室穿孔需急诊手术治疗。患者既往有高血压及轻度缺血性心脏病病史。高血压平素控制尚可。术后24小时患者需要血管活性药物维持血压，但第3天其病情好转，自觉良好、无疼痛、各项生命体征稳定，并于前一天开始进食和饮水。因此，医师认为其已经达到出院标准。但其唯一异常指标为血红蛋白7.2 g/dL。■病例表6是其血气检查结果。

◼病例表6　患者血气分析结果

项　目	动脉血气	中心静脉血气
pH	7.34	7.32
pCO_2（mmHg）	46	52（Pcv-sCO_2-gap:6）
pO_2（mmHg）	84	43
BE（mmol/L）	−0.6	—
HCO_3（mmol/L）	26.5	—
SO_2（%）	98	73
乳酸（mmol/L）	1.9	2.0

分析

基于患者的体循环稳定、可以经口进食水，血气分析显示 $ScvO_2$、乳酸和静–动脉 CO_2 分压差均正常，医师决定不给其输血，患者随后出院。随访他的病情显示，他的血红蛋白开始逐渐升高，也证实了其住院期间不输血是正确的。

总结

尽管根据大多数输血指南的建议，对像上述这样一位高龄、且合并缺血性心脏病尤其是在术后早期血红蛋白为 7.2 g/dL 的患者，医师需要给予输血。但是如果把所有可用的检查结果放到一起全盘考虑，则会发现没有证据表明这种程度的贫血对患者造成任何危险，因此，输血建议由于没有生理学指征而被搁置，而输血（包括所有潜在的副作用）最终被避免。

参考文献

［1］ Velissaris D, Pierrakos C, Scolletta S, Backer D, Vincent JL. High mixed venous oxygen saturation levels do not exclude fluid responsiveness in critically ill septic patients. Crit Care. 2011; 15: R177.

［2］ Weil MH, Rackow EC, Trevino R, Grundler W, Falk JL, Griffel MI. Difference in acid-base state between venous and arterial blood during cardiopulmonary resuscitation. N Engl J Med. 1986; 315: 153−6.

［3］ Møller MH, Cecconi M. Venous-to-arterial carbon dioxide difference: an experimental model or a bedside clinical tool? Intensive Care Med. 2016; 42: 287−9.

［4］ Evans DC, Doraiswamy VA, Prosciak MP, Silviera M, Seamon MJ, Rodriguez Funes V, et al. Complications associated with pulmonary artery catheters: a comprehensive clinical review. Scand J Surg. 2009; 98: 199−208.

［5］ Dueck MH, Klimek M, Appenrodt S, Weigand C, Boerner U. Trends but not individual values of central venous oxygen saturation agree with mixed venous oxygen saturation during varying hemodynamic conditions. Anesthesiology. 2005; 103: 249−57.

［6］ Reinhart K, Kuhn HJ, Hartog C, Bredle DL. Continuous central venous and pulmonary artery oxygen saturation monitoring in the critically ill. Intensive Care Med. 2004; 30: 1572−8.

［7］ Reinhart K, Rudolph T, Bredle DL, Hannemann L, Cain SM. Comparison of central-venous to mixed-venous oxygen saturation during changes in oxygen supply/demand. Chest. 1989; 95: 1216−21.

［8］ Singer M, Deutschman CS, Seymour CW, Shankar-Hari M, Annane D, Bauer M, et al. The third international consensus definitions for sepsis and septic shock (sepsis-3). JAMA. 2016; 315: 801−10.

［9］ Rivers E, Nguyen B, Havstad S, Ressler J, Muzzin A, Knoblich B, et al. Early goal-directed therapy in the treatment of severe sepsis and septic shock. N

Engl J Med. 2001; 345: 1368−77.

[10] Trzeciak S, Dellinger RP, Abate NL, Cowan RM, Stauss M, Kilgannon JH, et al. Translating research to clinical practice: a 1-year experience with implementing early goal-directed therapy for septic shock in the emergency department. Chest. 2006; 129: 225−32.

[11] Jones AE, Shapiro NI, Roshon M. Implementing early goal-directed therapy in the emergency setting: the challenges and experiences of translating research innovations into clinical reality in academic and community settings. Acad Emerg Med. 2007; 14: 1072−8.

[12] Rhodes A, Phillips G, Beale R, Cecconi M, Chiche JD, De Backer D, et al. The surviving sepsis campaign bundles and outcome: results from the International Multicentre Prevalence Study on Sepsis (the IMPreSS study). Intensive Care Med. 2015; 41: 1620−8.

[13] ProCESS Investigators, Yealy DM, Kellum JA, Huang DT, Barnato AE, Weissfeld LA, et al. A randomized trial of protocol-based care for early septic shock. N Engl J Med. 2014; 370: 1683−93.

[14] ARISE Investigators, ANZICS Clinical Trials Group, Peake SL, Delaney A, Bailey M, Bellomo R, et al. Goal-directed resuscitation for patients with early septic shock. N Engl J Med. 2014; 371: 1496−506.

[15] Pope JV, Jones AE, Gaieski DF, Arnold RC, Trzeciak S, Shapiro NI, Emergency Medicine Shock Research Network (EMShockNet) Investigators. Multicenter study of central venous oxygen saturation (ScvO$_2$) as a predictor of mortality in patients with sepsis. Ann Emerg Med. 2010; 55: 40−6.

[16] Ince C, Sinaasappel M. Microcirculatory oxygenation and shunting in sepsis and shock. Crit Care Med. 1999; 27: 1369−77.

[17] Du W, Liu DW, Wang XT, Long Y, Chai WZ, Zhou X, et al. Combining central venous-to-arterial partial pressure of carbon dioxide difference and central venous oxygen saturation to guide resuscitation in septic shock. J Crit Care. 2013; 28: 1110.

[18] Muir AL, Kirby BJ, King AJ, Miller HC. Mixed venous oxygen saturation in relation to cardiac output in myocardial infarction. Br Med J. 1970; 4: 276−8.

[19] Goldman RH, Braniff B, Harrison DC, Spivack AP. The use of central venous oxygen saturation measurements in a coronary care unit. Ann Intern Med. 1968; 68: 1280−7.

[20] Creamer JE, Edwards JD, Nightingale P. Hemodynamic and oxygen transport variables in cardiogenic shock secondary to acute myocardial infarction, and response to treatment. Am J Cardiol. 1990; 65: 1297−300.

[21] Hsin HT, Chen LY, Lin PC, Shieh JS, Ao CV. Central venous oxygen saturation (ScVO$_2$) facilitates the weaning of intra-aortic balloon pump in acute heart failure related to acute myocardial infarction. Int J Cardiol. 2013; 168: 4568−70.

[22] Gallet R, Lellouche N, Mitchell-Heggs L, Bouhemad B, Bensaid A, Dubois-Randé JL, et al. Prognosis value of central venous oxygen saturation in acute decompensated heart failure. Arch Cardiovasc Dis. 2012; 105: 5−12.

[23] Teixeira C, da Silva NB, Savi A, Vieira SR, Nasi LA, Friedman G, et al. Central venous saturation is a predictor of reintubation in difficult-to-wean patients. Crit Care Med. 2010; 38: 491−6.

[24] Luciano Gattinoni MD, Davide Chiumello MD. Anemia in the intensive care unit: how big is the problem? Transfusion Alternatives Transfusion Med. 2002; 4: 118−20.

[25] Hébert PC, Wells G, Blajchman MA, Marshall J, Martin C, Pagliarello G, et al. A multicenter, randomized, controlled clinical trial of transfusion requirements in critical care. Transfusion Requirements in Critical Care Investigators, Canadian Critical Care Trials Group. N Engl J Med. 1999; 340: 409−17.

[26] Holst LB, Haase N, Wetterslev J, Wernerman J, Guttormsen AB, Karlsson S, et al. Lower versus higher hemoglobin threshold for transfusion in septic shock. N Engl J Med. 2014; 371: 1381−91.

[27] Collaborative Study Group on Perioperative ScvO2 Monitoring. Multicentre study on peri- and postoperative central venous oxygen saturation in high-risk surgical patients. Crit Care. 2006; 10: R158.

[28] Pearse R, Dawson D, Fawcett J, Rhodes A, Grounds RM, Bennett ED. Changes in central venous saturation after major surgery, and association with outcome. Crit Care. 2005; 9: R694−9.

[29] Weiskopf RB, Viele MK, Feiner J, Kelley S, Lieberman J, Noorani M, et al. Human cardiovascular and metabolic response to acute, severe isovolemic anemia. JAMA. 1998; 279: 217−21.

[30] Kobayashi M, Ko M, Irinoda T, Meguro E, Hayakawa Y, et al. Clinical usefulness of continuous central venous oxygen saturation measurement for postoperative management of patients following transthoracic esophagectomy for carcinoma. Esophagus. 2011; 8: 53−8.

[31] Kocsi S, Demeter G, Fogas J, Erces D, Kaszaki J, Molnar Z. Central venous oxygen saturation is a good indicator of altered oxygen balance in isovolemic anemia. Acta Anaesthesiol Scand. 2012; 56: 291−7.

[32] Mikor A, Trasy D, Nemeth MF, Osztroluczki A, Kocsi S, Kovacs I, et al. Continuous central venous oxygen saturation assisted intraoperative hemodynamic management during major abdominal surgery: a randomized, controlled trial. BMC Anesthesiol. 2015; 15: 82.

[33] Nemeth M, Tanczos K, Demeter G, Erces D, Kaszaki J, Mikor A, et al. Central venous oxygen saturation and carbon dioxide gap as resuscitation targets in a hemorrhagic shock. Acta Anaesthesiol Scand. 2014; 58: 611−9.

[34] Cecconi M, Corredor C, Arulkumaran N, Abuella G, Ball J, Grounds RM, et al. Clinical review: goal-directed therapy-what is the evidence in surgical patients? The effect on different risk groups. Crit Care. 2013; 17: 209.

[35] Molnar Z, Szabo Z, Nemeth M. Multimodal individualized concept of hemodynamic monitoring. Curr Opin Anaesthesiol. 2017; 30: 171−7.

[36] Legrand M, Vallée F, Mateo J, Payen D. Influence of arterial dissolved oxygen level on venous oxygen saturation: don't forget the PaO$_2$! Shock. 2014; 41: 510−3.

16. 二氧化碳分压差
The PCO$_2$ Gaps

Gustavo A. Ospina-Tascón

王常松·译，胡　波·审校

© European Society of Intensive Care Medicine 2019

M. R. Pinsky et al. (eds.), *Hemodynamic Monitoring*, Lessons from the ICU,
https://doi.org/10.1007/978-3-319-69269-2_16

学习目标

二氧化碳是常氧条件下Krebs循环产生的分解代谢产物。作为细胞呼吸的最终产物，二氧化碳衍生变量可潜在地用于监测组织灌注和检测休克状态下的无氧代谢情况。

在本章中，我们将分析休克状态下静脉-动脉二氧化碳分压差（$Pv-aCO_2$）和静脉-动脉二氧化碳含量差与动脉-静脉血氧含量差值比（$Cv-aCO_2/Ca-vO_2$）的生理学、判断预后价值、临床意义和潜在的临床应用。

16.1 简介

休克是一种危及生命的状态，在这种状态下，循环系统不能提供足够的氧气来维持组织的代谢需求，从而导致细胞功能障碍[1]。因此，早期识别组织灌注不足并及时逆转是限制其进展为多器官功能障碍和死亡的关键因素[2]。目前监测组织灌注的技术主要集中在系统血流和组织氧供需平衡上[3, 4]。事实上，早期血流动力学优化是通过以中心静脉血氧饱和度（$ScvO_2$）和宏观血流动力学为目标的复苏集束化管理来实现的，这与感染性休克死亡率显著降低相关[5]。然而，氧衍生参数的实用性一直受到强烈质疑[6]，最近的研究未能证明其临床益处[7-9]。事实上，患者入ICU时$ScvO_2$常为正常或接近正常[10]，并且宏观血流动力学和整体氧衍生参数正常并不能排除组织缺氧的出现或持续存在。在这种情况下，即使氧变量参数表面上已经被纠正，其他变量，如二氧化碳（CO_2）的衍生参数，可能可以提供关于休克早期宏观和微观血流动力学的有价值的信息[11-15]。重要的是，二氧化碳的变化比乳酸水平的变化要快，这使得二氧化碳参数作为复苏早期监测工具参数很有吸引力。

在本章中，我们将分析休克状态下静脉-动脉二氧化碳分压差（$Pv-aCO_2$）和静脉-动脉二氧化碳含量差与动脉-静脉血氧含量差值比（$Cv-aCO_2/Ca-vO_2$）的生理学原理、判断预后价值、临床意义和潜在的临床应用。

16.2 生理学背景

16.2.1 有氧活动时二氧化碳的产生

二氧化碳（CO_2）是Krebs循环在常氧条件下产生的一种终端代谢产物。CO_2产生总量（VCO_2）与整体氧消耗（VO_2）直接相关，$VCO_2=RQ \times VO_2$，其中RQ为呼吸商。RQ反映了在组织水平上消耗的每摩尔氧气所产生的二氧化碳摩尔的比率，它会因代谢条件和消耗的主要能量底物的不同而在0.6到1.0之间变化。因此，有氧VCO_2会在氧化代谢增加的过程中增加（即同时增加VO_2），或在VO_2恒定，饮食结构含大量碳水化合物时，有氧VCO_2也会增加[16]。在有氧静息条件下，RQ永远不会大于1.0，因为二氧化碳的产生不会超过消耗的氧气量。然而，在肌肉运动或某些病理情况下，CO_2通过无氧代谢产生可以解释VCO_2/VO_2比率 > 1.0。而无论有氧VCO_2增加的机制如何，只有在代偿性增加的心输出量不足以清除组织产生的CO_2时，$Pv-aCO_2$才会增加。

16.2.2 无氧活动时二氧化碳的产生

当组织缺氧时，有氧VCO_2减少，无氧VCO_2开始出现。无氧VCO_2的增加是胞质和血浆碳酸氢盐（HCO_3^-）与质子（H^+）发生缓冲作用的最终结果。在缺氧时观察到的总H^+释放是由释放H^+的所有细胞反应的总和引起的［如ATP酶、己糖激酶（HK）、磷酸果糖激酶（PFK）和甘油醛-3-磷酸脱氢酶（G_3PDH）反应］，由代谢反应平衡消耗H^+［如肌酸激酶（CK）、腺苷酸脱氨酶（AMPDase）、丙酮酸激酶（PK）和乳酸脱氢酶（LDH）反应］。因此，总H^+释放量与化学反应消耗的H^+（即"代谢缓冲"）之间的差异将导致"净H^+释放量"产生，"净H^+释放量"最终将由细胞内外的结构缓冲（如氨基酸）和碳酸氢盐缓冲系统调节[17]。这是无氧VCO_2增加的主要原因，当HCO_3^-捕获过量的H^+变成H_2CO_3后会解离成为CO_2和H_2O。无氧VCO_2的一个附加来源是一些底物的无氧脱羧，如中间代谢过程中产生的α-酮戊二酸和草酰乙酸，但它对总VCO_2的贡献是相当小的[18]。

虽然从生化的角度来看无氧CO_2很重要，但是临床上想要证明无氧CO_2的增加可能是非常困难的，因为总VCO_2在低氧条件下减少，而流出的静脉血流量可能足以代谢掉组织产生的总CO_2，从而掩盖部分无氧CO_2的增加。

16.2.3　二氧化碳在血液中的运输

二氧化碳的排出是一种被动现象，二氧化碳在电化学梯度趋势下从细胞转移到内环境中。这种运输的效率取决于通路（血流量）和载体的能力（血液含量）。幸运的是，长期的进化已经使得血液在输送大量的二氧化碳的同时不会使血流量产生太大的变化。二氧化碳的溶解性大约是氧的20～30倍，因此溶解的二氧化碳在运输的全部过程中起着关键作用。CO_2作为一种亲脂分子，能迅速通过细胞和红细胞的脂质双分子层扩散并水化，最终转化为HCO_3^-和H^+。一般来说，血液携带二氧化碳及其相关化合物有五种形式。

- 溶解的CO_2：$[CO_2]_{DIS}$，遵循Herry定律，即在恒定温度下，任何气体在液相中溶解的比例与其在气相中的分压成正比，由溶解度因子调节，不同的气体溶解度因子不同。在正常情况下，血液中约5%的CO_2以$[CO_2]_{DIS}$的形式运输。尽管其在血液中的电容相对较低，但$[CO_2]_{DIS}$在气体运输中起着至关重要的作用，因为它可以快速穿过血管内皮，而其他形式的CO_2必须转化为游离的CO_2才能进入或离开血液。

- 碳酸：$[H_2CO_3]$，由CO_2和H_2O反应产生。在大多数生理液体的pH下，H_2CO_3会立即分解为H^+和HCO_3^-。因此，$[H_2CO_3]$只代表$[CO_2]$的1/400，从数量上看在总二氧化碳的运输中并不重要。

- 碳酸氢盐：$[HCO_3^-]$，可以通过三种方式形成：由H_2CO_3解离成H^+和HCO_3^-；由CO_2和OH^-直接结合（由碳酸酐酶催化的反应）；由碳酸盐（CO_3^{2-}）和H^+结合。在动脉血中，HCO_3^-约占总CO_2含量的90%。因此，CO_2与水（H_2O）结合形成碳酸（H_2CO_3），碳酸分解为HCO_3^-和氢离子：$CO_2+H_2O=H_2CO_3=HCO_3^-+H^+$。碳酸酐酶主要在红细胞和肺毛细血管内皮细胞中几乎瞬间催化第一次反应，而非被催化的第二次反应发生的速度要慢得多。当红细胞内的H_2CO_3分解为H^+和HCO_3^-时，H^+被血红蛋白缓冲，而过量的HCO_3^-通过一个电中性的碳酸氢盐交换器从红细胞转运到血浆中（图16.1）。

- 碳酸盐：$[CO_3^{2-}]$，主要由碳酸氢盐解离形成：$HCO_3^-→CO_3^{2-}+H^+$。因此，在pH为7.40时，$[CO_3^{2-}]$约为HCO_3^-的1/1 000。因此，CO_3^{2-}对CO_2的输送在数量上并不重要。

- 碳氨基化合物：蛋白质中不带电的氨基基团可以可逆地结合氢离子和二氧化碳。到目前为止，最重要的碳氨基化合物是碳氨基血红蛋白（Hb-NH-COO⁻），当二氧化碳与血红蛋白上的游离氨基发生反应时，碳氨基血红蛋白迅速可逆地形成。在动脉血中，碳氨基化合物占总CO_2含量的5%。

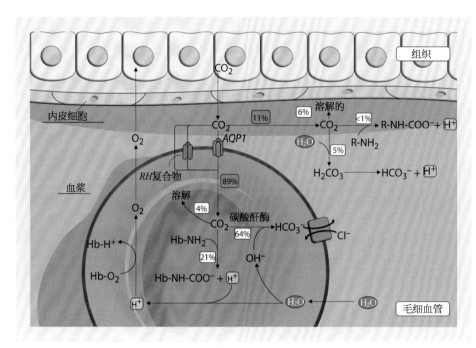

●图16.1　血液运输中的细胞内外二氧化碳交换

动脉血中CO_2的总含量（CCO_2）在标准温度和压力/干燥值（STPD）下测量约为48 mL/dL，对应的$PaCO_2$为40 mmHg。在48 mL/dL中，HCO_3^-约占90%，碳氨基化合物约占5%。当血液沿着微循环流动时，它会吸收约4 mL/dL的CO_2，从而使混合静脉血CCO_2总量上升到约52 mL/dL。增加的CCO_2中，溶解的CO_2约占10%，HCO_3^-约占69%，碳氨基化合物约占21%。因此，溶解的二氧化碳和碳氨基化合物对于增加二氧化碳输送到肺部更为重要，它们对静脉血中二氧化碳总量的增加更有贡献。在氧化代谢发生和Krebs循环维持其功能的同时，线粒体产生二氧化碳，通过细胞外空间扩散到细胞外，穿过毛细血管内皮，进入血浆。大约11%的二氧化碳增量在进入肺部的过程中仍然存在于血浆中，而大约89%的二氧化碳进入了红细胞，至少一开始是这样。上述约11%的血浆中CO_2增量依次以溶解CO_2（约6%，红细胞比容为40%）、HCO_3^-（约6%）和少量碳氨基化合物的形式输送。剩余约89%的二氧化碳增量通过两种"气体通道"进入红细胞：水通道蛋白1和Rh复合物。这些红细胞内的CO_2将以溶解胞内CO_2（约4%）的形式运输，而约21%的增量将以Hb氨基化合物的形式运输（二氧化碳与血红蛋白结合）。红细胞内的碳氨基化合物远比血浆中形成的碳氨基化合物重要，因为红细胞内的血红蛋白浓度（约33 gr/dL）明显高于以白蛋白、球蛋白等为代表的其他血浆蛋白（约7 gr/dL血浆总蛋白）。此外，二氧化碳对血红蛋白的亲和力远远超过对主要血浆蛋白的亲和力。同时，只要血液进入组织微循环或返回肺部时O_2浓度发生变化，血红蛋白对H^+和CO_2的亲和力就会发生变化。由于碳酸酐酶的活性加速了CO_2向HCO_3^-的转化，RBC中剩余的增量CO_2以HCO_3^-（约64%）的形式存在。如果没有这种酶活性，红细胞沿毛细管床的运输时间较短，红细胞内很难在这么短的时间内合成HCO_3^-。此外，$Cl-HCO_3$交换器AE1（阴离子交换器1）携带新合成的HCO_3^-出细胞，促进进一步HCO_3^-生成。●图16.1再现了红细胞内和血浆中CO_2转运的联合事件。

16.2.4　二氧化碳解离曲线

总CO_2的输送取决于二氧化碳分压、血浆pH和PO_2[19, 20]。CO_2解离曲线在PCO_2和PO_2生理范围内呈

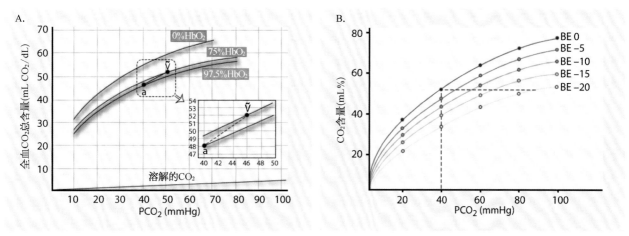

■图16.2 根据二氧化碳的解离曲线。A 全血CO₂总含量（CCO₂）和血液CO₂分压（PCO₂）随动脉血氧饱和度变化（Haldane效应）。B pH对全血CO₂总含量（CCO₂）和血液CO₂分压（PCO₂）的影响

近似线性关系（■图16.2 A）。此外，在任意CO₂分压下，总CO₂含量随着PO₂的下降而上升。因此，当血液进入全身微循环并释放出氧气时，二氧化碳的承载能力就会增加，这样血液就可以清除多余的二氧化碳。相反，当血液进入肺部毛细血管并与氧气结合时，携带二氧化碳的能力降低，血液失去了运输额外二氧化碳的能力。由于CO₂解离曲线的斜率，PCO₂必须从原来动脉血中的40 mmHg增加到混合静脉血中的46 mmHg，才能使总CO₂含量增加约4 mL/dL（即48～52 mL CO₂ gas/dL），这是去除由氧线粒体功能产生的二氧化碳所必需的。

16.3　静脉–动脉二氧化碳分压差（Pv-aCO₂）

16.3.1　Pv-aCO₂及其与心输出量的关系

静脉–动脉二氧化碳分压差（Pv-aCO₂）是指溶解的二氧化碳对混合或中心静脉和动脉血液施加的压强梯度。总的来说，Pv-aCO₂取决于二氧化碳总产量、心输出量、二氧化碳分压和二氧化碳血液含量之间的复杂关系，可能还取决于微循环血流分布。

Fick方程表明CO₂排出，即相当于稳态下CO₂产量（VCO₂），应等于心输出量（CO）和静脉–动脉CO₂含量差值的乘积：

$$V \cdot CO_2 = CO \times (CvCO_2 - CaCO_2)$$

如上所述，CCO₂和PCO₂在正常生理范围内保持相对线性关系。因此，有人建议用二氧化碳分压（PCO₂）值代替CCO₂来评估床边静脉到动脉的二氧化碳差值[20–23]。于是，用PCO₂代替CCO₂可以得到修正的Fick方程：

$$\Delta PCO_2 = K(V \cdot CO_2 / CO)$$

其中K为假线性系数，在生理条件中假定为常数[22]。然而，在严重缺氧的情况下，K因子会随着代谢性酸中毒的增加而上升到6倍，导致CCO₂和PCO₂之间的曲线关系发生变化（■图16.2B）。因此，K因

子随VCO_2降低而增加，但对$Pv-aCO_2$的最终影响取决于心输出量，可能还取决于微循环血流分布。

根据修正的Fick方程，$Pv-aCO_2$与心输出量保持着一个逆曲线关系，随着心输出量的逐渐减少，$Pv-aCO_2$升高，尤其是心输出量较低时。因此，在VO_2和VCO_2的稳定条件下，$Pv-aCO_2$随着CO_2停滞现象引起的心输出量减少而逐渐增加，在这种情况下，红细胞运输时间的延迟导致通过输出微血管的每单位血液中CO_2的增加。在早期对动物及人类的观察研究中清楚地揭示了心脏骤停期间减慢（或停止）血流和静脉CO_2累积之间的联系[24,25]。同样，出血、低血容量和梗阻性休克的实验模型也证明了$Pv-aCO_2$与心输出量之间的反向关系，从而强调了血流停滞对静脉CO_2累积的重要作用[26-29]。然而，$Pv-aCO_2$的增加最初被解释为组织缺氧的反映，因为临界氧输送值似乎与静脉CO_2开始增加的点一致[26,27]。在使用Dill nomogram建立的犬心脏填塞实验模型中，Schlichtig和Bowles[30]提示在临界DO_2以下出现无氧VCO_2，从而提示灌注不足和组织CO_2累积之间的联系。然而，由于无法区分组织灌流不足和组织缺乏氧[31]，使用渐进流量递减来实现临界氧输送（DO_2）和随后的氧消耗（VO_2）降低的经验模型可能会产生一致的结果。为了解决这个问题，Vallet等人[32]设计了一个实验，通过一个滚筒泵膜氧合器回路，测量脱离全身循环的犬后肢预备液中$Pv-aCO_2$的变化。两种不同的组织缺氧机制导致了相当程度的DO_2降低：一组通过减缓滚筒泵速度导致血流逐渐减少（缺血性缺氧），而另一组则通过控制吸入的氧气分数（低氧性缺氧）而保持血流速度，使动脉血PO_2逐步降低。两组都经历了类似的DO_2和VO_2的下降，表明相似程度的组织灌注不足。局部后肢$Pv-aCO_2$在低氧性缺氧时保持不变，而在缺血性缺氧时则增加了两倍以上。因此，作者得出结论，血流是$Pv-aCO_2$的主要决定因素，$Pv-aCO_2$不增加并不能排除组织缺氧的存在。为了评估类似的假设，Nevière等[33]比较了吸入氧分数降低（低氧性缺氧）和血流减少（缺血性缺氧）对肠黏膜–动脉CO_2差（$Pmtis-aCO_2$）的影响。$Pmtis-aCO_2$在缺血性缺氧时增加到60 mmHg，而在低氧性缺氧时在DO_2的大范围内几乎保持不变。有趣的是，使用极低FiO值时，$Pmtis-aCO_2$略有增加。作者认为$Pmtis-aCO_2$的增加主要是由血流改变引起的，尽管他们承认在非常严重的缺氧条件下黏膜内PCO_2的增加可能表明一些局部二氧化碳的产生。然而，在缺氧条件下，DO_2/VO_2依赖性比$Pmtis-aCO_2$的增加早，这一事实表明，$Pmtis-aCO_2$不应作为组织缺氧的标志。

同样，在无低灌注的缺氧出血模型中，进行性失血被等容剂量的右旋糖酐替代，$Pv-aCO_2$在血流恢复时没有增加，证实了血流对静脉CO_2[34]增加的主导作用。

因此，在非炎症条件下，$Pv-aCO_2$的增加与心输出量的变化密切相关。然而，感染性休克期间心脏输出量与$Pv-aCO_2$的一致性较弱[14,35-37]，这提示可能涉及其他机制。

16.3.2 $Pv-aCO_2$和微循环血流变化

感染性休克中微循环功能障碍是一种普遍现象，其特征是功能毛细血管密度（FCD）降低和血流异质性增加，包括无灌注毛细血管的邻近的灌注良好的血管区域[38,39]。正常情况下，微血管血流的异质性[40]可以忽略，在缺氧或低流量状态下代谢与灌注之间的匹配性会得到改善[41]。然而，随着FCD的降低，微循环血流的异质性增加可能是脓毒症中氧提取能力不足的原因[42,43]。事实上，在最严重的感染性休克病例中，单个毛细血管的非均质流动停止可能是决定氧供应依赖现象的重要因素[42,44]。重要的是，即使在整体氧饱和度似乎足够时，微循环改变也可能发生，它似乎能触发多器官功能障碍的发展[45]。此外，这种微循环紊乱对临床结果的影响比整体血流动力学参数更大，在代表最严重紊乱的四分位数中，死亡风险逐步增加[46]。

Creteur等通过同时评估低固定剂量多巴酚丁胺输液过程中舌下微循环、舌下组织CO_2和胃黏膜CO_2，提出了感染性休克中微循环改变与组织CO_2累积之间的联系[47]。他们观察到随着心输出量和SvO_2增加，舌下动脉CO_2分压差（Psl-aCO_2）显著降低（从40±15 mmHg下降到17±8 mmHg）。灌注良好的小血管比例与Psl-aCO_2呈负相关（R^2=0.80，$P < 0.01$），表明灌注良好的毛细血管比例的增加与组织CO_2压力的变化趋势相反。同样，Nevière和同事[48]发现多巴酚丁胺诱导的胃微血管血流变化可以通过胃黏膜-动脉CO_2分压差（Pgtis-aCO_2）的变化得到很好的反映，阐明了微血管血流对胃-组织CO_2累积的主导作用。

最近的观察也表明，在感染性休克早期，微循环血流改变与Pv-aCO_2有密切关系[11]。微循环血流不均匀性的增加和功能毛细血管密度的降低与Pv-aCO_2的增加密切相关。尽管一般在心输出量较低时观察到较高的Pv-aCO_2值，但有趣的是，心输出量的变化与微循环血流参数的变化没有很好的相关性。

在组织缺氧时，尽管有一些无氧CO_2产生，总VCO_2还是会减少。但随着宏观血流减少或微血管血流变得更加不均匀，静脉CCO_2会增加。事实上，考虑到恒定的VCO_2，当微循环血流变得不均匀和毛细血管密度下降时，即使表面上看心输出量是"正常的"，静脉CO_2也会增加（■图16.3）。如此，即使患者在心输出量和氧源参数表面上是正常的，监测二氧化碳分压差值可以提供微循环血流改变的重要信息。

16.3.3　Pv-aCO_2的临床价值

Pv-aCO_2的变化反映了异常非炎症状态下的宏观血流变化，如心脏骤停、低血容量或失血性休克，以及心脏填塞[24-28]。但在感染性休克中，Pv-aCO_2可能受到微循环血流分布的影响，因此在临床和实验研究中对心输出量与Pv-aCO_2的关系没有观察到一致性。

感染性休克早期观察显示，Pv-aCO_2 > 6 mmHg患者的心输出量低于Pv-aCO_2 ≤ 6 mmHg[36]的患者。有趣的是，尽管Pv-aCO_2与心输出量变化之间的一致性很差（r=0.42或R^2=0.18，$P < 0.001$），但有容量反应性者Pv-aCO_2随着心输出量减少而增加。同样，Bakker等人报道了心输出量与Pv-aCO_2（r=0.41或R^2=0.17，$P < 0.001$）之间的反向关系（尽管在数学上较弱）[35]，虽然Pv-aCO_2 > 6 mmHg患者心输出量和DO_2较低，但由于ERO_2的适应性变化，两组患者的VO_2相同。

感染性休克患者在初次复苏后达到$ScvO_2$ > 70%，Pv-aCO_2 > 6.0 mmHg也会与更严重的多器官功能障碍相关联[15]。同样，Ospina-Tascón等研究表明，感染性休克早期复苏中持续的高Pv-aCO_2与更严重的多器官功能障碍和28天预后差相关[14]。即使达到$ScvO_2$和$ScvO_2$目标，Pv-aCO_2的增加也与不良临床结果相关。此外，复苏前6小时内Pv-aCO_2值持续处于较高水平的患者，其乳酸水平更高，乳酸清除更慢。重要的是，从中心静脉和混合静脉血样本获得的PCO_2差值显示出良好的一致性。然而，最近另一项对感染性休克患者的研究也表明[37]，Pv-aCO_2与心输出量之间没有一致性。

有趣的是，尽管Pv-aCO_2与感染性休克的不良预后相关[14, 15, 37, 49, 50]和高风险手术不良预后相关[51]，但其在心脏手术中的预测价值仍存在争议[52, 53]。

因此，高Pv-aCO_2可识别出脓毒症患者在达到氧代谢目标后仍未充分复苏，这也强调了Pv-aCO_2作为整体灌注标志物的概念，因为它能检测血流改变。然而，正常的Pv-aCO_2可能不能检测组织缺氧的存在，因为心脏输出值的升高可以通过简单的组织冲洗防止静脉CO_2的增加。

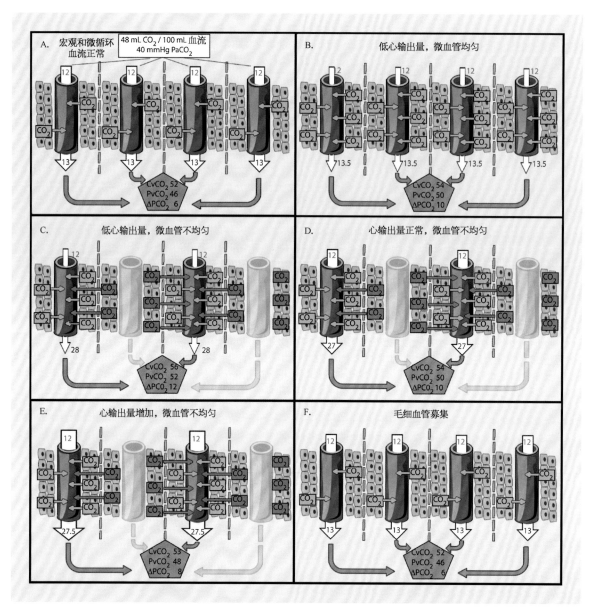

图16.3 宏观和微循环血流变化及其对Pv-aCO₂的影响。A. 宏观和微循环血流正常条件。通过四条毛细血管进行48 mL CO₂/dL(或PvCO₂ 40 mmHg)的正常连续对流（白色箭头贯穿毛细血管）。静脉流出物将装载氧产生的二氧化碳，使CvCO₂为52 mL/dL（或PvCO₂为46 mmHg），Pv-aCO₂为6 mmHg。B. 低心排，微循环血流均匀。即使维持有氧代谢（停滞现象），毛细血管血液的传输延迟（细白箭头贯穿毛细管）也将导致较高的二氧化碳负荷。静脉流出物将被充入额外的有氧代谢产生的CO₂，导致CvCO₂为54 mL/dL（或PvCO₂为50 mmHg），Pv-aCO₂为10 mmHg。C. 低心排和微循环血流不均。由于血管停滞，开放的毛细血管将从邻近细胞群装载更多的有氧代谢产生的CO₂（在开放毛细血管中，细的白色箭头代表低对流）。此外，静脉流出物也将装载来自远处细胞群的额外二氧化碳。这些额外的二氧化碳部分来自有氧代谢的产物，而且由于净H⁺释放的缓冲作用，大部分将来自无氧代谢产生的二氧化碳（详见正文）。因此，静脉流出物将被额外的有氧和无氧代谢产生的CO₂填充，导致CvCO₂为56 mL/dL（或PvCO₂ 52 mmHg）和Pv-aCO₂为12 mmHg。D. 心输出量正常，微循环血流不均匀的情况下。无氧代谢产生的CO₂将作为净H⁺释放的缓冲物被释放到血液中（由于血流分布不平衡导致的O₂限制而增加——详见文本）。尽管心脏排血量明显正常，但这并不足以清除过量的二氧化碳。因此，静脉流出物将被额外的有氧和无氧代谢产生的CO₂充满，导致CvCO₂为54 mL/dL（或PvCO₂ 50 mmHg），Pv-aCO₂将保持高位（10 mmHg）。E. 心输出量增加，微循环血流不均匀的情况下。宏观流量的增加将冲走组织中有氧和无氧代谢产生的CO₂（在开放毛细血管中，粗的白色箭头表示对流流量的增加）。然而，当微循环血流严重不均匀时，尽管心输出值明显较高，但无氧代谢产生的CO₂在静脉流出物中仍会增加。因此，静脉流出物将被额外的有氧和无氧代谢产生的CO₂充满，导致CvCO₂为53 mL/dL（或PvCO₂ 48 mmHg）和Pv-aCO₂为8 mmHg。F. 毛细血管募集，改善微循环血流分布的干预措施可使Pv-aCO₂正常化，甚至心排血量也明显由"高"下降到"正常"值。注：绿色的垂直虚线表示每个毛细管的理论圆柱区域的极限

16.4 静脉–动脉二氧化碳含量差与动脉–静脉血氧含量差值比（Cv-aCO$_2$/Ca-vO$_2$比率）

16.4.1 生理学原理

根据Fick方程，氧消耗（VO$_2$）和CO$_2$产生量（VCO$_2$）与心输出量及其各自的动脉–静脉和静脉–动脉含量的差异成正比。在有氧稳态条件下，VCO$_2$接近VO$_2$，其中静脉与动脉的CO$_2$混合含量差（Cv-aCO$_2$）近似于动脉与混合静脉的CO$_2$含量差（Ca-vO$_2$）。VCO$_2$不应超过O$_2$的消耗，VCO$_2$/VO$_2$的比率［如呼吸商（RQ）］在这种有氧静息条件下，不应该 > 1.0。Cv-aCO$_2$/Ca-vO$_2$比率可以代替VCO$_2$/VO$_2$比率或RQ，并且在某种程度上，它独立于流量的变化，因为根据Fick等式，心输出量同时存在于分子和分母成分中。最近的一项进行性出血休克模型的亚分析表明，Pv-aCO$_2$/Ca-vO$_2$比值不能很好地替代血液稀释过程中的无氧代谢[54]。然而，其他作者观察到机械通气患者循环衰竭时Cv-aCO$_2$/Ca-vO$_2$比值、呼吸商（通过间接量热法测量）和乳酸水平同时升高[55]，从而进一步证实了无氧代谢与Cv-aCO$_2$/Ca-vO$_2$比值升高之间的联系。

阻断线粒体的O$_2$利用导致VCO$_2$和VO$_2$的非对称减少和RQ的增加。由于严重的氧利用不足，过量的缓冲对不能参与氧化磷酸化过程，无氧代谢产生的CO$_2$增加，导致这种不对称的VCO$_2$/VO$_2$减少（■图16.4）。类似地，在代谢需求过度的情况下（如在力竭性运动期间），一旦达到无氧阈值[56]，总VCO$_2$可能会超过VO$_2$的自我调节范围。否则，在循环休克期间，VO$_2$的整体减少应伴随着有氧VCO$_2$的比例减少。然而，休克实验模型也表明，随着VCO$_2$/VO$_2$比值的升高，VCO$_2$的下降幅度略小于VO$_2$的下降幅度[28, 57]。有趣的是，VCO$_2$/VO$_2$比率在休克逆转后恢复正常。以上提示Cv-aCO$_2$/Ca-vO$_2$比值可以识别无氧代谢的存在。

16.4.2 Cv-aCO$_2$/Ca-vO$_2$比率及其临床意义

高乳酸血症在传统意义上被认为是缺氧代谢的一个标志，其次是细胞氧供应不足。然而，血浆乳酸水平的增加可能是由于组织缺氧以外的原因[58]。事实上，高乳酸水平往往是糖酵解活性增加、丙酮酸代谢异常或乳酸代谢清除率改变所致[59-61]，这阻碍了复苏期间和复苏后对其解释。Mekontso-Dessap等人使用CO$_2$压力代替CO$_2$含量，发现Pv-aCO$_2$/Ca-vO$_2$比率（替代Cv-aCO$_2$/Ca-vO$_2$比率）与乳酸水平 ≥ 2.0 mmol/L（接受其作为无氧代谢的指标）之间具有良好的一致性[12]。比一致性更重要的是，Cv-aCO$_2$/Ca-vO$_2$能够比乳酸水平提供更多信息。在最近的一项研究中，Ospina-Tascón等人[13]表明，与正常乳酸水平和Cv-aCO$_2$/Ca-vO$_2$比率 ≤ 1.0的患者相比，持续性高乳酸血症合并高Cv-aCO$_2$/Ca-vO$_2$比率的感染性休克患者有更严重的器官功能障碍和更糟糕的临床结果。有趣的是，乳酸水平 < 2.0 mmol/L但Cv-aCO$_2$/Ca-vO$_2$比率持续升高的患者与持续高乳酸血症和正常Cv-aCO$_2$/Ca-vO$_2$比率的患者的临床结果相似。然而，在感染性休克时，Cv-aCO$_2$/Ca-vO$_2$比率升高是否会先于乳酸水平升高，还需在将来进一步确认。

随后的研究证实了Cv-aCO$_2$/Ca-vO$_2$比率可作为感染性休克的预后指标[62, 63]，而其他研究表明，Cv-aCO$_2$/Ca-vO$_2$比率增高和高乳酸血症可作为识别VO$_2$/DO$_2$持续存在的证据[64, 65]。与此观点一致的是，其他作者证明，急性循环衰竭患者在补液后VO$_2$增加，且补液前Pv-aCO$_2$/Ca-vO$_2$比率增加[64, 65]。此外，基

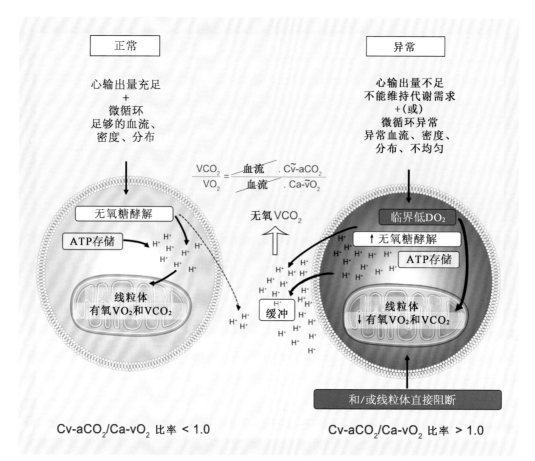

$$\frac{VCO_2}{VO_2} = \frac{血流}{血流} \cdot \frac{C\tilde{v}\text{-}aCO_2}{Ca\text{-}\bar{v}O_2}$$

图16.4 静脉-动脉二氧化碳含量差与动脉-静脉血氧含量差的比率（$Cv\text{-}aCO_2/Ca\text{-}vO_2$比率）。正常有氧环境（左侧）和无氧环境（右侧）。充足的心排血量和正常的微血管血流分布通常维持细胞呼吸，$Cv\text{-}aCO_2/Ca\text{-}vO_2$比率保持$\leq 1.0$。相反，心输出量不足、微血管血流分布不均匀和直接的线粒体阻断会降低VO_2，进而降低有氧VCO_2。细胞代谢转向无氧糖酵解，并且在ATP水解过程中释放的H^+不能在氧化磷酸化中重复使用。因此，过量的不可循环的H^+被HCO_3缓冲，产生H_2CO_3，分解为CO_2和H_2O。这种无氧CO_2会增加$Cv\text{-}aCO_2/Ca\text{-}vO_2$比率

于感染性休克实验模型的证据表明，微循环血流分布的改善可以逆转$Cv\text{-}aCO_2/Ca\text{-}vO_2$比例下降所反映的无氧代谢[41]。

总之，$Cv\text{-}aCO_2/Ca\text{-}vO_2$比率或其等效$Pv\text{-}aCO_2/Ca\text{-}vO_2$比率（因为Haldane效应所以有明显的局限性），可能提供重要的预测信息，它可以帮助在休克的早期阶段阐明乳酸的来源增加（从有氧或无氧性质）。与乳酸水平相比，$Cv\text{-}aCO_2/Ca\text{-}vO_2$比率对短期血流动力学变化的反应速度更快，这使其成为一个值得监测的变量，尽管难以计算，但其解释较为容易，大于1.0可能表明存在持续的无氧代谢。

16.5 Pv-aCO₂和Haldane效应

二氧化碳与血红蛋白的结合会根据血红蛋白的氧合状态和脱氧状态而变化。这种现象被称为Haldane效应，当氧气向相反的方向流动时，可以使组织中的二氧化碳更好地装载到血液中，从而增加了静脉血携带二氧化碳的能力。相反，氧从肺泡到毛细血管的流动促进了二氧化碳从血红蛋白中释放，从而促进了二氧化碳经肺的消除。因此，在相同的PCO_2条件下，低氧饱和度值会增加CO_2含量（CCO_2），这样就会有更多的CO_2会与血红蛋白结合。不管组织灌注不变还是增加，组织摄氧能力、pH、VCO_2和血红蛋白浓度的变化可以影响$Pv\text{-}aCO_2$。如与氧消耗变化相比，高血流量和VCO_2的大幅增加可能导致具有

不同ERO_2基线值的不同血管床之间组织-动脉或静脉-动脉CO_2梯度的解离。事实上，在内脏血流增加的过程中，由于静脉血氧饱和度、局部VCO_2或两者的改变，黏膜-动脉二氧化碳分压差可能会反常地增加[66]。

根据基线SvO_2的不同，在相同的血流或代谢变化的情况下，Haldane效应可能增加或减少$Pv-aCO_2$[67]。诚然，当二氧化碳分压、pH和SvO_2接近正常时，$Pv-aCO_2/Ca-vO_2$可能相当于$Cv-aCO_2/Ca-vO_2$。然而，$Cv-aCO_2$并不总是代表$Pv-aCO_2$，特别是在低二氧化碳分压和SvO_2条件下。在这方面，最近的一项研究证实了$Cv-aCO_2/Ca-vO_2$比率在感染性休克中的预后价值，而其等值分压（$Pv-aCO_2/Ca-vO_2$比值）的不可靠性[13]。因此，虽然在低$Pv-aCO_2$值时，Haldane效应的影响可以忽略，但在较高$Pv-aCO_2$值时，$Cv-aCO_2$对$Pv-aCO_2$的分散范围明显更广[13]。

$Pv-aCO_2$测量的简便性使其成为一个有吸引力的工具来指导复苏的临床设置。然而，$Pv-aCO_2$是一个复杂的生理测量，应该根据许多生理变量来解释。

16.6   感染性休克中$Pv-aCO_2$和$Cv-aCO_2/Ca-vO_2$比率的分析

组织-动脉和静脉-动脉CO_2分压差应作为组织灌注的标志，而不是组织缺氧的指标。高$Pv-aCO_2$（>6.0 mmHg）和低SvO_2水平通常在炎症和非炎症条件下均能反映低心输出量。同样，正常的SvO_2伴随持续增加的$Pv-aCO_2$提示心输出量不足以清除组织产生的二氧化碳。另外，具有正常甚至高SvO_2值和高$Pv-aCO_2$值与微循环紊乱相吻合，如功能毛细血管密度降低或微血管血流异质性增加，至少在感染性休克早期是这样[11, 45]。无论如何，$Pv-aCO_2$的增加反映了宏观或微观血流的改变，而与无氧代谢无关。因此，$Pv-aCO_2$升高应提醒临床医师优化心排血量或改善微循环以改善组织灌注，特别是当乳酸水平升高和存在低灌注临床症状时。然而，这样的决定应该考虑临床证据和多模态监测提供的信息[68]。在有氧条件下，高$Pv-aCO_2$意味着即使心输出量在"正常"范围内，血流也不够。在此背景下，进一步提高心输出量以防止可能发生的组织缺氧仍存在争议，需要在未来进行评估。

在有氧供应支持的情况下，心输出量的增加应伴随着VO_2的升高，有氧代谢产生的VCO_2升高，在这种积极干预后$Pv-aCO_2$的下降幅度较小。所以说$Pv-aCO_2$的轻微降低并不意味着干预治疗无效。因此，在可能存在氧供应支持的情况下，应维持优化心输出量的干预措施，直到$Pv-aCO_2$值下降为止。值得注意的是，大多数旨在增加心输出量的干预措施由于血管活性胺和收缩剂增加生热作用，从而增加VCO_2[69]。$Pv-aCO_2$可作为反映VCO_2/心输出量关系的指标[29]，从而有助于药物滴定治疗[70]。相反，正常的$Pv-aCO_2$（<6.0 mmHg）表明心输出量足以清除组织产生的二氧化碳，也表明微循环血流分布充分。然而，在$Pv-aCO_2$<6.0 mmHg且明显低氧状态下，是否应调节心排血量或微循环仍存在争议。

$Cv-aCO_2/Ca-vO_2$比率>1.0提示存在无氧代谢，结合乳酸水平和$Cv-aCO_2/Ca-vO_2$比率可能为复苏早期提供相关信息。乳酸水平升高伴$Cv-aCO_2/Ca-vO_2$比率>1.0提示"正在进行"的无氧代谢，提示临床医师应优化宏观和微观血流参数。相反，乳酸水平的升高伴随着$Cv-aCO_2/Ca-vO_2$比率≤1.0可能提示乳酸堆积的原因是细胞功能障碍。在这种情况下，应该阻止旨在增加血流的额外复苏操作，尽管这应该在临床试验中得到证实。考虑到CO_2变量的快速反应，正常乳酸水平下$Cv-aCO_2/Ca-vO_2$比率>1.0可能最终提示无氧代谢的开始，甚至可以预测乳酸水平的增加。然而，$Cv-aCO_2/Ca-vO_2$比率的复杂性值得在临床环境中进一步研究和确认。

总结

从生理学上判断静脉CO_2增加是复杂的。然而，总的来说，Pv-aCO_2比组织缺氧更能反映宏观和微血管水平的血流改变。同时，Cv-aCO_2/Ca-vO_2比率的升高可反映无氧代谢，可提供更多休克患者的重要预后信息。尽管这种监测CO_2衍生变量具有生理学基础，但其在休克复苏中的临床应用仍有待于未来的实验和临床研究来证明。

要点

- Pv-aCO_2是由宏观和（或）微血管血流、CO_2总产量（有氧和无氧），以及CO_2分压和CO_2血液含量之间的复杂关系（Haldane效应）共同决定的。
- Pv-aCO_2应作为组织灌注的标志，而不是组织缺氧的标志。
- Pv-aCO_2增高通常提示心排血量"低"或"不足"。然而，在严重的炎症条件下，功能毛细血管密度的改变和微血管血流的异质性也可以解释静脉CO_2积累。
- Pv-aCO_2升高应鼓励临床医师优化心排血量，特别是当乳酸水平升高和出现低灌注临床征象时。
- 在有氧条件下，进一步提高心输出量以防止高Pv-aCO_2存在时可能出现的组织缺氧仍存在争议。
- 静脉-动脉血二氧化碳含量差与动脉-静脉血氧的差值比（Cv-aCO_2/Ca-vO_2）升高，可反映无氧代谢的存在。有一些实验证据表明，至少在休克早期阶段，复苏操作可以逆转高Cv-aCO_2/Ca-vO_2比率。
- 高Cv-aCO_2/Ca-vO_2比率可为感染性休克提供额外的预后信息。Cv-aCO_2/Ca-vO_2比率是否能预测休克早期乳酸水平的升高仍有待阐明。

参考文献

［1］ Cecconi M, De Backer D, Antonelli M, Beale R, Bakker J, Hofer C, et al. Consensus on circulatory shock and hemodynamic monitoring. Task force of the European Society of Intensive Care Medicine. Intensive Care Med. 2014; 40(12): 1795-815.

［2］ Vincent JL, De Backer D. Circulatory shock. N Engl J Med. 2013; 369(18): 1726-34.

［3］ Shoemaker WC, Appel PL, Kram HB. Tissue oxygen debt as a determinant of lethal and nonlethal postoperative organ failure. Crit Care Med. 1988; 16(11): 1117-20.

［4］ Vallet B. Vascular reactivity and tissue oxygenation. Intensive Care Med. 1998; 24(1): 3-11.

［5］ Rivers E, Nguyen B, Havstad S, Ressler J, Muzzin A, Knoblich B, et al. Early goal-directed therapy in the treatment of severe sepsis and septic shock. N Engl J Med. 2001; 345(19): 1368-77.

［6］ Bellomo R, Reade MC, Warrillow SJ. The pursuit of a high central venous oxygen saturation in sepsis: growing concerns. Crit Care. 2008; 12(2): 130.

［7］ Peake SL, Delaney A, Bailey M, Bellomo R, Cameron PA, Cooper DJ, et al. Goal-directed resuscitation for patients with early septic shock. N Engl J Med. 2014; 371(16): 1496-506.

［8］ Mouncey PR, Osborn TM, Power GS, Harrison DA, Sadique MZ, Grieve RD, et al. Trial of early, goal-directed resuscitation for septic shock. N Engl J Med. 2015; 372(14): 1301-11.

［9］ Yealy DM, Kellum JA, Huang DT, Barnato AE, Weissfeld LA, Pike F, et al. A randomized trial of protocol-based care for early septic shock. N Engl J Med. 2014; 370(18): 1683-93.

［10］ van Beest PA, Hofstra JJ, Schultz MJ, Boerma EC, Spronk PE, Kuiper MA. The incidence of low venous oxygen saturation on admission to the intensive care unit: a multi-center observational study in The Netherlands. Crit Care. 2008; 12(2): R33.

［11］ Ospina-Tascón GA, Umaña M, Bermúdez WF, Bautista-Rincón DF, Valencia JD, Madriñán HJ, et al. Can venous-to-arterial carbon dioxide differences reflect microcirculatory alterations in patients with septic shock? Intensive Care Med. 2016; 42(2): 211-21.

[12] Mekontso-Dessap A, Castelain V, Anguel N, Bahloul M, Schauvliege F, Richard C, et al. Combination of venoarterial PCO_2 difference with arteriovenous O_2 content difference to detect anaerobic metabolism in patients. Intensive Care Med. 2002; 28(3): 272-7.

[13] Ospina-Tascón GA, Umaña M, Bermúdez W, Bautista-Rincón DF, Hernandez G, Bruhn A, et al. Combination of arterial lactate levels and venous-arterial CO_2 to arterial-venous O_2 content difference ratio as markers of resuscitation in patients with septic shock. Intensive Care Med. 2015; 41(5): 796-805.

[14] Ospina-Tascón GA, Bautista-Rincón DF, Umaña M, Tafur JD, Gutiérrez A, García AF, et al. Persistently high venous-to-arterial carbon dioxide differences during early resuscitation are associated with poor outcomes in septic shock. Crit Care. 2013; 17(6): R294.

[15] Vallée F, Vallet B, Mathe O, Parraguette J, Mari A, Silva S, et al. Central venous-to-arterial carbon dioxide difference: an additional target for goal-directed therapy in septic shock? Intensive Care Med. 2008; 34(12): 2218-25.

[16] Herve P, Simonneau G, Girard P, Cerrina J, Mathieu M, Duroux P. Hypercapnic acidosis induced by nutrition in mechanically ventilated patients: glucose versus fat. Crit Care Med. 1985; 13(7): 537-40.

[17] Marcinek DJ, Kushmerick MJ, Conley KE. Lactic acidosis in vivo: testing the link between lactate generation and H+ accumulation in ischemic mouse muscle. J Appl Physiol (1985). 2010; 108(6): 1479-86.

[18] Randall HM, Cohen JJ. Anaerobic CO_2 production by dog kidney in vitro. Am J Phys. 1966; 211(2): 493-505.

[19] Jensen FB. Comparative analysis of autoxidation of haemoglobin. J Exp Biol. 2001; 204(Pt 11): 2029-33.

[20] McHardy GJ. The relationship between the differences in pressure and content of carbon dioxide in arterial and venous blood. Clin Sci. 1967; 32(2): 299-309.

[21] Cavaliere F, Giovannini I, Chiarla C, Conti G, Pennisi MA, Montini L, et al. Comparison of two methods to assess blood CO_2 equilibration curve in mechanically ventilated patients. Respir Physiol Neurobiol. 2005; 146(1): 77-83.

[22] Lamia B, Monnet X, Teboul JL. Meaning of arterio-venous PCO_2 difference in circulatory shock. Minerva Anestesiol. 2006; 72(6): 597-604.

[23] Giovannini I, Chiarla C, Boldrini G, Castagneto M. Calculation of venoarterial CO_2 concentration difference. J Appl Physiol (1985). 1993; 74(2): 959-64.

[24] Grundler W, Weil MH, Rackow EC. Arteriovenous carbon dioxide and pH gradients during cardiac arrest. Circulation. 1986; 74(5): 1071-4.

[25] Weil MH, Rackow EC, Trevino R, Grundler W, Falk JL, Griffel MI. Difference in acid-base state between venous and arterial blood during cardiopulmonary resuscitation. N Engl J Med. 1986; 315(3): 153-6.

[26] Zhang H, Vincent JL. Arteriovenous differences in PCO_2 and pH are good indicators of critical hypoperfusion. Am Rev Respir Dis. 1993; 148(4 Pt 1): 867-71.

[27] Van der Linden P, Rausin I, Deltell A, Bekrar Y, Gilbart E, Bakker J, et al. Detection of tissue hypoxia by arteriovenous gradient for PCO_2 and pH in anesthetized dogs during progressive hemorrhage. Anesth Analg. 1995; 80(2): 269-75.

[28] Groeneveld AB, Vermeij CG, Thijs LG. Arterial and mixed venous blood acid-base balance during hypoperfusion with incremental positive end-expiratory pressure in the pig. Anesth Analg. 1991; 73(5): 576-82.

[29] Teboul JL, Mercat A, Lenique F, Berton C, Richard C. Value of the venous-arterial PCO_2 gradient to reflect the oxygen supply to demand in humans: effects of dobutamine. Crit Care Med. 1998; 26(6): 1007-10.

[30] Schlichtig R, Bowles SA. Distinguishing between aerobic and anaerobic appearance of dissolved CO_2 in intestine during low flow. J Appl Physiol (1985). 1994; 76(6): 2443-51.

[31] Vallet B, Tavernier B, Lund N. Assessment of tissue oxygenation in the critically III. In: Vincent J-L, editor. Yearbook of intensive care and emergency medicine. Berlin/Heidelberg: Springer Berlin Heidelberg; 2000. p. 715-25.

[32] Vallet B, Teboul JL, Cain S, Curtis S. Venoarterial CO(2) difference during regional ischemic or hypoxic hypoxia. J Appl Physiol (1985). 2000; 89(4): 1317-21.

[33] Nevière R, Chagnon JL, Teboul JL, Vallet B, Wattel F. Small intestine intramucosal PCO(2) and microvascular blood flow during hypoxic and ischemic hypoxia. Crit Care Med. 2002; 30(2): 379-84.

[34] Dubin A, Estenssoro E, Murias G, Pozo MO, Sottile JP, Barán M, et al. Intramucosal-arterial Pco2 gradient does not reflect intestinal dysoxia in anemic hypoxia. J Trauma. 2004; 57(6): 1211-7.

[35] Bakker J, Vincent JL, Gris P, Leon M, Coffernils M, Kahn RJ. Veno-arterial carbon dioxide gradient in human septic shock. Chest. 1992; 101(2): 509-15.

[36] Mecher CE, Rackow EC, Astiz ME, Weil MH. Venous hypercarbia associated with severe sepsis and systemic hypoperfusion. Crit Care Med. 1990; 18(6): 585-9.

[37] van Beest PA, Lont MC, Holman ND, Loef B, Kuiper MA, Boerma EC. Central venous-arterial pCO2 difference as a tool in resuscitation of septic patients. Intensive Care Med. 2013; 39(6): 1034-9.

[38] De Backer D, Creteur J, Preiser JC, Dubois MJ, Vincent JL. Microvascular blood flow is altered in patients with sepsis. Am J Respir Crit Care Med. 2002; 166(1): 98-104.

[39] De Backer D, Ospina-Tascon G, Salgado D, Favory R, Creteur J, Vincent JL. Monitoring the microcirculation in the critically ill patient: current methods and future approaches. Intensive Care Med. 2010; 36(11): 1813-25.

[40] Zuurbier CJ, van Iterson M, Ince C. Functional heterogeneity of oxygen supply-consumption ratio in the heart. Cardiovasc Res. 1999; 44(3): 488-97.

[41] Stein JC, Ellis CG, Ellsworth ML. Relationship between capillary and systemic venous PO2 during nonhypoxic and hypoxic ventilation. Am J Phys. 1993; 265(2 Pt 2): H537-42.

[42] Goldman D, Bateman RM, Ellis CG. Effect of decreased O2 supply on skeletal muscle oxygenation and O2 consumption during sepsis: role of heterogeneous capillary spacing and blood flow. Am J Physiol Heart Circ Physiol. 2006; 290(6): H2277-85.

[43] Ospina-Tascón GA, García Marin AF, Echeverri GJ, Bermudez WF, Madriñán-Navia H, Valencia JD, et al. Effects of dobutamine on intestinal

microvascular blood flow heterogeneity and O2 extraction during septic shock. J Appl Physiol (1985). 2017; 122(6): 1406−17.

[44] Humer MF, Phang PT, Friesen BP, Allard MF, Goddard CM, Walley KR. Heterogeneity of gut capillary transit times and impaired gut oxygen extraction in endotoxemic pigs. J Appl Physiol (1985). 1996; 81(2): 895−904.

[45] Sakr Y, Dubois MJ, De Backer D, Creteur J, Vincent JL. Persistent microcirculatory alterations are associated with organ failure and death in patients with septic shock. Crit Care Med. 2004; 32(9): 1825−31.

[46] De Backer D, Donadello K, Sakr Y, Ospina-Tascon G, Salgado D, Scolletta S, et al. Microcirculatory alterations in patients with severe sepsis: impact of time of assessment and relationship with outcome. Crit Care Med. 2013; 41(3): 791−9.

[47] Creteur J, De Backer D, Sakr Y, Koch M, Vincent JL. Sublingual capnometry tracks microcirculatory changes in septic patients. Intensive Care Med. 2006; 32(4): 516−23.

[48] Nevière R, Mathieu D, Chagnon JL, Lebleu N, Wattel F. The contrasting effects of dobutamine and dopamine on gastric mucosal perfusion in septic patients. Am J Respir Crit Care Med. 1996; 154(6 Pt 1): 1684−8.

[49] Mallat J, Pepy F, Lemyze M, Gasan G, Vangrunderbeeck N, Tronchon L, et al. Central venous-to-arterial carbon dioxide partial pressure difference in early resuscitation from septic shock: a prospective observational study. Eur J Anaesthesiol. 2014; 31(7): 371−80.

[50] Du W, Liu DW, Wang XT, Long Y, Chai WZ, Zhou X, et al. Combining central venous-to-arterial partial pressure of carbon dioxide difference and central venous oxygen saturation to guide resuscitation in septic shock. J Crit Care. 2013; 28(6): 1110.e1−5.

[51] Robin E, Futier E, Pires O, Fleyfel M, Tavernier B, Lebuffe G, et al. Central venous-to-arterial carbon dioxide difference as a prognostic tool in high-risk surgical patients. Crit Care. 2015; 19: 227.

[52] Guinot PG, Badoux L, Bernard E, Abou-Arab O, Lorne E, Dupont H. Central venous-to-arterial carbon dioxide partial pressure difference in patients undergoing cardiac surgery is not related to postoperative outcomes. J Cardiothorac Vasc Anesth. 2017; 31(4): 1190−6.

[53] Morel J, Grand N, Axiotis G, Bouchet JB, Faure M, Auboyer C, et al. High veno-arterial carbon dioxide gradient is not predictive of worst outcome after an elective cardiac surgery: a retrospective cohort study. J Clin Monit Comput. 2016; 30(6): 783−9.

[54] Dubin A, Ferrara G, Kanoore Edul VS, Martins E, Canales HS, Canullán C, et al. Venoarterial PCO$_2$-to-arteriovenous oxygen content difference ratio is a poor surrogate for anaerobic metabolism in hemodilution: an experimental study. Ann Intensive Care. 2017; 7(1): 65.

[55] Danin PE, Bendjelid K. The venous-arterial CO$_2$ to arterial-venous O$_2$ content difference ratio: easy to monitor? J Crit Care. 2016; 35: 217−8.

[56] Wasserman K, Beaver WL, Whipp BJ. Gas exchange theory and the lactic acidosis (anaerobic) threshold. Circulation. 1990; 81(1 Suppl): II14−30.

[57] Cohen IL, Sheikh FM, Perkins RJ, Feustel PJ, Foster ED. Effect of hemorrhagic shock and reperfusion on the respiratory quotient in swine. Crit Care Med. 1995; 23(3): 545−52.

[58] Rimachi R, Bruzzi de Carvalho F, Orellano-Jimenez C, Cotton F, Vincent JL, De Backer D. Lactate/pyruvate ratio as a marker of tissue hypoxia in circulatory and septic shock. Anaesth Intensive Care. 2012; 40(3): 427−32.

[59] Gore DC, Jahoor F, Hibbert JM, DeMaria EJ. Lactic acidosis during sepsis is related to increased pyruvate production, not deficits in tissue oxygen availability. Ann Surg. 1996; 224(1): 97−102.

[60] Levraut J, Ciebiera JP, Chave S, Rabary O, Jambou P, Carles M, et al. Mild hyperlactatemia in stable septic patients is due to impaired lactate clearance rather than overproduction. Am J Respir Crit Care Med. 1998; 157(4 Pt 1): 1021−6.

[61] Tapia P, Soto D, Bruhn A, Alegría L, Jarufe N, Luengo C, et al. Impairment of exogenous lactate clearance in experimental hyperdynamic septic shock is not related to total liver hypoperfusion. Crit Care. 2015; 19: 188.

[62] He HW, Liu DW, Long Y, Wang XT. High central venous-to-arterial CO$_2$ difference/arterial-central venous O2 difference ratio is associated with poor lactate clearance in septic patients after resuscitation. J Crit Care. 2016; 31(1): 76−81.

[63] Mesquida J, Saludes P, Gruartmoner G, Espinal C, Torrents E, Baigorri F, et al. Central venous-to-arterial carbon dioxide difference combined with arterial-to-venous oxygen content difference is associated with lactate evolution in the hemodynamic resuscitation process in early septic shock. Crit Care. 2015; 19: 126.

[64] Monnet X, Julien F, Ait-Hamou N, Lequoy M, Gosset C, Jozwiak M, et al. Lactate and venoarterial carbon dioxide difference/arterial-venous oxygen difference ratio, but not central venous oxygen saturation, predict increase in oxygen consumption in fluid responders. Crit Care Med. 2013; 41(6): 1412−20.

[65] Mallat J, Lemyze M, Meddour M, Pepy F, Gasan G, Barrailler S, et al. Ratios of central venous-to-arterial carbon dioxide content or tension to arteriovenous oxygen content are better markers of global anaerobic metabolism than lactate in septic shock patients. Ann Intensive Care. 2016; 6(1): 10.

[66] Jakob SM, Kosonen P, Ruokonen E, Parviainen I, Takala J. The Haldane effect — an alternative explanation for increasing gastric mucosal PCO$_2$ gradients? Br J Anaesth. 1999; 83(5): 740−6.

[67] Hurley R, Mythen MG. The Haldane effect — an explanation for increasing gastric mucosal PCO$_2$ gradients? Br J Anaesth. 2000; 85(1): 167−9.

[68] Alegría L, Vera M, Dreyse J, Castro R, Carpio D, Henriquez C, et al. A hypoperfusion context may aid to interpret hyperlactatemia in sepsis-3 septic shock patients: a proof-of-concept study. Ann Intensive Care. 2017; 7(1): 29.

[69] Chioléro R, Flatt JP, Revelly JP, Jéquier E. Effects of catecholamines on oxygen consumption and oxygen delivery in critically ill patients. Chest. 1991; 100(6): 1676−84.

[70] Teboul JL, Graini L, Boujdaria R, Berton C, Richard C. Cardiac index vs oxygen-derived parameters for rational use of dobutamine in patients with congestive heart failure. Chest. 1993; 103(1): 81−5.

17. 乳酸
Lactate

Ricardo Castro, David Carpio, and Glenn Hernández
潘　纯 · 译，胡　波 · 审校

© European Society of Intensive Care Medicine 2019
M. R. Pinsky et al. (eds.), *Hemodynamic Monitoring*, Lessons from the ICU,
https://doi.org/10.1007/978-3-319-69269-2_17

学习目标

本章节的目的是描述乳酸生成和清除的生理基础及在休克状态下乳酸水平的主要影响因素，并且对在ICU中乳酸水平的干预提供一些可能的线索。

17.1　简介

在组织低灌注和低氧血症相关急性循环功能障碍时，乳酸是一个关键的代谢指标[1-4]。实际上，持续的高乳酸血症往往提示休克患者的预后不良，但另一方面，复苏后乳酸的下降提示复苏有效并且是灌注改善的一个指标[5-9]。因此，乳酸作为重症患者病情评价的最基本的指标之一，已经成为近期更新的感染性休克诊断的标准之一[10]，并且被脓毒症拯救运动（surviving sepsis campaign，SSC）推荐为脓毒症复苏的目标之一[11]。

本章节通过描述乳酸生成和清除的生理基础及其在休克状态下乳酸水平的主要影响因素，并且对在重症患者乳酸水平的干预提供一些可能的线索。

17.2　无氧状态下乳酸的产生

乳酸是人类细胞在代谢细胞内葡萄糖所产生的代谢产物[12-14]。葡萄糖代谢成两个分子的丙酮酸，然后在无氧状况下产生两个腺苷三磷酸（ATP）分子，因此被称为无氧糖酵解。丙酮酸可以通过不同的途径代谢，在乳酸脱氢酶（LDH）作用下生成乳酸，或者通过线粒体三羧酸循环进行代谢，其代谢途径取决于丙酮酸脱氢酶复合物（PDH）的活性和有氧环境。丙酮酸转化为乳酸后可再生成烟酰胺腺嘌呤二核苷酸（NAD），后者是维持糖酵解的关键辅助因子[12]。

无氧糖酵解是细胞灌注不足时产生ATP的机制，它的速率可以增加几倍以代偿线粒体功能障碍（▣图17.1）。在组织灌注不足时，无氧酵解产生的乳酸释放到循环系统中，提示组织存在低灌注。经典的实验数据表明当氧输送降至临界阈值以下时，氧耗就取决于氧供，而无氧酵解的乳酸生成增加[3, 15]。在这种

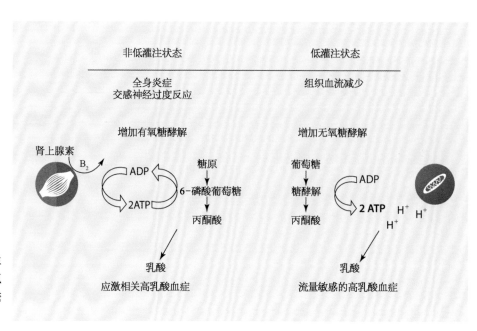

▣图17.1　图中所示两种乳酸生成机制：灌注不足组织中的无氧糖酵解和肾上腺素驱动的有氧糖酵解

情况下，当全身和局部血流和组织氧供恢复后，乳酸可通过细胞中的特异性单羧酸盐转运蛋白（MCT）重新转化为丙酮酸并进入三羧酸循环，这标志着复苏成功[12]。但是，严重的微循环障碍可能会阻止组织氧供的恢复，一些研究发现严重的微循环障碍和进行性高乳酸血症之间有很好的相关性[16, 17, 18]。

两个临床上的指标可以较为准确地反映组织缺氧，静脉-动脉CO_2分压差与动脉-静脉血O_2含量差的比值（$Cv\text{-}aCO_2/Da\text{-}vO_2$）[19]和乳酸/丙酮酸比值（L/P）[20]。这两个指标能够代表在细胞水平上无氧代谢的表达，与组织缺氧相关。因此，它们可能有助于提示与无氧酵解相关乳酸的生成。

$Cv\text{-}aCO_2/Da\text{-}vO_2$有可能用作呼吸商的替代指标[19, 21, 22]。当其比值≥1.4可以用于鉴别无氧CO_2的产生[19, 21, 22]。高$Cv\text{-}aCO_2/Da\text{-}vO_2$比值提示乳酸来源于无氧代谢，而正常的$Cv\text{-}aCO_2/Da\text{-}vO_2$比值可能表明乳酸的升高是由于非低灌注因素引起的[19, 21, 22]。在最近研究中，我们观察到持续性高乳酸血症和高$Cv\text{-}aCO_2/Da\text{-}vO_2$比值与严重的器官功能障碍和病死率相关，而同时正常的乳酸和$Cv\text{-}aCO_2/Da\text{-}vO_2$比值提示患者有较好的临床预后[19]。

许多研究者建议丙酮酸应与乳酸一起测定用来区分乳酸是来源于无氧酵解和非无氧酵解[20, 23]。在无氧条件下，丙酮酸转化为乳酸，因此L/P比值≥18[23]。L/P比值可能是诊断重症患者缺氧最可靠的指标之一，但是由于丙酮酸测量技术上的困难，这一指标从未被广泛应用。

17.3 有氧状态下乳酸的产生

在全身性炎症、脓毒症和休克状态下，代偿性激活肾上腺能神经激素复合物导致肾上腺素水平升高，导致损伤的加重。肾上腺素刺激骨骼肌β2肾上腺素能受体增加cAMP活性，从而促进糖原分解和有氧糖酵解及$Na^+/K^+\text{-}ATPase$泵的激活[12, 14]（■图17.1）。在严重应激和炎症反应下，丙酮酸的大量生成会超过PDH的代谢能力，因此过多的丙酮酸向乳酸转化。在应激和休克的状态下，乳酸可以作为其他的肌细胞或远隔器官，比如脑和心脏的能量来源。

肾上腺素能驱动的乳酸生成是有氧过程，因为它是在肌肉足够供氧的环境下，构成了基本的代谢穿梭形式。在实验和临床中，它可以通过阻断$Na^+/K^+\text{-}ATPase$泵或降低肾上腺素能活性来模拟这种现象的产生[24, 25]（■图17.1）。

此外，还有许多其他原因，如坏死或感染组织的存在，以及炎症介质对PDH的抑制作用可能在全身性炎症存在时，均有助于增加乳酸的产生[12]。

17.4 急性循环功能障碍时乳酸的生成

区分无氧和有氧状态下乳酸生成，有的时候是依据临床医师的判断。在休克状态下，乳酸生成的增加是多因素的。事实上，在组织低灌注的状况下，细胞首选无氧糖酵解生成ATP以满足基本需求，同时在肌肉水平通过代偿性的神经激素反应激活有氧糖酵解。在成功复苏的患者中，乳酸产生的减少与组织灌注改善和肾上腺素能反应下降相关[1]。相反，持续性和进行性高乳酸血症是难治性休克的标志，可能提示患者存在缺氧、肾上腺素释放过多引起的毒性及其他机制[1]。

17.5 乳酸清除和代谢动力学

在生理条件下，每天产生约1 500 mmol的乳酸，主要通过肝脏和肾脏代谢。这些器官通过氧化或糖异生方式通过Cori循环清除全身90%以上的乳酸[12-14]。

乳酸清除率是两次时间点之间的乳酸水平变化，在早期复苏期间，乳酸每小时减少10% ～ 20%或6小时下降至少10%[12-14]。然而，清除的概念更严格地说是药代动力学中用于描述从生物体内消除药物或内源性物质的过程。从这个意义上说，术语"乳酸清除"在医学文献中被错误地使用，因为乳酸的清除依赖于有氧或无氧代谢的生成减少或者乳酸清除的增加[1, 26]。因此，最好使用术语"乳酸动力学"或"时相"[26]。

最近对乳酸动力学的系统综述发现了重症患者的乳酸水平有些异质性的表现，经治疗后，有些患者的乳酸减少，另一些患者增加，还有些患者则保持相对稳定的状态[26]。基于这些观察结果，在大多数临床中每隔1小时或2小时重新评估一次乳酸就足够了。

肝脏负责清除全身60%的乳酸，而在感染性休克所导致的急性循环功能障碍时，肝脏是一个极易受累的器官。在感染性休克加重或肝脏灌注不足时，肝功能障碍可能会影响对乳酸的清除[12, 27-29]。但值得注意的是，在严重休克伴有明显组织灌注不足情况下，只有在出现肝酶升高、低血糖或晚期肝硬化等明确有肝脏缺血证据时，持续性高乳酸血症才考虑与肝功能障碍有关。确实，目前仍缺乏生理学研究明确肝脏在持续性高乳酸血症中的作用，迄今为止的实验和临床研究并未能提供一致的结论。

在最近的一项生理研究中，我们探讨了肝脏灌注在复苏过程中，乳酸动力学中的作用[27]。接受积极液体复苏的15名高动力状态感染性休克患者接受了包括乳酸监测，以及胃内压和吲哚菁绿的血浆清除率［ICG-PDR（LiMON，Pulsion Medical Systems，Munich，德国）］监测。ICG-PDR取决于肝脏血流和功能，但由于功能在一段时间内不会变化，如果PDR从正常范围20% ～ 30%/min下降，则提示肝脏灌注不足。在复苏后6小时内，与乳酸水平下降患者比较，乳酸水平无下降患者均表现出肝内脏灌注不足，ICG-PDR（19.6 vs 9.7%/min，$P < 0.05$），静动脉CO_2分压差（33 vs 7.7 mmHg，$P < 0.05$）。两组之间的血流动力学无差别，这一结果再次提示了，正常的宏观血流动力学并不能排除肝内脏灌注不足的存在。但最有意思的是，包括氨基转移酶在内的肝酶不能区分乳酸水平降低或未降低的患者[27]。这可能意味着仅通过查看全身系统的指标就不能厘清肝功能异常在乳酸动力学异常中的潜在机制。

在稳定的脓毒症患者的队列研究中，Levraut等证明了中度的乳酸清除障碍，即在无缩血管药物使用的情况下，乳酸水平有轻度的升高[30]。为了进行准确的评估，在15分钟内通过中心静脉导管注入1 mmol/kg的乳酸钠的负荷剂量。在输注前、输注期间和输注后40分钟，留取动脉血以进行乳酸监测。使用半对数坐标的最小二乘法分析乳酸清除率[30]。这项研究表明，即使没有明显的循环功能障碍，脓毒症患者也存在乳酸清除障碍，这提示其存在代谢功能障碍。

为了更深入地探索这一问题，我们进行了一系列研究[31, 32]。我们的研究目的是明确在内毒素（LPS）导致休克中，外源性乳酸清除障碍的动力学和严重程度，并探讨休克早期肝脏低灌注所发挥的潜在作用[31]。在对12只绵羊麻醉后，随即进行血流动力学/灌注监测，包括肝静脉和门静脉导管插入术和肝超声血流量监测，然后随机分为LPS组和对照组。在休克模型成模60分钟后，用液体和血管活性药物对休克动物进行复苏。休克复苏后2小时内，对所有指标（包括外源性乳酸和山梨糖醇清除率）进行监测。可观察到进行性的乳酸升高，在休克后2小时乳酸可达到10.2 mmol/L。同时，在实验结束时，LPS组外源性乳酸清除率降低至对照组的10%。这种严重损害与肝灌注不足无关，因为两组动物在肝脏氧供、氧耗和氧摄取、总肝血流量、离体线粒体呼吸、氨基转移酶和山梨醇清除率（与流量相关的参数）方面无差异[31]。在随后相同动物模型的研究中，我们证明使用肾上腺素能调节剂如右美托咪定和艾司洛尔可以改善全身和肝源性的乳酸清除率[32]。在以后的研究中，在给予乳酸钠注射后，评估肝静脉、门静脉和动脉的乳酸变化，发现肝静脉和门静脉乳酸水平之间没有差别，表明肝脏无乳酸摄取（研究尚未发表）[31]。

总之，肝脏对持续性高乳酸血症的影响可能比以前认为的要高得多，并且其机制可能是多因素的。毫无疑问，肝脏的缺血对于高乳酸血症的影响不仅仅存在于感染性休克和一些传统肝脏酶学指标正常或异常的临床病例中。

另外，一些研究表明，外源乳酸清除障碍往往与肝脏低灌注无关。如果这是代偿或失代偿的问题，代谢功能障碍或肝脏微循环异常是未来研究的方向。

17.6　高乳酸血症的转变

即使在全身性炎症反应或轻度循环功能障碍中，乳酸的生成与清除之间的平衡仍能够保持正常的乳酸水平。从正常的乳酸水平到高乳酸血症的转变反映了从生理平衡到病理生理失衡状态的转变，影响了包括正常乳酸代谢的一种或多种机制[1]。

因此，对于不同的病情中，进行性高乳酸血症与不良预后相关也就不奇怪了[2, 4, 6, 7, 33]。实际上，自从1843年Scherer的研究以来，大量证据表明，进行性高乳酸血症与发病率和病死率相关[33-35]。许多研究都强调了复苏过程中乳酸水平升高或乳酸持续不下降与预后的相关性。值得注意的是，乳酸对于预后的判断独立于潜在的重大疾病和休克状态，并且在不同危重患者中预测预后方面优于宏观血流动力学参数。最近，对SSC大型数据库的分析证实，持续性高乳酸血症是脓毒症和感染性休克患者预后的有效预测指标[33]。

对临床实践的意义

- 最近脓毒症定义3.0[10]和SSC指南中的第四项血流动力学建议均未解决一个关键问题：感染性休克患者出现进行性高乳酸血症其机制的异质性[36, 37]。脓毒症定义3.0和SSC指南提出的将乳酸水平正常化作为主要复苏目标，能够降低感染性休克患者的死亡风险，然而，这一目标备受争议，而且缺乏强大的生理基础[35-37]。

  实际上，在临床治疗中，持续性高乳酸血症尤其难以解释。如上所述，可能涉及至少三种可能的机制：存在严重微循环功能障碍下灌注不足引起的无氧糖酵解[1, 17, 18, 38]，应激状况下肾上腺素诱导的有氧糖酵解[12]，以及肝脏乳酸清除能力受损[30-32]。临床最困难的问题是如何明确每个患者出现高乳酸血症的主要机制。这是一个关键问题，因为这些机制中只有一些机制（如持续性灌注不足）可能会对血流动力学优化的管理有反应（我们称其为血流敏感性），而其他机制显然不会。

  认识到与灌注不足有关的高乳酸血症临床表现非常重要，因为在这种情况下优化全身血流可以逆转组织灌注不足并改善预后。相反，在非低灌注的相关机制下，如果给予额外的液体复苏可能会导致液体过负荷和过度使用血管活性药物，最终影响临床预后[1]。

- 乳酸下降或正常的速率与临床预后相关，但在两项重要临床研究中得到了相反的结果[9, 39]。最近，Shapiro等的研究指出乳酸正常是生存率预测最强的预测指标（校正后的OR：5.2；95% CI：1.7 ～ 15.8）。随后在一项187名感染性休克接受早期液体复苏的患者中，6小时内乳酸下降 > 50%（OR：4.0；95% CI：1.6 ～ 10.0）与临床预后相关[40]。

  然而，对于乳酸作为休克复苏目标的指标，目前仍存在很多问题。首先，尚不清楚乳酸水平下降与乳酸水平正常作为目标是否等同，但更重要的是，这两个目标对改善灌注和缺氧是否具有类似的效应。最终，只有乳酸水平恢复正常可能是组织缺氧改善的标准，尽管这是有争议的[40]。其次，非低灌注原因引起的高乳酸血症在临床的发病率并不明确，这可能导致过度复苏。再次，乳酸恢复的动力学是双相的，因此，乳酸对液体复苏的实时反应并不依赖于低灌注[41]。有些患者可能在复苏24小时后乳酸才会降至正常[41]。

- 我们最近提出，同时分析中心静脉血氧饱和度（$ScvO_2$），中心静脉-动脉血CO_2分压差（$Pcv\text{-}aCO_2$）和毛细血管充盈时间（CRT）评估的外周组织灌注可能有助于判断患者的低灌注伴有或不伴有高乳酸血症[1]（图17.2）。低$ScvO_2$的存在清楚地表明O_2输送/O_2消耗关系不平衡[1]。$Pcv\text{-}aCO_2$与心输出量之间存在反向关系，突出了血流对静脉CO_2潴留的重要性[1, 42]。更重要的是，高$Pcv\text{-}aCO_2$可能会识别出虽然已经达到氧代谢目标仍未能充分复苏的脓毒症患者，从而进一步明确$Pcv\text{-}aCO_2$可以作为更好的总体灌注指标[42]。外周灌注的评估可能会提供其他生理信息。肾上腺素能诱发皮肤血管收缩引起异常的外周灌注，常继发于全身低血流，因此，应对患者前负荷状态进行重新评估[43]。

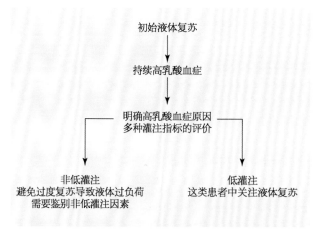

图17.2 对于存在持续高乳酸血症患者鉴别的流程

在一项对90名感染性休克患者合并高乳酸进行的回顾性验证性研究中，我们验证了这些指标是否可以有效地区分具有较高风险的亚组[44]。在ICU入院时$ScvO_2 < 70\%$、$Pcv\text{-}aCO_2 \geq 6\ mmHg$或$CRT \geq 4\ sec$的患者认为是存在组织灌注不足。70名患者符合此标准，并需要更多的血管活性药物和血管扩张剂调整容量。他们的ICU和住院时间较长，机械通气天数也较长，需要更多的液体正平衡和挽救治疗措施。在没有低灌注的情况下，20名高乳酸血症患者中只有1人死亡（5%），而与低灌注相关的高乳酸血症的70名患者中有11名（16%）死亡，尽管差异没有显著性[44]。

- 从理论上讲，这三个临床易于评估并与灌注有关的指标相对于乳酸作为感染性休克患者进行液体复苏的目标更具有重要优势：它们对流量敏感，并且在全身血流动力学改善后显示出更快的恢复速度。换句话说，与乳酸相比，对有容量反应性患者而言，在给予液体复苏后，这些指标可能在几分钟内就改善了，而乳酸有时需要数小时才能恢复。我们在一群感染性休克最终存活的患者中，分析了这些指标来证明这一点。在液体复苏2小时后，几乎70%的患者中$ScvO_2$、$Pcv\text{-}aCO_2$和CRT已经正常，而只有15%患者乳酸恢复正常[41]。

但是，这些与灌注有关的流量敏感的指标也有一些缺点。$ScvO_2$是一个复杂的生理指标。尽管有一些局限性可能无法直接解释其变化[1]，它一直被广泛用作重症患者的复苏目标[1]。如在一些研究中发现，正常或甚至超乎正常的$ScvO_2$不能排除全身或局部组织缺氧，但这与严重的微循环紊乱损害了组织O_2摄取能力有关[1]。Vallee等发现，在50%感染性休克患者中，尽管在最初复苏后已经达到正常$ScvO_2$，但仍存在持续异常的$Pcv\text{-}aCO_2$[42]。在一些血流动力学高动力状态下，高输出的静脉血流量足以冲洗掉灌注不足组织中产生的CO_2，因此，尽管存在组织缺氧，$Pcv\text{-}aCO_2$仍可能是正常的[1]。这两个指标的另一个问题是它们必须需要留置中心静脉导管，这项操作可能在资源有限的环境或急诊室（ED）中执行起来有些困难。

总结

休克复苏后持续的高乳酸血症会导致患者临床预后不良，但在临床环境中往往难以解释。其原因涉及至少三种可能的致病机制：灌注不足区域的无氧糖酵解、与应激相关的有氧糖酵解和肝脏乳酸清除功能下降。多个灌注指标的评估可能有助于指导临床的治疗，对于灌注不足的高乳酸血症患者，应给与积极液体复苏，而对非低灌注的患者合并高乳酸血症，应避免过度复苏的风险。

要点

- 乳酸是重要的代谢指标，与急性循环功能障碍期间的低灌注和缺氧有关。
- 建议将乳酸评估作为重症患者基本监测指标。
- 休克复苏后持续的高乳酸血症会增加病死率。
- 持续性高乳酸血症在临床中往往难以解释。其原因涉及至少三种可能的致病机制：灌注不足区域的无氧糖酵解，与应激相关的有氧糖酵解和肝脏乳酸清除功能下降。
- 多种灌注指标的评估可能有助于诊断持续性高乳酸血症患者的低灌注情况。

参考文献

［1］Hernandez G, Bruhn A, Castro R, Regueira T. The holistic view on perfusion monitoring in septic shock. Curr Opin Crit Care. 2012; 18: 280-6.

［2］Bakker J, Nijsten MW, Jansen TC. Clinical use of lactate monitoring in critically ill patients. Ann Intensive Care. 2013; 3: 12.

［3］Bakker J, Vincent JL. The oxygen-supply dependency phenomenon is associated with increased blood lactate levels. J Crit Care. 1991; 6: 152-9.

［4］Bakker J, Coffernils M, Leon M, Gris P, Vincent JL. Blood lactate levels are superior to oxygen-derived variables in predicting outcome in human septic shock. Chest. 1991; 99: 956-62.

［5］Nguyen HB, Rivers EP, Knoblich BP, Jacobsen G, Muzzin A, Ressler JA, et al. Early lactate clearance is associated with improved outcome in severe sepsis and septic shock. Crit Care Med. 2004; 32: 1637−42.

［6］ Arnold RC, Shapiro NI, Jones AE, Schorr C, Pope J, Casner E, et al. Multicenter study of early lactate clearance as a determinant of survival in patients with presumed sepsis. Shock. 2009; 32: 35−9.

［7］ Mikkelsen ME, Miltiades AN, Gaieski DF, Goyal M, Fuchs BD, Shah CV, et al. Serum lactate is associated with mortality in severe sepsis independent of organ failure and shock. Crit Care Med. 2009; 37: 1670−7.

［8］ Gu WJ, Wang F, Bakker J, Tang L, Liu JC. The effect of goal-directed therapy on mortality in patients with sepsis-earlier is better: a meta-analysis of randomized controlled trials. Crit Care. 2014; 18: 570.

［9］ Jansen TC, van Bommel J, Schoonderbeek FJ, Visser SJS, van der Klooster JM, Lima AP, et al. Early lactate-guided therapy in intensive care unit patients: a multicenter, open-label, randomized controlled trial. Am J Respir Crit Care Med. 2010; 182: 752−61.

［10］ Singer M, Deutschman CS, Seymour CW, Shankar-Hari M, Annane D, Bauer M, et al. The third international consensus definitions for sepsis and septic shock (Sepsis-3). JAMA. 2016; 315: 801−10.

［11］ Rhodes A, Evans LE, Alhazzani W, Levy MM, Antonelli M, Ferrer R, et al. Surviving Sepsis Campaign: international guidelines for management of sepsis and septic shock: 2016. Intensive Care Med. 2017; 43: 304−77.

［12］ Garcia-Alvarez M, Marik P, Bellomo R. Sepsis-associated hyperlactatemia. Crit Care. 2014; 18: 503.

［13］ Cori CF. Mammalian carbohydrate metabolism. Physiol Rev. 1931; 11: 143−275.

［14］ Levy B. Lactate and shock state: the metabolic view. Curr Opin Crit Care. 2006; 12: 315−21.

［15］ Friedman G, De Backer D, Shahla M, Vincent JL. Oxygen supply dependency can characterize septic shock. Intensive Care Med. 1998; 24: 118−23.

［16］ De Backer D, Donadello K, Sakr Y, Ospina-Tascon G, Salgado D, Scolletta S, et al. Microcirculatory alterations in patients with severe sepsis: impact of time of assessment and relationship with outcome. Crit Care Med. 2013; 41: 791−9.

［17］ Hernandez G, Boerma EC, Dubin A, Bruhn A, Koopmans M, Edul VK, et al. Severe abnormalities in microvascular perfused vessel density are associated to organ dysfunctions and mortality and can be predicted by hyperlactatemia and norepinephrine requirements in septic shock patients. J Crit Care. 2013; 28: 538.e9−14.

［18］ Hernandez G, Bruhn A, Ince C. Microcirculation in sepsis: new perspectives. Curr Vasc Pharmacol. 2013; 11: 161−9.

［19］ Ospina-Tascón GA, Umaña M, Bermúdez W, Bautista-Rincón DF, Hernandez G, Bruhn A, et al. Combination of arterial lactate levels and venous-arterial CO_2 to arterial-venous O_2 content difference ratio as markers of resuscitation in patients with septic shock. Intensive Care Med. 2015; 41: 796−805.

［20］ Rimachi R, Bruzzi de Carvahlo F, Orellano-Jimenez C, Cotton F, Vincent JL, De Backer D. Lactate/pyruvate ratio as a marker of tissue hypoxia in circulatory and septic shock. Anaesth Intensive Care. 2012; 40: 427−32.

［21］ Ospina-Tascón GA, Hernández G, Cecconi M. Understanding the venous-arterial CO_2 to arterial-venous O_2 content difference ratio. Intensive Care Med. 2016; 42: 1801−4.

［22］ Monnet X, Julien F, Ait-Hamou N, Lequoy M, Gosset C, Jozwiak M, et al. Lactate and venoarterial carbon dioxide difference/arterial-venous oxygen difference ratio, but not central venous oxygen saturation, predict increase in oxygen consumption in fluid responders. Crit Care Med. 2013; 41: 1412−20.

［23］ Minton J, Sidebotham DA. Hyperlactatemia and cardiac surgery. J Extra Corpor Technol. 2017; 49: 7−15.

［24］ Levy B, Desebbe O, Montemont C, Gibot S. Increased aerobic glycolysis through beta2 stimulation is a common mechanism involved in lactate formation during shock states. Shock. 2008; 30: 417−21.

［25］ Levy B, Gibot S, Franck P, Cravoisy A, Bollaert PE. Relation between muscle Na+K+ ATPase activity and raised lactate concentrations in septic shock: a prospective study. Lancet. 2005; 365: 871−5.

［26］ Vincent JL, Quintairos E, Silva A, Couto L Jr, Taccone FS. The value of blood lactate kinetics in critically ill patients: a systematic review. Crit Care. 2016; 20: 257.

［27］ Hernandez G, Regueira T, Bruhn A, Castro R, Rovegno M, Fuentealba A, et al. Relationship of systemic, hepatosplanchnic, and microcirculatory perfusion parameters with 6-hour lactate clearance in hyperdynamic septic shock patients: an acute, clinical-physiological, pilot study. Ann Intensive Care. 2012; 2: 44.

［28］ Mizock B. The hepatosplanchnic area and hyperlactatemia: a tale of two lactates. Crit Care Med. 2001; 29: 447−9.

［29］ De Backer D, Creteur J, Silva E, Vincent JL. The hepatosplanchnic area is not a common source of lactate in patients with severe sepsis. Crit Care Med. 2001; 29: 256−61.

［30］ Levraut J, Ciebiera JP, Chave S, Rabary O, Jambou P, Carles M, et al. Mild hyperlactatemia in stable septic patients is due to impaired lactate clearance rather than overproduction. Am J Respir Crit Care Med. 1998; 157: 1021−6.

［31］ Tapia P, Soto D, Bruhn A, Alegría L, Jarufe N, Luengo C, et al. Impairment of exogenous lactate clearance in experimental hyperdynamic septic shock is not related to total liver hypoperfusion. Crit Care. 2015; 19: 188.

［32］ Hernández G, Tapia P, Alegría L, Soto D, Luengo C, Gomez J, et al. Effects of dexmedetomidine and esmolol on systemic hemodynamics and exogenous lactate clearance in early experimental septic shock. Crit Care. 2016; 20: 234.

［33］ Casserly B, Phillips GS, Schorr C, Dellinger RP, Townsend SR, Osborn TM, et al. Lactate measurements in sepsis-induced tissue hypoperfusion: results from the Surviving Sepsis Campaign database. Crit Care Med. 2015; 43: 567−73.

［34］ Kompanje EJO, Jansen TC, van der Hoven B, Bakker J. The first demonstration of lactic acid in human blood in shock by Johann Joseph Scherer (1814−1869) in January 1843. Intensive Care Med. 2007; 33: 1967−71.

［35］ Bakker J. Lost in translation: on lactate, hypotension, sepsis-induced tissue hypoperfusion, quantitative resuscitation and Surviving Sepsis Campaign bundles. Crit Care Med. 2015; 43: 705−6.

［36］ Bakker J, de Backer D, Hernandez G. Lactate-guided resuscitation saves lives: we are not sure. Intensive Care Med. 2016; 42: 472−4.

［37］Hernández G, Teboul JL. Fourth Surviving Sepsis Campaign's hemodynamic recommendations: a step forward or a return to chaos? Crit Care. 2017; 21: 133.

［38］Vellinga NAR, Boerma EC, Koopmans M, Donati A, Dubin A, Shapiro NI, et al. Mildly elevated lactate levels are associated with microcirculatory flow abnormalities and increased mortality: a microSOAP post hoc analysis. Crit Care. 2017; 21: 255.

［39］Jones AE, Shapiro NI, Trzeciak S, Arnold RC, Claremont HA, Kline JA, et al. Lactate clearance vs central venous oxygen saturation as goals of early sepsis therapy: a randomized clinical trial. JAMA. 2010; 303: 739-46.

［40］Puskarich MA, Trzeciak S, Shapiro NI, Albers AB, Heffner AC, Kline JA, et al. Whole blood lactate kinetics in patients undergoing quantitative resuscitation for severe sepsis and septic shock. Chest. 2013; 143: 1548-53.

［41］Hernandez G, Luengo C, Bruhn A, Kattan E, Friedman G, Ospina-Tascon GA, et al. When to stop septic shock resuscitation: clues from a dynamic perfusion monitoring. Ann Intensive Care. 2014; 4: 30.

［42］Vallée F, Vallet B, Mathe O, Parraguette J, Mari A, Silva S, et al. Central venous-to-arterial carbon dioxide difference: an additional target for goal-directed therapy in septic shock? Intensive Care Med. 2008; 34: 2218-25.

［43］Lara B, Enberg L, Ortega M, Leon P, Kripper C, Aguilera P, et al. Capillary refill time during fluid resuscitation in patients with sepsis-related hyperlactatemia at the emergency department is related to mortality. PLoS One. 2017; 12: e0188548.

［44］Alegría L, Vera M, Dreyse J, Castro R, Carpio D, Henriquez C. A hypoperfusion context may aid to interpret hyperlactatemia in sepsis-3 septic shock patients: a proof-of-concept study. Ann Intensive Care. 2017; 7: 29.

第三篇

治 疗

THE TECHNIQUES

18. 休克的心脏超声检查
Cardiac Ultrasound Examination in Shock

Guillaume Geri and Antoine Vieillard-Baron

张　东·译，胡　波·审校

M. R. Pinsky et al. (eds.), *Hemodynamic Monitoring*, Lessons from the ICU,
https://doi.org/10.1007/978-3-319-69269-2_18

学习目标

重症超声心动图（critical care echocardiography，CCE）是一种非常适用于循环衰竭患者的检查手段，尤其是当循环衰竭与呼吸衰竭有关时。

经食管超声心动图（transesophageal echocardiography，TEE）比经胸超声心动图（transthoracic echocardiography，TTE）更适合在气管插管患者中进行血流动力学监测，可以进行重复和连续的血流动力学评估。TEE可以轻松地评估四个重要参数：上腔静脉（SVC）的呼吸变异、左心室收缩功能、右心室大小，以及室间隔矛盾运动。由于超声心动图只能进行不连续的血流动力学监测，必须将其与更连续的设备相关联，如有创血压监测。

在本章中，我们将描述在ICU不同情况下，TEE帮助评估因呼吸和循环衰竭而接受机械通气治疗的ICU患者的血流动力学情况。

18.1 简介

超声心动图在重症患者中的应用越来越广泛。Papolos等人报道在2001年至2011年期间，美国医院超声心动图检查的使用率每年增长3.4%，全球范围内对全国住院患者样本（nationwide inpatient sample，NIS）人群中进行超声心动图检查的数量超过7 000 000[1]。有趣的是，脓毒症或充血性心力衰竭患者使用重症超声心动图（CCE）的频率高于肺动脉导管[1]。从法国的ARDS患者数据中也获得了相似的结果，并且随着时间的推移CCE使用显著增加[2]。因为CCE能够直接帮助诊断和制定治疗方案，非常适合用于处理呼吸或循环衰竭的患者[3]。在一项包括2 508例患者的综述中探讨了经食管超声心动图（TEE）在综合ICU的使用与安全性，TEE主要在血流动力学不稳定的情况下进行检查并且对88.4%的病例有诊断意义[4]。TEE诊断的左心室（LV）功能障碍占27%，右心室（RV）功能障碍和血容量不足分别占11%和16%，这些发现在68.5%的患者中能够帮助制定治疗方案，包括外科手术或药物治疗的改变。只进行TEE而没有进行其他检查的情况下就进行了手术干预的情况占5.6%[4]。

2011年血流动力学监测领域的16位专家达成共识，尽管CCE的监测存在不连续性也将其视为重要的血流动力学监测手段[5]。评估血流动力学不稳定的患者在中心静脉压较低的情况下，是否具有容量反应性时必须非常迅速地进行超声检查[5]。尽管超声心动图检查的准确性依赖于操作者，但与经胸超声心动图（TTE）相比，TEE对操作者的依赖更少，因为其可视化、运动伪影和解剖标志的窗口更加精确且规则。由于可以进行重复和连续的血流动力学评估，TEE比TTE更适合用于气管插管患者的血流动力学监测[6]。TEE可以使医师通过了解上腔静脉（SVC）的呼吸变异、左心室收缩功能、右心室大小及室间隔矛盾运动这四个主要参数来获得定性和准确的血流动力学评估[7]。

超声心动图只能进行不连续的血流动力学监测，因此必须将其与更连续的设备关联。将有创血压监测和CCE结合起来是必须的，尤其是在机械通气的ARDS患者中[8]。有创血压可用作"警示"信号，CCE有助于重症医师了解低血压或脉压变化（PPV）的原因。此外，CCE也不是盲目进行的，因为异常的生命体征也可以提示器官灌注不良，如皮肤花斑、乳酸升高、少尿等。因此，CCE确实导致了一种模式的转变，即从一种有创的、定量的、持续的血流动力学监测转向一种侵入性更小的、定性的、不连续的和功能性的监测[9, 10]。这就是为什么使用CCE进行血流动力学监测时，单次测量心输出量可能比纵向评估（输液前/后，多巴酚丁胺前/后）得到的信息少。Wetterslev等人在一项系统综述中指出使用超声心动图或热稀释法进行的心输出量测量不可相互替代[11]。

本章主要说明和简要讨论CCE对于调整治疗非常有用的四种常见ICU情况：① 检测容量反应性；②和③ARDS患者右心室衰竭的检测及其预后；④ 累及左心室的脓毒症心肌病。使用TEE可以阐明上述情况，使用TTE也可获得除了SVC以外的类似信息，但可能会更加依赖操作者的能力。

临床案例1：检测容量反应性（■图18.1）

男性，35岁，因药物中毒及误吸被收入ICU。最初在血流动力学稳定的情况下进行了气管插管和0PEEP机械通气。收缩压为90 mmHg，血清乳酸水平无升高。最初的评估报告PPV为9%，机械通气期间右心室每搏量轻度下降，因重度低氧血症患者应用PEEP后，心脏指数（CI）下降，血压下降，PPV升高。TEE评估显示在吸气时SVC完全塌陷，RV每搏量大幅下降。液体复苏后，CI升高，SVC塌陷消失，以及右心室每搏量呼吸变异改善，最终导致血流动力学改善。

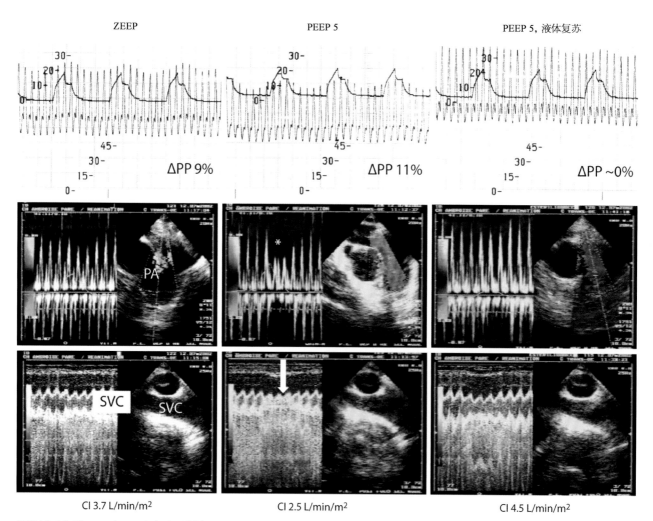

■图18.1 与零PEEP（ZEEP）相比，使用PEEP 5 cm·H$_2$O进行机械通气期间，SVC塌陷（箭头）和RV每搏量减少（星号）这些表现在液体复苏后消失了。CI：心脏指数；PEEP：呼气末正压；△PP：脉压呼吸变异；SVC：上腔静脉；PA：肺动脉

要点

这个病例阐述了超声监测血流动力学的不同要点。

- 患者对液体的需求可能会因为呼吸机参数的设置发生变化，我们必须对机械通气设置进行超声评估，一旦这些设置被修改，就需要重新评估。
- 肺动脉主干的脉冲多普勒可记录右心室每搏量的呼吸变异，当变异显著时，它可以向重症医师提供血流动力学信息，即右心室与呼吸机之间存在"不良"相互作用，这可能是由于胸腔中容量不足（前负荷效应）或 RV 收缩期过负荷所介导的（后负荷效应；另请参见临床案例 2）[8]。RV 每搏量的周期性下降是监测到 PPV 的原因，可以通过液体复苏来纠正。
- TEE 可以在液体复苏之前和之后使用，可用于观察 SVC 和 RV 每搏量的呼吸变异，以及补液试验（增加 CI）的有效性。
- SVC 呼吸变异是容量反应性的最具体参数，与最近一项包括 540 名未经选择的休克患者多中心前瞻性研究结果一致[12]，此参数需要完成 TEE 检查。

临床案例 2：右心室衰竭的检测 I（■图 18.2）

男性，55 岁，因重症肺炎导致的感染性休克被收入 ICU，入 ICU 后很快就进行了气管插管和肺保护性机械通气。在 TEE 评估时，PaO_2/FiO_2 为 110 mmHg，$PaCO_2$ 为 55 mmHg。患者休克、血压低、乳酸水平高（5 mmol/L）并且 PPV 明显增加。随后进行的 TEE 检查发现 RV 衰竭，表现为严重的急性肺心病（ACP）并伴有 RV 明显扩张。液体复苏治疗非但无效而且患者病情进行性恶化，表现为 PPV 增加及 RV 扩张。然后开始使用去甲肾上腺素，患者血压逐渐增加、PPV 被纠正并且 RV 略微缩小。

要点

这种情况说明了超声对血流动力学管理的不同要点。

- 该患者 PPV 因 RV 衰竭和 RV 搏出量随着呼吸变化而变化（此处未报道）。重症医师可以通过 TEE 检查了解 PPV 显著增加的休克病因。
- 在这种情况下，液体复苏不会使血流动力学得到任何改善甚至可能导致其恶化。根据 TEE 评估，液体复苏是无效的，通常建议右心室严重扩张时不要输注液体[13]。在大面积肺栓塞患者中进行的一项临床研究报告指出 RV 越大，液体复苏后 CO 增加越少[14]。
- 输注去甲肾上腺素是改善 RV 功能的有效疗法，它可以通过升高血压，增加 RV 冠脉血流，阻止功能性 RV 缺血的恶性循环。在小剂量或中等剂量应用情况下其潜在的肺循环血管收缩作用非常有限。

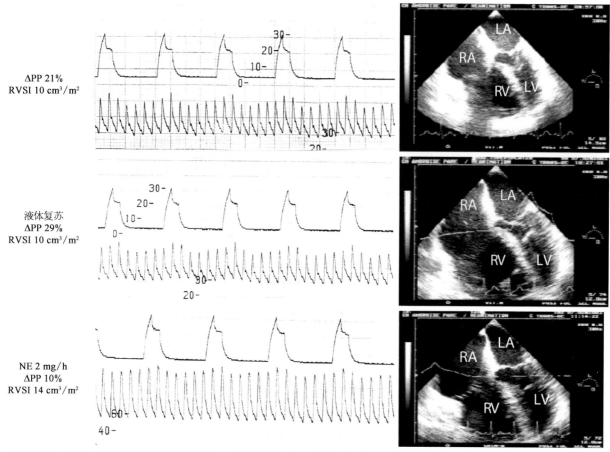

■图18.2 在第一组（上）中观察到脉压（ΔPP）随着呼吸的显著变化并伴有右心室扩张的急性肺心病。液体复苏后（第二组，中），由于ΔPP的增加和右心室的扩张导致血流动力学恶化。输注去甲肾上腺素后（第三组，下），ΔPP被纠正、右心室缩小。RVSI：右心室搏出指数；NE：去甲肾上腺素；LA：左心房；LV：左心室；RA：右心房；RV：右心室

临床案例3：右心室衰竭的检测Ⅱ（■图18.3）

男性，41岁，因肺炎导致的急性呼吸衰竭被收入ICU，患者由于ARDS很快被气管插管接有创呼吸机辅助通气。插管数小时后患者出现了循环衰竭，表现为收缩压（SAP）90 mmHg、心律128次/分、血清乳酸水平升高。进行TEE检查时，平台压和驱动压分别为33 cm·H_2O和28 cm·H_2O，血气分析提示PaO₂/FiO₂ 100 mmHg，PaCO₂ 67 mmHg。TEE显示右心室增大并伴有反常的室间隔运动，称为急性肺心病（ACP）。根据超声的检查结果，患者的潮气量降低以限制过高的平台压和驱动压，同时去除了呼吸机死腔以控制高碳酸血症。随着RV的减小，血流动力学迅速改善（SAP 123 mmHg，心率90 bmp），室间隔矛盾运动虽然没有完全消失但已经不十分明显了。

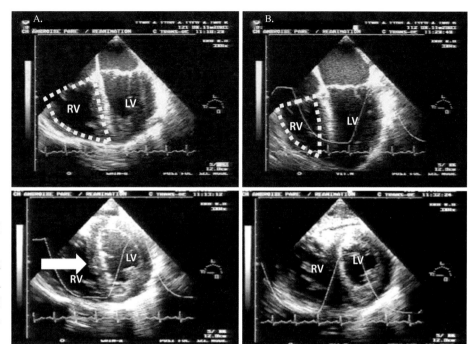

■图18.3 A. 食管中段横断面图（左上）发现右心室扩大，经胃短轴切面图（箭头，左下）出现室间隔矛盾运动。B. 调整呼吸机设置后，右心室减小，并且室间隔矛盾运动不明显了。LV：左心室；RV：右心室

要点

这种情况说明了超声对血流动力学管理的不同要点。

- 在保护性通气策略治疗的ARDS中经常会发生RV衰竭，称为ACP，一项包括752名患者的研究报道ACP的发生率为22%[15]。这意味着至少在机械通气的前三天内患者需要通过超声心动图进行系统监测，尤其是在循环衰竭的情况下。据报道，TEE在监测方面比TTE更为敏感[16]，在高PEEP、容量过负荷和留置胸腔引流管的患者中TEE比TTE更有效[17]。
- ACP必须被纠正，因为其可能导致血流动力学不稳定[18]。
- RV衰竭与四个危险因素有关：肺炎导致的ARDS、驱动压 ≥ 18cm·H_2O、PaO_2/FiO_2 < 150 和 $PaCO_2$ ≥ 48 mmHg[15]。ACP的发生率随危险因素的增加而增加。因此，在此类患者中使用CCE管理血流动力学需要使通气策略能够适应RV功能。

临床案例4：脓毒症心肌病（■图18.4）

　　女性，66岁，因尿路感染导致的感染性休克被收入ICU，入ICU前已经进行了气管插管及有创机械通气。经液体优化后仍处于低血压状态（SAP 75 mmHg，碱缺失19 mmol/L）。尽管没有发生ARDS，TEE仍然检测出RV衰竭并伴有ACP。经过输注大剂量去甲肾上腺素和连续静脉-静脉血液滤过后RV功能，以及血流动力学得到了纠正（另请参见临床案例3）。但几个小时后血流动力学恶化并且出现了新的乳酸酸中毒，TEE检查提示严重的LV收缩功能障碍。随后输注小剂量多巴酚丁胺后，左心室射血分数增加、酸中毒纠正、血流动力学稳定。

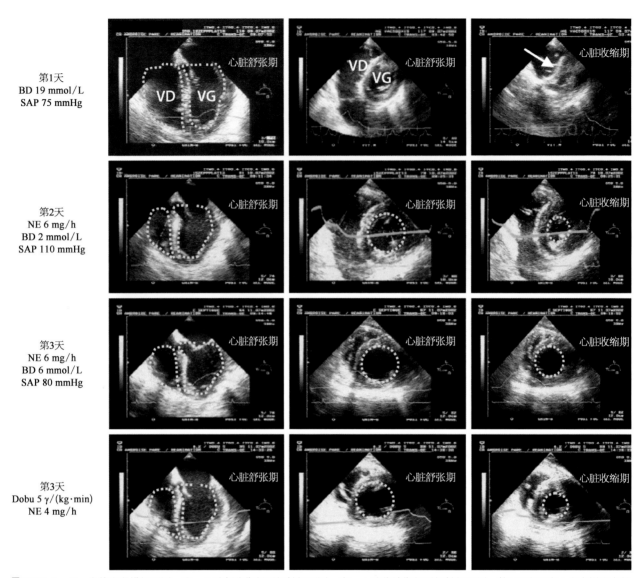

第1天
BD 19 mmol/L
SAP 75 mmHg

第2天
NE 6 mg/h
BD 2 mmol/L
SAP 110 mmHg

第3天
NE 6 mg/h
BD 6 mmol/L
SAP 80 mmHg

第3天
Dobu 5 γ/(kg·min)
NE 4 mg/h

■图18.4 左：食管中段横切面图；中：心脏舒张期经胃短轴切面图；右：心脏收缩期经胃短轴切面图。第1天出现右心室衰竭和急性肺心病（上）。输注去甲肾上腺素后RV功能在第2天恢复正常，但随后发生与LV收缩功能下降相关的继发性恶化（第3天）。输注多巴酚丁胺后左心室收缩功能恢复（下）。BD：碱缺失；SAP：收缩期动脉压；RV：右心室；LV：左心室；NE：去甲肾上腺素；Dobu：多巴酚丁胺。箭头标记部分为室间隔矛盾运动，黄线标记为RV和LV边界

要点

这种情况说明了超声对血流动力学管理的不同要点。

- 脓毒症心肌病可能会损伤右心和左心。
- 检测这种并发症的最有效方法是使用CCE，特别是$ScVO_2$正常但严重左心室收缩功能下降、心脏指数低的感染性休克患者[19]。
- 在没有ARDS的情况下也可以观察到ACP，尤其是当脓毒症和严重酸中毒（损害RV收缩功能）与正压通气相关时，正压通气会增加RV后负荷。
- 在感染性休克发生的不同阶段可能会出现不同的血流动力学特征，这需要通过CCE反复地评估

心脏功能。

- 适时（器官灌注下降、LV射血分数降低、充分的液体复苏）输注小剂量的多巴酚丁胺有助于改善血流动力学，尽管迄今其尚无有关降低ICU死亡率的证据。

总结

CCE是用于监测感染性休克和ARDS等最复杂情况下的血流动力学的特殊设备。它可以独立判断是否需要输注更多的液体、是否需要使用去甲肾上腺素或多巴酚丁胺，以及是否需要调整机械通气设置。CCE绝不是盲目进行的，重症医师必须明确CCE是一种帮助改善患者管理的手段，而不是一个目标。换句话说，重症医师不应处理"异常"的超声图像，而应根据临床情况解释超声图像。CCE是一种不连续的血流动力学监测设备，因此至少在大多数重症患者中，它必须始终与有创血压的连续监测，以及血清乳酸或碱缺失的水平相关联。未来，开发一种可以放置在患者体内的廉价食管超声探头是理想的选择[20]。

要点

- CCE是管理循环衰竭患者的关键。
- TEE可能比TTE更适用于机械通气患者的血流动力学监测，因为它对操作者的依赖性较小。
- 超声评估可以非常简单地基于四个参数：SVC呼吸变异、RV大小、LV收缩功能和室间隔的运动。

参考文献

[1] Papolos A, Narula J, Bavishi C, Chaudry F, Sengupta P. U.S. Hospital use of echocardiography. Insights from the nationwide inpatient sample. J Am Coll Cardiol. 2016; 67(5): 502−11.

[2] Dres M, Austin P, Pham T, Aegerter P, Guidet B, Demoule A, Vieillard-Baron A, Brochard L, Geri G. Acute respiratory distress syndrome cases volume and intensive care unit mortality in medical patients. Crit Care Med. 2018; 46(1): e33−e40 [Epub ahead of print].

[3] De Backer D, Cholley B, Slama M, Vieillard-Baron A, Vignon P, editors. Hemodynamic monitoring using echocardiography in the critically ill. Berlin/Heidelberg: Springer-Verlag; 2011.

[4] Hüttemann E, Schelenz C, Kara F, Chatzinikolaou K, Reinhart K. The use and safety of transesophageal echocardiography in the general ICU — a mini review. Acta Anaesthesiol Scand. 2004; 48(7): 827−36.

[5] Vincent JL, Rhodes A, Perel A, Martin GS, Della Rocca G, Vallet B, Pinsky MR, Hofer CK, Teboul JL, de Boode WP, Scolletta S, Vieillard-Baron A, De Backer D, Walley KR, Maggiorini M, Singer M. Clinical review: update on hemodynamic monitoring — a consensus of 16. Crit Care. 2011; 15(4): 229.

[6] Vignon P, Merz TM, Vieillard-Baron A. Ten reasons for performing hemodynamic monitoring using transesophageal echocardiography. Intensive Care Med. 2017; 43(7): 1048−51.

[7] Vieillard-Baron A, Charron C, Chergui K, Peyrouset O, Jardin F. Bedside echocardiographic evaluation of hemodynamics in sepsis: is a qualitative evaluation sufficient? Intensive Care Med. 2006; 32(10): 1547−52.

[8] Vieillard-Baron A, Matthay M, Teboul JL, Bein T, Schultz M, Magder S, Marini JJ. Experts' opinion on management of hemodynamics in ARDS patients: focus on the effects of mechanical ventilation. Intensive Care Med. 2016; 42: 739−49.

［9］ Jardin F. Ventricular interdependence: how does it impact on hemodynamic evaluation in clinical practice? Intensive Care Med. 2003; 29(3): 361−3.

［10］ Pinsky MR, Payen D. Functional hemodynamic monitoring. Crit Care. 2005; 9(6): 566−72.

［11］ Wetterslev M, Moller-Sorensen H, Johansen RR, Perner A. Systematic review of cardiac output measurements by echocardiography vs. thermodilution: the techniques are not interchangeable. Intensive Care Med. 2016; 42(8): 1223−33.

［12］ Vignon P, Repesse X, Bégot E, Léger J, jacob C, Bouferrache K, Slama M, Prat G, Vieillard-Baron A. Comparison of echocardiographic indices used to predict fluid responsiveness in ventilated patients. Am J Respir Crit Care Med. 2017; 195(8): 1022−32.

［13］ Teboul JL. SRLF experts recommendations; indications of volume resuscitation during circulatory failure. Reanimation. 2004; 13: 255−63.

［14］ Mercat A, Diehl JL, Meyer G, Teboul JL, Sors H. Hemodynamic effects of fluid loading in acute massive pulmonary embolism. Crit Care Med. 1999; 27(3): 540−4.

［15］ Mekontso-Dessap A, Boissier F, Charron C, Bégot E, Repessé X, Legras Y, Brun-Buisson C, Vignon P, Vieillard-Baron A. Acute cor pulmonale during protective ventilation for acute respiratory distress syndrome: prevalence, predictors, and clinical impact. Intensive Care Med. 2016; 42: 862−70.

［16］ Lhéritier G, Legras A, Caille A, Lherm T, Mathonnet A, Frat JP, Courte A, Martin-Lefèvre L, Gouëllo JP, Amiel JB, Garot D, Vignon P. Prevalence and prognostic value of acute cor pulmonale and patent foramen ovale in ventilated patients with early acute respiratory distress syndrome: a multicenter study. Intensive Care Med. 2013; 39(10): 1734−42.

［17］ Cook CH, Praba AC, Beery PR, Martin LC. Transthoracic echocardiography is not cost-effective in critically ill surgical patients. J Trauma. 2002; 52(2): 280−4.

［18］ Vieillard-Baron A, Prin S, Chergui K, Dubourg O, Jardin F. Echo-Doppler demonstration of acute cor pulmonale at the bedside in the medical intensive care unit. Am J Respir Crit Care Med. 2002; 166: 1310−9.

［19］ Bouferrache K, Amiel JB, Chimot L, Caille V, Charron C, Vignon P, Vieillard-Baron A. Initial resuscitation guided by the Surviving Sepsis Campaign recommendations and early echocardiographic assessment of hemodynamics in intensive care unit septic patients: a pilot study. Crit Care Med. 2012; 40: 2821−7.

［20］ Vieillard-Baron A, Slama M, Mayo P, Charron C, Amiel JB, Esterez C, Leleu F, Repesse X, Vignon P. A pilot study on safety and clinical utility of a single-use 72-hour indwelling transesophageal echocardiography probe. Intensive Care Med. 2013; 39: 629−35.

19. 休克的非心脏超声影像
Non-cardiac Ultrasound Signs in Shock

Becky X. Lou and Paul H. Mayo

吴健锋·译，胡　波·审校

本章在线版本的电子补充材料，授权用户可通过此网址获得
(https://doi.org/10.1007/978-3-319-69269-2_19)。
© European Society of Intensive Care Medicine 2019
M. R. Pinsky et al. (eds.), *Hemodynamic Monitoring*, Lessons from the ICU,
https://doi.org/10.1007/978-3-319-69269-2_19

学习目标

■■■ 总结超声在发现外伤和非外伤患者出血中的应用。
■■■ 总结在发现感染性休克患者感染源中的应用。

19.1 简介

重症监护医师在床旁使用心脏超声可及时发现危及生命的休克及其分型，从而指导抢救。心脏超声不仅在循环衰竭的评估过程中表现卓越，它通过全身超声检查（whole-body ultrasonography，WBU）的方式也可以有效地联合其他部位的重症超声监测[1]。WBU包括胸部（肺和胸膜）检查、腹部检查和用于发现深静脉血栓的血管诊断性超声检查。这种结合能够帮助医师对导致休克状态的原因进行早期全面且准确的评估，进而指导治疗[2-4]。在认识到心脏超声的重要性的同时，本章将着重介绍其他方面的超声在休克诊治中的应用。在介绍病例的基础上，展示带有解说的视频短片，短片可从在线图书馆获取。

严重的血管内容量下降导致休克，病史和体格检查则是评估的重要手段。某些病例其诊断是明确的，比如，大量消化道出血伴有呕血和（或）黑便的患者、由于霍乱或环境暴露导致大部分液体丢失同时缺乏液体补充来源而表现为明显的全身血容量减少的患者，这类患者均不需要超声辅助诊断。当临床怀疑低血容量休克但缺乏有效循环血量丢失的证据时，如当患者存在大量内出血但没有相关病史和体格检查的表现时，超声诊断就可以发挥重要作用。

病例1

男性，39岁，因发生一起涉及高减速的机动车事故，由急诊收入院。他表现为低血压伴有腹部皮肤和胸壁的损伤，提示可能为转向管柱冲击伤。重症监护团队在实施休克复苏的其他重要举措的同时，立即进行了拓展的FAST检查（创伤超声重点评估）。

超声检查对危及生命的内出血的快速评估，使其在创伤救治团队中得到广泛应用。一开始人们认为FAST检查主要用于创伤患者腹腔的检查[5]。如果FAST检查在腹腔中发现了液体，即是腹腔内出血的证据，这表明腹腔脏器极有可能出现了重大的损伤。目前，FAST已经替代了腹腔灌洗法，与后者相比，它具有安全、快速的优点，且具有与之相似的判断腹腔内积血的能力[6, 7]。当FAST检查在血压正常的腹部钝性伤的患者中发现了腹腔游离液体，其诊断的敏感性和特异性分别为75.8%和97.4%[8]。更大量的血液会聚集在肝前、脾周、膈下和盆腔间隙，120～150 mL的液体即可被超声发现，因此即使是肝肾或脾肾间隙内的少量积液也被认为是阳性结果[9]。

普遍接受的观点认为：FAST试验在血流动力学不稳定的患者中发现腹腔积液阳性，直接将患者送到手术室，不需要其他的影像学检查。FAST检查阳性的患者如果推迟手术则与其早期和晚期住院病死率有关[10, 11]。如果初次试验腹腔液体为阴性，则可以连续监测，包括采取进一步影像学检查如CT检查和动态的FAST试验。

操作者进行FAST检查时，使用低频（2.0～5.0 MHz）相控阵探头或者曲面探头，在冠状轴显示肝肾间隙和脾肾间隙，腹水在间隙内表现为低回声的聚集影。当患者仰卧时，由于位置的影响，血液也会积聚在上述间隙中。然后，操作者将探头置于耻骨上方，在横轴方向上对骨盆区域进行显示，层析平面垂直扫描骨盆以检查盆腔积液。

病例1 ▣视频19.1显示了患者肝肾隐窝积液，没有发现盆腔积液。

▣视频19.2显示了肝肾隐窝无积液时的影像。

▣视频19.3显示了盆腔积液的影像。

▣视频19.4显示了肝前积液的影像。

▣视频19.5显示了脾肾隐窝和脾周间隙积液的影像。

在外伤患者中，除▣视频19.2的示例外，上述其余的示例均被认为是FAST检查阳性。

作为治疗胸部外伤的标准方法，危重症监护小组将超声检查拓展到胸腔。拓展FAST（eFAST）检查包括评估气胸、胸膜内积血和心包积血。eFAST在患者仰卧位时可以快速地完成[12]。任何一个部位的检查出现阳性时，医疗小组需要立刻干预（如留置胸管、紧急开胸）。如果初步检查呈阴性，可能需要进一步检查，如CT和动态的FAST检查。

即便胸部CT是诊断气胸的金标准，在仰卧的外伤患者中超声能迅速地评估气胸，其表现优于胸片[13]。超声不仅有与胸部CT相似的操作特点，还具有速度快且不需要搬动患者到CT扫描仪上的优势。在胸部外伤特别是怀疑有张力性气胸的情况下，胸膜滑动征的消失提示我们应置入胸腔引流装置。

在超声检查时气胸表现为以下几个特点。存在胸膜滑动征说明超声探头所在的胸壁位置没有气胸，其阴性预测值为100%。B线的出现、肺实变和胸腔积液的征象也可以帮助排除气胸。胸膜滑动征持续消失并不能诊断气胸[14]。使用超声可以在短时间内检查多个间隙。比如在胸部外伤中，胸膜滑动征的消失如果没有其他原因可以解释，那么它是支持气胸诊断的有力依据。肺点对于气胸也具有诊断意义。肺点的征象并不容易看到，因此没有肺点并不能排除气胸，但如果存在肺点，诊断气胸的特异性为100%[15]。

评估完气胸后，操作者下一步探测了后外侧胸腔的积血。胸部外伤患者如果出现胸腔积液，那么很有可能是血胸。其干预手段视患者的临床状况而定。大量的胸腔积液伴有内部回声符合急性出血的特征，需要进行紧急开胸术来止血。

拓展FAST检查还包括在肋下长轴切面观察心脏以排除心包积血。这部分内容在介绍休克的心脏超声评估时已展示，本章不再进行回顾。

病例1 ▣视频19.6显示了对称出现的胸膜滑动征，因此病例1排除了气胸诊断。

▣视频19.7和▣视频19.8为胸膜滑动征消失示例，相应的可以看到肺点。前者与气胸的表现一致，而后者则是诊断气胸的依据。

病例1 ▣视频19.9显示了病例1左侧大量的胸腔积液，积液区有漩涡回声特征（"血细胞的标志"）。他的降主动脉有夹层和穿孔，因而导致了急性血胸。

基于病例1的超声检查结果，创伤治疗小组紧急进行了左侧开胸术，夹闭主动脉从而控制出血源，并对主动脉破损进行修补。由于超声发现了腹腔积液的征象，医疗组对患者进行剖腹探查，发现并成功修复了肠损伤。

病例1是超声应用于发现体格检查难以明确休克原因的典型案例。

病例2

男性，54岁，因肝硬化伴有门静脉高压导致大量复发性腹水而入院。他在常规的大量穿刺引流后的几个小时出现了低血压。重症监护小组立即进行了腹部超声检查。

超声发现这可能是由于血管位置异常或处于正常位置的血管不慎被损伤导致，是穿刺术少见的并发症。

病例2 ◘视频19.10展示了患者腹水的沉积效应。典型的腹腔内出血征象是由红细胞受重力影响而沉积产生的。如果患者长时间不活动，沉积效应表现为在有回声的红细胞和无回声的血浆成分之间出现的线性分界。这是血细胞运动的结果。诊断性穿刺如果采集到了无回声区的液体（即血浆），抽到的液体就缺乏红细胞，可能误导临床的判断。为了避免假阴性的结果，穿刺术在患者充分活动、使腹腔内血液混匀后进行。

Sekiguchi等报道了一例因穿刺造成胃下静脉破裂、腹腔出血致死的病例，该患者没有在超声引导下进行腹腔穿刺操作[16]。因此他们提出了提高穿刺操作安全性的措施——超声引导下穿刺。使用低频相控阵或曲面探头，确定安全的穿刺点、进针角度和深度。在该部位再使用高频线性血管探头加上多普勒排查穿刺路径上的血管，以避免穿刺针误伤血管。彩色多普勒是在超声检查的同时直接进行的，几乎不增加操作时间。

在病例2中，紧急的放射介入方式可以栓塞异常的腹膜血管以阻止出血。

病例3

女性，45岁，因乳腺癌导致反复胸腔积液入院。在常规的胸腔穿刺后几个小时内出现呼吸困难和血压下降。重症监护小组立刻进行了胸部超声检查。

和所有穿刺术的并发症一样，胸腔穿刺也可因为异位的血管或者误伤正常位置的血管而导致严重的出血。这可以通过特殊的超声影像来发现。腹膜和肋间血管的出血不像外伤导致的出血那样迅速，往往在操作后的几个小时才表现出来。通过超声探测可以即时发现这种形式的内出血。

肋间血管损伤导致的严重出血是胸腔穿刺少见的并发症。肋间血管一般沿着肋骨下方走行。然而这些血管也可能弯曲地走行且经过胸腔穿刺点，这种情况在老年患者中更为常见。有几项研究就专门检查了患者和人类遗体的肋间血管的走行。可以观察到在胸壁中后部的肋间血管的位置变异很大，因此操作者应避免在距后中线10 cm范围内进针[17-19]。

Kanai和Sekiguchi报道了一例看似平常的胸腔穿刺操作导致的肋间动脉损伤和严重胸腔出血[20]。他们建议像所有穿刺操作一样使用彩色超声多普勒来明确异位的肋间血管。超声检查可以明确安全的穿刺点、进针角度和深度。进一步的高频线性血管探头结合彩色多普勒可以探测到所有经过穿刺路径的血管。如果发现了异位的血管，就可以相应地调整穿刺部位。

病例3 ◘视频19.11显示了一个游离且密度均匀的低密度结构，这是典型的胸膜腔内血凝块的征象。因为检查时间较晚，血液有足够的时间凝结成块。该检查还包括了气胸评估以排除张力性气胸的可能。病例3的胸部多个位置都观察到了胸膜滑动征，因此可以排除气胸。紧急的放射介入手段能够通过栓塞肋间血管来达到止血的目的。

病例3休克的原因是因为胸腔内出血。在没有出血的情况下，大量的胸腔积液也可能导致休克，其机制可以用心脏压塞理论解释[21, 22]。

病例4

男性，57岁，因使用低分子肝素治疗肺栓塞后出现低血压伴急性贫血入院。在积极治疗的同时，重症监护小组立即进行了超声检查。

当出血的原因无法从病史和体格检查中发现时，操作者可以通过超声检查探测隐秘的出血点。潜在的出血部位有腹膜后、胃和膀胱。

检查腹膜后出血时，操作者使用低频相控阵探头或曲面探头在纵轴上扫描双侧背部。调整扫描的平面以获得腹膜后冠状位的图像，腹膜后腔位于腹腔的后部并且包含有肠道结构。患者因素，如特殊的体态、衣物或敷料，以及探头放置困难等均可降低超声图像的质量。在这种情况下，腹膜后出血的检查应优先选择腹部CT而非超声。

病例4 ▣视频19.12 显示了腹膜后液体积聚伴有沉积效应，是积血的特征影像。

在病例4中，可以通过紧急放射介入的干预来栓塞出血血管，从而达到止血目的。

以下的视频展示了其他部位不明原因的出血性休克。▣视频19.13是胃内积血的示例，▣视频19.14是膀胱积血的示例。

病例5

女性，82岁，因低血压伴腹痛入院。6个月前患者曾接受腹主动脉修补和人工血管植入术。

血管损伤和急性内出血可见于主动脉瘤瘘或者血管手术的晚期并发症。主动脉-十二指肠瘘虽然是腹主动脉修补术后罕见的晚期并发症，亦有研究进行了详细的报道[23]。血管移植失败并手术部位出血也是可能的原因之一。

病例5 ▣视频19.15是相控阵探头在腹中线的横断面扫描的影像，显示了一个带有双腔移植物的腹主动脉。病例5 ▣视频19.16采用彩色多普勒显示了移植物内和沿移植物壁汇入主动脉的血流。

在病例5中，患者需要对移植物瘘进行紧急手术修补，这是一个大的假性主动脉瘤。

超声也可用于感染性休克患者的感染源评估。像标准化的胸片和CT检查一样，超声影像也可以结合病史、体格检查和实验室检查的结果，帮助临床医师确定诊断。

男性，29岁，因低血压伴发热和心动过速入院，其临床表现符合感染性休克的诊断。在早期合理应用抗生素和血流动力学管理后，重症监护小组进行了全身超声检查。

胸部（胸膜和肺）、腹部和软组织的超声检查能发现脓毒症的感染源，这有助于选择合适的抗生素、获取用于诊断的标本并控制感染源。

在鉴别肺实变和类肺炎性胸腔积液方面超声是优于胸片的，它在这方面的应用价值与胸部CT相似[24, 25]。超声也可用于多种腹内感染的鉴别诊断，如肝脓肿、胆囊炎、逆行性胆管炎、复杂腹水和肾盂肾炎。超声很容易发现软组织脓肿和关节间隙的积液。除了发现感染源外，超声还可以引导诊断性样本的抽取并帮助控制感染源。

病例6 ▣视频19.17显示了病例6患者的肝脓肿。该研究使用相控阵探头检查腹部右上象限，脓肿表现为肝内圆形的结构，其内有密度不均匀的回声，且脓腔内含有高回声的气体影。

在病例6中，患者放置了引流管并根据引流液的培养指导抗生素的使用，是脓毒症成功救治的一个关键环节。

▣视频19.18、▣视频19.19、▣视频19.20和▣视频19.21分别是肺实变、感染导致的有间隔的胸腔积液、气肿性肾盂肾炎和软组织脓肿的示例。这些发现对感染性休克的抗生素选择、诊断标本选择和感染源的控制都有重要作用。

对临床实践的意义

虽然心脏超声是诊断和治疗休克的重要组成部分，但超声在其他方面对导致血流动力学衰竭原因的识别也有重要作用。通过系统的超声检查（如WBU和FAST检查），操作者可以判断出血部位和感染性休克的原因。

临床应用流程

当重症监护医师对休克患者进行评估时，超声可以发现超声心动图评估以外的休克原因。WBU法包括寻找腹腔内、胸腔内、膀胱、腹膜后、腹腔内间隙的隐性失血并寻找引起感染性休克的感染源。

总结

超声心动图是评估休克患者的重要方法。将超声心动图与其他部位的超声相结合具有重要的应用价值，能够发现潜在的出血部位和脓毒症的感染源。

要点

- 超声检查在评估外伤患者腹部和胸腔内出血方面具有重要的价值。超声在创伤中的使用方法被总结为 FAST 和拓展 FAST 检查并且在创伤救治小组中得到了广泛的应用。
- 在非外伤患者中超声检查是评估导致失血性休克的内出血的一个有效手段。在腹腔穿刺或者胸腔穿刺引起腹腔内出血和胸腔内出血的情况下，积血可以通过超声检查发现。腹膜后、膀胱、胃和血管损伤导致的失血也可以通过超声检查发现。而出血点的确定能够有效地指导抢救。
- 超声也可用于查找感染性休克患者的感染源。感染源的确定能指导选择合适的抗生素、选择样本进行准确的微生物学检查并帮助控制感染源。

利益冲突：Becky Lou 博士和 Paul H. Mayo 博士与本章的内容不存在利益冲突。

参考文献

[1] Narasimhan M, Koenig SJ, Mayo PH. A whole-body approach to point of care ultrasound. Chest. 2016; 150(4): 772−6.

[2] Volpicelli G, Lamorte A, Tullio M, Cardinale L, Giraudo M, Stefanone V, Boero E, Nazerian P, Pozzi R, Frascisco MF. Point-of-care multiorgan ultrasonography for the evaluation of undifferentiated hypotension in the emergency department. Intensive Care Med. 2013; 39(7): 1290−8.

[3] Laursen CB, Sloth E, Lambrechtsen J, Lassen AT, Madsen PH, Henriksen DP, Davidsen JR, Rasmussen F. Focused sonography of the heart, lungs, and deep veins identifies missed life-threatening conditions in admitted patients with acute respiratory symptoms. Chest. 2013; 144(6): 1868−75.

[4] Lichtenstein D, Axler O. Intensive use of general ultrasound in the intensive care unit. Intensive Care Med. 1993; 19(6): 353−5.

[5] Scalea TM, Rodriguez A, Chiu WC, Brenneman FD, Fallon WF, Kato K, McKenney MG, Nerlich ML, Ochsner MG, Yoshii H. Focused assessment with sonography for trauma (FAST): results from an international consensus conference. J Trauma. 1999; 46(3): 466−72.

[6] Moylan M, Newgard CD, Ma OJ, Sabbaj A, Rogers T, Douglass R. Association between a positive ED FAST examination and therapeutic laparotomy in normotensive blunt trauma patients. J Emerg Med. 2007; 33(3): 265−71.

[7] Ollerton JE, Sugrue M, Balogh Z, D'Amours SK, Giles A, Wyllie P. Prospective study to evaluate the influence of FAST on trauma patient management. J Trauma. 2006; 60(4): 785−91.

[8] Savatmongkorngul S, Wongwaisayawan S, Kaewlai R. Focused assessment with sonography for trauma: current perspectives. Open Access Emerg Med. 2017; 9: 57.

[9] Jehle DV, Stiller G, Wagner D. Sensitivity in detecting free intraperitoneal fluid with the pelvic views of the FAST exam. Am J Emerg Med. 2003; 21(6): 476−8.

[10] Barbosa RR, Rowell SE, Fox EE, Holcomb JB, Bulger EM, Phelan HA, Alarcon LH, Myers JG, Brasel KJ, Muskat PC, Del Junco DJ. Increasing time to operation is associated with decreased survival in patients with a positive FAST exam requiring emergent laparotomy. J Trauma. 2013; 75(101): S48.

[11] Richards JR, McGahan JP. Focused assessment with sonography in trauma (FAST) in 2017: what radiologists can learn. Radiology. 2017; 283(1): 30−48.

[12] Reardon R, Moscati R. Beyond the FAST Exam: additional applications of sonography in trauma. In: Jehle D, Heller M, editors. Ultrasonography in trauma: the FAST exam. Dallas, TX: American College of Emergency Physicians; 2003. p. 107−26.

[13] Rowan KR, Kirkpatrick AW, Liu D, Forkheim KE, Mayo JR, Nicolaou S. Traumatic pneumothorax detection with thoracic US: correlation with chest radiography and CT — initial experience. Radiology. 2002; 225(1): 210−4.

[14] Lichtenstein D. Lung ultrasound in the critically ill. Curr Opin Crit Care. 2014; 20: 315−22.

[15] Volpicelli G. Sonographic diagnosis of pneumothorax. Intensive Care Med. 2011; 37(2): 224−32.

[16] Sekiguchi H, Suzuki J, Daniels CE. Making paracentesis safer: a proposal for the use of bedside abdominal and vascular ultrasonography to prevent a fatal complication. Chest. 2013; 143(4): 1136−9.

[17] Choi S, Trieu J, Ridley L. Radiological review of intercostal artery: anatomical considerations when performing procedures via intercostal space. J Med Imaging Radiat Oncol. 2010; 54(4): 302−6.

[18] Helm EJ, Rahman NM, Talakoub O, Fox DL, Gleeson FV. Course and variation of the intercostal artery by CT scan. Chest. 2013; 143(3): 634−9.

[19] Shurtleff E, Olinger A. Posterior intercostal artery tortuosity and collateral branch points: a cadaveric study. Folia Morphol (Warsz). 2012; 71(4): 254−1.

[20] Kanai M, Sekiguchi H. Avoiding vessel laceration in thoracentesis: a role of vascular ultrasound with color doppler. Chest. 2015; 147(1): e5−7.

[21] Kopterides P, Lignos M, Papanikolaou S, Papadomichelakis E, Mentzelopoulos S, Armaganidis A, Panou F. Pleural effusion causing cardiac tamponade: report of two cases and review of the literature. Heart Lung. 2006; 35(1): 66−7.

［22］Traylor JJ, Chan K, Wong I, Roxas JN, Chandraratna PA. Large pleural effusions producing signs of cardiac tamponade resolved by thoracentesis. Am J Cardiol. 2002; 89(1): 106–8.

［23］Antoniou GA, Koutsias S, Antoniou SA, Georgiakakis A, Lazarides MK, Giannoukas AD. Outcome after endovascular stent graft repair of aortoenteric fistula: a systematic review. J Vasc Surg. 2009; 49(3): 782–9.

［24］Xirouchaki N, Magkanas E, Vaporidi K, Kondili E, Plataki M, Patrianakos A, Akoumianaki E, Georgopoulos D. Lung ultrasound in critically ill patients: comparison with bedside chest radiography. Intensive Care Med. 2011; 37(9): 1488.

［25］Lichtenstein D, Goldstein I, Mourgeon E, Cluzel P, Grenier P, Rouby JJ. Comparative diagnostic performances of auscultation, chest radiography, and lung ultrasonography in acute respiratory distress syndrome. Anesthesiology. 2004; 100(1): 9–15.

20. 中心静脉压
Central Venous Pressure

Sheldon Magder

张晓勤 · 译，余跃天，潘灵爱 · 审校

© European Society of Intensive Care Medicine 2019
M.R.Pinsky et al. (eds.), *Hemodynamic Monitoring*, Lessons from the ICU,
https://doi.org/10.1007/978-3-319-69269-2_20

学习目标

- 中心静脉压（central venous pressure，CVP）反映了心脏和回流功能的平衡。
- CVP因心功能或回流功能的改变而改变。
- CVP的生理范围很小，因此精确的测量至关重要。
- CVP的波形和指标可用于判断血流动力学变化，并有助于对输液反应的评估。
- CVP提供的信息不仅仅是心脏前负荷。

20.1 简介

对任何留置中心静脉导管的患者，CVP都很容易获得。在许多患者中，甚至可以通过简单的临床检查来估算。然而，经常有人认为CVP的临床用途很少。导致这种错误认识的很大一部分原因是因为对CVP的含义及其决定因素缺乏足够的认识[1]。无法正确认识，就会导致CVP的误用和对其价值的误判。

20.2 CVP的决定因素

Ernest Starling是最早提出心脏输出量依赖于血液回流[2]的学者之一。Arthur Guyton通过描述心输出量与回心血量（静脉回流）和心脏射血（心功能）的关系，更充分地发展了这一概念[3-5]。在循环系统完整的情况下，CVP取决于这两方面的平衡。抛开静脉回流看心脏，CVP表示心脏舒张时的室壁压，在心室壁顺应性一定的基础上，决定心肌纤维的初始长度。Frank-Starling曲线[6]告诉我们，肌纤维初始长度决定了心肌收缩力。抛开心脏看静脉回流，则CVP决定了血液回流到心脏的压差。在循环系统完整的情况下，心脏通过降低右心房压来控制血液回流，此时上游静脉的容量储备变化不大[7]。CVP的变化不应简单地认为是前负荷的变化，而应看作是心脏和回流平衡的变化（■图20.1）。

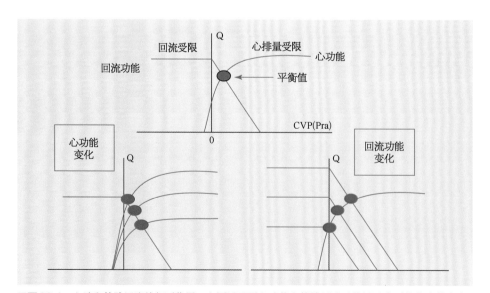

■图20.1　心脏和静脉回流的相互作用。上图显示了心功能和静脉回流功能以及在平衡状态的交点。自主呼吸，当CVP < 0时，回流受限（平线）。心功能在达到平台时受限（值是可变的）。左下角仅显示心功能的变化，心输出量和CVP的变化方向相反。右下角显示静脉回流的变化，心输出量和CVP的变化方向相同

心功能和回流之间的相互作用需要考虑的是这两个因素是有限制的（■图20.1）。心室的充盈受到心包或心肌细胞骨架形成的限制（当心包缺失时）。在心脏充盈的极限，心肌纤维不能进一步拉长，舒张充盈压升高而每搏量不变。此时心功能曲线急剧变化[8]，形成几乎平坦的曲线（■图20.1）。当心功能受限时，通过给予血容量或减少静脉阻力以增加静脉回流并不会增加心输出量。这可以被认为是"无效前负荷"，因为心室舒张压上升而没有相应增加每搏量。当自主呼吸的患者CVP小于0或机械通气的患者CVP小于胸膜压时，导致静脉回流受限。这是因为静脉壁软，当静脉内的压力小于静脉周围的压力时，就会塌陷，这就是所谓的血管瀑布[9]。在这种情况下，降低塌陷点以下的静脉压力不会增加血流量，血流量由上游源头到塌陷点的压差决定。因此，当回流有限时，进一步降低CVP，无论是通过增加心功能还是使用机械装置，都不会增加回心血流，也不能增加心输出量。

运动过程有助于理解心功能和回流相互作用的重要性。运动过程中年轻男性的心输出量可从5 L/min上升到25 L/min，而CVP在最初小幅增加后就变化不大了[10]。为了实现这一点，心功能必须以与回流相同的增加比例增加。心输出量增加多于静脉回流，CVP下降；心输出量增加少于静脉回流，CVP升高。此外，由于运动高峰期心功能曲线的斜率非常陡峭，CVP变化对心输出量的影响是静息状态的5倍，心脏对前负荷反应更敏感。这是因为心率越快，心肌收缩力越强，外周阻力越小，在同样的前负荷下，每搏输出量越大。

20.3 CVP有什么没告诉你？

一个常见的错误是认为CVP表示血容量[11]。一个70 kg的男性，总血容量约5.5 L，但只有1.3～1.4 L左右的容量能对血管壁产生张力，也被称为张力性容量[12, 13]。其余的血容量没有张力，因为它只是充盈血管壁。只有张力性容量才会产生压力，因此在休息条件下，只有大约30%的血容量产生可测量的血压。使其更加复杂的是，小静脉和微静脉的血管平滑肌都可以收缩并将无张力性容量转换为张力性容量，这就是所谓的容量减少[7, 14, 15]。这允许在相同的总容积下有更高的静脉压力。

CVP不能预测血管容量的第二个原因是，如前所述，CVP是心功能和静脉回流的平衡。在相同张力性容量下这两个因素中的任何一个发生改变都会改变CVP。另外，值得注意的是，CVP是血液回流到心脏的阻力。如果CVP较高，则静脉和小静脉的上游压力必须更高才能维持同样的流量。这种情况在一定程度上可由于血容量的降低而发生[15]，但在病理状态下，通常是由于液体潴留或医源性因素导致总血容量显著增加而发生[16]。静脉压力的增加导致上游毛细血管压力增加，液体渗漏、张力容量丢失到组织间隙。因此，高CVP总是倾向于增加微循环的渗漏。

CVP也不能预测容量反应性。当右心接近最大舒张末期容量时，希望通过增加张力性容量以增加静脉回流，然而其结果只增加舒张末期压力，而不增加心肌纤维长度；这导致了心功能曲线的平台。平台因人而异，因为它取决于心率、右心室后负荷、收缩期末压-血流关系的斜率和右心的顺应性。左心室的容量也会影响它，因为当左心室容量增加时，占据了有限的心包空间的更大比例。然而，尽管存在一些相反的争论[17]，高CVP不太可能通过增加容量使心输出量提高，而低CVP则更可能通过增加容量提高心输出量[18, 19]。这一领域几乎所有的研究都存在一个重要的选择偏倚，即给予推注液体是基于临床医师认为容量有益的观点，因此容量反应性低的高CVP患者不包括在其中[18]。

20.4 正确测量CVP

用流体充盈系统测量的压力总是相对于一个参考位置而言的。这是因为测量装置中的液体产生了一个额外的力，这个力是测压装置内液体重力造成的。体表定位上，以胸骨角以下5 cm，作为推荐的参考位置，胸骨角即第二肋骨与胸骨相连的地方[20]，可以识别为胸骨上的隆起。胸骨角这一标志大约在右心房中点上方5 cm。右心房是一个圆形的处于心脏靠前结构[21]，因此，即使处于头部与水平方向呈60°的坐姿，右心房的中心相对于胸骨角仍保持相同的位置。在病区中，我们使用标尺将传感器对准胸骨角以下5 cm处，如果床头向上或向下移动，传感器就会重新校准。更常见的是，将参考位置设定在胸中段（也称为腋中线）。这里测量的压力比基于胸骨角测量的压力大约高3 mmHg[19]。腋中线常被用作参考位，因为它更容易识别，而且不需要标尺，但这也是问题所在。因为评估更容易，测量通常是在随意估计的情况下完成的，这就减少了治疗小组成员之间测量的可重复性，而使用基于胸骨角的测量，可重复性很高[22]。

不仅换能器的位置重要，换能器的压力也很重要。初始设置时，压力传感器暴露于大气压力进行校零，虽然实际大气压不是真正为零，但在平静天气的海平面大气压为760 mmHg。穿过血管壁的压力称为跨壁压。当外部压力为大气压，并以此作为校零基准时，跨壁压就是内部压力减去外部压力，即为零。然而，当胸腔内血管周围的压力不是大气压，并且随呼吸周期而变化，就需要知道这个周围的压力是跨壁压而不是大气压。当胸膜压不清楚，为了尽量减少测量跨壁压的误差，应当在呼气末测量CVP，因为此时胸膜压最接近大气压。然而，如果生理问题是右心静脉引流的下游压力，那么相对于大气压的CVP值是有意义的。

当参考水平被标化，并在呼吸周期中选择合适的时间测量时，下一个问题是CVP应该在心动周期的哪个时刻被测量。CVP在心动周期中是动态变化的。通常在心房收缩后可见明显的"a"波、三尖瓣关闭时的"c"波和收缩末期的"v"波（图20.2）。推荐测量CVP的位置是在"c"波的波谷，因为"c"波是收缩期开始前心室的最终压力。这被称为"z"点，这是心脏前负荷测量的最佳时刻，也是在此测量CVP最常见的原因。如果"c"波看不见，"a"波的波谷通常是一个合理的次选时刻。如果ECG与CVP监测同步，则可以从QRS波的S波画一条垂线来确定"c"波的位置（图20.2）。之所以用S波代替Q波，是因为流体的血流动力学压力的传导比心电图电信号要慢。

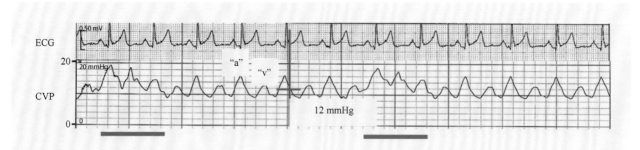

图20.2 机控通气情况下CVP示踪和心电图描记示例。底部的线条表示吸气。CVP在此阶段上升。在该受试者中，呼气相是平稳的，在接近呼气末时测量压力。"a"波和"v"波都已标示。没有明显的"c"波，通过在心电图的S波上画一条垂直线来确定测量CVP的合适位置。这个病例中CVP的数值是12 mmHg

20.5 正确使用CVP

在站立休息时，大多数人的CVP低于大气压（即零下）。因此，相对于右心房，CVP高于4 mmHg就是一个异常值。这并不意味着它需要治疗，但应该让临床医师思考为什么CVP升高。

如果患者是清醒和警觉的、排尿和灌注良好，低CVP提供的有用信息很少。然而，低CVP并不意味着一切都好。由于血管内容量缺失导致静脉回流不足或是静脉阻力增加，CVP则可能较低。这甚至可能发生在心功能下降的人。当心脏处于高动力状态，心功能-回流平衡值降低，CVP也可以很低。

另外，高CVP可能是因为心脏结构正常但血容量过大、肾功能衰竭导致排尿减少，或是静脉输液过多导致；也可能是因为心功能下降或心脏通路阻塞，而回流仍然正常导致；还可能因为静脉阻力降低回流增加所致。后者可能是脓毒症患者高心输出量[23]或主动脉瘘这样的大动静脉分流患者引起高CVP的重要因素。

关键是，当测量CVP时，应先确定临床存在的问题，然后再看CVP以帮助解释临床问题，而不是首先看CVP然后脱离临床就给予容量补充[1]。如果患者休克，考虑诊断为大面积肺动脉栓塞，CVP接近于零时，除非同时有其他情况，如大量容量丢失，否则诊断不太可能。这是因为肺动脉栓塞使血流通路梗阻引起休克，而升高的CVP会阻碍血液正常回流到右心。另外，如果考虑休克是由于大量液体丢失，若此时CVP明显升高，低血容量的诊断则不太可能，除非同时合并有其他情况，如心脏压塞造成的梗阻。

重要的是在鉴别导致高CVP的原因时，应基于正常CVP的偏离值[19]，这个偏离代表异常状态，基于此可预测容量反应性[17]。患者有时会对高CVP有容量反应性，但由于上游静脉压偏高，要因此而付出代价[1]。另外，一些患者即使在CVP值很低的情况下对输液也没有反应[19]。

CVP通常被称为静态指标，但它并不比任何其他随时间变化的生理指标更静态。CVP仅在研究者为研究取单一值的情况下是静态的，当它与随时间不断变化的临床情况相比较的这种动态状态才是最有用。将CVP与心输出量变化，或至少与血流变化的替代指标（如中心静脉血氧饱和度变化、血乳酸变化或皮肤灌注变化）相结合时是最好的方式。CVP升高和心输出量的下降提示原发的心功能下降，最好通过改善心功能来解决这个问题。CVP下降同时心输出量上升表明原发性心功能增强（■图20.1和■图20.3）。CVP下降伴随心输出量下降，表明原发性回流减少，这通常是由于张力容量减少，所以给予容量补充是一个合理的选择。随着心输出量增加CVP升高，表明回流增加，这通常是由于张力性容量增加所致。

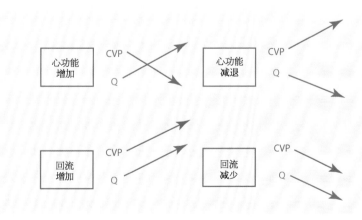

■图20.3 使用CVP和心输出量（Q）来表示心功能与回流变化的关系。随着心功能的改变（图上部），Q和CVP的变化方向相反。随着回流的变化（图底部），Q和CVP的变化方向相同。这些参数可用于区分原发性心功能改变和原发性回流的改变

CVP在评估快速输液反应方面也发挥了重要作用。其逻辑与上一节中的诊断推理相同。通过增加心脏充盈压可以增加心输出量，快速补液实验可以纠正组织灌注不足。如果确定临床问题不能被快速输液纠正，这可能是因为患者的右心已经处于心功能曲线平台，此时不具备容量反应性；或是因为给的容量还不足以增加心脏充盈压，从而不能观察到心输出量的反应。在第一种情况下，增加容量是没有用的；在第二种情况下，需要输注更多的液体来验证假设。这两种可能性可以通过观察快速输液对CVP的影响来区分，如果CVP上升，而灌注指标或临床问题没有改善，则给予更多的容量不是答案；如果CVP没有增加（将其定义为2 mmHg的增加，因为这个值可以在监护仪上准确地采集），那么可以尝试更多的容量。

20.6　误区

正常决定静脉回流的压差只在4 ～ 6 mmHg范围内。因此，CVP的微小变化是重要的，而测量中的误差可能对临床决策有重大影响。除了以上讨论的技术问题，呼吸模式可产生重要影响。自主呼吸时呼气末胸膜压通常低于大气压，但正压机械通气时，吸气时胸膜压为正，并随着PEEP的应用而进一步升高。即使在吸气时右心充盈实际减少的情况下，这也可导致相对于大气压的CVP增加（ 图20.2）。如果胸壁和肺顺应性正常，略少于一半的气道压力被传导到胸膜腔[24]；然而，当肺顺应性降低时，只有较少的气道压力传导到胸膜腔。用食管球囊测量胸膜压可以评估真实的心脏跨壁压力[24]，但是如果不测量胸膜压，就不能简单地解决这个问题，必须在临床中评估其效果。

CVP测量不准确的一个重要原因是呼气活动[22]。通常呼气是被动的。当吸气是自主呼气是被动的情况下，在呼气时胸膜压不发生变化，CVP也不发生变化。如果呼气时CVP升高，说明胸膜压升高，观察到的CVP升高就不能代表跨壁压。在正压机械通气患者中，CVP在吸气时随胸膜压升高而升高，在呼气时下降，但如果所有的空气都被呼出，下一次吸气前CVP和胸膜压应有一个平台。如果CVP未达到平台，则由于容量储备没有达到，同时胸膜压力为正值，跨壁压就会被高估。最大的错误发生在呼气过程中CVP逐渐上升，只有当呼气肌做功明显增多，且呼气末CVP值大大夸大了真实的CVP跨壁压时，才会发生这种情况[22, 25]。

20.7　CVP的其他用途

除了评估心脏充盈压外，CVP波形还能提供许多信息[26, 27]。CVP Y值的大幅下降表明右心具有限制性，不太可能通过快速输液使心输出量增加[28]。"a"波的出现表明有心房活动，明显的"a"波表示右心房顺应性下降，大炮"a"波提示有房室分离。在自主呼吸时，CVP下降的幅度可提示吸气努力。在正压通气吸气时，CVP升高可提示胸壁顺应性降低[26]。

要点

CVP显示心功能和血液回流的平衡，因此，CVP解释必须考虑这两种因素。将血液从静脉驱动回心脏的压力很小，因此必须仔细测量。低CVP可能是正常的，但也可能发生于低血容量。CVP升高通常是不正常的，这可能是由于心功能下降、血管容量增加或两者兼而有之。动态监测CVP并且与血流动力学变化相结合时最有用。解释CVP最重要的血流动力学监测指标是直接测量或通过替代指标反映心输出量变化。最后，CVP波形本身可以提示心脏和呼吸功能，细心的临床医师可以用它来观察患者的情况。

参考文献

［1］ De Backer D, Vincent JL. Should we measure the central venous pressure to guide fluid management? Ten answers to 10 questions. Crit Care. 2018; 22(1): 43.

［2］ Patterson SW, Starling EH. On the mechanical factors which determine the output of the ventricles. J Physiol. 1914; 48(5): 357−79.

［3］ Magder S. An approach to hemodynamic monitoring: Guyton at the beside. Crit Care. 2012; 16: 236−43.

［4］ Guyton AC, Lindsey AW, Kaufman BN. Effect of mean circulatory filling pressure and other peripheral circulatory factors on cardiac output. Am J Physiol. 1955; 180: 463−8.

［5］ Guyton AC. Determination of cardiac output by equating venous return curves with cardiac response curves. Physiol Rev. 1955; 35: 123−9.

［6］ Katz AM. Ernest Henry Starling, his predecessors, and the "Law of the Heart". Circulation. 2002; 106(23): 2986−92.

［7］ Magder S. Volume and its relationship to cardiac output and venous return. Crit Care. 2016; 20: 271.

［8］ Bishop VS, Stone HL, Guyton AC. Cardiac function curves in conscious dogs. Am J Physiol. 1964; 207(3): 677−82.

［9］ Permutt S, Riley S. Hemodynamics of collapsible vessels with tone: the vascular waterfall. J Appl Physiol. 1963; 18(5): 924−32.

［10］ Notarius CF, Levy RD, Tully A, Fitchett D, Magder S. Cardiac vs. non-cardiac limits to exercise following heart transplantation. Am Heart J. 1998; 135: 339−48.

［11］ Marik PE, Baram M, Vahid B. Does central venous pressure predict fluid responsiveness? A systematic review of the literature and the tale of seven mares. Chest. 2008; 134(1): 172−8.

［12］ Magder S, De Varennes B. Clinical death and the measurement of stressed vascular volume. Crit Care Med. 1998; 26: 1061−4.

［13］ West JB. Physiology of the body fluids. Physiological basis of medical practice. 11th ed. Baltimore/ London: Williams & Wilkins; 1985. p. 438−50.

［14］ Rothe C. Venous system: physiology of the capacitance vessels. In: Shepherd JT, Abboud FM, editors. Handbook of physiology. The cardiovascular system. Section 2. III. Bethesda: American Physiological Society; 1983. p. 397−452.

［15］ Rothe CF. Reflex control of veins and vascular capacitance. Physiol Rev. 1983; 63(4): 1281−95.

［16］ Marik PE. Iatrogenic salt water drowning and the hazards of a high central venous pressure. Ann Intensive Care. 2014; 4: 21.

［17］ Eskesen TG, Wetterslev M, Perner A. Reanalysis of central venous pressure as an indicator of fluid responsiveness. Intensive Care Med. 2015; 42: 324−32.

［18］ Magder S. Value of CVP: an epidemiological or physiological question? Intensive Care Med. 2016; 42(3): 458−9.

［19］ Magder S, Bafaqeeh F. The clinical role of central venous pressure measurements. J Intensive Care Med. 2007; 22(1): 44−51.

［20］ Bickley LS, Hoekelman RA, editors. Bates guide to physical examination and history taking. Philadelphia: Lippincott; 1999. p. 299−303.

［21］ Magder S. Is all on the level? Hemodynamics during supine versus prone ventilation. Am J Respir Crit Care Med. 2013; 188(12): 1390−1.

［22］ Magder S, Serri K, Verscheure S, Chauvin R, Goldberg P. Active expiration and the measurement of central venous pressure. J Intensive Care Med. 2018; 33(7): 430−5.

［23］ Magder S. Heart-lung interactions in sepsis. In: Scharf SM, Pinsky M, Magder S, editors. Respiratory-circulatory interactions in health and disease. 2nd ed. New York: Marcel Dekker, Inc.; 2001. p. 739−62.

［24］ Akoumianaki E, Maggiore SM, Valenza F, Bellani G, Jubran A, Loring SH, et al. The application of esophageal pressure measurement in patients with respiratory failure. Am J Respir Crit Care Med. 2014; 189(5): 520−31.

［25］ Verscheure S, Massion PB, Gottfried S, Goldberg P, Samy L, Damas P, et al. Measurement of pleural pressure swings with a fluid-filled esophageal catheter vs pulmonary artery occlusion pressure. J Crit Care. 2017; 37: 65−71.

［26］ Magder S. Right atrial pressure in the critically ill: how to measure, what is the value, what are the limitations? Chest. 2017; 151(4): 908−16.

［27］ Magder S. Diagnostic information from the respiratory variations in central hemodynamics pressures. In: Scharf SM, Pinsky MR, Magder S, editors. Respiratory-circulatory interactions in health and disease. New York: Marcel Dekker, Inc.; 2001. p. 861−82.

［28］ Magder S, Erice F, Lagonidis D. Determinants of the 'y' descent and its usefulness as a predictor of ventricular filling. J Intensive Care Med. 2000; 15: 262−9.

21. 动脉血压
Arterial Blood Pressure

Bernd Saugel, Thomas W. L. Scheeren, and Jean-Louis Teboul

吴志雄·译，刘 娇·审校

© European Society of Intensive Care Medicine 2019

M.R.Pinskyet al. (eds.), *Hemodynamic Monitoring*, Lessons from the ICU,

https://doi.org/10.1007/978-3-319-69269-2_21

学习目标

血压（BP）的测量是包括重症医学、急诊医学和麻醉学在内的各个医学领域中血流动力学监测的关键组成部分。因此，了解不同的血压监测技术至关重要。包括有创和无创的基本测量原理，并了解它们在不同临床环境中的优势和局限性。在本章中，我们将对血压测量技术的历史进行简要概述，并对重症医学中的血压监测技术的测量原理、优势、局限性和临床适用性进行介绍。

21.1 简介

连续测量动脉血压是重症医学中血流动力学监测的基石。测量血压对于及时发现血流动力学不稳定或低血压（血压监测以确保患者安全），以及个体化血压管理至关重要。如今，各种有创（通过动脉导管）或无创（ ◘ 图 21.1 ）技术可用于测量血压。无创血压测量通常以间歇性方式使用充气闭塞（上臂）袖带通过听诊法、触诊法或自动技术（如示波法）进行。然而，最近，能够连续记录和显示动脉血压波形的无创血压监测技术已可用于临床实践。深刻理解血压测量的原理，以及每种技术的适应证和禁忌证，对于选择最佳测量方式是非常重要的。

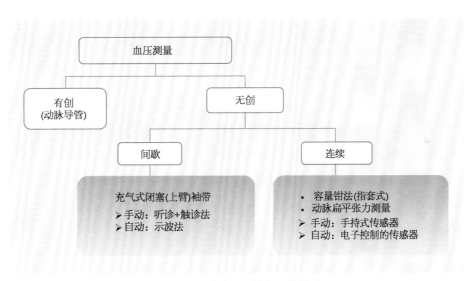

◘图21.1　动脉血压监测：不同方法

21.2 血压测量的历史

18世纪中叶，牧师Stephen Hales首次直接（即有创）测量到血压，他通过生理学实验在动物的动脉内置入长玻璃管，并测量血柱的高度，来量化不同动物心血管循环中的压力[1-3]。

1828年，法国医师Jean Léonard Marie Poiseuille使用插入动脉的插管和水银压力计（他称之为"血流动力学仪"）对动物的血压进行了侵入性测量，并创造了"厘米汞柱"这一单位来量化血压读数[1, 3]。

1847年，德国生理学家Carl Ludwig通过在Poiseuille的水银测量仪上安装一支浮动笔，首次连续记录并以图表形式显示血压，并将其发明称为"波动曲线记录仪"[1, 3]。

1856年，法国外科医师Jean Faivre在手术过程中使用连接到插入动脉（股动脉或肱动脉）的套管水银压力计进行了人体上首次有创的直接血压测量[1, 3]。

从19世纪中叶开始，各个的生理学家和医师基于量化间歇性阻断动脉内血流所需的外部反压的想法，开发了无创评估血压的方法。

1855年，德国生理学家Karl von Vierordt发明了一种无创的简单传感器，利用外部砝码记录桡动脉处的血压波形，以确定动脉的闭合压力[1, 3, 4]。法国生理学家Étienne-Jules Marey于1860年对这种"血压计"进行了改进，他发明了一个出色的、但非常复杂的系统，该系统结合了一个包围手臂的充水玻璃室、一台血压计和一台肌电图仪[1, 5]。

英国医师Frederick Akbar Mahomed探索了桡动脉血压波形的生理学，为脉搏轮廓科学分析奠定了基础（1872—1884年）[6, 7]。

第一个现代"血压计"是由奥地利生理学家Samuel Siegfried Karl von Basch于1881年发明的，他将一个装满水的橡胶袋放在玻璃泡周围，玻璃泡与桡动脉上的水银柱相连[1, 3]。通过增加袋中的水量，增加对桡动脉的压力，动脉搏动受阻并最终停止，从而可以通过观察水银柱的相应高度来确定收缩压[1]。有趣的是，当年的《英国医学杂志》指出，通过使用血压计来评估血压，"我们使我们的感官变得贫乏，削弱了临床的敏锐性"[1]。

法国心脏学家Pierre Potain改进了von Basch的血压计，用空气代替水来压缩动脉，并采用便携式风速计[1]。

1896年，意大利医师Scipione Riva-Rocci描述了使用充气式非膨胀闭塞上臂袖带（由Dunlop开发）和水银压力计进行血压评估的方法[1, 3, 8]。这种方法仍然是现今血压测量技术的基础。然而，Riva-Rocci使用的袖带太窄，宽度只有5 cm。1901年，Heinrich von Recklinghausen建议使用更宽的21号袖带（12 cm）[1, 3]。此外，Riva-Rocci提出的触诊法可评估收缩压，但不能评估舒张压。

由于Riva-Rocci和后来的医师所取得的进步，外科医师和麻醉师们开始意识到血压计的可操作性和实用性。1897年，Leonard Hill和Harold Barnard报道了用氯仿诱导麻醉后收缩压的下降[9]。

俄罗斯军医Nikolai Sergejewitsch Korotkow发现了测定血压的听诊法后，使测定舒张压成为可能[1, 3]。他提出了一个著名的建议，即在上臂袖带缓慢放气时，将听诊器从袖带远端放在肱动脉上，以获得"Korotkoff音"。

常规测量收缩压和舒张压的另一个关键步骤是开发了可以记录袖带内振荡的示波法。二十世纪初，Marey在1876年就描述了示波法，Joseph Erlanger和Victor Pachon进一步发展和完善了这种方法，他们最终提供了一种便携式"测压仪"[3, 10]。

自首次提出示波仪以来，该技术得到了进一步的完善和改进，并被用于研究和临床常规的血压测量[3]。

然而，直至1969年，已证明最大振幅点实际上对应于平均BP[11-13]。后来，对袖带放气期间观察到的振幅有了更详细的了解，从而可以定义某些点对应收缩压和舒张压[12, 14]。在20世纪70年代，电子压力传感器和微处理器助力开发自动示波仪[12]。从那时起，用于分析示波仪波形的算法和示波仪的硬件/软件不断完善[12]。如今，采用示波仪的自动血压计已广泛应用于医疗护理场所和家庭血压监测等各个医学领域。

21.3 有创动脉血压测量（动脉导管）

用放置在动脉中的导管、充液管系统和电子系统有创地连续记录BP波形并评估BP值，也称为"直接"测量，被认为是临床上测量BP的"金标准"方法。

危重患者常规进行动脉插管监测血压。用于直接测量血压的动脉是桡动脉、股动脉、肱动脉和足背动脉。当由训练有素的操作者进行时，动脉导管的放置通常是简单的，但在某些临床情况下，如在儿科患者或动脉硬化或循环休克伴有外周血管收缩的患者中，这可能是一个挑战。超声引导可以提高动脉导管置入的成功率和质量[15]。动脉导管置入的总体并发症发生率相对较低，但与动脉导管置入或留置相关的并发症可能是主要的（栓塞、缺血性损伤、出血、假性动脉瘤、感染）[16]。此外，有研究表明，动脉插管可以减少导管远端的血流量[17]。

了解直接测量血压的基本原理非常重要，它需要一根连接到充满液体的管道系统的动脉内导管和一个包含不透水膜片的压力传感器[18]。动脉内导管连接系统与血管系统，采集BP，并将其传输到充满液体的管道系统。管路系统中的液柱又将压力信号传递给压力传感器的膜片，并使其发生物理变形，导致连接在膜片上的应变片的电阻发生变化，如果膜片对大气压开放，则另一侧的应变片的电阻也发生变化[18]。由于压力引起的电阻变化与动脉内压力呈线性关系，可以用数学方法转化为波形。因此，压力传感器将机械信号转化为电信号，经监测仪处理后转化为BP波形和数值BP值。

为避免错误的BP读数，必须正确设置和维护导管系统和压力传感器。这包括在导管系统中细致地注入液体，将传感器参照（或调平至）患者右心房的水平，并将传感器归零至大气压[18, 19]。虽然将传感器调平的正确点是一个讨论的问题，但在临床实践中，静脉轴（phlebostatic axis，位于第四肋间，前胸壁和后胸壁之间的中间位置）近似于右心房的位置，可用于参考传感器。

在归零时，在传感器打开到大气压力后，按下监测仪的归零按钮。这将传感器的液位定义为静压零点参考点，并确保监测仪使用大气压力作为大气零点参考点[18, 19]。

此外，测试导管/管道系统的动态响应是获得可靠BP读数的关键。动态响应由其自然频率和阻尼系数决定。当动脉导管/管道系统的阻尼特性过高时，BP读数可能会虚低（反之亦然）[20]。

需要进行快速冲洗试验，以验证BP直接监测系统的自然频率和阻尼[7, 18, 19, 21]。冲洗试验包括用300 mmHg冲洗系统后检查动脉波形，并突然终止冲洗动作。

当决定是否有必要进行动脉插管时，应平衡每个独立患者使用动脉导管的风险（与导管放置和维护相关的并发症）和益处（直接的"黄金标准"BP读数、血液采样）。

21.4 间歇无创动脉血压测量

充气式袖带可在测量部位闭塞动脉，用于间歇性无创（手动或自动）血压测量。适当大小的袖带是有效测量的先决条件[22]。

在闭塞充气袖带逐渐放气期间获得的手动间歇性无创血压测量（使用压力计显示应用压力）可采用触诊法或听诊法[14]。触诊法，即在缓慢的充气袖带放气过程中，对闭塞充气袖带远端的脉搏进行触诊，只能评估收缩压。听诊法（用听诊器在袖带远端听诊Korotkoff音）可获得收缩压（声音的开始）和舒张压（声音的消失）。

使用闭塞式袖带自动间歇性无创评估BP的技术多种多样，其中"示波法"是一种检测动脉壁振荡的技术，应用最为广泛[13]。当袖带压力高于收缩压时，会出现小幅振荡。在袖带放气期间，振荡增加，直至平均血压的最大值[23]，然后再次向舒张压方向下降。在最大振幅的压力（平均BP）中，算法有助于得出收缩压和舒张压。初次发生振荡时的袖带压力对应于最大收缩压，而在振荡幅度停止下降之前的最低袖带压力对应于舒张压[4, 7]。如今，自动示波仪已被广泛应用于重症监护医学和麻醉学，但也广泛应用于医师办公室、医院病房、24小时动态血压监测和家庭血压监测。然而，需要强调的是，示波仪不是一种标准化的技术。另有许多不同的专有算法来推导BP，但制造商并未公开提供[12, 24, 25]。虽然示波法基本上可以方便快速地应用，并以自动方式提供BP读数，而无需训练有素的人员，但选择合适的袖带尺寸是关键，以避免错误的低（袖带尺寸过大）或高（袖带尺寸过小）BP测量[26]。此外，示波法BP测量容易出现由测量部位主动或被动运动引起的伪影（可能导致错误的BP值）[12]。与侵入式测量的血压相比，示波法往往会低估收缩压，高估舒张压[27]。关于重症患者的示波仪测量性能的数据有一部分是矛盾的。一方面，有人提出示波仪可用于低血压或输液的重症监护病房患者[28]。此外，有研究表明，与侵入性参考测量相比，示波仪在心律失常的重症患者中可提供准确的血压测量[29, 30]。另一方面，Lehman等人[31]分析了重症监护病房患者的数据库，并将示波测量的BP值与直接BP测量（动脉导管）进行了比较，观察到两种方法之间存在明显的临床相关差异。在非心脏手术患者中，Wax等[32]证明，与侵入性血压测量相比，低血压时示波血压测量值一般较高，高血压时较低。

21.5 连续无创动脉血压测量

目前有两种不同的技术可用于自动连续无创评估和分析BP波形，即容量钳法（也称血管卸载技术或"指套技术"）和桡动脉扁平张力测压法[7]。虽然这些技术经常被称为"新创新"技术，但这两种测量技术的基本原理在多年前就已经描述过了[33, 34]。

容量钳法使用充气式单指或双指袖带（带有集成的红外灯和红外透射容积仪），每秒多次调整其压力以保持手指动脉中的容积恒定。从该压力可得出BP曲线。生理学家Peňáz在1973年描述了这种方法[33]。此方法的进一步技术发展和改进[35-38]使得其现在可用于床边监测的商业化系统。ClearSight系统（Edwards Lifesciences，Irvine，California，美国）使用了一个转换功能，一个称为"Physiocal"的算法，可以调整与血管运动张力变化相关的手指血压变化，以及一个"心脏参考系统"，可以自动调整手指传感器水平和心脏水平之间的静水压差[35, 39-41]。相反，CNAP系统（CNSystems Medizintechnik AG，Graz，奥地利）使用本体算法，将用手指袖带获得的收缩压和舒张压值校准到用集成的上臂袖带评估的示波血压测量值。为了调整和纠正手指BP的长期跟踪，CNAP系统使用同心互锁的控制回路[38]。

由于远端血压测量部位的原因，容量钳法有一定的局限性。在临床上手指灌注改变或受损的情况下，如手指水肿、外周血管收缩、外周血管疾病或明显的低体温，用指套记录的BP信号质量可能不够好。此外，使用指形袖带技术进行的血压测量可能会受到患者过度的主动或被动运动（尤其是用于测量的手臂或手）的影响和干扰。在清醒的患者中使用时，指套技术可能会引起不适或疼痛，因为指套会影响手指的静脉回流并导致静脉充血。除了这些血管卸载技术的一般局限性外，CNAP系统的一个特殊局限性可能是将血压值校准到用示波仪评估的肱动脉血压值，因为如上所述，示波仪在测量性能和临床适用性方面也有一些局限性。

连续无创血压监测的另一种技术是桡动脉扁平张力测压术，使用在桡动脉上的压力传感器，其原理由Pressman和Newgard在20世纪60年代首次描述[34]，并由其他研究者进一步发展[42, 43]。动脉测压的基本原理是动脉壁的外部压平（平坦化）会导致脉压振幅（通过该动脉上的传感器评估）达到最大。为了能够用外部传感器压平动脉，动脉必须是浅表的，并且由骨性结构支撑（如桡动脉由桡骨茎突支撑）。该技术可直接测量平均动脉血压，并计算收缩压和舒张压值（如使用基于人群的算法）[44]。使用手持式传感器的非自动系统多年来一直被心脏病学家用于估计中心血管压力[45]。使用连接在患者手腕上的传感器的自动桡动脉扁平张力测压系统已被开发出来，用于重症监护室或手术室的血压监测[46]。自动动脉扁平张力测压系统需要持续调整传感器的压力，使下层动脉变平，以获得最佳的接触压力，从而获得最佳的

BP信号。T-Line系统（Tensys Medical，San Diego，CA，美国）是一种用于自动桡动脉扁平张力测压的设备，它使用一次性腕部夹板来实现手的最佳定位（轻微伸展），"手镯"中装有传感器和两个电机，这两个电机以机电方式驱动传感器通过动脉来实现最佳的传感器位置和扁平压力[7, 47]。平均BP可从最大脉压中获得；收缩压和舒张压是在使用专有算法对BP波形进行缩放后得出的，该算法考虑了生物特征数据和大型有创桡动脉参考数据库[47, 48]。

桡动脉扁平张力测压术的主要局限性是其对测量部位的移动所引起的运动伪影的高度敏感性。该系统已经在各种临床环境中进行了评估[44, 47, 49-52]。

目前已经进行了大量的验证研究，以评估这些创新的无创技术与有创参考测量相比，在连续血压监测中的测量性能[53-55]。对于上述所有技术和设备，验证性研究显示出相互矛盾的结果。一些研究显示测试与参照方法之间有良好的一致性，并推荐使用无创技术作为侵入性BP监测的替代方法。其他研究报告与参考方法的一致性较差，并认为这些技术不应在临床常规中用于指导血压管理。关于不同连续无创血压监测技术的准确性和精确度的荟萃分析，其中包括28项研究，结果显示，总体随机效应汇总均值为3.2 mmHg，标准差为 ±8.4 mmHg，平均血压的95%一致性界限为−13.4 ～ 19.7 mmHg[54]。作者根据不同设备对结果进行了分层，报告了ClearSight（容量钳法）、CNAP（容量钳法）和T-Line系统（桡动脉扁平张力测压法）的差异平均值 ± 标准差分别为3.5 ± 6.8 mmHg、5.5 ± 9.3 mmHg和1.3 ± 5.7 mmHg[54]。

然而，如何定义无创测量方法与参照方法之间的临床可接受一致性仍是一个争论的问题[56]。此外，创新的无创技术可能不仅应该与有创参照方法进行测试，而且还应该与间歇性无创血压监测技术（如示波仪）进行测试。Vos等人[57]最近得出结论，使用ClearSight系统进行的无创连续血压监测可与示波测量技术监测互换。

21.6 动脉血压测量的未来

未来，能够记录BP和心率等生物信号的创新、精密、微小的传感器可能会改变我们进行临床、门诊和家庭BP监测的方式。

如已经有研究表明，柔性压力敏感的有机薄膜晶体管可用于无创性连续记录桡动脉血压波形[58]。此外，放置在皮肤上的薄型适形压电压力传感器可以记录和分析BP信号[59]。最近，有研究表明，纳米复合材料（在多晶硅中加入石墨烯）可以作为高灵敏度的机电传感器，可以测量脉搏和血压[60]。

这些创新材料可用于开发灵活和可穿戴的传感器，允许非侵入性经皮记录BP信号。无线和可穿戴传感器可能为长期连续监测血压、其他生命体征和心血管状态（"移动健康监测""移动生物监测"）提供了令人期待的可能性[61-64]。因此，创新的传感器技术可能会改善门诊和临床的血压监测，并可能被用于重症医学、麻醉学、急诊医学和心脏病学中的各种临床应用[62-64]。

对临床实践的意义

在临床实践中，BP监测装置类型的选择基于多种因素，其中患者的个体因素是最重要的。考虑到每种技术的具体优势和局限性，以及临床情况，需要根据患者的具体情况选择最佳的血压监测设备。

对于循环休克的危重患者，需要并推荐使用动脉导管进行有创直接血压监测[65]。除了直接测量血压外，动脉导管还可进行定期的血液采样，用于实验室检测和血气分析。

高危手术患者（如心胸手术、腹部大手术）和低危、中危手术的高危患者也需要使用动脉导管进行有创血压监测。

在围手术期，其余大部分患者将使用无创血压监测技术进行监测。在某些手术患者群体中，与间歇性血压测量相比，连续无创血压监测可以使血压更加稳定[66-68]。未来的研究需要确定具体的临床环境，与间歇性无创血压测量相比，连续无创血压监测可以提高护理质量或患者安全。因为即使是短时间的术中低血压也与术后器官衰竭有关[69]，连续的BP监测或使用闭环系统可能在未来有助于避免低血压相关的术后并发症。

对于在急诊科治疗的急症患者或进行复杂诊断或治疗干预的患者[70-72]，与连续的间歇性BP测量相比，连续的无创BP监测可使BP不稳定性更早被发现。

总结

BP是危重患者的重要血流动力学变量。对BP监测技术的了解是选择适合个体患者的最佳BP监测方法，避免错误的BP测量的关键。在危重患者中，用动脉导管直接进行有创连续血压测量仍是参照方法。在血流动力学稳定的患者中，可使用示波仪以间歇性方式进行BP监测。能够连续监测BP的非侵入性技术目前已可用于常规临床使用。目前的研究旨在评估这些用于连续无创血压监测的技术是否能够改善患者的治疗效果或某些临床环境（围手术期医学、急诊医学）的监护质量。

要点

- BP监测是重症医学、麻醉学、急诊医学等各个医学领域血流动力学监测的主要内容。
- 有创和无创血压监测的技术不同。
- 连接到充液管系统的动脉导管和压力传感器是有创连续血压监测的临床参照方法。
- 无创血压测量通常以充气式闭塞袖带间歇方式进行，使用听诊法、触诊法或自动技术（如示波仪）。
- 可连续记录和显示动脉血压波形的无创性血压监测技术目前已可用于临床实践。
- 了解每种血压测量技术的原理、优势和局限性，以便能够选择最佳方法测量个体患者的血压，这一点非常重要。

利益冲突：BS 作为医学顾问委员会成员与 Pulsion Medical Systems SE（Feldkirchen，德国）合作，并从 Pulsion Medical Systems SE 获得讲课费和差旅费。BS 获得 Edwards Lifesciences（Irvine，CA，美国）的研究支持。BS 从 Tensys Medical Inc.（San Diego，CA，美国）获得机构研究补助、非限制性研究补助和差旅费。BS 收到 CNSystems Medizintechnik AG（Graz，奥地利）提供的讲课费和差旅费。

TWLS 收到 Edwards Lifesciences（Irvine，CA，美国）和 Masimo Inc.（Irvine，CA，美国）的顾问费和讲课费。

JLT 是 Pulsion 医疗系统的医疗顾问委员会成员，并获得 Edwards Lifesciences 和 Masimo 公司的顾问费。

参考文献

［1］ Booth J. A short history of blood pressure measurement. Proc R Soc Med. 1977; 70: 793−9.

［2］ Lewis O. Stephen Hales and the measurement of blood pressure. J Hum Hypertens. 1994; 8: 865−71.

［3］ O'Brien E, Fitzgerald D. The history of blood pressure measurement. J Hum Hypertens. 1994; 8: 73−84.

［4］ Nichols WW, Nichols WW, McDonald DA. McDonald's blood flow in arteries: theoretic, experimental, and clinical principles. 6th ed. London: CRC Press; 2011.

［5］ Marey E-J. Recherches sur le pouls au moyen d'un nouvel appareil enregistreur le sphygmographe. Paris: Thunot; 1860.

［6］ Mahomed F. The physiology and clinical use of the sphygmograph. Med Times Gazette. 1872; 1: 62.

［7］ Saugel B, Dueck R, Wagner JY. Measurement of blood pressure. Best Pract Res Clin Anaesthesiol. 2014; 28: 309−22.

［8］ Perloff D, Grim C, Flack J, Frohlich ED, Hill M, McDonald M, et al. Human blood pressure determination by sphygmomanometry. Circulation. 1993; 88: 2460−70.

［9］ Hill L, Barnard H. A simple and accurate form of sphygmometer or arterial pressure gauge contrived for clinical use. Br Med J. 1897; 2: 904.

［10］ Erlanger J, Hooker DR. An experimental study of blood-pressure and of pulse-pressure in man. John Hopkins Hosp Rep. 1904; XII: 145−378.

［11］ Posey JA, Geddes LA, Williams H, Moore AG. The meaning of the point of maximum oscillations in cuff pressure in the indirect measurement of blood pressure. 1. Cardiovasc Res Cent Bull. 1969; 8: 15−25.

［12］ Alpert BS, Quinn D, Gallick D. Oscillometric blood pressure: a review for clinicians. J Am Soc Hypertens. 2014; 8: 930−8.

［13］ Ogedegbe G, Pickering T. Principles and techniques of blood pressure measurement. Cardiol Clin. 2010; 28: 571−86.

［14］ Geddes LA, Voelz M, Combs C, Reiner D, Babbs CF. Characterization of the oscillometric method for measuring indirect blood pressure. Ann Biomed Eng. 1982; 10: 271−80.

［15］ Gu WJ, Tie HT, Liu JC, Zeng XT. Efficacy of ultrasound-guided radial artery catheterization: a systematic review and meta-analysis of randomized controlled trials. Crit Care. 2014; 18: R93.

［16］ Scheer B, Perel A, Pfeiffer UJ. Clinical review: complications and risk factors of peripheral arterial catheters used for haemodynamic monitoring in anaesthesia and intensive care medicine. Crit Care. 2002; 6: 199−204.

［17］ Numaguchi A, Adachi YU, Aoki Y, Ishii Y, Suzuki K, Obata Y, et al. Radial artery cannulation decreases the distal arterial blood flow measured by power Doppler ultrasound. J Clin Monit Comput. 2015; 29: 653−7.

［18］ Ortega R, Connor C, Kotova F, Deng W, Lacerra C. Use of pressure transducers. N Engl J Med. 2017; 376: e26.

［19］ McGhee BH, Bridges EJ. Monitoring arterial blood pressure: what you may not know. Crit Care Nurse. 2002; 22: 60−4, 66−70, 3 passim.

［20］ Gardner RM. Direct blood pressure measurement-dynamic response requirements. Anesthesiology. 1981; 54: 227−36.

［21］ Kleinman B, Powell S, Kumar P, Gardner RM. The fast flush test measures the dynamic response of the entire blood pressure monitoring system. Anesthesiology. 1992; 77: 1215−20.

［22］ Petrie JC, O'Brien ET, Littler WA, de Swiet M. Recommendations on blood pressure measurement. Br Med J (Clin Res Ed). 1986; 293: 611−5.

［23］ Ramsey M 3rd. Noninvasive automatic determination of mean arterial pressure. Med Biol Eng Comput. 1979; 17: 11−8.

［24］ Smulyan H, Safar ME. Blood pressure measurement: retrospective and prospective views. Am J Hypertens. 2011; 24: 628−34.

［25］ van Montfrans GA. Oscillometric blood pressure measurement: progress and problems. Blood Press Monit. 2001; 6: 287−90.

［26］ Pickering TG, Hall JE, Appel LJ, Falkner BE, Graves J, Hill MN, et al. Recommendations for blood pressure measurement in humans and experimental animals: part 1: blood pressure measurement in humans: a statement for professionals from the Subcommittee of Professional and Public Education of the American Heart Association Council on High Blood Pressure Research. Circulation. 2005; 111: 697−716.

［27］ Picone DS, Schultz MG, Otahal P, Aakhus S, Al-Jumaily AM, Black JA, et al. Accuracy of cuff-measured blood pressure: systematic reviews and meta-analyses. J Am Coll Cardiol. 2017; 70: 572−86.

［28］ Lakhal K, Ehrmann S, Boulain T. Non-invasive blood pressure monitoring in the critically ill: time to abandon the intra-arterial catheter? Chest. 2018; 153: 1023−39.

［29］ Lakhal K, Ehrmann S, Martin M, Faiz S, Reminiac F, Cinotti R, et al. Blood pressure monitoring during arrhythmia: agreement between automated brachial cuff and intra-arterial measurements. Br J Anaesth. 2015; 115: 540−9.

［30］ Lakhal K, Martin M, Ehrmann S, Faiz S, Rozec B, Boulain T. Non-invasive blood pressure monitoring with an oscillometric brachial cuff: impact of arrhythmia. J Clin Monit Comput. 2018; 32: 707−15.

［31］ Lehman LW, Saeed M, Talmor D, Mark R, Malhotra A. Methods of blood pressure measurement in the ICU. Crit Care Med. 2013; 41: 34−40.

［32］ Wax DB, Lin HM, Leibowitz AB. Invasive and concomitant noninvasive intraoperative blood pressure monitoring: observed differences in measurements and associated therapeutic interventions. Anesthesiology. 2011; 115: 973−8.

［33］ Penaz J, Voigt A, Teichmann W. Contribution to the continuous indirect blood pressure measurement. Z Gesamte Inn Med. 1976; 31: 1030−3.

［34］ Pressman GL, Newgard PM. A transducer for the continuous external measurement of arterial blood pressure. IEEE Trans Biomed Eng. 1963; 10: 73−81.

［35］ Wesseling KH, Settels JJ, van der Hoeven GM, Nijboer JA, Butijn MW, Dorlas JC. Effects of peripheral vasoconstriction on the measurement of blood pressure in a finger. Cardiovasc Res. 1985; 19: 139−45.

［36］ Takazawa K, O'Rourke MF, Fujita M, Tanaka N, Takeda K, Kurosu F, et al. Estimation of ascending aortic pressure from radial arterial pressure using a generalised transfer function. Z Kardiol. 1996; 85(Suppl 3): 137−9.

［37］ Imholz BP, Parati G, Mancia G, Wesseling KH. Effects of graded vasoconstriction upon the measurement of finger arterial pressure. J Hypertens. 1992; 10: 979−84.

［38］ Fortin J, Marte W, Grullenberger R, Hacker A, Habenbacher W, Heller A, et al. Continuous non-invasive blood pressure monitoring using concentrically interlocking control loops. Comput Biol Med. 2006; 36: 941−57.

［39］ Wesseling KH. Finger arterial pressure measurement with Finapres. Z Kardiol. 1996; 85(Suppl 3): 38−44.

［40］ Martina JR, Westerhof BE, van Goudoever J, de Beaumont EM, Truijen J, Kim YS, et al. Noninvasive continuous arterial blood pressure monitoring with Nexfin(R). Anesthesiology. 2012; 116: 1092−103.

［41］ Gizdulich P, Prentza A, Wesseling KH. Models of brachial to finger pulse wave distortion and pressure decrement. Cardiovasc Res. 1997; 33: 698−705.

［42］ Stein PD, Blick EF. Arterial tonometry for the atraumatic measurement of arterial blood pressure. J Appl Physiol. 1971; 30: 593−6.

［43］ Drzewiecki GM, Melbin J, Noordergraaf A. Arterial tonometry: review and analysis. J Biomech. 1983; 16: 141−52.

［44］ Meidert AS, Huber W, Hapfelmeier A, Schofthaler M, Muller JN, Langwieser N, et al. Evaluation of the radial artery applanation tonometry technology for continuous noninvasive blood pressure monitoring compared with central aortic blood pressure measurements in patients with multiple organ dysfunction syndrome. J Crit Care. 2013; 28: 908−12.

［45］ Nelson MR, Stepanek J, Cevette M, Covalciuc M, Hurst RT, Tajik AJ. Noninvasive measurement of central vascular pressures with arterial tonometry: clinical revival of the pulse pressure waveform. Mayo Clin Proc. 2010; 85: 460−72.

［46］ Kemmotsu O, Ueda M, Otsuka H, Yamamura T, Okamura A, Ishikawa T, et al. Blood pressure measurement by arterial tonometry in controlled hypotension. Anesth Analg. 1991; 73: 54−8.

［47］ Dueck R, Goedje O, Clopton P. Noninvasive continuous beat-to-beat radial artery pressure via TL-200 applanation tonometry. J Clin Monit Comput. 2012; 26: 75−83.

［48］ Drzewiecki G, Hood R, Apple H. Theory of the oscillometric maximum and the systolic and diastolic detection ratios. Ann Biomed Eng. 1994; 22: 88−96.

［49］ Saugel B, Fassio F, Hapfelmeier A, Meidert AS, Schmid RM, Huber W. The T-Line TL-200 system for continuous non-invasive blood pressure measurement in medical intensive care unit patients. Intensive Care Med. 2012; 38: 1471−7.

［50］ Saugel B, Meidert AS, Hapfelmeier A, Eyer F, Schmid RM, Huber W. Non-invasive continuous arterial pressure measurement based on radial artery tonometry in the intensive care unit: a method comparison study using the T-Line TL-200pro device. Br J Anaesth. 2013; 111: 185−90.

［51］ Meidert AS, Huber W, Muller JN, Schofthaler M, Hapfelmeier A, Langwieser N, et al. Radial artery applanation tonometry for continuous non-invasive arterial pressure monitoring in intensive care unit patients: comparison with invasively assessed radial arterial pressure. Br J Anaesth. 2014; 112: 521−8.

［52］ Szmuk P, Pivalizza E, Warters RD, Ezri T, Gebhard R. An evaluation of the T-Line Tensymeter continuous noninvasive blood pressure device during induced hypotension. Anaesthesia. 2008; 63: 307−12.

［53］ Bartels K, Esper SA, Thiele RH. Blood pressure monitoring for the anesthesiologist: a practical review. Anesth Analg. 2016; 122: 1866−79.

［54］ Kim SH, Lilot M, Sidhu KS, Rinehart J, Yu Z, Canales C, et al. Accuracy and precision of continuous noninvasive arterial pressure monitoring compared with invasive arterial pressure: a systematic review and meta-analysis. Anesthesiology. 2014; 120: 1080−97.

［55］ Ameloot K, Palmers PJ, Malbrain ML. The accuracy of noninvasive cardiac output and pressure measurements with finger cuff: a concise review. Curr Opin Crit Care. 2015; 21: 232−9.

［56］ Saugel B, Reuter DA. Are we ready for the age of non-invasive haemodynamic monitoring? Br J Anaesth. 2014; 113: 340−3.

［57］ Vos JJ, Poterman M, Mooyaart EA, Weening M, Struys MM, Scheeren TW, et al. Comparison of continuous non-invasive finger arterial pressure monitoring with conventional intermittent automated arm arterial pressure measurement in patients under general anaesthesia. Br J Anaesth. 2014; 113: 67−74.

［58］ Schwartz G, Tee BC, Mei J, Appleton AL, Kim do H, Wang H, et al. Flexible polymer transistors with high pressure sensitivity for application in electronic skin and health monitoring. Nat Commun. 2013; 4: 1859.

［59］ Dagdeviren C, Su Y, Joe P, Yona R, Liu Y, Kim YS, et al. Conformable amplified lead zirconate titanate sensors with enhanced piezoelectric response for cutaneous pressure monitoring. Nat Commun. 2014; 5: 4496.

［60］ Boland CS, Khan U, Ryan G, Barwich S, Charifou R, Harvey A, et al. Sensitive electromechanical sensors using viscoelastic graphene-polymer nanocomposites. Science. 2016; 354: 1257−60.

［61］ Michard F. Hemodynamic monitoring in the era of digital health. Ann Intensive Care. 2016; 6: 15.

［62］ Michard F. A sneak peek into digital innovations and wearable sensors for cardiac monitoring. J Clin Monit Comput. 2017; 31: 253−9.

［63］ Michard F, Pinsky MR, Vincent JL. Intensive care medicine in 2050: NEWS for hemodynamic monitoring. Intensive Care Med. 2017; 43: 440−2.

［64］ Michard F, Gan TJ, Kehlet H. Digital innovations and emerging technologies for enhanced recovery programmes. Br J Anaesth. 2017; 119: 31.

［65］ Teboul JL, Saugel B, Cecconi M, De Backer D, Hofer CK, Monnet X, et al. Less invasive hemodynamic monitoring in critically ill patients. Intensive Care Med. 2016; 42: 1350−9.

［66］ Benes J, Simanova A, Tovarnicka T, Sevcikova S, Kletecka J, Zatloukal J, et al. Continuous non-invasive monitoring improves blood pressure stability in upright position: randomized controlled trial. J Clin Monit Comput. 2015; 29: 11−7.

［67］ Meidert AS, Nold JS, Hornung R, Paulus AC, Zwissler B, Czerner S. The impact of continuous non-invasive arterial blood pressure monitoring on blood pressure stability during general anaesthesia in orthopaedic patients: a randomised trial. Eur J Anaesthesiol. 2017; 34: 716.

［68］ Ilies C, Kiskalt H, Siedenhans D, Meybohm P, Steinfath M, Bein B, et al. Detection of hypotension during Caesarean section with continuous non-invasive arterial pressure device or intermittent oscillometric arterial pressure measurement. Br J Anaesth. 2012; 109: 413−9.

［69］ Walsh M, Devereaux PJ, Garg AX, Kurz A, Turan A, Rodseth RN, et al. Relationship between intraoperative mean arterial pressure and clinical outcomes after noncardiac surgery: toward an empirical definition of hypotension. Anesthesiology. 2013; 119: 507−15.

［70］ Nowak RM, Sen A, Garcia AJ, Wilkie H, Yang JJ, Nowak MR, et al. Noninvasive continuous or intermittent blood pressure and heart rate patient monitoring in the ED. Am J Emerg Med. 2011; 29: 782−9.

［71］ Wagner JY, Prantner JS, Meidert AS, Hapfelmeier A, Schmid RM, Saugel B. Noninvasive continuous versus intermittent arterial pressure monitoring: evaluation of the vascular unloading technique (CNAP device) in the emergency department. Scand J Trauma Resusc Emerg Med. 2014; 22: 8.

［72］ Siebig S, Rockmann F, Sabel K, Zuber-Jerger I, Dierkes C, Brunnler T, et al. Continuous non-invasive arterial pressure technique improves patient monitoring during interventional endoscopy. Int J Med Sci. 2009; 6: 37−42.

22. 心输出量监测
Cardiac Output Monitors

Daniel A. Reuter and Sebastian A. Haas

高建鹏 金 朋 邓水香 · 译，刘 娇 · 审校

© European Society of Intensive Care Medicine 2019

M. R. Pinsky et al. (eds.), *Hemodynamic Monitoring*, Lessons from the ICU,

https://doi.org/10.1007/978-3-319-69269-2_22

学习目标

了解心输出量（cardiac output，CO）监测在重症医学中的历史演变，了解为何心输出量监测仍然没有作为重症患者常规监测指标的历史原因，概述现有床旁心输出量监测的概念和技术。

22.1 简介

心输出量，也就是对心脏输出血流的定量检测，是目前用于评价血流动力学不稳定重症患者最重要的宏观血流动力学指标。不过，它只作为一项检查时也可以有很大帮助，心输出量的测定（更重要的是它在治疗下的变化）结合其他血流动力学和代谢指标，常常可以决定或改变治疗的方向。本章节会尽量阐述心输出量监测的方法及技术原理，以及它们对临床应用的影响（见 ■ 表22.1）。因此本章节会为后续章节建立一个框架，后续会对各个方法进行有深度的论述。

■ 表 22.1　临床上常用的心输出量监测技术

方法技术	概 述
指示剂稀释法	肺动脉热稀释法和经肺热稀释法被认为是心排出量测定金标准 额外可测量的参数，肺动脉热稀释法：右心室射血分数、右心室舒张末期容积 　　　　　　　　　　经肺热稀释法：全心舒张末期容积、血管外肺水
多普勒血流测量技术	低侵入性 其准确性对使用者依赖性高 无法长期持续监测
脉搏波分析	低至中度侵入性检查 不适用于心律失常患者 需要手动分析 精确度有限，聚焦变化趋势
生物阻抗和生物电抗	非侵入性检查 与金标准相比准确度有限

22.2 历史回顾

历来，心输出量监测并没有被常规用于重症患者，即使从近年的欧洲ICU病例数据来看，其也只用于一小部分患者[1]；人们对血压监测的偏爱很好解释这结果。过去几十年间，因为技术不足且监测设备笨重无法日常使用，所以血流动力学评估非常困难。19世纪时期的监测方法主要是指示剂稀释法。将一些盐溶液或者染料作为指示剂注入静脉系统，然后检测其在动脉系统中的浓度[2]。但是这种方法不仅存在试剂安全问题，而且下游的指示剂浓度无法实现床旁检测，需要耗费额外的技术和人力。类似的，运用菲克定律的二氧化碳重呼吸法也因为结果不稳定和技术过于复杂而无法用于临床。

因此，上述方法并不能做到真正意义上的监测。其他技术如100多年前的脉搏轮廓分析（或者脉搏波分析），理论上可以进行连续实时监测，但是实际应用也只停留在理论阶段，直到20世纪80—90年代计算机革命之后，自动计算算法的使用使床旁自动监测成为可能[3, 4]。然而，心输出量监测的历史性突破来自一种指示剂稀释法的改良技术，即肺动脉热稀释法，通过肺动脉导管（pulmonary artery catheter，PAC）进行测量（PAC又称Swan-Ganz导管，1970年由William Ganz和Jeremy Swan首先使用），使得量化心输出量成功在床旁应用[5]。不过肺动脉导管本身留置在体内是一种异物，其使用范围仅限于病情复杂的危重患者。因为作为一种高侵入性的手段，其使用必然伴随高风险，且问题更大的是这种方法的实施和使用依赖操作者的个人技术，而非"即插即用"的傻瓜式设备[6, 7]。在20世纪90年代中期，随着经肺热稀释法设备的发明，一些缺点得以改善，使用范围稍许扩大，可以用于PAC置入患者以外的范围[2]。但其不能连续、自动化监测的局限性依然存在。

另一个使得心输出量监测应用于床旁连续监测的重要里程碑是超声技术尤其是超声心动图的临床应用。心脏超声可以诊断许多疾病，这使得它成为ICU一项不可或缺的技术，不仅如此，基于超声心动图的心输出量测算技术似乎填补了以往技术缺少的实时、好用和无创[8]。然而，由于超声技术对使用者依赖性高，不能连续监测且耗费相当多的人力和时间的缺点，使其不能成为理想的监测手段。与之不同的是小型经食管多普勒超声已经在围手术期的短期心输出量监测中占有一席之地[9]。

在超声技术革命的同时，脉搏波和脉搏轮廓分析在20世纪90年代有了长足的进步。其原理仍沿用德国生理学家Otto Frank1899年所描述的："在特定条件下，血压的变化曲线中可以得出血流动力学信息"。目前，这种分析技术已经实现自动化和床旁应用，已经从需要经主动脉、有创地接收信号发展到通过外周动脉就能完全无创地接收信号，接收的信号不仅是血压信号，还增加了许多其他比如光电容积脉搏信号等[10]。

22.3 我们需要从心输出量监测器中得到什么？

能在临床实际应用的心输出量监测手段应当符合以下条件：① 测算方法可靠，偏倚少且准确度高；② 应采取非侵入性的检查，以避免医源性损伤；③ 能提供持续、实时监测；④ 能够实现自动化监测以节省人工成本；⑤ 如果无法实现自动化，则其准确性应当尽量不依赖使用者，以减少因为使用者而产生的误差；⑥ 应当操作简便，以方便在临床实践中广泛应用。

22.4 测算方法

目前可行的心输出量监测方法有以下几种。

22.4.1 指示剂稀释法

使用尖端传感器肺动脉导管（PAC）的肺动脉热稀释法需要使用带传感器探头的导管进行股动脉、腋动脉或肱动脉插管进行经肺热稀释法，以及锂稀释法，同样需要一个带传感器探头的外周动脉导管。共同的原理是把已知剂量的指示剂一次推注入循环系统，并在其下游记录其浓度随时间的变化。血流速度越快，下游指示剂浓度上升就越快，下降也越快。以上技术尤其是肺动脉热稀释法因为一些历史原因被视为"金标准"[2]。经以上方法反复测定的心输出量绝对值是最可靠的。然而，使用推注技术则显示该种方法的明显缺点：所有指示剂稀释技术，即使在可以自动化推注的情况下，仍然是一种间断、不连续的监测技术。

22.4.2 多普勒血流测量技术

基于多普勒超声技术的心输出量测量法可以通过经食管内镜，或者通过小型经食管多普勒探头进行[8, 9]。原理如下：运用多普勒效应，通过接收血流中红细胞反射出的超声波可以得到一个连续的血管横截面，并通过速度-时间积分计算出血流量。如果在血管直径（通常取左/右心室流出道和降主动脉）已知（或可估算）的情况下，就可以连续地监测每搏输出量进而评估心输出量。多普勒的显著优势在于其非侵入性和实时性，以及可以根据心动周期观察。然而超声技术始终无法摆脱对使用者的依赖性，并且超声心动图通常不作为常规监测手段而只能进行短暂的观察（不包括经食管多普勒）。

22.4.3 脉搏波分析

在血管壁弹性不变的情况下，那么血压曲线的收缩部就能通过微积分直接算出左心室搏出量——目前大部分在使用的动脉轮廓分析算法都以此为假设[11]。起初该技术被认为要在主动脉中使用才"临床有效"，目前已发展到可以在外周动脉采集血压轮廓数据，包括有创和无创的监测手段，比如容量钳夹技术[12]。各种脉搏轮廓分析的优势在于其自动、连续且不依赖使用者。然而，其准确性尤其是在心输出量的绝对值测算方面相比于"金标准"显得比较有限。另外，该项技术很容易因为原始信号（压力曲线）中的干扰而出现测算错误。

22.4.4 生物阻抗和生物电抗

近年来，另外两种非侵入性的心脏监测技术逐渐进入临床，这两种技术都通过测定胸腔的导电性变化来量化每搏输出量和心输出量[13]。其背后原理是：当心脏射血进入循环系统使得胸腔内的血液容积发生变化，贴在胸廓皮肤上的电极可以记录到一种与之相应的高频率但低量级的电流。简单来说，就是把每搏输出量作为一种可以连续测定的电对比剂。该监测方法的优势在于非侵入、实时、持续以及自动化。然而，最重要的缺点是相较于"金标准"其准确性十分有限[10]。

要点

心输出量监测的可用性和适用性在过去二十年中已大大提高，评估和监测这种重要的血流动力学变量理论上对所有ICU血流动力学不稳定的患者都可行。每种方法都有自己的优缺点，特别是在侵入性和准确性方面。然而，在重症监护中，每个患者的需求是不同的：对选择性围手术期患者进行心排血量监测的首要目的在于避免血流动力学不稳定阶段，并常规指导标准治疗，其对测量方法上首先考虑自动和无创（非侵入性）而对精确度要求不高；对于高度复杂血流动力学不稳定性休克的患者，相关因素血流动力学参数测量的精确性和可用性等则尤为重要。

参考文献

［1］ Funcke S, Sander M, Goepfert MS, et al. Practice of hemodynamic monitoring and management in German, Austrian, and Swiss intensive care units: the multicenter cross-sectional ICU-CardioMan Study. Ann Intensive Care. 2016; 6: 49.

［2］ Reuter DA, Huang C, Edrich T, et al. Cardiac output monitoring using indicator-dilution techniques: basics, limits, and perspectives. Anesth Analg. 2010; 110: 799–811.

［3］ Sagawa K, Lie RK, Schaefer J. Translation of Otto Frank's paper "Die Grundform des arteriellen Pulses" Zeitschrift für Biologie 37: 483–526 (1899). J Mol Cell Cardiol. 1990; 22: 253–4.

［4］ Frank O. The basic shape of the arterial pulse. First treatise: mathematical analysis. J Mol Cell Cardiol. 1990; 22: 255–77.

［5］ Swan HJ, Ganz W, Forrester J. Catheterization of the heart in man with use of a flow-directed balloon-tipped catheter. N Engl J Med. 1970; 283: 447–51.

［6］ Ramsay J. Pro: is the pulmonary artery catheter dead? J Cardiothorac Vasc Anesth. 2007; 21: 144−6.

［7］ Murphy GS, Vender JS. Con: is the pulmonary artery catheter dead? J Cardiothorac Vasc Anesth. 2007; 21: 147−9.

［8］ Wetterslev M, Møller-Sørensen H, Johansen RR, Perner A. Systematic review of cardiac output mea-surements by echocardiography vs. thermodilution: the techniques are not interchangeable. Intensive Care Med. 2016; 42: 1223−33.

［9］ Singer M. Oesophageal Doppler. Curr Opin Crit Care. 2009; 15: 244−8.

［10］ Teboul JL, Saugel B, Cecconi M, et al. Less invasive hemodynamic monitoring in critically ill patients. Intensive Care Med. 2016; 42: 1350−9.

［11］ Thiele RH, Durieux ME. Arterial waveform analysis for the anesthesiologist: past, present, and future concepts. Anesth Analg. 2011; 113: 766−76.

［12］ Saugel B, Cecconi M, Wagner JY, Reuter DA. Noninvasive continuous cardiac output monitoring in perioperative and intensive care medicine. Br J Anaesth. 2015; 114(4): 562−75.

［13］ Fellahi JL, Fischer MO. Electrical bioimpedance cardiography: an old technology with new hopes for the future. J Cardiothorac Vasc Anesth. 2014; 28: 755−60.

23. 危重患者的容量监测
Volumetric Monitoring in Critically Ill Patients

Manu L.N.G.Malbrain

宋云林·译，刘 娇·审校

© European Society of Intensive Care Medicine 2019

M.R.Pinsky et al.(eds.), *Hemodynamic Monitoring*, Lessons from the ICU,

https://doi.org/10.1007/978-3-319-69269-2_23

学习目标

在本章，我们将讨论几种实用的容量监测技术。学习本章内容后，读者将了解肺热稀释法和经肺热稀释法，以及单指示剂和双指示剂稀释法之间的区别。每种技术都有其适应证、禁忌证，以及优缺点，使用者必须了解可能影响结果的不同缺点，以及何时一种技术优于另一种技术。超声心动图应被视为一种辅助工具或现代听诊器，用来评估心功能、获得结合心功能的"容量"概念的前负荷、后负荷。它不是真正的连续监测工具，但是，前面提及的指示剂稀释法只能在每次使用热稀释或指示剂稀释时间歇性地提供"静态"的容量数据。此外，还将了解利用生物电阻抗分析进行容量监测的基本原理。

23.1 简介

对合并休克的危重患者来说正确评估前负荷很重要。本章将重点介绍目前可用于危重患者的不同容量监测技术，而不是压力监测。两者在定义健康、疾病和对治疗的反应方面都发挥着独立又相互关联的作用。过去，压力前负荷参数如中心静脉压（CVP）和肺动脉闭塞压（PAOP）被认为是金标准。读者必须意识到，充盈压甚至是完全静态的容量参数都是前负荷的相对估计值，可用于评估心室泵功能，但不能评估液体的反应性。液体反应性和功能性的血流动力学监测将在其他章节讨论。显然，CVP和PAOP对外周水肿和肺水肿的病因诊断更为敏感。然而，在正压通气时，会有胸腔内压（intrathoracic pressure，ITP）升高、呼气末正压（PEEP）增加、出现内源性PEEP或腹内压（intraabdominal pressure，IAP）升高的情况，传统的压力前负荷参数可能会过高，因为它们实际上是针对大气压而不是ITP进行调零的。腹内高压（IAH）被定义为IAP持续增加超过12 mmHg。在上述这些情况下，容量监测可能会提供更有意义的结果。

容量监测包括右心室舒张末期容积（RVEDV）、全心舒张末期容积（GEDV）和胸腔内血容量（ITBV），这些都可以通过热稀释法获得。此外，左心室舒张末期面积（LVEDA）可以通过经胸（TTE）或经食管超声心动图（TEE）来评估。所有上述参数也可以根据体表面积（BSA）进行计算。血管外肺水（EVLW）是另一个可以通过肺热稀释获得的容量参数。传统的EVLW是通过理想体重（PBW）来计算的。最后，我们将简要介绍可通过生物电阻抗分析（BIA）获得的容量监测。

23.2 压力前负荷的局限性

根据Frank-Starling机制，左心室前负荷定义为舒张末期心肌纤维长度（◘图23.1）。与之最相对应的临床参数是左心室舒张末期容积（LVEDV），但这个参数不易测量，更别说反复估计用于评估治疗效果了[1, 2]。假设左心室顺应性保持恒定或稳定，容积变化应伴随压力变化：

$$顺应性 = {}_{\triangle}容积 / {}_{\triangle}压力$$

和

$$_{\triangle}容积 \backsimeq {}_{\triangle}压力$$

遵循此假设，在床旁通常使用基于压力（大气压）的前负荷参数［如CVP，PAOP，左心房压力（LAP）和左心室舒张末期压力］作为评估血管内容量的替代参数。尽管它们可能对健康人有效，但是为

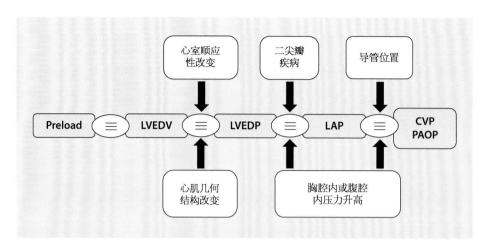

■图23.1 "PAOP假设"：为什么心内充盈压如肺动脉闭塞压不能准确评估前负荷状态。首先，危重患者的心室顺应性是不断变化的，导致压力和容积之间存在着动态关系。因此，心内压力的变化不直接反映血管内容积的变化。ITP升高是使Frank-Starling曲线右移和变平而降低左心室顺应性。第二，ITP升高（如腹内高血压）已被证实会增加PAOP和CVP的测量值，但增加的量难以预测，这进一步影响了它们的有效性。这种明显偏离Starling心脏定律的现象是由于PAOP和CVP都是相对于大气压测量的，但实际上是血管内压和ITP的总和。第三，二尖瓣疾病会影响使用PAOP作为血管内容积状态的估算。IAH引起的肺动脉高压或急性肺损伤的患者PVR升高，且有明显的二尖瓣反流风险。第四，准确的PAOP测量依赖于PAC的适当放置。IAP升高导致的肺实质压缩可明显改变肺West 1、2和3区中的肺泡扩张和肺毛细血管压力的正常进程。IAH引起的心脏和肺功能障碍会进一步改变正常的肺动脉波形，从而使PAC尖端无法正确放置在肺West 2区。尖端在心尖区1中的无意放置通常会使PAOP的测量值更能反映肺泡压力。（改编自Cheatham等人[1]）。CVP：中心静脉压；LAP：左心房压；LVEDV：左心室舒张末期容积；LVEDP：左心室舒张末期压；PAOP：肺动脉闭塞压

了使CVP和PAOP分别作为右前负荷和左前负荷的正确估算，需要做出的多个假设在病情不稳定的危重患者中不一定成立，尤其是在ITP增加时，因为这将使压力前负荷参数过高（■图23.1）。ITP的增加可能与胸壁顺应性降低（肥胖、液体过多、胸骨切开术后）、正压通气、呼气末正压（PEEP）的增加、内源性PEEP的存在或腹腔内压（IAP）和IAH增加有关[3]。另外，如果CVP和PAOP较低，则它们可能真的很低，因此确实反映了较低的心室前负荷。尽管某些情况可能会导致较低的充盈压力，如胸骨开放或腹部开放（腹部暂时闭合）。但是，它们并不表明患者是否对液体有反应性[4]。血流动力学监测本身不能改变结果；只有当临床医师充分理解潜在的测量误差和适当利用与诸如CVP和PAOP等压力有关的参数时，它才能指导患者的治疗。此外，任何治疗方案或治疗流程均应遵循生理学，否则，可能无法改善预后[5]。由于生理上的复杂性，应避免根据绝对的、静态的CVP或PAOP值刻意去复苏，因为这种做法会导致不恰当的治疗决策，随之引起的是复苏不足或过度，以及相关器官功能障碍或衰竭。因此，容积（相对于压力）前负荷监测可以提供更有意义的信息，能更准确地反映患者的真实充盈状态，即使在可能超过30%的危重患者出现ITP升高的情况下也是如此[6]。然而，如上所述，类似于压力前负荷参数，"静态"容积前负荷参数也不能反映液体反应性。

23.3 肺热稀释法

肺热稀释（TD）只能通过肺动脉导管（PAC）进行，包括通过近端孔（右心房开口）注入大剂量的冰液体（通常是生理盐水）[7]。■图23.2显示了典型的肺TD曲线。位于肺动脉中的PAC尖端的热敏感电阻记录产生的热稀释曲线。然后根据Stewart-Hamilton equation法，可以计算出心输出量（CO），

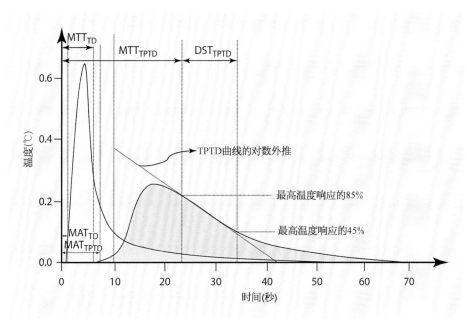

●图23.2　肺和经肺热稀释曲线样本。DST：指数波形下降时间；MAT：平均出现时间；MTT：平均通过时间；TD：热稀释；TPTD：经肺热稀释

CO与稀释曲线下面积（时间积分）成反比。现已开发了PAC的几种变换形式，还允许测量右心室射血分数（RVEF）和评估"容量"参数，即RVEDV。RVEF提供有关右心室收缩力的信息，而右心室前负荷由RVEDV反映。RVEF可以通过热稀释曲线的连续分析估算热稀释曲线的指数衰减时间常数（τ）和心率来确定：

$$RVEF = 1-exp\left[-60/（心率）\times\tau\right]$$

RVEDV可使用以下公式[8]计算：

$$RVEDV = CO/（心率 \times RVEF）$$

RVEDV是血管内容量的真实容积估算值，而不是压力参数。最初，这项技术仍然依赖于传统的间歇性TD方法，但是它提供了以前没有的具有价值的血流动力学数据[9]。在20世纪90年代后期，引入了第一代容量式PAC，可以监测连续心输出量（CCO）、连续RVEF（cRVEF）和连续RVEDV（cRVEDV）（Edwards Lifesciences，Irvine，CA，美国）。这些导管在几个重要方面与原始PAC明显不同。容量式PAC测量CCO值是通过增加一个线圈加热一定量的血容积来自动获得TD曲线取代了传统通过弹丸式推注冰盐水获得。新的cRVEF算法生成的波形类似于推注冰盐水的TD曲线。这些"容量"式PAC具有快速（50～70 ms）反应的热敏感电阻。为了计算RVEF，需要监测R-R间期。可以通过将"Vigilance"监测器（Edwards Lifesciences，Irvine，CA，美国）连接到ECG波形上来完成，尽管某些PAC也具有心内电极（但这些电极主要用于心脏起搏，而不用于R-R间期估算）。因此，在房颤患者中，RVEF和RVEDV不能被准确地评估。理论上，连续评估cRVEDV和cRVEF可以更好地指导液体治疗（作为静态复苏指标）。应当注意的是，在理解RVEDV时应考虑RVEF（受收缩力和后负荷的影响）[10, 11]。●表23.1列出了RVEF和RVEDV的正常值和范围。

■表 23.1　容量参数的正常值

监测技术	参　数	下　限	上　限
TD	RVEF（%）	35	45
	RVEDVI（mL/m²）	80	120
	GEF（%）	25	35
	GEDVI（mL/m²）	680	800
	脓毒症	760	820
	术后	680	810
	EVLWI（mL/kg PBW）	3	7
TPTD	脓毒症	7	8
	术　后	9	13
	PVPI	1	2
	MAT（sec）	5	10
	MTT（sec）	10	15
	DST（sec）	15	20
TPDD	ITBVI（mL/m²）	850	1 000
	LVEDAI（cm²/m²）	6	12
Echo	LA 容积（cm²/m²）	20	29
	FAC（%）	35	45
	TBW 男性（%）	50	60
	TBW 女性（%）	45	50
BIA	ECW/ICW 比率	0.8	0.9
	VE（mL）	−1 000	1 000

DST：稀释曲线的指数波形下降时间；ECW：细胞外水；EVLWI：血管外肺水指数；FAC：收缩面积分数；GEF：全心射血分数；GEDVI：全心舒张末期容积指数；ICW：细胞内水；ITBVI：胸腔内血容量指数；LA：左心房；LVEDAI：左心室舒张末期面积指数；MAT：平均出现时间；MTT：平均通过时间；RVEF：右心室射血分数；RVEDVI：右心室舒张末期容积指数；TBW：总体水；TD：热稀释；TPDD：经肺双指示剂稀释；TPTD：经肺热稀释；VE：容量过量

PAC 的适应证包括右心室衰竭、肺动脉高压和急性呼吸窘迫综合征（ARDS）时使用吸入疗法［如伊洛美定或一氧化氮（NO）］期间肺动脉压监测。PAC 仍然是使用最广泛的 CO 监测导管。有了现代的 PAC，可以连续测量 CCO、cRVEF、cRVEDV 和 SvO₂，不需要额外的液体输注，而且校准是自动的。所获得的数值是客观的，观察者内部和观察者之间的差异性很小。■表 23.2 列出了不同容量监测技术的适应证和禁忌证，以及优缺点。

23.4　经肺双指示剂稀释法

关于在危重患者中，使用 PAC 的主要试验的负面结果之后[13]，特别是关于其侵入性的激烈争论后，近年来人们越来越关注侵入性小的血流动力学监测工具，同时也可以进行容量前负荷评估[7, 14]。最初，

■表 23.2 不同容积监测技术的比较

项目	技 术	适应证	禁忌证	优 点	缺 点
PAC	肺热稀释法，金标准	右心衰竭 肺动脉高压ARDS吸入治疗效果评价（如NO）	房颤不能进行容积监测	无需添加液体 无需手动校准右心功能信息（RVEF） 连续监测RVEDV和SvO$_2$	有创的、昂贵的、复杂的导管 非连续测量（平均5分钟一次） 不能用于观察液体反应性 并发症（肺动脉破裂、心律失常） 对前负荷和后负荷的反映时间慢 信噪比低
PiCCO	经肺热稀释法，新的替代金标准	经过PAC验证 重症休克 新发器官衰竭 呼吸衰竭增加ITP	近期做过大血管手术 股动脉存在（假性）动脉瘤 位置不对导致容量监测不可信	侵入性小 连续测量 可用于FR 额外参数（GEDV、EVLW、PVPI） 识别R/L分流（不丢失指示剂） 很少依赖呼吸变化	瓣膜病对TPTD的影响 容量监测不连续 前负荷、后负荷、心肌收缩力变化后需要重新校准
EV1000	经肺热稀释法，克隆PiCCO	未通过充分验证 与PiCCO相同	和PiCCO相同	和PiCCO一样微创	计算需要连续的CVP追踪 瓣膜病对TPTD的影响 容量监测不连续 前负荷、后负荷、心肌收缩力变化后需要重新校准
LiDCO	TP锂稀释	未通过充分验证	用锂盐神经肌肉阻滞剂治疗 幼儿 孕妇	微创 使用现有的路径 不需要中心静脉 仅测量ITBV	很少的额外参数 前负荷、后负荷、心肌收缩力变化后需要重新校准
TEE	超声获得LVEDA和FAC	微创 经过充分验证	凝血障碍 食管静脉曲张 上消化道出血 食管憩室（Zencker） 疝裂孔（相对）	提供额外的解剖和功能信息	学习曲线 不是真正的连续 禁忌证
hTEE	超声获得LVEDA和FAC	微创 并没有被很好地验证	和TEE相同	可直视心脏	昂贵 不是真正的连续 无多普勒 无彩色或组织多普勒成像 禁忌证
TTE	超声获得LVEDA和FAC	被很好地验证	几乎没有胸部伤口或烧伤	无创 重症医师的现代听诊器，无禁忌	学习曲线，不是真正的连续
BIA	生物电阻抗分析	在危重病中没有得到很好的验证	起搏器 AICD	无创 提供TBW、ECW、ICW和容量过剩的信息	外周水肿重现性较差

经Huygh等人经允许改编[12]。解释见正文。AICD：自动植入式心律转复除颤器；ARDS：急性呼吸窘迫综合征；BIA：生物电阻抗分析；CVP：中心静脉压；ECW：细胞外水；EVLW：血管外肺水；FAC：局部收缩；GEF：全心射血分数；GEDV：全心舒张末期容积；ICW：细胞内水；ITBV：胸腔内血容量；ITP：胸腔内压；LVEDA：左心室舒张末期面积；NO：一氧化氮；PA（C）：肺动脉（导管）；PVPI：肺血管通透性指数；RVEF：右心室射血分数；RVEDV：右心室舒张末期容积；TBW：全身水；TD：热稀释；TEE：经食管超声心动图；TP：经肺；TPTD：经肺超声心动图；TTE：经胸超声心动图

COLD（PULSION Medical Systems，Munich，德国）使用双指示剂（热染料）稀释技术。将不会扩散到血管外腔的指示剂（吲哚菁绿染料）与能够同时评估容量（ITBV和EVLW）和流量（CO）的指示剂（冰盐水）组合在一起。■图23.2还显示了典型的经肺TD（TPTD）曲线。平均出现时间（MAT）定义为冰液体（或染料）注射至开始冷却（或染料稀释）之间的时间。MAT正常值大约是5～10秒。由于血管内的

容量关系，指示剂的浓度随时间分布，即每个指示剂颗粒在注射点和检测点之间有给定的时间传播。这个时间称为通过时间，每个粒子都有自己的通过时间。MTT是所有这些通过时间的平均值。MTT被定义为从开始注入至达最大冷却后的时间。MTT正常值大约是10 ～ 15秒。稀释曲线的指数波形下降时间（DST）是通过在对数坐标轴中绘制温度变化（指示剂浓度）的热稀释曲线和在线性坐标轴中绘制时间变化曲线得到的。当把热稀释曲线绘制为线性-自然对数图时，指示剂衰减近似为线性函数。有两个点，即位于最高温度响应85%的起点和位于最高温度响应45%的终点。确定该时间差并将其标记为DST，它反映指示剂通过最大混合室［常是肺血容量（PBV）］的时间。DST正常范围是15 ～ 20秒。采用双指示剂技术计算EVLW的说明如下：

$$ITBV（染料稀释指示剂）= CO \times MTT（染料稀释指示剂）$$

$$PBV（染料稀释指示剂）= CO \times DST（染料稀释指示剂）$$

$$GEDV（染料稀释指示剂）= ITBV（染料稀释指示剂）-PBV（染料稀释指示剂）$$

$$ITTV（冰盐水指示剂）= CO \times MTT（冰盐水指示剂）$$

$$PTV（冰盐水指示剂）= CO \times DST（冰盐水指示剂）$$

$$GEDV（冰盐水指示剂）= ITTV（冰盐水指示剂）-PTV（冰盐水指示剂）$$

$$EVLW = ITTV（冰盐水指示剂）-ITBV（染料稀释指示剂）$$

ITTV：胸腔内热容量；PTV：肺热容量。COLD技术已用于不同的患者群体：机械通气[15]、冠状动脉旁路移植[16]、脓毒症和感染性休克[17]、术后[18]、新生儿和婴儿[19]。尽管可有效应用于床旁，但由于吲哚菁绿（ICG）溶液的制备（和成本），经肺双指示剂稀释技术相对耗时、烦琐且昂贵[20]，该技术在21世纪初已被放弃，并由价格更便宜、更简便的经肺单指示剂热稀释技术所取代，这将在后面进一步讨论。

23.5 经肺热稀释法

为了简化和减少监测流程，研究人员开发了一种基于经肺热稀释技术（TPTD）的设备，只需要一个热指示剂[20]。使用经肺热稀释技术可间歇测量CO，该技术同样基于Stewart-Hamilton equation法：

$$CO = \frac{(T_b - T_i) \times V_{inj} \times K}{\int \Delta T_b \times dt}$$

T_b 血液温度，T_i 注射液温度，V_{inj} 注入量，K 校正系数，$\int \Delta T_b \times dt$（热稀释曲线下的面积）[7]。PiCCO系统是第一个使用经肺热稀释的商用设备（PULSION 医疗系统，来自德国的费尔德基兴，后来合并于Maquet，位于德国拉施塔特，现在属于Getinge，位于瑞典哥德堡）。PiCCO可以测量GEDV和胸腔内血容量（ITBV），ITBV=1.25×GEDV，作为替代前负荷的指标，同时还能测量血管外肺水（EVLW）和肺血管通透性指数（PVPI）[9, 21]。单指示剂经肺热稀释法测定EVLW依赖于胸腔内热容量（ITTV）和肺热容量（PTV）的测量，而后者是热指示剂所能测得的最大容积[7]。ITTV和PTV是根据冰注射液的热稀释曲线的平均通过时间（MTT）和指数波形下降时间（DST）计算得出的[7]：

$$ITTV = CO \times MTT$$

$$PTV = CO \times DST$$

ITTV是由PTV和全心脏腔室舒张末期容量的总和组成。因此，全心舒张末期容积（GEDV）可计算为[7]：

$$GEDV = ITTV-PTV$$

根据上述GEDV和ITBV之间的线性关系，EVLW可计算如下[7]：

$$ITBV = 1.25 \times GEDV$$
$$EVLW = ITTV-ITBV$$

◼图23.3显示了不同的容积指数以及它们如何相互连接/关联的示意图。最近，Edwards Lifesciences（Irvine，California，美国）开发了一种经肺热稀释法的替代系统，该系统由Volume View热敏电阻尖端的动脉导管和EV1000监测平台/软件组成[7]。这一概念与上述PiCCO系统采用的TPTD技术非常相似，两者都使用Stewart-Hamilton equation法来计算热稀释曲线得出CO[7]。然而，为了计算GEDV，Volume View/EV1000系统使用公式计算热稀释曲线的最大上升支（S1）和最大下降支（S2）的时间，而PiCCO系统采用的时间系数是来自热稀释曲线的指数波形的平均出现时间，平均通过时间和下降时间：

$$GEDV \text{ Volume View} = CO \times MTT \times f(S1/S2)$$

MTT：平均通过时间；S1：最大上升支；S2：最大下降支。EVLW使用与PiCCO相同的公式计算。

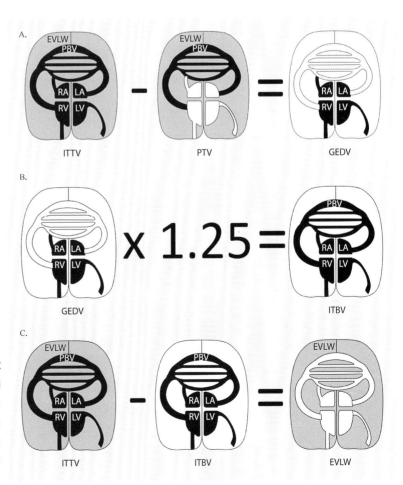

◼图23.3 经肺热稀释法计算容量参数的示意图。A. 为全心舒张末期容积的计算，B. 为胸腔内血容量的计算，C. 为血管外肺水的计算。EVLW：血管外肺水；GEDV：全心舒张末期容积；ITBV：胸腔内血容量；ITTV：胸腔内热容量；LA：左心房；LV：左心室；PBV：肺血容积；PTV：肺热容量；RA：右心房；RV：右心室

PiCCO和VolumeView还可以计算肺血容积（PBV）、PVPI、SV、全心射血分数（GEF）、心功能指数（CFI）、心脏指数（CPI）和全身血管阻力（SVR）。这些参数是从TPTD获得的值得出的：

$$PBV = ITBV - GEDV$$

$$PVPI = \frac{EVLW}{PBV}$$

$$SV = \frac{CO}{心率}$$

$$GEF = \frac{4 \times SV}{GEDV}$$

$$CFI = \frac{CO}{GEDV}$$

$$CPI = MAP \times CO$$

$$SVR = \frac{MAP - CVP}{CO} \times 80$$

PVPI（正常值范围是1～1.5）可以区分高静水压性（PVPI 2～2.5）和高通透性肺水肿（PVPI > 3）[22]。◘图23.4显示了正常通透性和通透性增加期间EVLW和GEDV之间的关系。CO、GEDV、ITBV、SV和SVR的绝对值按照BSA或体表面积（CI、GEDVI、ITBVI、SVI和SVRI）进行计算，按照理想体重（EVLWI）对EVLW进行计算[7]，尽管理想情况下，根据身高计算EVLW似乎是最佳的[23]。在上述公式中，GEDV被正确的测量/计算，而ITBV是根据单指示剂经肺热稀释和双指示剂热稀释技术之间的关

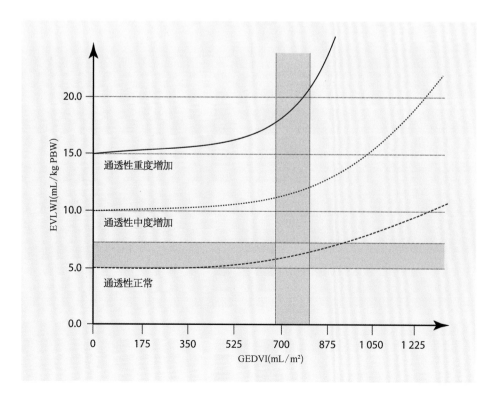

◘图23.4 血管外肺水与全心舒张末期容积之间的关系。在不同通透性水平下（正常通透性，通透性中度增加和通透性重度增加），血管外肺水指数（EVLWI）与全心舒张末期容积指数（GEDVI）之间的关系。灰色阴影区域表示EVLWI（5～7 mL/kg理想体重）和GEDVI（680～800 mL/m²）的正常范围

联估算而得的，即 ITBV=1.25×GEDV[24]。据推测，这种线性关系不是恒定的，而是取决于患者的特征，以及潜在的病理和合并症。

TPTD 技术已在不同的患者人群中得到了广泛的验证：肺移植[25]、脓毒症和感染性休克[26]，以及心脏手术[27]等[7, 20]。■表 23.1 列出了 GEF、GEDVI、EVLWI 和 ITBVI 的正常值。经肺热稀释的指征包括液体状态不明的休克、新发的器官衰竭（如肾衰竭）、或呼吸功能不全（ARDS、肺水肿、毛细血管渗漏）。经肺热稀释法相比于 PAC 侵入性更小，用 TPTD 测量 CO 值较少依赖呼吸周期，这些参数可快速获得并且可直接用于临床。容积定量不依赖于 ITP、PEEP 或 IAP，可被用于广泛的患者（从成人到小孩）。在从右向左分流的情况下（如 ARDS 合并肺动脉高压和卵圆孔未闭），指示剂没有损失（■表 23.2）。此外，在使用 TPTD 进行校准之后，脉搏轮廓分析可提供实时的连续 CO、功能性血流动力学和后负荷（将在其他地方讨论）。在平行对照研究中显示，20 例择期心脏手术术后患者分别使用 PAC 获得的 RVEDVI 与使用 PiCCO 获得的 GEDVI，对比发现，GEDVI 比超声心动图能更好地反映左心室前负荷对输液反应的变化[27]。由于 TPTD 技术侵入性较小，因此已发展成为验证其他侵入性小和未经验证的 CO 监测技术的新金标准[14]。

23.6 经肺单指示剂稀释法

最初的技术是用 ICG 作为指示剂。然而，由于该技术最初需要频繁的血液采样和对染料稀释曲线的手动分析并且烦琐且耗时，在临床上已被放弃。使用 Stewart-Hamilton equation 法，CO 能够被任意的血管内指示剂计算出来。在另一种染料稀释技术中，锂通过中心静脉或外周静脉注入，并使用连接至压力线的专用传感器探头测量外周动脉中的锂浓度，以构建锂衰减曲线[28]。正确应用这个公式需要满足以下三个条件：血液和指示剂的均匀混合、恒定的血流，以及注射和检测部位之间没有指示剂的损失。然后，CO 的计算如下：

$$CO = \frac{LiCl \times 60}{A \times 1(1-PCV)}$$

LiCl 是氯化锂的剂量，单位为 mmol，A 是锂稀释曲线下的面积，PCV 是充盈的细胞容积（可以从血红蛋白浓度中得到）。目前，仅有一种使用锂稀释的商用设备（LiDCO；LiDCO Ltd.，London，英国）。锂，与 ICG 一样是一种不可扩散的指示剂。使用注射液指示剂稀释来测量容积的方法与其他稀释技术相似。ITBV 的计算方法如下（MTT 代表锂指示剂从注入至检测到的平均通过时间）：

$$ITBV = CO \times MTT$$

■表 23.1 列出了 ITBVI 的正常值。锂稀释技术的侵入性比 PAC 小，而且可以迅速获得数据。它使用现有的通道，不需要再置入中心循环导管。与 PiCCO 和 EV1000 相比，锂稀释技术无法对血管外肺水进行定量测量，还有在儿童和进行肌肉松弛剂或锂治疗（躁狂抑郁症）的患者中，必须谨慎使用该技术。与其他 TPTD 技术相比，该技术尚未得到广泛的验证。离子选择锂电极需要每 3 天更换一次，但是这项技术并不比其他 TPTD 技术更昂贵（■表 23.2）。

23.7 容量整合

对于肺动脉压（PAP）的测量和 RV 功能管理至关重要的患者来说，如 ARDS 伴 IAS 的患者，从理论上讲，肺热稀释法和经肺热稀释法的结合（如经PAC和PiCCO/VolumeView）可能会非常有意义[29-31]。联合（经）肺热稀释曲线分别获得右心和肺循环内冰注射液的MTT和DST后，可计算出右心舒张末期容积（RHEDV）和RVEDV（◐图23.2）：

$$RHEDV=CO \times MTT$$

$$RVEDV=CO \times DST$$

$$RVEF=SV/RVEDV$$

$$LHEDV=GEDV-RHEDV$$

$$R/L 比值 =RHEDV/LHEDV$$

在临床上，所有这些参数的整合，尤其是对于IAH患者，都需要进一步评估；它们可能有助于优化肺循环和氧合或调节血管活性药物和吸入剂（NO，伊洛前列素或前列环素）。◐图23.5显示了左心和右心容积的变化。当GEDV提供有关心脏总前负荷的信息时，心脏容积变化可以区分左心或右心衰竭与心肺相互作用之间关系。与cRVEDV一样，对这些参数的连续监测能够提供其他益处。然而，Hofer等人发现，在一项针对20名心脏手术术后患者的研究中，在输液后左心室舒张末期面积指数（LVEDAI）和GEDVI均显著增加，而LHEDVI则不存在这种相关性[31]。

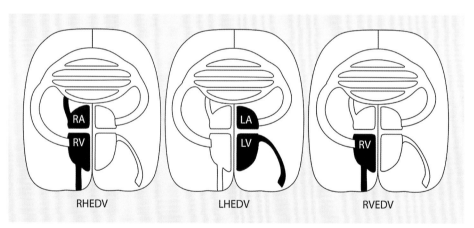

◐图23.5 容量整合。LA：左心房；LHEDV：左心舒张末期容积；LV：左心室；RA：右心房；RHEDV：右心舒张末期容积；RV：右心室；RVEDV：右心室舒张末期容积

23.8 超声心动图

超声机器的换能器产生振动，当放置于组织表面附近时，振动周围的组织，可以无创地观察体内的结构[7]。在振动过程中，组织内的微粒被压缩（浓缩）然后散开（稀疏）。浓缩和稀疏的序列用正弦波描述，并以波长、频率、振幅和传播速度为特征[32]。波长是正弦波两个峰之间的距离（以mm为单位），频率是1秒内发生的周期数，每秒发生一个周期定义为1赫兹（缩写为Hz）。超声波使用的频率高于人类的可听范围（每秒20 000个周期或20 kHz以上）。通常用于超声成像的频率为2～10兆赫（MHz）。波长与频率成反比，振幅是组织受压的量，代表超声波的响度，用分贝（dB）表示。分贝是对数变换，可以在

同一显示器上以大振幅紧随小振幅呈现（即1 000和0.001）。传播速度描述了超声波在组织中传播的速度（如对于血液来说是1 540 m/s）。传播速度，频率和波长之间的关系描述如下：

$$传播速度=频率×波长$$

假设传播速度是恒定的，则可以计算出任何频率的波长。为了生成2D图像，超声波机器配置在目标区域（扇区）上依次重新定向超声束。换能器包含一排压电晶体（线性阵列）。在阵列（相控阵）中，通过在相邻晶体的发射间期中引入一段短延迟，超声机器就能够引导产生的超声束通过目标扇形区域。可以采用经胸（TTE）和经食管超声心动图（TEE）检查心脏。由于TEE并非没有风险，而且TEE收集的许多信息也可以通过侵入性较小的TTE获得，它的使用仅限于选定的适应证。ACA发布的指南反映了这一点，即当无法通过TTE或其他方式及时获得诊断信息以期望改变管理策略时，应将TEE用于持续性低血压或低氧的重症监护患者[32]。

左心室舒张末期面积（LVEDA）是评估前负荷状态的一种"容量"方法。LVEDA是通过TTE描记胸骨旁短轴乳头肌水平切面[33]或TEE食管中段长轴切面的心内膜边界所获得。（ 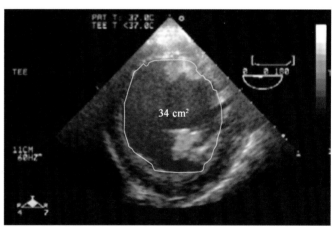 图23.6）LVEDA小于10 cm²或LVEDAI小于5.5 cm²/m²表示显著的低血容量（LVEDAI的正常范围为8～12 cm²/m²，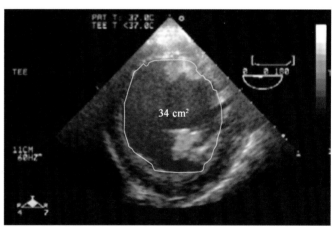 表23.1）[34]。然而，在危重患者中，低阈值的鉴别似乎更加复杂[35]。另外，LVEDA超过24 cm²表明容量超负荷，应该提到，严重的心肌向心性肥大可以在不出现低血容量的情况下降低LVEDA[36]。先前的研究表明PAOP与LVEDAI之间没有相关性[35, 37, 38]。

■图23.6 左心室舒张末期面积。经食管超声心动图检查发现扩张型心肌病患者左心室舒张末期面积较大。注意乳头肌包含在表面积内。LVEDA也可以经胸超声心动图在胸骨旁短轴上评估

在心脏外科患者中，即使局部室壁运动异常，LVEDAI也是检测血容量变化的敏感指标。

输液将LVEDAI增加到一定水平后，LVEDAI将保持恒定，与CO一致[39, 40]，而PAOP则相反，将继续升高。因此，在心脏外科，LVEDAI优于静态压力前负荷参数[41]，左心室舒张末期内径也可以作为静态变量[42]。在评估LVEDA时，重要的是也可以将面积变化分数看作是左心室EF的替代指标。面积变化分数（FAC）可通过计算以下测量值的线性缩短得出，其中LVEDA为左心室舒张末期面积，LVESA为左心室收缩末期面积：

$$FAC=[(LVEDA-LVESA)/LVEDA]×100$$

左心房（LA）的评估，LA的扩张通常是长期LA压力和（或）容量超负荷的结果[36]。因此，LA增大可能表明LA压力升高（LAP）。正常的LA_{vol}/BSA低于29 mL/m²（ 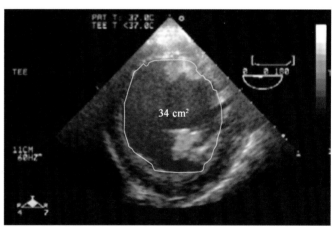 表23.1）。

23.9 生物电阻抗分析

最后一种方法，BIA是一种很有前途的无创工具，不仅可以评估全身含水量（TBW），而且还可以评估细胞外液（ECW）和细胞内液（ICW）、ECW/ICW比值，以及容量过剩（VE）[43]。经典的全身BIA可

以用许多不同的商用设备进行。但是，目前只有三种设备可用于（重症）患者：费森尤斯（BCM）人体成分监测仪（Fresenius Medical Care，Bad Homburg，德国）、SECA人体成分分析仪mBCA 525（SECA，Chino，CA，美国），以及Maltron BioScan 920或新型touch i8 bioScan（Maltron International Ltd.，Rayleigh，Essex，英国）[44]。但是，到目前为止，还没有对重症患者进行大规模的平行对照试验。在未来，获得其他参数如血管内和血管外液体容量，可能会变得容易。

在未来，有两种设备将可能会提供BIA定义的胸腔总液体量估算值：Bio-Z（Sonosite，Seattle，WA，美国）和NICOM（Cheetah Medical，Tel Aviv，Israel）。

我们将简要讨论BIA测量的电参数[43]。导体是一种使电流容易流动的物质，如主要由低电阻和低阻抗水组成的肌肉或组织。绝缘体是一种由不传导电信号的细胞组成的组织，如具有高电阻和高阻抗的脂肪细胞。在电学术语中，电容（C）是电容器在短时间内存储的电荷量。人体的电容量与细胞膜的数量和健康状况有关（细胞越多越健康，电容值就越高）。电导体的电阻（R）是电流通过该导体时的阻力，与含水量成反比。电路元件（由于该元件的电容）对电流变化的阻抗称为电抗（X），它与电池质量有关。阻抗（Z）表示绝缘组织与导电组织之间的比值，因此，可由电阻除以电导表示。BIA可以使用以不同频率流经人体的电流来计算人体成分和容积。为了获得可重复的测量结果，需要做出一些假设：人体被视为一个圆柱体；该圆柱体由五个较小的圆柱体组成（一个中心圆柱体，两个手臂圆柱体，两个腿部圆柱体）；人体的成分是同质的，没有个别的差异；最后，没有环境因素的影响（如温度、压力、液体注入等）。显然，在重症患者中，这些假设可能不成立[43]。当电流流过圆柱体时，阻抗（Z）与组织的长度（L）和电阻率（ρ）成正比，而与圆柱的横截面面积（A）成反比。圆柱体的容积（V）可以计算为L乘以A。生物电阻抗分析计算容积如下：

$$Z = \rho \times \frac{L}{A}$$

$$Z = \rho \times \frac{L}{A} \times \frac{L}{L}$$

$$Z = \rho \times \frac{L^2}{V}$$

推算到重症患者，L表示患者的身高（单位为cm），这样身体成分和比容积V的计算如下：

$$V = \rho \times \frac{L^2}{Z}$$

其中$\frac{L^2}{Z}$对应可通过生物电阻抗分析计算出的阻抗指数。

最好使用四极电极，其中两个电流电极驱动电流进入人体，另两个电极检测放置在手和脚上的阻抗以获得可重复的测量结果[43]。现代的仪器还使用多个频率，可以进一步提高测量的准确性和再现性。频率是指一个完整电波形每秒重复的次数（每秒重复一次为1 Hz）[45]。频率低于100 Hz的电流不能通过细胞膜，只能测量细胞外液（ECW）。频率高于100 Hz的电流将流经细胞并测量全身含水量（TBW）[44]。细胞内液（ICW）可计算如下：

$$ICW = TBW - ECW$$

相位角是电流通过细胞膜时发生的时间延迟，并反映电阻和电抗之间的关系。相位角为0°表示不存在细胞膜，而90°则表示电容电路，该电路仅由没有流体的膜组成[44]。细胞膜的存在会导致电流通过细胞外液所需的时间延迟。因此，与ECW相比，细胞越多，相位角越大，ICW的比例越大[46]。

对于ICU医师来讲，重要的是要意识到正常的ECW/ICW比值通常小于1（约为0.8）。ICW增加见于心力衰竭、肝硬化和慢性肾脏疾病患者（尤其是早期阶段），ICW的降低与渗透性因素有关。ECW的增加主要是由于第二间隙和第三间隙的水肿，以及在心、肝或肾衰竭的晚期，液体从细胞内间隙转移到细胞外间隙所致。ECW增加也可在感染性休克伴毛细血管渗漏和液体超负荷的患者中观察到，外周水肿（全身水肿）是ECW增加的最常见症状。监测ECW和ICW随时间的变化可能有助于指导液体治疗。除了TBW、ECW和ICW之外，对容量过剩（VE）的评估还可以帮助识别停止液体复苏的时机[47]。

对于危重症患者，尤其是脓毒症或感染性休克的患者，随着液体从血管内转移到血管外，体液分布很容易发生变化。正如所怀疑的那样，Plank研究表明，尽管TBW的变化相似，但腹膜炎和脓毒症的患者（n=12）的ECW值比钝性创伤的患者（n=18）的ECW值要更高[48]。一项回顾性研究将危重患者（n=101）与健康志愿者（n=101）的BIA数据进行了比较，结果显示体液成分存在显著差异[49]。危重患者的TBW、ECW和ECW/ICW比值较高，而ICW保持不变。危重患者与健康志愿者的平均VE比为6.2 L vs−0.2 L。非幸存者（n=40）的ECW和TBW值相似，但ICW的值明显更低，从而导致ECW/ICW比值增加（1.1±0.2 vs 1±0.2，P=0.002）。非幸存者平均VE为7.5L vs幸存者的平均VE为4.6L（P=0.029）。最近，Samoni和他的同事在一项大型双中心研究中发现了相似的结果（n=125）。液体超负荷是唯一发现与ICU死亡率显著相关的变量[50]。但是，在危重患者中，许多病情可能共存，如腹水、全身水肿、严重的外周水肿、胸腔积液和大量的液体超负荷，这些病情结合其他临床疾病可能会改变液体和电解质的分布。在这些情况下，传统的BIA可能不足以测量TBW[43]。

关于BIA衍生参数对危重患者有效性的证据正在稳步增加。然而，在被普遍接受之前，还需要更多的数据[49-52]。新型设备（如Maltron，touch i8）不仅可以获得VE，而且还可以将其进一步分为血管内液容量与血管外液容量。

23.10 正常容量值以及意义和应用技巧

在本段中，我们将深入讨论有关TPTD方法的一些提示和技巧（无论使用何种指标，无论是冰盐水、吲哚菁绿或是锂），因为TPTD是容积前负荷评估中最为广泛使用的技术。但是必须要注意的是，更多的研究已经使用冰盐水作为指示剂了（适用于PiCCO或VolumeView）。如上所述，通过经肺热稀释法获得的血流动力学参数，如ITBVI、GEDVI和EVLWI，在指导危重患者的液体治疗方面越来越受到重视。然而，GEDVI的建议正常值为680～800 mL/m^2；EVLWI的理想体重为3～7 mL/kg是基于健康个体的测量结果和专家的意见，并假定适用于所有患者[53]。最近对GEDVI和EVLWI已发布的数据进行了分析[53]。作者分别研究了一组脓毒症患者和一组经历大手术的患者之间的差异，包含有64项研究数据共纳入了1 925名患者[53]。在脓毒症患者组，GEDVI和EVLWI都明显高于大手术组。两组之间相比较，脓毒症组患者的平均GEDVI（788 mL/m^2）要比大手术组患者的平均GEDVI（694 mL/m^2）高94 mL/m^2。与大手术组患者的平均EVLWI（7.2 mL/kg）相比，脓毒症组患者的平均EVLWI为（11.0 mL/kg），要高出3.3 mL/kg。已公开发布的GEDVI和EVLWI的数据是异质性的，尤其是在危重患者中，并且常常超过从健康个体获得的建议正常值。这表明需要为不同的患者群体定义不同的治疗目标。▪表23.1列出了有用的容量参数的正常值范围。

在这方面，ICU医师要意识到可能干扰TPTD获得的容积指数的潜在因素也是非常重要的。此外，任何测量的成功与否取决于它的准确性和再现性，正确的测量是至关重要的。最近一篇综述列出了与经肺热稀释法有关的一些常见的误区、提示和技巧[54]。

对于护士或执行TPTD校准的护士，这些可以概括为以下10点[54]。

- 评估动脉压力波形和快速液体冲洗试验：在使用PiCCO、VolumeView或LidCO进行TPTD测量之前，应先目测检查动脉波形。快速冲洗产生的方波和振荡适用于评估监测系统的动态响应特性，并识别和处理过阻尼或欠阻尼。
- 压力调零系统：一般情况下，压力传感器需要在心脏体表标志点（右心房）水平相对于大气压进行调零。每一轮护理班次至少做一次。
- 人口统计数据的重要性：大多数的人为错误可能是在进行实际TPTD测量之前。如前所述，输入适当和准确的患者数据对于计算容积指数非常重要。这涉及生物特征数据，如身高、体重和性别、注射量，以及动脉导管和中心静脉导管的相对位置。
- 录入CVP：护士们有一个误解，就是录入CVP是计算TPTD参数所必需的，然而，其唯一的目的是为了计算全身血管阻力。
- 指示剂推注量的影响：根据患者的体重调整指示剂的推注量很重要。建议剂量为0.2 mL/kg。确切地注入在TPTD监测仪上预设的剂量非常重要。如果注入的剂量小于仪器设定的或预期的剂量，将会错误地增加CO、ITBV、GEDV和EVLW。对于PiCCO和VolumeView，推注液的温度应低于8℃。从理论上讲，可以使用室温，但这将会导致系统高估CO、GEDV和EVLW[55, 56]。因此，对于TPTD而言，推注液越冰越好。
- 注射部位的影响：首选中心静脉导管最远端管腔，注射时应尽量靠近患者。
- 注射速度的影响：建议以高于2.5 mL/s的速度进行快速稳定的推注，因此，应在8秒内注入所有推注液（对于20 mL推注液来说）。缓慢或中断推注会导致TPTD曲线变形，并可能改变容量数据。
- TPTD曲线的观察：TPTD曲线的形态和时间很重要。典型的TPTD曲线有一个平坦的部分，该部分反映了冰注射液从注入位置到热敏电阻（MAT）的通过时间，随后是$\Delta T°$的上升和下降，呈指数下降，由于指示剂（DST）生理循环而在一个平台结束。如果平均通过时间和指数下降时间增加，预测的CO值会降低，而容量通常会增加。
- 效验数字：为了获得一个可接受的精确度，至少需要3个冰指示剂注射液或1个吲哚菁绿或锂指示剂注射液，并且任何一个测得的CO、ITBV、GEDV和EVLW均不得偏离平均值超过15%。
- 获得最大冷却或$\Delta T°$（仅适用于带有PiCCO和VolumeView的热TPTD）：确定正确的容量测量的最小$\Delta T°$（冷却）为0.2℃，如有必要，可以尝试使用更冰或更高的推注剂量，以使$\Delta T°$高于0.2℃。

假设已获得正确的TPTD校准，ICU医师还需要考虑另外10点[54]。

- TPTD曲线的观察：一次中断的注射会造成TPTD曲线变形，并出现过早的驼峰，从而导致容量指数偏高或偏低。TPTD曲线的特定形状可以指向特定的诊断，这个将在后面进一步讨论。

- 检查分流：从右向左的分流（通过卵圆孔）而产生TPTD曲线，通常会由于一部分指示剂从右向左通过从而更快地到达股动脉导管尖端的热敏电阻，而导致出现一个过早的驼峰。这也被称为"骆驼曲线"[57]。

- 导管位置的影响（热TPTD）：通过股静脉的中心静脉导管注入指示剂所获得的TPTD值将导致CO、ITBV、GEDV和EVLW值增加。如果静脉导管是股静脉，动脉导管是股动脉并且以相同的长度置入同一侧，那么由于动脉导管尖端的热敏电阻感应到静脉温度的变化，可能会出现类似于从右向左分流的驼峰，这种现象被称为"串扰"，也可能错误地增加容量参数[58]。

- 体外循环的影响：连续性肾脏替代治疗（CRRT）似乎没有大的临床影响，尽管已经观测到CI和GEDV在统计学上的一个明显的降低，以及EVLW有少量增加[54]。当中心静脉导管和透析导管分别位于股静脉和锁骨下/颈内静脉时，这种影响将更加明显。在体外心肺支持系统中，由于体外循环中指示剂的损失，上述变化可能在临床中特别重要，尤其是在应用高血流量体外循环时（高流量ECMO）。然而，有一些报道表明，如果体外循环的血流量不超过心输出量的20%，则容量测定是可靠的[54]。

- 瓣膜病和心脏功能的影响：热稀释注射液的反流会延长指示剂的MTT和DST或会干扰TPTD曲线。TD曲线长而平的运行可能造成GEDV和EVLW的偏高。通常在主动脉瓣狭窄患者中，可以观察到每次TPTD的容量增加的情况可能都有所不同，而二尖瓣反流使容量前负荷参数持续增加。在右心室衰竭的情况下，GEF可能会低估左心室功能，因为它代表的是全心心肌收缩力。另外，如果GEF正常，则左心室功能往往是正常的[54]。

- 胸腔积液的影响：特别是当累及双侧肺时肺部透亮度减低的病因可以是异质性的。EVLW与静水压性（心源性）或通透性升高（脓毒症）引起的肺水肿程度显示出良好的相关性。如前所述，PVPI有助于区别患者EVLW增高是由于高通透性还是高静水压水肿引起的。胸腔积液不会导致热指示剂稀释，不会增加由TPTD测得的EVLW[59, 60]。因此，如果EVLWI正常（≤10 mL/kg PBW），胸部X光片上出现透亮度减低，则提示临床医师需进行肺部超声以检查是否有胸腔积液。

- 正常值和指数：最初实际体重和计算出的BSA被用于计算CO和容量指数。后期使用理想体重和计算出的理想BSA来计算CO和容量参数指数。这使得肥胖患者的测量准确性得到提高，并且与急性肺损伤患者的病情严重程度和生存率有了更好的相关性。最近EVLW的数据表明，使用身高相关的指数来计算更好[23]。到目前为止，一直都存在一个问题，就是不同类型的患者还没有真正的正常范围。

- 肺切除术的影响：现有数据表明，当EVLW被低估时，仍然可能正确计算出GEDV。TPTD可通过检测CO和EVLW的趋势来发现肺切除术后危重患者的肺水肿，EVLW的低估值取决于肺切除量。

- 其他影响因素：肺栓塞、主动脉或左心室动脉瘤（隐藏容量）或心脏压塞等情况也可能影响

TPTD值。如果已知患者患有主动脉瘤并使用了股动脉导管，则GEDV会增加。这种情况下，建议使用肱动脉、桡动脉或腋动脉导管。如果因微血栓和（或）高PEEP水平而导致肺栓塞或急性呼吸窘迫综合征（ARDS），GEDV将被高估，而EVLW将被低估。EVLW值受EVLW量、渗透率、潮气量、PaO_2/FiO_2比值和PEEP水平的影响。尽管可能引起争议，但复张肺水肿的肺区或胸腔穿刺术可以缓解肺血管的压迫并解决低氧性肺血管收缩，因此，PBV的增加可能会反常的导致EVLW增加。

- 呼吸方式的影响：俯卧位可以增加EVLW和GEDV，尽管这种影响并没有临床意义。单肺通气，热稀释曲线下的面积不变；但是MTT和DST，以及相关的容积变量会受到影响，可能会不准确。如上所述，PEEP对EVLW测量的影响是有争议的，一方面，使用高水平的PEEP可能引起肺血管缺损而导致EVLW降低；另一方面，通过肺复张，PEEP可以诱导肺的血液流向先前塌陷的区域而重新分配，从而人为地"增加"了EVLW。重要的是，PEEP不仅会影响EVLW的TPTD测量，而且还会影响实际数量。确实，PEEP可以通过降低CO和肺毛细血管压力来降低EVLW；另外，PEEP还可以通过减少淋巴液流量和肺间质压力（增加肺容积）来增加EVLW。

　　■表23.3列出了可能会增加（高估）或减少（低估）TPTD获得的EVLW和GEDV值的一些常见情况和问题。

23.11 数学偶合

　　当一个变量用于计算另一个变量时，数学偶合或两个变量的相互依赖性可以解释CO和ITBV，以及GEDV或RVEDV测量值之间的显著相关性[61]。这两个变量之间的关系，部分由于它们共同衍生、计算和共同测量误差[62]。由于RVEDV是用SV计算的，CO是用心率乘以SV来计算的，根据定义，CO和RVEDV是数学上的偶合变量。ITBV和GEDV也是如此，因为它们是用CO计算的。在过去，Durham、Chang和Nelson分别讨论了数学偶合对RVEDV作为一种合适的前负荷测量的可靠性的潜在影响。Durham使用数学建模来修正数学偶合导致的共同测量误差，并发现CI与RVEDV保持显著相关性[63]。Chang通过间接量热法测量了CO，并证明了数学上未偶合的CO与热稀释法的RVEDV之间存在显著相关性[64]。Nelson将CO与使用两种不同热稀释技术测定的RVEDV测量结果进行了比较，并确认了数学上未偶合的CO和RVEDV之间的显著相关性[65]。Buhre等观察了16名接受微创直视下冠状动脉搭桥术的患者，在血管内容量没有变化的情况下，大剂量β受体阻滞剂引起的CO变化是否会影响ITBV和GEDV的热稀释测量[66]。他们发现，服用β受体阻滞剂可以显著降低CO，而容量参数保持不变，这表明没有数学上的偶合。Michard及其同事在对36名脓毒症患者进行的一项备受关注的研究中也发现了同样的现象，表明与CVP相比，经肺热稀释GEDV可作为心脏前负荷的指标[26]。容量负荷使CVP、GEDV、SV和CO显著增加。GEDV的变化与SV的变化相关，而与CVP的变化不相关。阳性反应者输注前GEDV较低，且与GEDV增高百分比呈负相关。多巴酚丁胺输注引起SV和CO增加，但对CVP和GEDV无明显影响。数学偶合并不否定RVEDV和GEDV作为血管内容量状态预测指标的有效性。

■表23.3 增加或减少血管外肺水（EVLW）和全心舒张末期容积（GEDV）的常见情况和问题。ARDS：急性呼吸窘迫综合征；CRRT：持续肾脏替代治疗；ECCO$_2$R：体外二氧化碳清除；ECMO：体外膜氧合；PEEP：呼气末正压；TPTD：经肺热稀释

类别	EVLW	GEDV
增加（高估）	错误的患者数据 注射量过低 股静脉通路过长 桡动脉通路过长 存在分流 串扰现象 主动脉瓣狭窄 二尖瓣反流 三尖瓣反流 CRRT ECCO$_2$R ECMO 胸腔穿刺术后 肺复张后 应用高PEEP 俯卧位	错误的人口统计数据 注射量过低 股静脉通路过长 桡动脉通路长 存在分流 串扰现象 主动脉瓣狭窄 二尖瓣反流 三尖瓣反流 主动脉瘤 肺动脉栓塞 心脏压塞 ARDS（微血栓） 俯卧位
减少（低估）	错误的患者数据 注射量过高 串扰现象 （TPTD快速中断） 胸腔积液 肺水肿 肺不张 高潮气量 应用PEEP 肺切除术后 低P/F值 ARDS（微血栓）	错误的患者数据 注射量过高 串扰现象 （TPTD快速中断） CRRT ECCO$_2$R ECMO

23.12 如何改进容量监测

静态监测容量参数（GEDV）并不能随时地预测CO的变化。对于任何住进ICU的血流动力学不稳定的患者来说，重要的是了解他/她的Frank-Starling曲线是什么样子，以及患者在曲线上的位置（■图23.7）。

最初的研究描述了使用容积式PAC和PiCCO/Volume View技术时，RVEDVI的最佳值为130～140 mL/m^2，GEDVI的最佳值为680～800 mL/m^2，超过这些值，患者将会随着CI的增加不再对进一步的输液产生反应[26, 63, 67]。随着容积技术临床经验的增加，这些"最佳"值一直存在争议，并被发现过于简化了实际上在前负荷、收缩力和后负荷之间复杂而动态的关系[54]。新的研究发现，在评估RVEDVI或GEDVI作为复苏终点的充分性时，必须考虑到患者的RVEF和GEF[30]。

心肌收缩力可以用一系列的"心室功能曲线"来描述[1]。这些曲线中的每一条都与描述心室收缩能力的射血分数和确定患者心室功能曲线平台期的舒张末期容积有关[1]。人们普遍认为，对这一平台期舒张末期容量的复苏可以优化患者的血管内容量、心功能和末梢器官灌注[63]。

危重患者的心室功能（收缩性）、前负荷、后负荷和顺应性是不断变化的。随着心室功能的改变，患者从一条GEF定义的Starling曲线"转移"到另一条曲线，并确定一个新的最佳平台GEDVI作为复苏终点

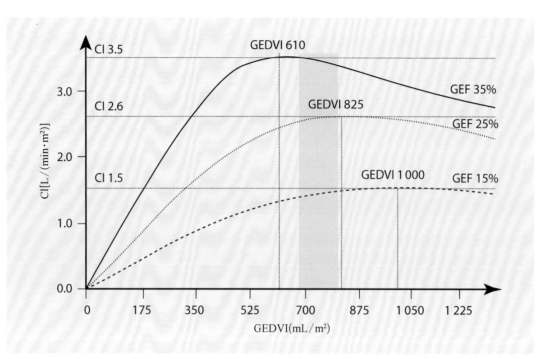

■图23.7 全心舒张末期容积与心室功能的关系。危重患者的心脏收缩力可以用一系列的"心室功能曲线"来描述。每条曲线都有一个相关的全心射血分数（GEF），描述心室的收缩性，以及一个最佳的全心舒张末期容积指数（GEDVI），确定心室功能曲线的平稳状态[1]。人们普遍认为，对平台期舒张末期容量的复苏可以优化患者的血管内容量、心功能和末梢器官灌注。对于GEF为35%，这一平台的GEDVI为610 mL/m²；对于25%和15%的射血分数，这一平台的GEDVI分别为825 mL/m²和1 000 mL/m²[1]。随着心室功能的改变，患者从一条Frank-Starling曲线"转移"到另一条曲线，同时确定一个新的、最佳的平台GEDVI作为复苏终点和一个新的GEF。因此，患者的GEDVI必须与GEF相结合。阴影区域表示GEDVI正常范围（680～800 mL/m²）。（改编自 MalBrain 等人[3]）

（■图23.7）[1]。因此，每一个GEDVI和RVEDVI都必须在同步的GEF和右心室射血分数测量的背景下加以考虑，以确定患者的左心室或右心室功能是增加、降低还是稳定[1]。在心室收缩力和后负荷不变的情况下（如稳定的EF所证明的），EDVI评估相对简单，因为目标EDVI保持不变。然而，在心室收缩性恶化或心室后负荷增加的危重患者中，EDVI评估变得更加复杂；或在增加心室后负荷时，EDVI的评估变得更加复杂。危重患者的心室顺应性（以及RVEF和GEF）会发生变化，所以不能将RVEDVI或GEDVI作为所有患者复苏的最终目标。每一个患者的复苏都必须以恢复末端器官的灌注和功能为目标，而不是恢复到一个单一的、任意的值[1]。

一个合理的复苏方案是最初假设正常的RVEF约为40%，对患者进行液体复苏，使其RVEF校正后的RVEDVI为100 mL/m²。以此类推，假设危重患者的正常GEDVI值约为30%[1]，人们可能会假设患者复苏到"GEF校正后"的GEDVI为625 mL/m²[1]。RVEF或GEF测量值较低的患者复苏后可成比例地提高RVEDVI或GEDVI的值。■图23.8显示了与GEF相关的GEDVI复苏目标值的EF列线图。GEF为25%的患者的GEDVI目标值可能为775 mL/m²，而GEF为15%的患者的GEDVI目标值可能为950 mL/m²。EF测量也有助于确定血管活性药物输注的需要和选择，因为它代表了心室收缩性和后负荷之间的关系。EF高的患者通常只对液体输注有反应，而EF低的患者早期应用正性肌力药物支持几乎总是有益的。重要的是要认识到，患者应通过GEDVI进行容量复苏，以恢复末梢器官的灌注和功能，并使患者的复苏充分性的指标正常化[1]。患者可以在EDVI值低于EF校正的目标值时达到终点。超过这些值的不必要的过度复苏不会使患者受益，并可能导致伤害。

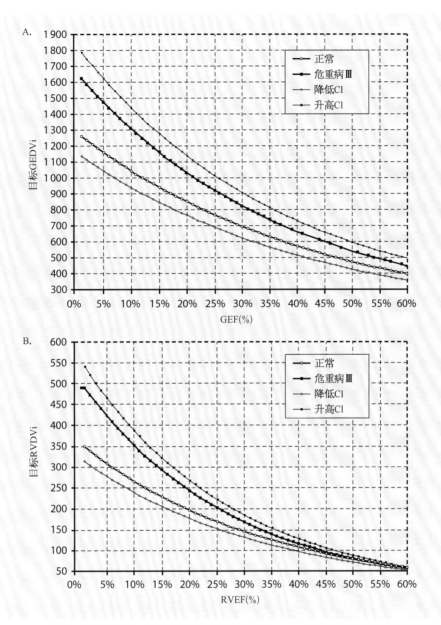

■ **图23.8** 射血分数列线图。全心舒张末期容积指数（GEDVI）和右心室舒张末期容积指数（RVEDVI）复苏的目标值与全心射血分数（GEF）（图A）和右心室射血分数（RVEF）相关的射血分数（EF）列线图（图B）值。（改编自Malbrain等人[30]）

总结

    对合并休克的危重患者来说正确评估前负荷很重要。在正压通气时胸腔内压升高的情况下，加上呼气末正压、内源性呼气末正压或腹内压升高，传统的压力前负荷参数如中心静脉压和肺动脉闭塞压可能会误增，因为它们实际上是在大气压力下归零的。在这些情况和通常情况下，容量监测可能会提供更有意义的结果。目前有不同的容量监测技术可用于临床。每种技术都是不同的，需要根据其优点进行评估，并具有学习曲线、适应证和禁忌证，以及优缺点，ICU医师必须了解可能影响结果的不同缺点，以及何时一种技术要优于另一种。

要点

- 对血流动力学不稳定的危重患者评估容量状态（尤其是血管内低血容量或高血容量）是非常重要的。
- 床旁很难正确评估容量状态。
- 容量前负荷评估结合功能性血流动力学和评估液体反应性的测试（如被动抬腿）优于压力前负荷指数。
- 在胸腔内压升高［机械通气、呼气末正压（PEEP）或存在内源性 PEEP、胸壁顺应性降低、腹内压升高］的情况下，压力前负荷参数会误增。
- 有不同的方法来评估容量前负荷，最广泛使用的是肺动脉导管（测量右心室舒张末期容积–RVEDV）和经肺热稀释技术（测量全心舒张末期容积 GEDV 和血管外肺水 EVLW）。
- 每种技术都有其缺点，并且都有一个学习曲线。

利益冲突：Manu MalBrain 是布鲁塞尔 Vrije 大学医学和药学院教授，WSACS 创始主席和现任财务主管（www.wsacs.org）；他是 Getinge（原 Pulsion 医疗系统）医疗顾问委员会成员，并担任 ConvaTec、Acelity、Maltron、Spiegelberg、Serenno Medical、CytoSorbents 和 Holtech 医疗公司的顾问，是 IFA（国际流体学院）的联合创始人（www.fluidacademy.org）。

参考文献

［1］ Cheatham ML, Malbrain ML. Cardiovascular implications of abdominal compartment syndrome. Acta Clin Belg Suppl. 2007; 62(1): 98–112.

［2］ Malbrain ML, Ameloot K, Gillebert C, Cheatham ML. Cardiopulmonary monitoring in intra-abdominal hypertension. Am Surg. 2011; 77(Suppl 1): S23–30.

［3］ Malbrain ML, De Waele JJ, De Keulenaer BL. What every ICU clinician needs to know about the cardio-vascular effects caused by abdominal hypertension. Anaesthesiol Intensive Ther. 2015; 47(4): 388–99.

［4］ Marik PE, Cavallazzi R. Does the central venous pressure predict fluid responsiveness? An updated meta-analysis and a plea for some common sense. Crit Care Med. 2013; 41(7): 1774–81.

［5］ Malbrain MLNG, Reuter D. Hemodynamic treatment algorithms should follow physiology or they fail to improve outcome. Crit Care Med. 2012; 40(10): 2923–4.

［6］ Malbrain ML, Chiumello D, Cesana BM, Reintam Blaser A, Starkopf J, Sugrue M, et al. A systematic review and individual patient data meta-analysis on intra-abdominal hypertension in critically ill patients: the wake-up project. World initiative on abdominal hypertension epidemiology, a unifying project (WAKE-Up!). Minerva Anestesiol. 2014; 80(3): 293–306.

［7］ Peeters Y, Bernards J, Mekeirele M, Hoffmann B, De Raes M, Malbrain ML. Hemodynamic monitoring: to calibrate or not to calibrate? Part 1-Calibrated techniques. Anaesthesiol Intensive Ther. 2015; 47(5): 487–500.

［8］ Robin E, Costecalde M, Lebuffe G, Vallet B. Clinical relevance of data from the pulmonary artery cath-eter. Crit Care. 2006; 10(Suppl 3): S3.

［9］ Malbrain ML, De Potter T, Deeren D. Cost-effectiveness of minimally invasive hemodynamic monitor-ing. In: Vincent J-L, editor. Yearbook of intensive care and emergency medicine. Berlin: Springer; 2005. p. 603–31.

［10］ Cheatham ML, Safcsak K, Block EF, Nelson LD. Preload assessment in patients with an open abdomen. J Trauma. 1999; 46(1): 16–22.

［11］ Cheatham ML, Nelson LD, Chang MC, Safcsak K. Right ventricular end-diastolic volume index as a predictor of preload status in patients on positive end-expiratory pressure. Crit Care Med. 1998; 26(11): 1801–6.

［12］ Huygh J, Peeters Y, Bernards J, Malbrain ML. Hemodynamic monitoring in the critically ill: an overview of current cardiac output monitoring methods. F1000Res. 2016; 5 https://doi.org/10.12688/f1000re-search.8991.1.

［13］ Harvey S, Harrison DA, Singer M, Ashcroft J, Jones CM, Elbourne D, et al. Assessment of the clinical effectiveness of pulmonary artery catheters in management of patients in intensive care (PAC-Man): a randomised controlled trial. Lancet. 2005; 366(9484): 472–7.

［14］ Bernards J, Mekeirele M, Hoffmann B, Peeters Y, De Raes M, Malbrain ML. Hemodynamic monitoring: to calibrate or not to calibrate? Part 2-Non-calibrated techniques. Anaesthesiol Intensive Ther. 2015; 47(5): 501–16.

［15］ Lichtwarck-Aschoff M, Zeravik J, Pfeiffer UJ. Intrathoracic blood volume accurately reflects circulatory volume status in critically ill patients with mechanical ventilation. Intensive Care Med. 1992; 18(3): 142−7.

[16] Godje O, Peyerl M, Seebauer T, Lamm P, Mair H, Reichart B. Central venous pressure, pulmonary capil-lary wedge pressure and intrathoracic blood volumes as preload indicators in cardiac surgery patients. Eur J Cardiothorac Surg. 1998; 13(5): 533−9; discussion 9−40.

[17] Sakka SG, Bredle DL, Reinhart K, Meier-Hellmann A. Comparison between intrathoracic blood volume and cardiac filling pressures in the early phase of hemodynamic instability of patients with sepsis or septic shock. J Crit Care. 1999; 14(2): 78−83.

[18] Brock H, Gabriel C, Bibl D, Necek S. Monitoring intravascular volumes for postoperative volume ther-apy. Eur J Anaesthesiol. 2002; 19(4): 288−94.

[19] Schiffmann H, Singer M, Harms K, Buhre W, Hoeft A. Transpulmonary Indicator-Dilution (TPID): a new method for cardiovascular monitoring in critically ill neonates and infants. Appl Cardiopulm Pathophysiol. 1995; 5: 237−44.

[20] Della Rocca G, Costa MG, Pietropaoli P. How to measure and interpret volumetric measures of preload. Curr Opin Crit Care. 2007; 13(3): 297−302.

[21] Godje O, Peyerl M, Seebauer T, Dewald O, Reichart B. Reproducibility of double indicator dilution measurements of intrathoracic blood volume compartments, extravascular lung water, and liver function. Chest. 1998; 113(4): 1070−7.

[22] Monnet X, Anguel N, Osman D, Hamzaoui O, Richard C, Teboul JL. Assessing pulmonary permeability by transpulmonary thermodilution allows differentiation of hydrostatic pulmonary edema from ALI/ ARDS. Intensive Care Med. 2007; 33(3): 448−53.

[23] Huber W, Hollthaler J, Schuster T, Umgelter A, Franzen M, Saugel B, et al. Association between differ-ent indexations of extravascular lung water (EVLW) and PaO2/FiO2: a two-center study in 231 patients. PLoS One. 2014; 9(8): e103854.

[24] Sakka SG, Ruhl CC, Pfeiffer UJ, Beale R, McLuckie A, Reinhart K, et al. Assessment of cardiac preload and extravascular lung water by single transpulmonary thermodilution. Intensive Care Med. 2000; 26(2): 180−7.

[25] Della Rocca G, Costa GM, Coccia C, Pompei L, Di Marco P, Pietropaoli P. Preload index: pulmonary artery occlusion pressure versus intrathoracic blood volume monitoring during lung transplantation. Anesth Analg. 2002; 95(4): 835−43, table of contents.

[26] Michard F, Alaya S, Zarka V, Bahloul M, Richard C, Teboul JL. Global end-diastolic volume as an indica-tor of cardiac preload in patients with septic shock. Chest. 2003; 124(5): 1900−8.

[27] Hofer CK, Furrer L, Matter-Ensner S, Maloigne M, Klaghofer R, Genoni M, et al. Volumetric preload measurement by thermodilution: a comparison with transoesophageal echocardiography. Br J Anaesth. 2005; 94(6): 748−55.

[28] Jonas MM, Tanser SJ. Lithium dilution measurement of cardiac output and arterial pulse waveform analysis: an indicator dilution calibrated beat-by-beat system for continuous estimation of cardiac output. Curr Opin Crit Care. 2002; 8(3): 257−61.

[29] Malbrain ML, De Potter P, Deeren D. Cost-effectiveness of minimally invasive hemodynamic monitoring. In: Vincent J-L, editor. Yearbook of intensive care and emergency medicine. Berlin: Springer; 2005. p.603−31.

[30] Malbrain ML, De Potter TJ, Dits H, Reuter DA. Global and right ventricular end-diastolic volumes correlate better with preload after correction for ejection fraction. Acta Anaesthesiol Scand. 2010; 54(5): 622−31.

[31] Hofer CK, Ganter MT, Matter-Ensner S, Furrer L, Klaghofer R, Genoni M, et al. Volumetric assessment of left heart preload by thermodilution: comparing the PiCCO-VoLEF system with transoesophageal echocardiography. Anaesthesia. 2006; 61(4): 316−21.

[32] American Society of A, Society of Cardiovascular Anesthesiologists Task Force on Transesophageal E. Practice guidelines for perioperative transesophageal echocardiography. An updated report by the American Society of Anesthesiologists and the Society of Cardiovascular Anesthesiologists Task Force on Transesophageal Echocardiography. Anesthesiology. 2010; 112(5): 1084−96.

[33] Mullany D. Benefits of using ultrasound and non-invasive haemodynamic monitoring for critically ill and cardiac surgical patients. Anaesth Intensive Care. 2013; 41(6): 706−9.

[34] Skarvan K, Lambert A, Filipovic M, Seeberger M. Reference values for left ventricular function in subjects under general anaesthesia and controlled ventilation assessed by two-dimensional transo-esophageal echocardiography. Eur J Anaesthesiol. 2001; 18: 713−22.

[35] Tousignant C, Walsh F, Mazer C. The use of transesophageal echocardiography for preload assessment in critically ill patients. Anesthesia Analgesia. 2000; 90: 351−5.

[36] Vermeiren GL, Malbrain ML, Walpot JM. Cardiac ultrasonography in the critical care setting: a practical approach to assess cardiac function and preload for the "non-cardiologist". Anaesthesiol Intensive Ther. 2015; 47 Spec No: s89−104.

[37] Thys D, Hillel Z, Goldman M, Mindich B, Kaplan J. A comparison of hemodynamic indices derived by invasive monitoring and two-dimensional echocardiography. Anesthesiology. 1987; 67: 630−4.

[38] Cheung MM, Smallhorn JF, Redington AN, Vogel M. The effects of changes in loading conditions and modulation of inotropic state on the myocardial performance index: comparison with conductance catheter measurements. Eur Heart J. 2004; 25(24): 2238−42.

[39] van Daele ME, Trouwborst A, van Woerkens LC, Tenbrinck R, Fraser AG, Roelandt JR. Transesophageal echocardiographic monitoring of preoperative acute hypervolemic hemodilution. Anesthesiology. 1994; 81(3): 602−9.

[40] Swenson JD, Harkin C, Pace NL, Astle K, Bailey P. Transesophageal echocardiography: An objective tool in determining maximum ventricular response to intravenous fluid therapy. Anesthesia Analgesia. 1996; 83: 1149−53.

[41] Wiesenack C, Prasser C, Rodig G, Keyl C. Stroke volume variation as an indicator of fluid responsiveness using pulse contour analysis in mechanically ventilated patients. Anesth Analg. 2003; 96(5): 1254−7.

[42] Slama M, Masson H, Teboul JL, Arnout ML, Susic D, Frohlich E, et al. Respiratory variations of aortic VTI: a new index of hypovolemia and fluid responsiveness. Am J Physiol Heart Circ Physiol. 2002; 283(4): H1729−33.

[43] Malbrain MLNG, Huygh J, Dabrowski W, De Waele J, Wauters J. The use of bio-electrical impedance analysis (BIA) to guide fluid management, resuscitation and deresuscitation in critically ill patients: a bench-to-bedside review. Anaesthesiol Intensive Ther. 2014; 46(5): 381−91.

[44] Bioelectrical impedance analysis in body composition measurement: National Institutes of Health Technology Assessment Conference Statement. Am J Clin Nutr. 1996; 64(3): 524S−532S. https://doi:10.1093/ajcn/64.3.524S.

［45］ Streat SJ, Plank LD, Hill GL. Overview of modern management of patients with critical injury and severe sepsis. World J Surg. 2000; 24(6): 655−63.

［46］ Foster KR, Lukaski HC. Whole-body impedance — what does it measure? Am J Clin Nutr. 1996; 64(3 Suppl): 388S−96S.

［47］ Malbrain ML, Marik PE, Witters I, Cordemans C, Kirkpatrick AW, Roberts DJ, et al. Fluid overload, de-resuscitation, and outcomes in critically ill or injured patients: a systematic review with suggestions for clinical practice. Anaesthesiol Intensive Ther. 2014; 46(5): 361−80.

［48］ Plank LD, Hill GL. Similarity of changes in body composition in intensive care patients following severe sepsis or major blunt injury. Ann N Y Acad Sci. 2000; 904: 592−602.

［49］ Vandervelden S, Teering S, Hoffman B, Peeters Y, Bernards J, Mekeirele M, et al. Prognostic value of bioelectrical impedance analysis (BIA) derived parameters in critically ill patients. Anaesth Intensive Therapy. 2015; 47(Supplem 2): 14−6.

［50］ Samoni S, Vigo V, Resendiz LI, Villa G, De Rosa S, Nalesso F, et al. Impact of hyperhydration on the mortality risk in critically ill patients admitted in intensive care units: comparison between bioelectrical impedance vector analysis and cumulative fluid balance recording. Crit Care. 2016; 20: 95.

［51］ Basso F, Berdin G, Virzi GM, Mason G, Piccinni P, Day S, et al. Fluid management in the intensive care unit: bioelectrical impedance vector analysis as a tool to assess hydration status and optimal fluid balance in critically ill patients. Blood Purif. 2013; 36(3−4): 192−9.

［52］ House AA, Haapio M, Lentini P, Bobek I, de Cal M, Cruz DN, et al. Volume assessment in mechanically ventilated critical care patients using bioimpedance vectorial analysis, brain natriuretic Peptide, and central venous pressure. Int J Nephrol. 2011; 2011: 413760.

［53］ Eichhorn V, Goepfert MS, Eulenburg C, Malbrain ML, Reuter DA. Comparison of values in critically ill patients for global end-diastolic volume and extravascular lung water measured by transcardiopul-monary thermodilution: a metaanalysis of the literature. Med Intensiva. 2012; 36: 467.

［54］ Hofkens PJ, Verrijcken A, Merveille K, Neirynck S, Van Regenmortel N, De Laet I, et al. Common pitfalls and tips and tricks to get the most out of your transpulmonary thermodilution device: results of a survey and state-of-the-art review. Anaesthesiol Intensive Ther. 2015; 47(2): 89−116.

［55］ Faybik P, Hetz H, Baker A, Yankovskaya E, Krenn CG, Steltzer H. Iced versus room temperature injectate for assessment of cardiac output, intrathoracic blood volume, and extravascular lung water by single transpulmonary thermodilution. J Crit Care. 2004; 19(2): 103−7.

［56］ Huber W, Kraski T, Haller B, Mair S, Saugel B, Beitz A, et al. Room-temperature vs. iced saline indicator injection for transpulmonary thermodilution. J Crit Care. 2014; 29(6): 1133.e7−1133.e14.

［57］ Michard F, Phillips C. The camel curve: the icing on the transpulmonary thermodilution cake. Crit Care Med. 2011; 39(3): 611−2; author reply 2.

［58］ Michard F. Looking at transpulmonary thermodilution curves: the cross-talk phenomenon. Chest. 2004; 126(2): 656−7.

［59］ Deeren DH, Dits H, Daelemans R, Malbrain ML. Effect of pleural fluid on the measurement of extravas-cular lung water by single transpulmonary thermodilution. Clin Intensive Care. 2004; 15: 119−22.

［60］ Saugel B, Phillip V, Ernesti C, Messer M, Meidert AS, Schmid RM, et al. Impact of large-volume thora-centesis on transpulmonary thermodilution-derived extravascular lung water in medical intensive care unit patients. J Crit Care. 2013; 28(2): 196−201.

［61］ McNamee JE, Abel FL. Mathematical coupling and Starling's law of the heart. Shock. 1996; 6(5): 330.

［62］ Stratton HH, Feustel PJ, Newell JC. Regression of calculated variables in the presence of shared mea-surement error. J Appl Physiol (1985). 1987; 62(5): 2083−93.

［63］ Durham R, Neunaber K, Vogler G, Shapiro M, Mazuski J. Right ventricular end-diastolic volume as a measure of preload. J Trauma. 1995; 39(2): 218−23; discussion 23−4.

［64］ Chang MC, Black CS, Meredith JW. Volumetric assessment of preload in trauma patients: addressing the problem of mathematical coupling. Shock. 1996; 6(5): 326−9.

［65］ Nelson LD, Safcsak K, Cheatham ML, Block EF. Mathematical coupling does not explain the relation-ship between right ventricular end-diastolic volume and cardiac output. Crit Care Med. 2001; 29(5): 940−3.

［66］ Buhre W, Kazmaier S, Sonntag H, Weyland A. Changes in cardiac output and intrathoracic blood volume: a mathematical coupling of data? Acta Anaesthesiol Scand. 2001; 45(7): 863−7.

［67］ Diebel LN, Wilson RF, Tagett MG, Kline RA. End-diastolic volume. A better indicator of preload in the critically ill. Arch Surg. 1992; 127(7): 817−21; discussion 21−2.

24. 液体反应性评估
Assessment of Fluid Responsiveness

Xavier Monnet and Jean-Louis Teboul
张　玮·译，刘　娇·审校

© European Society of Intensive Care Medicine 2019

M.R. Pinsky et al. (eds.), *Hemodynamic Monitoring*, Lessons from the ICU,

http://doi.org/10.1007/978-3-319-69269-2_24

学习目标

在本章中，我们将学习前负荷反应的生理学原理及其在临床实践中的应用。同时还将学习用于床旁预测液体反应性的不同测试，以及不同测试的原理、在实践中进行测试的方法及其局限性。

24.1 简介

扩容是休克治疗期间最常用的一线治疗方法。但其有一个至关重要的治疗难题。一方面，扩容可以增加每搏输出量（简称，每搏量）和心输出量，并最终增加氧输送。另一方面，扩容可能导致已被证明的有害效应：加重组织水肿（包括肺水肿）、加重器官功能障碍和血液稀释。已经明确的是，液体过负荷是危重患者的不良预后因素，特别是在急性呼吸窘迫综合征（ARDS）[1-3]、急性肾损伤[4-6]、脓毒症[6-8]和（或）腹腔内高压[9]等情况下。由于扩容的血流动力学作用不均一，可能使临床问题变得更为复杂。心脏前负荷与每搏量之间的Frank-Starling关系有一个可变的斜率，该斜率取决于心室收缩功能（■图24.1）。根据不同患者心脏曲线的斜率，扩容引起的前负荷增加可能会在每搏量和心输出量方面表现出无反应或显著的反应[10]。

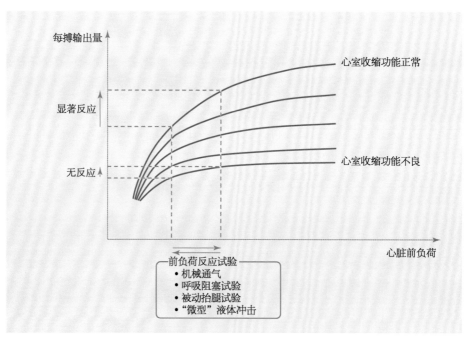

■图24.1　Frank-Starling曲线。PLR被动抬腿

解决扩容所引起的治疗冲突的首要方法是只有在确定扩容可以改善血流动力学的情况下，才进行容量扩张。如在出血性或低血容量性休克期间，或感染性休克的初始阶段等体液丢失明显的情况下；而在其他情况下，很难预测扩容对血流动力学的反应。大量的研究表明，在这些病例中，只有一半的患者（通常称为液体反应者）对补液有预期的心输出量增加的反应[11]。

为此，我们已经开发了几种方法来预测液体反应性。除了心脏前负荷的"静态"指标（其已被明确证实无效）之外，许多"动态"试验也已开发出来。在本章中，我们将对这些方法进行回顾，特别指出它们的适用条件、优势和局限性。

我们应该什么时候评估液体反应性

- 仅适用于有血流动力学不稳定和（或）外周灌注不足症状（花斑、毛细血管再灌注时间增加、尿量减少、乳酸升高等）。
- 临床上已经出现明显低血容量时则不需要：如尚未给予治疗的低血容量性休克、感染性休克初始阶段。

24.2 心脏前负荷的静态指标：错误的解决方案

几十年来，是否需要给予液体治疗以简单评估心脏前负荷的大小为指导。其原理是当前负荷较低时，容量扩张更容易有反应，反之亦然。然而这种方法效率不高，最重要的是，此原因是生理性的。从Frank-Starling曲线中（ ▣图24.1 ）可以看出，给定的"静态"水平的心脏前负荷既可能对应前负荷有反应性，亦可能对应前负荷无反应性。

大量的研究已经证明了这一点[12, 13]。临床实践中使用的所有心脏前负荷的指标：压力指标（主要是中心静脉压），以及容量指标，都无法准确预测对容量扩张的反应。没有一个指标能在补液前预测其将带来怎样的血流动力学效果。

但是，令人惊讶的是，这些标志物仍然被许多麻醉医师和重症医师用于液体复苏决策。一项针对高危手术患者血流动力学监测的研究表明，73%的美国人和84%的欧洲人仍在使用中心静脉压来指导容量复苏[14]。在重症监护病房（ICU）进行的Fenice观察研究显示，三分之一的医师使用静态指标[14]。然而，因为最近"拯救脓毒症运动指南"已经放弃使用中心静脉压指导感染性休克患者的早期复苏[15]，未来这些比例将会下降。

需要指出的是，尽管心脏前负荷静态指标缺乏预测液体反应性的价值，但不应该放弃监测这些指标。尤其是中心静脉压，它目前仍然是心脏前负荷的一个可靠标志物，也是一个非常重要的生理学变量，可能有助于循环衰竭的诊断和管理。

24.3 脉搏压和每搏量在呼吸中的变化

脉搏压变异度（PPV）和每搏量变异度（SVV）是第一个被开发用来预测液体反应性的动态指标，其可靠性已得到充分地证明。

24.3.1 生理学原理

在正压通气时，吸气增加胸腔内压力。这种压力传到右心房，降低静脉回流压力梯度导致右心室前负荷降低。如果右心室是前负荷依赖型，则每搏量降低。在经过肺循环所需的时间后，也就是在呼气时，左心室前负荷依次降低。如果左心室也依赖于前负荷，则每搏量减少。正压吸气时亦可出现其他血流动力学现象，正压通气牵张肺动脉血管并增加其阻力，右心室后负荷增加，从而导致右心室每搏量减少。同时，吸气时胸内压增加也使左心室的跨壁压力下降，从而使其每搏量增加。因此，所有的现象都一致，在呼气末时每搏量减小，在吸气末时增加[16]。

24.3.2 可靠性和实用性

脉搏压变异度是对每搏量的初步估计，其随呼吸变化已证明可以预测液体反应性[17]。这种预测能力已被大量的研究和荟萃分析所证实[13, 18, 19]，诊断阈值为12%[18]（ 表24.1）。

PPV的计算方法是一个呼吸周期内最大脉压与最小脉压之差除以两个值的平均值。目前，大多数床旁监护仪均可自动进行测量。

自有创动脉血压监测之后，还有许多有关其他每搏量替代变异度指标的研究，如：通过容量钳技术对脉搏压进行无创估计[20]；通过脉搏曲线分析估计每搏量；通过超声心动图测量左心室流出道峰值流速；经食管多普勒测量降主动脉血流[21]；甚至通过血管多普勒测量颈动脉或股动脉血流的振幅；容积脉搏波的振幅也被用于同样的目的[22]。虽然大部分研究均有阳性发现，但也有一些研究结果不太肯定，尤其是在接受血管升压素治疗的患者中，因为血管升压素可能改变每搏量和容积脉搏波之间的关系[23, 24]。

表 24.1　预测前负荷反应性方法的诊断阈值和局限性总结

方　　　法	诊断阈值	主　要　限　制
脉压/每搏输出量变化	12%	不能用于自主呼吸、心律失常、低潮气量/肺顺应性差的情况
潮气量的影响	3.5%（PPV） 2.5%（SVV）	不能用于自主呼吸、心律失常的情况
下腔静脉直径变化	12%	不能用于自主呼吸、低潮气量/肺顺应性差的情况
上腔静脉直径变化	36%ᵃ	需要通过经食管多普勒测量 不能用于自主呼吸、低潮气量/肺顺应性差的情况
被动抬腿试验	10%	需要直接测量心输出量
呼气末阻断试验	5%	不能用于非插管患者 不能用于无法承受中断15秒呼吸的患者
吸气末和呼气末阻断联合试验	15%	不能用于非插管患者 不能用于无法承受中断15秒呼吸的患者
"微型"液体冲击试验（100 mL）	6%ᵇ	需要精确的技术来测量心输出量
标准液体冲击试验（300～500 mL）	15%	需要直接测量心输出量 重复使用会引起液体超负荷

引文显示了有关该测试的最重要的参考文献
ᵃ12%～40%的阈值已被报道
ᵇ10%更符合超声检查的精度

24.3.3 局限性

虽然PPV和SVV的可靠性已经得到公认，但在某些情况下它们不再可靠（详见 表24.1）。这些情况包括自主呼吸（即使是插管患者）和心律失常，这两种情况会导致假阳性；ARDS也会导致假阴性结果。

在这种情况下，机械通气的低潮气量减少了引起 PPV 和 SVV 的胸内压变化的幅度。如果呼吸系统的顺应性较低，肺泡压向血管内压和心脏压力的传递会减少，PPV 和 SVV 的可靠性就降低[25]。

最近的一项研究表明，ARDS 患者以潮气量为 6 mL/kg 通气时，PPV 的限制可以通过"潮气量挑战"来规避，它包括暂时增加潮气量至 8 mL/kg。如果导致 PPV ≥ 3.5% 或 SVV ≥ 2.5% 的绝对值增加，则很可能预示在输注 6 mL/kg 的液体时存在液体反应性[26]。

腹腔内高压也被认为是影响 PPV 和 SVV 准确性的一种因素[27]（■表 24.1）。这种情况下，每搏量的呼吸变化并不完全与容量状态相关[28]，鉴别液体反应性的阈值可能要高于腹内压正常的情况。

最后，有研究认为在右心衰竭的情况下，机械通气时右心室后负荷的增加可能是导致 PPV 和 SVV 假阳性的原因之一，然而，这种情况鲜见报道。在 PPV 或 SVV 的众多研究中，即使在 ARDS 患者中也从未报道过假阳性的发生[29]。

在 ICU 中，PPV 和 SVV 可靠性下降的情况很常见。这一点在现如今尤其如此，因为患者的镇静程度较浅，低潮气量通气比以前更常见。相比之下，在手术室中，PPV 和 SVV（无论有创或无创获得）仍存在其预测价值，因为其适用条件一般均能满足。重症医师或麻醉医师应始终考虑 PPV 和 SVV 的局限性，因为忽视其局限性可能导致严重的误判。然而最近的一项调查显示，很大一部分重症医师由于并不了解其局限性，混淆对 PPV 和 SVV 结果的判读[30]。

结论

PPV 和 SVV 是最常用的容量反应性预测指标，并可被自动监测。然而，它们受到一定条件的限制，尤其是在 ICU，床旁使用时务必牢记其局限性。

24.4 腔静脉直径的呼吸变异率

24.4.1 原理

在机械通气期间，在前负荷反应情况下，有两个因素决定腔静脉直径变化[31]。首先，胸内压的变化会对顺应性好的胸内静脉产生压迫，如果胸腔内静脉的顺应性较强，当中心血容量较低，其会比顺应性差的情况下压缩更大。其次，如果左心室、右心室均存在前负荷反应性，则中心静脉压和全身静脉回流压力梯度随呼吸变化程度要比前负荷无反应性时变化更大。这两个因素意味着，在前负荷有反应情况下，腔静脉在吸气时比呼气时扩张。现有报告的诊断阈值范围为 12% ～ 40%（■表 24.1）。

24.4.2 可靠性和实用性

经胸超声心动图可以很容易地测量下腔静脉呼吸变异度，而上腔静脉呼吸变异度只能经食管测量。

与 PPV 和 SVV 相比，对静脉腔呼吸变异度研究较少。此外，验证研究的结果通常不那么令人信服。在一项包含 8 项研究的荟萃分析中显示，腔静脉呼吸变异度预测液体反应性的敏感度仅为 76%，特异度为 86%[32]。在最近对 540 例 ICU 机械通气患者（多为低潮气量）的研究中，上腔静脉呼吸变异度的受试者工作特征曲线下面积仅为 0.755；下腔静脉呼吸变异度更低，仅为 0.635[33]。尽管如此，必须承认的是，在这项实际研究中，PPV的诊断效果很差，即使在潮气量正常的通气患者亚组中也是如此。后者的结果与许多文献的结论，以及上面提到的生理学原理背道而驰，这必然会对实用主义研究的方法论价值提出质疑[33]。

24.4.3　局限性

需要强调的是，腔静脉呼吸变异度与PPV和SVV一样存在局限性（■表24.1）。在自主通气的情况下，吸气力度的不规则性会影响诊断阈值的确定，一些研究已经证实了这一点[13, 34]。研究表明，在自主呼吸的情况下，只有极高的下腔静脉呼吸变异度值才具有诊断价值[35]。

尽管尚未对此进行正式研究，但合乎逻辑的是，使用小潮气量会导致呼吸变异的静脉腔大小与PPV和SVV呈假阴性。肺顺应性的降低理论上具有相同的效果。尽管如此，心律失常不影响该方法的诊断性能，因为静脉腔的变化不取决于心律。

结论

经胸超声心动图可以很容易地测量下腔静脉呼吸变异度。因此，当没有血流动力学监测技术且患者没有配备动脉导管时，它将很有用。然而在这种情况下，必须牢记PPV和SVV具有较高的诊断价值和几乎相同的适用条件。上腔静脉呼吸变异度的预测液体反应性的价值可能略高于下腔静脉，但其测量需经食管超声心动图。

24.5　被动抬腿试验

24.5.1　原理

当从半卧位到下肢抬高45°并且过渡到躯干水平的位置时，可引起下肢静脉血向内脏区域和心腔转移。这会导致平均动脉压[36]和左、右心脏前负荷显著增加[37]。因此，被动抬腿（PLR）可用于前负荷反应性测试。如果PLR操作使心排血量增加，那么两个心室很可能都具有前负荷反应。研究表明，PLR测试相当于大约300 mL的补液试验[38]，但这只是一个平均值，这个容量根据实际情况和患者个体的不同变异很大。

24.5.2　可靠性

许多研究表明，PLR试验可准确地监测前负荷反应。最常用的诊断阈值是心输出量增加10%[39]（■表24.1）。该试验的一大优点是即使在PPV和SVV不能使用的临床情况下，它仍然有效[40]；特别是在自主呼吸、心律失常、低潮气量通气、肺顺应性差时，PLR试验仍保留其诊断价值[25]（■图24.2）。

两项荟萃分析证实了PLR试验的诊断价值[39, 41]。它已被收录在最新版本的《拯救脓毒症指南》[15]和欧洲重症监护医学协会的共识中[42]。

24.5.3　心输出量监测技术

PLR试验应直接测量对心输出量的影响[43]。如果通过对动脉血压甚至是脉压的影响进行评估，则试

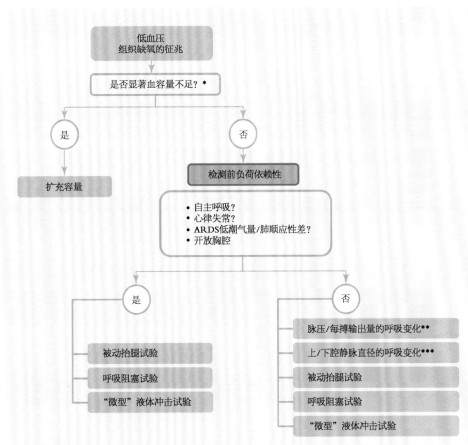

□图24.2 检测前负荷反应性的决策算法 急性呼吸窘迫综合征（ARDS）

验的敏感性较低，假阴性的数量也较多[39, 41]（□表24.1）。从这个角度来看，PLR试验类似于补液试验，仅通过动脉压很难评估其效果[44, 45]。

几种心输出量测量技术可用于进行PLR试验。为了获得试验的最大效果，它们必须满足连续、实时测量流量的要求。事实上，当PLR试验呈阳性时，心输出量的增加发生在的第一分钟[40]；然而在达到最大值后，心排血量可能会下降。这种效果在严重感染性休克患者中尤其明显，因为其血管扩张是明显。这时无论是经典的肺动脉热稀释还是经肺热稀释都无法准确测量。

可采用经食管多普勒和校准或非校准的脉搏波轮廓分析[40]。关于超声心动图，我们必须寻找速度-时间积分的增加，其变化与每搏量的变化成正比。二氧化碳分析是一种有趣的技术[46-48]，实际上，如果通气条件完全稳定，潮气末二氧化碳的变化与心输出量的变化成正比。研究结果表明，如果在PLR试验中潮气末二氧化碳值增加了5%以上，则可以可靠地预测液体反应性[47, 48]。

PLR试验的五个规则

- 从45°半卧位开始测试。

- 直接测量心输出量（而不是动脉压）。
- 采用实时测量心输出量的方法。
- 通过改变床的位置进行测试，而不是手动抬高患者的腿。
- 在输液前，重新评估半卧位的心排血量，检查其是否恢复到基线水平。

24.5.4 其他实践方面

PLR试验的起始位置非常重要。如果从躯干抬高45°的半卧位开始测试，不仅可以调动下肢静脉血容量，还可以调动巨大的内脏储血库中的血容量。试验灵敏度较高[38]。

PLR试验最好是利用床的自动调节来进行。事实上，"手动"的方式（需要握住患者的脚跟）可能会导致不适，甚至疼痛，也可能使心输出量变化分析失真[43]。

最后，重要的是在进行测试后，当患者已回到半卧位时测量患者的心输出量，验证其是否已恢复到基线值，以及在PLR期间观察到的变化仅可归因于试验[43]。

24.5.5 局限性

如上所述，PLR试验的主要局限性是它需要直接测量心输出量。另外，该试验在手术过程中很难或无法使用。对于穿了静脉弹力袜的患者，它的灵敏度可能较低。

在腹腔内高压的情况下，人们怀疑可以通过腔静脉观察到下肢的静脉血动员，这种情况是造成假阴性的原因之一[49]（■表24.1）。

结论

PLR试验是一种可靠的预测液体反应性的方法。它的优点是在不能使用这些心肺相互作用指标的条件下提供PPV和SVV。即使用无创手段仍可以测量，它的主要缺点是需要直接测量心输出量。最后，必须注意进行测试的技巧，因为它决定了测试的可靠性。

24.6 呼吸末阻断试验

24.6.1 原理

与PPV和SVV一样，这些测试利用心肺相互作用诱导心脏前负荷的变化，而心脏前负荷对心输出量的影响用来检测前负荷的反应性（■图24.1）。在机械通气过程中，每次充气都会先增加胸腔内压力，进而增加右心房的压力，从而阻碍全身静脉回流。当机械通气在呼气末中断数秒时，心脏前负荷的周期性下降中断，心脏前负荷瞬时增加；如果作出反应，心输出量增加，这意味着两个心室都有前负荷反应。相反，在前负荷反应性的情况下，吸气末阻断心输出量减少。

24.6.2 呼气末阻断试验

有研究表明，如果脉搏轮廓分析测量的心输出量在15秒呼气末阻断（EEO）结束时增加5%以上，心输出量则很可能对随后的容量扩张有反应[50]。重要的是，EEO必须延长到足以让增加的前负荷经过肺循环并通过左侧流出道，仅持续5秒是不够的。

心输出量的变化必须连续和实时地测量，同时，该技术必须足够精确，才能检测到百分之几的变化，从这一点来看，脉搏轮廓分析是非常适合的。然而，脉搏轮廓分析需要一个动脉导管或无创系统，以连续和无创的方式监测血压。

24.6.3 呼气末与吸气末阻断联合试验

为了评估EEO测试的效果，超声心动图可能不够准确。事实上，尽管超声心动图可以对心输出量进行连续和实时的测量，但只有超过10%的速度-时间积分的变化才能被可靠地检测到。在最近的一项研究中，在15秒EEO期间速度-时间积分增加可以预测液体反应性，但诊断阈值为4%。有趣的是，他们还测试了吸气末阻断的影响[51]，在这15秒的吸气末阻断期间，速度-时间积分下降超过5%也能预测液体反应性，诊断阈值为5%。因此，当两种呼吸阻断的影响（绝对值）相加时，可以用15%的诊断阈值来预测容量扩张的反应性，这与心脏超声的精度相一致[51]。

这种方法有一定的局限性，因为它要求在两个连续的呼吸间歇期间对速度-时间积分进行仔细的测量，但是当除了超声心动图之外没有其他技术可以用来测量心输出量时，此方法可以作为一种选择。当心输出量的测量技术不能可靠地检测到心输出量小于5%的变化时，将呼气末和吸气末阻断联系起来似乎很有意义的。

24.6.4 局限性

当然，呼吸阻断方法的第一个局限性是要求患者进行有创通气（ 表24.1）。

总结

目前有几项研究确立了呼气阻断试验的可靠性。如果连续地测量心输出量，如通过分析脉搏波的轮廓，则该测试具有非常容易实现的优点。

另外，该方法要求患者能够耐受15秒不中断的呼吸暂停，但不是每个患者都可以耐受。就我们可以从一项临床研究得出的结论而言，呼气正压水平似乎不会影响呼气末阻断试验的血流动力学效应，至少在 $5 \sim 11 \, cm \cdot H_2O$ 不会干扰其诊断价值[52]。

24.7 其他利用心肺相互作用的试验

呼气末正压水平从 $5 \, cm \cdot H_2O$ 增加到 $10 \, cm \cdot H_2O$ 会引起心脏前负荷的下降，可以用来检测前负荷反应性。这一点在一项研究中得到了证明，该研究测量了此变化对呼气末二氧化碳的影响，呼气末二氧化碳被用来估计平稳通气患者的心输出量[53]。

肺复张会引起胸腔内压力的增加，并产生类似的血流动力学效应。伴随的心输出量变化可以预测对容量扩张的反应。呼吸收缩压变异试验（RSVT）包括测量随着气道压力增加而进行的三个呼吸周期引起的一系列动脉收缩压的变化[54]。该试验的主要优点是它不依赖于潮气量。它可以由一些呼吸机自动进行。

24.8 补液试验

24.8.1 标准补液试验

评估容量扩张反应的最直接方法是补液。然而，传统的300～500 mL补液试验有两个主要的缺点。第一，是其效果应直接测量心输出量，与PLR试验一样，仅凭全身血压的变化不能可靠地检测出补液试验对心输出量的影响[44, 45]。第二是，补液试验更多的是一种治疗方法，而不是诊断测试。与PLR试验不同的是，一旦前负荷反应性受到挑战，它是不可逆的。反复的补液试验与液体过负荷有内在联系，特别是当它们没有改善任何血流动力学时。如在血流动力学不稳定的患者中，一天内发生5次低血压，用300 mL补液试验指导液体治疗将导致输液1 500 mL，这不会增加心输出量，只会导致液体过负荷和血液稀释。

24.8.2 "微量"补液试验

现在有人提出了用比传统的300或500 mL更小的体积进行补液试验的想法。在一项用100 mL胶体液进行"微量"补液试验的研究中，经胸超声心动图测量的速度-时间积分增加6%以上，就能可靠地预测液体反应性[55]。然而，由于该阈值低于超声心动图的准确性，作者建议使用10%的诊断阈值，尽管诊断值较低[55]。

"微量"补液试验带来了两个问题。一方面，用于改变心脏前负荷的容量必须足以对系统产生压力。最近有研究表明，在5分钟内推注完4 mL/kg的剂量是增加平均系统压力的最小容量，可以使补液试验有可解释性[56]。与此一致的是，有研究表明仅用50 mL液体进行的补液试验不能预测其对容量扩张的反应[57]。另外，"微量"补液试验需要非常精确的心输出量测量，如我们所见，这可能不是超声心动图的适用情况。脉搏轮廓分析的准确性非常高[58]，可能更合适。

结论

含300～500 mL液体的标准补液试验本身就有液体过负荷的风险。这对于没有肺功能不全或在手术室中的患者，问题可能较少。100 mL"微量"补液试验需要非常精准的测量心输出量。

总结

扩容必须作为一种治疗方法来考虑，其副作用与剂量有关，疗效往往不确定。合理的做法是在实施之前尝试预测其血流动力学效应。在PPV和SVV发展大约20年后的今天，已有几种试验可以评价前负荷反应性。优点是它们的使用条件和局限性不同。临床医师要根据临床情况和现有的血流动力学监测技术选择合适的检测方法。

要点

- 感染性休克初始治疗后，在无明显液体丢失的情况下，在进行容量扩张前应预测液体反应性，以避免不必要的液体输注和液体过负荷。
- 心脏前负荷的静态指标，如中心静脉压，不能可靠地预测液体反应性。
- 脉搏压和每搏量的变化是可靠的，但只能在严格限定的条件下使用，特别是在没有ARDS、自发性呼吸活动和心律失常的情况下。
- 上腔静脉、下腔静脉直径的变化不能用于ARDS和自发性呼吸活动的情况。
- 被动抬腿试验预测液体反应性是可靠的。但它需要直接测量心输出量，有创或无创均可。
- 呼气末阻断试验可用于无强烈自主呼吸的机械通气患者。呼气末和吸气末联合试验可引起液体反应者心输出量的较大变化，使该试验可以通过超声心动图进行评估。
- 传统的300～500 mL补液试验需要直接测量心输出量。但它更多的是一种治疗而不是一种测试，同时它本身就会导致液体过负荷。
- "微量"补液试验可能会取代传统补液试验实验，但它需要精准的技术来测量心输出量。

利益冲突：Xavier MONNET教授和Jean-Louis TEBOUL教授是Pulsion医疗系统公司医疗顾问委员会的成员，并接受了Masimo和Cheetah公司的讲课费。

参考文献

［1］ Murphy CV, Schramm GE, Doherty JA, Reichley RM, Gajic O, Afessa B, Micek ST, Kollef MH. The impor-tance of fluid management in acute lung injury secondary to septic shock. Chest. 2009; 136: 102–9.

［2］ Rosenberg AL, Dechert RE, Park PK, Bartlett RH, Network NNA. Review of a large clinical series: asso-ciation of cumulative fluid balance on outcome in acute lung injury: a retrospective review of the ARDSnet tidal volume study cohort. J Intensive Care Med. 2009; 24: 35–46.

［3］ Jozwiak M, Silva S, Persichini R, Anguel N, Osman D, Richard C, Teboul JL, Monnet X. Extravascular lung water is an independent prognostic factor in patients with acute respiratory distress syndrome. Crit Care Med. 2013; 41: 472–80.

［4］ Bouchard J, Soroko SB, Chertow GM, Himmelfarb J, Ikizler TA, Paganini EP, Mehta RL, Program to Improve Care in Acute Renal Disease Study G. Fluid accumulation, survival and recovery of kidney function in critically ill patients with acute kidney injury. Kidney Int. 2009; 76: 422–7.

［5］ Payen D, de Pont AC, Sakr Y, Spies C, Reinhart K, Vincent JL, Sepsis Occurrence in Acutely Ill Patients I. A positive fluid balance is associated with a worse outcome in patients with acute renal failure. Crit Care. 2008; 12: R74.

［6］ Boyd JH, Forbes J, Nakada TA, Walley KR, Russell JA. Fluid resuscitation in septic shock: a positive fluid balance and elevated central venous pressure are associated with increased mortality. Crit Care Med. 2011; 39: 259–65.

［7］ Vincent JL, Sakr Y, Sprung CL, Ranieri VM, Reinhart K, Gerlach H, Moreno R, Carlet J, Le Gall JR, Payen D. Sepsis in European intensive care units: results of the SOAP study. Crit Care Med. 2006; 34: 344–53.

［8］ Micek ST, McEvoy C, McKenzie M, Hampton N, Doherty JA, Kollef MH. Fluid balance and cardiac function in septic shock as predictors of hospital mortality. Crit Care. 2013; 17: R246.

［9］ Kirkpatrick AW, Roberts DJ, De Waele J, Jaeschke R, Malbrain ML, De Keulenaer B, Duchesne J, Bjorck M, Leppaniemi A, Ejike JC, Sugrue M, Cheatham M, Ivatury R, Ball CG, Reintam Blaser A, Regli A, Balogh ZJ, D'Amours S, Debergh D, Kaplan M, Kimball E, Olvera C, Pediatric Guidelines Sub-Committee for the World Society of the Abdominal Compartment S. Intra-abdominal hypertension and the abdominal compartment syndrome: updated consensus definitions and clinical practice guidelines from the World Society of the Abdominal Compartment Syndrome. Intensive Care Med. 2013; 39: 1190–206.

［10］ Monnet X, Marik PE, Teboul JL. Prediction of fluid responsiveness: an update. Ann Intensive Care. 2016; 6: 111.

［11］ Michard F, Teboul JL. Predicting fluid responsiveness in ICU patients: a critical analysis of the evidence. Chest. 2002; 121: 2000−8.

［12］ Marik PE, Cavallazzi R. Does the central venous pressure predict fluid responsiveness? An updated meta-analysis and a plea for some common sense. Crit Care Med. 2013; 41: 1774−81.

［13］ Bentzer P, Griesdale DE, Boyd J, MacLean K, Sirounis D, Ayas NT. Will this hemodynamically unstable patient respond to a bolus of intravenous fluids. JAMA. 2016; 316: 1298−309.

［14］ Cannesson M, Pestel G, Ricks C, Hoeft A, Perel A. Hemodynamic monitoring and management in patients undergoing high risk surgery: a survey among North American and European anesthesiolo-gists. Crit Care. 2011; 15: R197.

［15］ Rhodes A, Evans LE, Alhazzani W, Levy MM, Antonelli M, Ferrer R, Kumar A, Sevransky JE, Sprung CL, Nunnally ME, Rochwerg B, Rubenfeld GD, Angus DC, Annane D, Beale RJ, Bellinghan GJ, Bernard GR, Chiche JD, Coopersmith C, De Backer DP, French CJ, Fujishima S, Gerlach H, Hidalgo JL, Hollenberg SM, Jones AE, Karnad DR, Kleinpell RM, Koh Y, Lisboa TC, Machado FR, Marini JJ, Marshall JC, Mazuski JE, McIntyre LA, McLean AS, Mehta S, Moreno RP, Myburgh J, Navalesi P, Nishida O, Osborn TM, Perner A, Plunkett CM, Ranieri M, Schorr CA, Seckel MA, Seymour CW, Shieh L, Shukri KA, Simpson SQ, Singer M, Thompson BT, Townsend SR, Van der Poll T, Vincent JL, Wiersinga WJ, Zimmerman JL, Dellinger RP. Sur-viving sepsis campaign: international guidelines for management of sepsis and septic shock: 2016. Intensive Care Med. 2017; 43: 304−77.

［16］ Marik PE, Monnet X, Teboul JL. Hemodynamic parameters to guide fluid therapy. Ann Intensive Care. 2011; 1: 1.

［17］ Michard F, Boussat S, Chemla D, Anguel N, Mercat A, Lecarpentier Y, Richard C, Pinsky MR, Teboul JL. Relation between respiratory changes in arterial pulse pressure and fluid responsiveness in septic patients with acute circulatory failure. Am J Respir Crit Care Med. 2000; 162: 134−8.

［18］ Yang X, Du B. Does pulse pressure variation predict fluid responsiveness in critically ill patients? A systematic review and meta-analysis. Crit Care. 2014; 18: 650.

［19］ Marik PE, Cavallazzi R, Vasu T, Hirani A. Dynamic changes in arterial waveform derived variables and fluid responsiveness in mechanically ventilated patients: a systematic review of the literature. Crit Care Med. 2009; 37: 2642−7.

［20］ Monnet X, Dres M, Ferre A, Le Teuff G, Jozwiak M, Bleibtreu A, Le Deley MC, Chemla D, Richard C, Teboul JL. Prediction of fluid responsiveness by a continuous non-invasive assessment of arterial pressure in critically ill patients: comparison with four other dynamic indices. Br J Anaesth. 2012; 109: 330−8.

［21］ Monnet X, Rienzo M, Osman D, Anguel N, Richard C, Pinsky MR, Teboul JL. Esophageal Doppler moni-toring predicts fluid responsiveness in critically ill ventilated patients. Intensive Care Med. 2005; 31: 1195−201.

［22］ Sandroni C, Cavallaro F, Marano C, Falcone C, De Santis P, Antonelli M. Accuracy of plethysmographic indices as predictors of fluid responsiveness in mechanically ventilated adults: a systematic review and meta-analysis. Intensive Care Med. 2012; 38: 1429−37.

［23］ Biais M, Cottenceau V, Petit L, Masson F, Cochard JF, Sztark F. Impact of norepinephrine on the relation-ship between pleth variability index and pulse pressure variations in ICU adult patients. Crit Care. 2011; 15: R168.

［24］ Monnet X, Guerin L, Jozwiak M, Bataille A, Julien F, Richard C, Teboul JL. Pleth variability index is a weak predictor of fluid responsiveness in patients receiving norepinephrine. Br J Anaesth. 2013; 110: 207−13.

［25］ Monnet X, Bleibtreu A, Ferré A, Dres M, Gharbi R, Richard C, Teboul JL. Passive leg raising and end-expiratory occlusion tests perform better than pulse pressure variation in patients with low respira-tory system compliance. Crit Care Med. 2012; 40: 152−7.

［26］ Myatra SN, Prabu NR, Divatia JV, Monnet X, Kulkarni AP, Teboul JL. The changes in pulse pressure variation or stroke volume variation after a "tidal volume challenge" reliably predict fluid responsive-ness during low tidal volume ventilation. Crit Care Med. 2017; 45: 415−21.

［27］ Diaz F, Erranz B, Donoso A, Salomon T, Cruces P. Influence of tidal volume on pulse pressure variation and stroke volume variation during experimental intra-abdominal hypertension. BMC Anesthesiol. 2015; 15: 127.

［28］ Duperret S, Lhuillier F, Piriou V, Vivier E, Metton O, Branche P, Annat G, Bendjelid K, Viale JP. Increased intra-abdominal pressure affects respiratory variations in arterial pressure in normovolaemic and hypovolaemic mechanically ventilated healthy pigs. Intensive Care Med. 2007; 33: 163−71.

［29］ Mahjoub Y, Pila C, Friggeri A, Zogheib E, Lobjoie E, Tinturier F, Galy C, Slama M, Dupont H. Assessing fluid responsiveness in critically ill patients: False-positive pulse pressure variation is detected by Doppler echocardiographic evaluation of the right ventricle. Crit Care Med. 2009; 37: 2570−5.

［30］ Fischer MO, Dechanet F, du Cheyron D, Gerard JL, Hanouz JL, Fellahi JL. Evaluation of the knowledge base of French intensivists and anaesthesiologists as concerns the interpretation of respiratory arte-rial pulse pressure variation. Anaesth Crit Care Pain Med. 2015; 34: 29−34.

［31］ Vieillard-Baron A, Chergui K, Rabiller A, Peyrouset O, Page B, Beauchet A, Jardin F. Superior vena caval collapsibility as a gauge of volume status in ventilated septic patients. Intensive Care Med. 2004; 30: 1734−9.

［32］ Zhang Z, Xu X, Ye S, Xu L. Ultrasonographic measurement of the respiratory variation in the inferior vena cava diameter is predictive of fluid responsiveness in critically ill patients: systematic review and meta-analysis. Ultrasound Med Biol. 2014; 40: 845−53.

［33］ Vignon P, Repesse X, Begot E, Leger J, Jacob C, Bouferrache K, Slama M, Prat G, Vieillard-Baron A. Com-parison of echocardiographic indices used to predict fluid responsiveness in ventilated patients. Am J Respir Crit Care Med. 2017; 195: 1022−32.

［34］ Corl K, Napoli AM, Gardiner F. Bedside sonographic measurement of the inferior vena cava caval index is a poor predictor of fluid responsiveness in emergency department patients. Emerg Med Australas. 2012; 24: 534−9.

［35］ Airapetian N, Maizel J, Alyamani O, Mahjoub Y, Lorne E, Levrard M, Ammenouche N, Seydi A, Tinturier F, Lobjoie E, Dupont H, Slama M. Does inferior vena cava respiratory variability predict fluid respon-siveness in spontaneously breathing patients. Crit Care. 2015; 19: 400.

［36］ Guerin L, Teboul JL, Persichini R, Dres M, Richard C, Monnet X. Effects of passive leg raising and volume expansion on mean systemic pressure and venous return in shock in humans. Crit Care. 2015; 19: 411.

［37］ Boulain T, Achard JM, Teboul JL, Richard C, Perrotin D, Ginies G. Changes in BP induced by passive leg raising predict response to fluid loading in critically ill patients. Chest. 2002; 121: 1245−52.

［38］ Jabot J, Teboul JL, Richard C, Monnet X. Passive leg raising for predicting fluid responsiveness: impor-tance of the postural change. Intensive Care Med. 2009; 35: 85−90.

［39］ Monnet X, Marik P, Teboul JL. Passive leg raising for predicting fluid responsiveness: a systematic review and meta-analysis. Intensive Care Med. 2016; 42: 1935−47.

［40］ Monnet X, Rienzo M, Osman D, Anguel N, Richard C, Pinsky MR, Teboul JL. Passive leg raising predicts fluid responsiveness in the critically ill. Crit Care Med. 2006; 34: 1402−7.

［41］ Cherpanath TG, Hirsch A, Geerts BF, Lagrand WK, Leeflang MM, Schultz MJ, Groeneveld AB. Predicting fluid responsiveness by passive leg raising: a systematic review and meta-analysis of 23 clinical trials. Crit Care Med. 2016; 44: 981−91.

［42］ Cecconi M, De Backer D, Antonelli M, Beale R, Bakker J, Hofer C, Jaeschke R, Mebazaa A, Pinsky MR, Teboul JL, Vincent JL, Rhodes A. Consensus on circulatory shock and hemodynamic monitoring. Task force of the European Society of Intensive Care Medicine. Intensive Care Med. 2014; 40: 1795−815.

［43］ Monnet X, Teboul JL. Passive leg raising: five rules, not a drop of fluid! Crit Care. 2015; 19: 18.

［44］ Pierrakos C, Velissaris D, Scolletta S, Heenen S, De Backer D, Vincent JL. Can changes in arterial pressure be used to detect changes in cardiac index during fluid challenge in patients with septic shock? Intensive Care Med. 2012; 38: 422−8.

［45］ Monnet X, Letierce A, Hamzaoui O, Chemla D, Anguel N, Osman D, Richard C, Teboul JL. Arterial pressure allows monitoring the changes in cardiac output induced by volume expansion but not by nor-epinephrine*. Crit Care Med. 2011; 39: 1394−9.

［46］ Young A, Marik PE, Sibole S, Grooms D, Levitov A. Changes in end-tidal carbon dioxide and volumetric carbon dioxide as predictors of volume responsiveness in hemodynamically unstable patients. J Cardiothorac Vasc Anesth. 2013; 27: 681−4.

［47］ Monnet X, Bataille A, Magalhaes E, Barrois J, Le Corre M, Gosset C, Guerin L, Richard C, Teboul JL. End-tidal carbon dioxide is better than arterial pressure for predicting volume responsiveness by the passive leg raising test. Intensive Care Med. 2013; 39: 93−100.

［48］ Monge Garcia MI, Gil Cano A, Gracia Romero M, Monterroso Pintado R, Perez Madueno V, Diaz Monrove JC. Non-invasive assessment of fluid responsiveness by changes in partial end-tidal CO2 pressure during a passive leg-raising maneuver. Ann Intensive Care. 2012; 2: 9.

［49］ Malbrain ML, Reuter DA. Assessing fluid responsiveness with the passive leg raising maneuver in patients with increased intra-abdominal pressure: be aware that not all blood returns. Crit Care Med. 2010; 38: 1912−5.

［50］ Monnet X, Osman D, Ridel C, Lamia B, Richard C, Teboul JL. Predicting volume responsiveness by using the end-expiratory occlusion in mechanically ventilated intensive care unit patients. Crit Care Med. 2009; 37: 951−6.

［51］ Jozwiak M, Depret F, Teboul JL, Alphonsine JE, Lai C, Richard C, Monnet X. Predicting fluid responsive-ness in critically Ill patients by using combined end-expiratory and end-inspiratory occlusions with echocardiography. Crit Care Med. 2017; 11: e1131−8.

［52］ Silva S, Teboul JL. Defining the adequate arterial pressure target during septic shock: not a 'micro' issue but the microcirculation can help. Crit Care. 2011; 15: 1004.

［53］ Tusman G, Groisman I, Maidana GA, Scandurra A, Arca JM, Bohm SH, Suarez-Sipmann F. The sensitivity and specificity of pulmonary carbon dioxide elimination for noninvasive assessment of fluid respon-siveness. Anesth Analg. 2015; 122: 1404−11.

［54］ Preisman S, Kogan S, Berkenstadt H, Perel A. Predicting fluid responsiveness in patients undergoing cardiac surgery: functional haemodynamic parameters including the Respiratory Systolic Variation Test and static preload indicators. Br J Anaesth. 2005; 95: 746−55.

［55］ Muller L, Toumi M, Bousquet PJ, Riu-Poulenc B, Louart G, Candela D, Zoric L, Suehs C, de La Coussaye JE, Molinari N, Lefrant JY. An increase in aortic blood flow after an infusion of 100 ml colloid over 1 minute can predict fluid responsiveness: the mini-fluid challenge study. Anesthesiology. 2011; 115: 541−7.

［56］ Aya HD, Rhodes A, Ster IC, Cecconi M. Haemodynamic effect of different doses of fluids for a fluid challenge: a quasi-randomised controlled study. Crit Care Med. 2016; 45: e161−8.

［57］ Wu Y, Zhou S, Zhou Z, Liu B. A 10-second fluid challenge guided by transthoracic echocardiography can predict fluid responsiveness. Crit Care. 2014; 18: R108.

［58］ Jozwiak M, Monnet X, Teboul JL. Pressure waveform analysis. Anesth Analg. 2018; 126: 1930−3.

25. 肺动脉漂浮导管
Pulmonary Artery Catheter

Ina Filipović-Grčić and Didier Payen

王　璐·译，宫　晔·审校

© European Society of Intensive Care Medicine 2019
M.R.Pinsky et al. (eds.), *Hemodynamic Monitoring, Lessons from the ICU*,
https://doi.org/10.1007/978-3-319-69269-2_25

警惕虚假知识，它比无知更危险。

—George Bernard Shaw

学习目标

近五十年来，肺动脉漂浮导管（PAC）被用于监测严重血流动力学异常或有血流动力学高风险的患者。一些低侵入性监测技术（如超声）发展后，已经取代了PAC监测的部分适应证，但并不能完全替代PAC。PAC新增了一些参数，这些参数可以连续测量心输出量（CO）、肺动脉压（PAP）、左心和右心充盈压以及混合静脉血氧饱和度（SvO_2）等。PAC可以评估心脏功能、指导液体复苏、维持充足的氧输送，并评估左右心室间的相互关联。

在本章中，我们将描述和讨论PAC监测提供的每个参数：右心房压力监测用于① 检测低血容量或心功能障碍和 ② 诊断静脉充血导致舒张期灌注压减少。PAP作为右心室功能的主要决定因素，当PAP升高时可能导致右心室功能障碍；左心、右心充盈压作为反映前负荷的替代指标；肺部静水压PAP-LV充盈压；CO和SV，它们已经被低创或无创的方法替代；SvO_2作为反映组织灌注充足的替代指标。

25.1 简介

整合Swan、Ganz和Forrester博士的研究成果，约50年前引入临床的球囊尖端热稀释导管被称为肺动脉漂浮导管（PAC）[1]。通过有创操作经大静脉置入，并漂浮到肺动脉，尽管有出血、肺动脉破裂、心律失常、感染、血栓、空气栓塞等并发症出现的风险，但至今仍是部分危重患者早期液体复苏阶段直接血流动力学测量、诊断和指导治疗的主要工具。尽管既往研究提示PAC导致患者死亡率上升，并强烈建议取消该监测[2]，但进一步研究证实PAC作为一种监测设备并不影响患者的预后[3, 4]。对现有研究进行详细评估发现，因为考虑到合适的患者人群、置管和复苏的时机、血流动力学值和形状的解释、研究目标和所用的治疗方法等问题的复杂性，导致目前PAC的使用频率下降。但在血流动力学情况复杂和超声技术有限时，PAC仍不失为一种明智和准确的方法。本章旨在阐明从PAC中获得的信息指导危重患者的个体化治疗。

对于超声心动图来说，提供右心循环的连续信息仍是一项挑战[5]，因此低创的PAC仍是重要的临床血流动力学监测工具。根据美国心脏病学会的共识声明，PAC作为诊断工具检测血管内胸腔压力、心输出量、混合静脉血氧饱和度及其他参数，可以协助诊断休克状态、鉴别高压肺水肿与低压肺水肿、原发性肺动脉高压、心脏瓣膜病、心内分流、心脏压塞和肺栓塞，监测和管理复杂急性心肌梗死，评估对治疗的血流动力学反应，监测严重脓毒症、严重烧伤引起的多器官功能衰竭和心脏手术后不稳定的血流动力学改变，评估原发性肺动脉高压患者对治疗的反应，并可作为空气栓塞抽吸的治疗工具。热稀释法测量的心输出量不是依据每一次心脏搏动测量的，该方法根据温度的变化需要收集几个心脏搏动，重复测量获得平均值。而PAC提供的参数可以逐个测量，这是其相对于其他技术来说的一个独特优势（■图25.1）。

尽管PAC已用于临床近五十年，我们仍然缺少根据该设备获得信息来指导治疗方案[6]，主要由于有多种并发症的危重患者循环的不稳定，以及病因的异质性[7]。

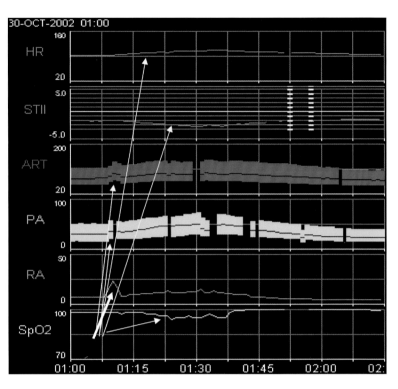

■图25.1 在重症监护患者发生肺栓塞时，不同血流动力学参数的时间学变化。由PAC提供的右侧参数（RA：右心房；PA：肺动脉压）与其他监测参数（HR：心率；ST Ⅱ S-T段：心电图第Ⅱ导联；SpO$_2$：脉搏血氧仪检测的动脉血氧饱和度，ART：经桡动脉的动脉血压）相关。右心房压是第一个测量的参数，随着肺动脉压的升高而升高。短暂延迟后ART上升，这段时间保证了右心室的冠状动脉灌注压的维持。然后心动过速和ST Ⅱ段下移同时发生，随后SpO$_2$下降。有趣的是，这两种改变都是短暂的，1小时后会回到基线值。这一观察验证了一个概念，即单次肺栓塞很少导致死亡，多次栓塞才对患者造成较大风险

25.2 肺动脉漂浮导管的血流动力学监测

许多研究聚焦于高于生理范围的血流动力学目标值，但这种做法没有显示出获益，因而由PAC监测指导的个体治疗方案仍有待改进。根据PAC观察到的常规数据，可以掌握右心房压和心室压、肺动脉压、肺动脉闭塞压、心输出量、混合静脉血氧饱和度等信息，以及它们在各种临床情况下相互作用的信息。

25.2.1 右心房压和心室压（■图25.2）

目前临床上已经对右心房压力（right atrial pressure，Pra）的监测失去兴趣，主要是因为它难以有效地指导容量负荷的监测[8, 9]。但Pra对其他一些情况的监测仍有借鉴意义，如它与静脉充血的风险密切相关，以及与除严重脓毒症或全身炎症反应之外的很多其他情况有关[10, 11]。

25.2.1.1 静脉充血

虽然针对脏器灌注不利因素的研究较少，但一些报道还是强调了静脉充血对脏器（特别是肝脏和肾脏）的不利影响[12-15]。Pra是静脉回流的背压，而不是提示右心室充盈的指标，这意味着右心室功能障碍、填塞、机械通气时胸腔内压升高都会导致Pra的升高。那么上游静脉压就要成比例增加，以保持静脉回流灌注的压力梯度：Pv$_{外周}$-Pra≈3或4 mmHg[16]。这可以使组织静脉压升高至12 ~ 16 mmHg或更高。这样的Pv$_{外周}$可以影响脏器灌注压，特别是在没有抗回流瓣膜的脏器静脉中，如肝脏[15]或肾脏[14]。静脉充血的直接后果是脏器体积增大和间质压力升高。在一些有非顺应性包膜的脏器中，当达到浆膜压力容积时，间质压力升高会导致脏器内静脉塌陷，从而加重静脉充血和组织缺血。在具有自主调节血流功能的脏器中，静脉充血会使舒张期灌注压下降，这是舒张期血流灌注的关键阶段。PAC监测的连续Pra值可以提示脏器充血的风险。最近，在回顾性队列研究中显示Pra水平与急性肾损伤的发生率和持续时间之间存在线性关系[12]。这一点已被另一项前瞻性研究证实，特别是在右心室功能障碍的情况下[17]。众所周

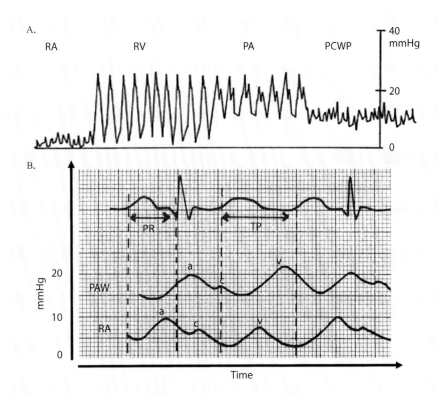

■图25.2　A. 置管期间的肺动脉导管尖端压力描记（根据Mihm和Rosenthal MH[44]修改）。B. 右心房（RA）和肺动脉楔压（PAW）或肺毛细血管楔压（PCWP）的典型描记。请注意，即使有延迟且PAW的值较高，两条曲线都有相似的"意外"

知，肝脏充血会导致血乳酸水平大幅升高，通常超过10 mmol/L[18]。充血缓解后乳酸水平迅速下降，说明肝脏对乳酸的清除能力有所恢复。

25.2.1.2　Pra用于液体复苏

研究显示，Pra的绝对值对指导液体复苏毫无价值[19]。这并不奇怪，因为如果心腔的周围压力与大气压不同，Pra并不能真实地反映右心室前负荷（容量负荷）。在这种情况下，只有跨壁Pra能反映右心室前负荷（容量负荷）。但由于心外压力难以常规测量，跨壁压并不能用于临床实践中。分析液体复苏（尽管不是很标准）后Pra的变化趋势，可以推测右心室前负荷的变化，结合每搏心输出量（stroke volume，SV）联合评估右心室的功能[20]。下列是一些只有使用PAC才能监测的情况：Pra上升而CO没有变化（说明右心室功能障碍）；Pra大幅上升而CO小幅上升（说明右心室功能中度障碍，如果继续液体复苏可能会有充血的风险）；Pra小幅上升而CO大幅上升（说明右心室功能和左心室功能良好）。很少有关于Pra和CO之间变化关系的报道，用来确定PAC监测支持在不同的临床情况中的应用。

25.2.2　肺动脉压（■图25.2A）

在相同CO的情况下，肺动脉压（PAP）基本低于主动脉压，这意味着肺血管阻力（PVR）较低且肺血管顺应性较高[21]。那么，这一特征就支持以下概念，即与左心室相比，薄壁右心室不是一个阻力泵，而是一个容量泵，在低压下产生血流量。因此，它很容易受到任何壁力急性上升的影响，如急性PAP升高[22]。由于左、右心室共享心肌纤维和室间隔，约20%～40%的右心室收缩力可归因于左心室的收缩，这一机制部分解释了当患者存在左心衰竭时临床上难以有效地评估右心室功能的问题[23]。由于肺血管的弹性和阻力较低，当CO增加时，右心室压力/流速比值关系表现为小幅肺血管阻力改变。通过压力/流速比值计算阻力这一经典方法，可以得出以下假设：① 压力/流速比值是线性关系；② 外推到 X 轴（零流速压力）的压力约等于左心房压力。事实上这个外推压力（有效流出压）经常高于左心房压力。因此，血管张力最好用压力/流速之间线性关系的斜率表示[24]，用PAC监测可以获得该值。当PAP因流速增加或肺血管张力增加而上升时，这种方法可以更好地评估液体复苏过程中的血流动力学变化。实际上，PAP急剧上升可能是由于阻力增加、血管顺应性降低和肺血流增加引起的结果。这样的肺动脉高压应根据发病机制进行治疗：如果PVR增加，应使用肺血管扩张剂（前列腺素或吸入一氧化氮），因为它们能偶合右心室功能与肺血管；如果PAP增加主要是因为CO的上升，那么只有流速下降才能降低PAP，继而降低右心室后负荷。阻力增加可能由于血管收缩或者梗阻和压迫，后者可以通过调节呼吸机的参数改善。在脓毒症急性炎症反应中，当PAP上升时可应用PAC监测P/F比值，因为这两种流速都可以在液体治疗过程中或因微血栓引起的阻力增加而增加。而且，PAC监测可以用于了解疾病的主要发病机制。在诸如此类的急性情况下，炎症反应引起的主动脉压力下降与PAP上升，可以随之下调右心室收缩期和舒张期的冠脉灌注压。随之而来的是右心室心肌缺血、氧输送不足，而右心室后负荷增加后氧需求量也增加。只有通过PAC监测冠状动脉灌注压（coronary perfusion pressure，CPP）提供连续的右心室心肌灌注情况：

$$CPP = CPP_{收缩压} + CPP_{舒张压}$$

$$CPP_{收缩压} = 主动脉收缩压 - 肺动脉收缩压$$

$$CPP_{舒张压} = 主动脉舒张压 - 右心室舒张压$$

其中右心室舒张压与PAC监测的右心房压相似。通常在冠状动脉疾病患者中，CPP收缩压和舒张压必须足以克服升高的冠状动脉血管阻力。同样，PAC必须同时监测每搏心输出量和CO，用于同步计算CPP。感染性休克患者使用PAC监测常发现：主动脉压降低到80/40 mmHg，肺动脉收缩压升高到30 mmHg，而右心房压约20 mmHg。那么收缩期的CPP为80−30=50 mmHg，舒张期的CPP为40−20=20 mmHg，这可能导致不充足的冠状动脉血流难以维持增加的心肌氧消耗。二维超声-多普勒可以很容易地诊断急性肺心病[25]；但PAC可以更好地评估其治疗效果，特别是在超声视野有限、没有超声心动图或没有有经验的超声操作者的情况下。

25.2.3 肺动脉闭塞压

肺动脉闭塞压（pulmonary artery occlusion pressure，PAOP）（■图25.2A）的波形与右心房压波形相近，但因QRS综合波的存在，其高压波形在心动周期内稍延迟。平均肺动脉闭塞压低于舒张末期肺动脉压，差值不超过5 mmHg。这种情况下，可以用舒张末期肺动脉压代替肺动脉闭塞压。当球囊充气后导管远端与左心房之间存在连续液柱时，肺动脉闭塞压被认为能够较好地反映左心房压力和左心室舒张压。肺血管是可折叠的血管，根据West Zones的理论，当周围压力超过血管内压力时，PAOP可能代表不同的压力[26]。当PAC尖端位于肺泡压力高于PAOP的区域（West 肺 1区）时，PAOP主要代表肺泡压力[27]。只有当PAOP高于肺泡压力时（West 肺 3区），PAOP才代表左心房压和左心室舒张压。PAOP通常表示左心室前负荷，它与左心室舒张末期容积不同，但PAOP可作为左心室前负荷的替代指标，特别是在考虑血流动力的动态变化指标而不是绝对值时。观察PAOP波时，可以看到与右心房压波形类似的"意外"波形。"v"波可以诊断二尖瓣反流；而当透射压力梯度较小时，二维超声-多普勒也观察不到二尖瓣反流。

25.2.4 心输出量

PAC导管尖端的快速热敏电阻可以运用热稀释法测量心输出量（CO），它是基于Steward-Hamilton方程计算的。尽管随着时间推移热稀释法有所改进，即从冷水单次泵注改良至"持续"注射，其原理仍然相似，血液温度变化越快，CO越大。最近发现有些情况会影响流速测量的准确性[28]，最常遇到的危急情况是三尖瓣反流和（或）心内分流、使用间歇性加压装置、低体温等。用CO除以心率可以计算出每搏心输出量（SV）。当怀疑和（或）确诊有心脏功能障碍［右心和（或）左心］时，PAC可以描画出心室功能曲线（以SV为纵轴，以心室充盈压为横轴）。在危重患者中，PAC可以动态地评估治疗对心功能的影响或心室功能障碍的进展情况。SV和CO是评估全身血流动力学情况的关键参数，因为SV综合了心脏和血管功能，而CO是一个根据反射和代谢调节动态改变的参数。当心功能和（或）脉搏异常时，这些变化可以体现在这些参数中。尽管超声多普勒[29]或脉搏轮廓法[30]等低创技术可以获得这两个参数，但是难以获得PAC测量的其他参数。

25.2.5 混合静脉血氧饱和度

生理条件下，当血红蛋白浓度稳定且充足时，氧输送（主要是CO）和外周氧摄取（Da-vO$_2$）可以满足氧需求（氧消耗）。如果动脉血氧含量保持不变（足够的血红蛋白和氧分压），那么混合静脉血氧饱和度就能很好地反映氧输送-氧消耗平衡。因此，当SvO$_2$下降到70%以下，说明氧供给不足，不能满足氧需求；相反，SvO$_2$"正常"或升高并不意味着氧供和氧需求之间完全平衡。研究发现，感染性休克时存在微血管分流，SvO$_2$维持在较高的水平[31, 32]。上腔静脉ScvO$_2$也曾被提出可以替代混合静脉血氧饱和度（SvO$_2$）[33]；只有PAC可以同时连续地监测CO和混合静脉血氧饱和度。最近，Squara总结了SvO$_2$的生理学机制及其相关解释[34]，强调了这一参数的综合性，必须在结合四个主要决定因素（血红蛋白、CO、耗氧量、PaO$_2$）的基础上进行个例分析。PAC是指导治疗的最佳工具，通过输血、改善肺通气/血流比失调、减少氧耗、改善心功能或治疗低容量血症，从而纠正低SvO$_2$。在急性循环衰竭早期，SvO$_2$下降可提醒临床医师患者存在心脏循环和（或）代谢障碍，而正常值或较高值也不排除患者存在持续组织缺氧的可能[35]。

25.2.6 PAC在麻醉学或重症医学中的应用

为了确定危重患者使用PAC的适应证，必须先回答三个问题：① 置入PAC是否有较高的并发症风险，收益/风险比值如何？② 应用PAC的数据能否改善危重患者的预后，至少在早期改善预后？③ 如何确定合适的患者病种或病情类型，是否可以通过PAC改善患者的治疗效果和预后？

在过去的50年里，基于PAC的血流动力学监测内容已经发生了改变。随着测量心输出量（每搏心输出量）或评估心室功能的低创或无创技术的进展，出于安全性考虑，这些技术对PAC这种有创技术提出了挑战。Connors等[2]的回顾性研究指出，使用PAC可能会增加死亡率，并列出了与PAC相关的一系列并发症，这直接导致了临床医师减少了PAC的使用。而2008年发表的"观点"中提出[7]，许多研究或试验都避免在心脏手术患者中使用PAC，结果发现对预后或死亡率没有任何影响。尽管全球减少了PAC的使用，目前仍没有足够证据显示这样做可以使死亡率下降，因此这不能作为放弃PAC的理由。如果采纳这种观点，那么几乎所有的监测设备都应该被弃用，因为任何设备都不能降低死亡率，包括心脏二维超声多普勒。因此，PAC应该用于可能受益的危重患者中。

2000年一项关于PAC有效性的荟萃分析共纳入了12项试验，1 610例患者[36]。作者发现使用PAC时患者死亡率下降，相对风险比为0.8（$P < 0.02$）。尽管这些荟萃分析存在局限性，但至少证实了ICU患者使用PAC的安全性，并提示了他们可能的获益。在一项前瞻、描述性队列研究中，观察了对标准治疗无反应的休克患者置入PAC后对治疗的影响[37]，统计发现，基于PAC的治疗方案调整与患病率下降密切相关。另外5项随机试验观察将PAC应用于重症患者的治疗有效性，与对照组相比，并未改善预后和患病率。反之，这些研究发现PAC对有严重心血管疾病、脓毒症或感染性休克，或急性肺损伤的患者没有任何获益。在充血性心力衰竭的情况下，由于在安全性和有效性方面缺乏共识，各中心对PAC的使用观点似乎大相径庭。ESCAPE研究随机纳入了433名患者，比较了临床驱动治疗和临床+PAC治疗之间的肺充血改善情况，随访6个月，评估患者的出院生存天数[38]。结果发现，PAC的使用并未影响其主要终点，而作为次要终点的运动能力有所改善。无论如何，在急性期后尽早撤离PAC是一个主动减少潜在并发症的决策[38]。在麻醉学领域，北美和欧洲调查报道[39]未发现PAC或其他方法与传统技术相比在应用后有所获益。目前，PAC的使用仅限于重症手术的高危患者。在所有参数中，从中心静脉导管或PAC中获得的右心房压，结合临床症状、尿量和血压被认为是容量复苏的参考指标。

PAC应用操作指南

根据上面的表述，PAC对预后似乎既无积极作用也无消极作用。它似乎对特殊和复杂患者的个体化治疗有用，但这很难在大型试验中得到证实。正确使用PAC得到的数据可能会改善治疗方案和患者的康复效果。即使在没有明确算法的情况下，PAC已被证实能改善高危手术患者的预后[40]。在ICU患者中，应该避免常规使用PAC。PAC只能应用于患者存在复杂的血流动力学情况时，尤其是出现心脏和血管联合异常，以及左右心室功能障碍的情况下。这些内容已经发布于2014年的"循环休克和血流动力学监测共识"中[41]。专家小组建议在心脏超声多普勒的基础上，对复杂患者加用肺动脉漂浮导管检查，以了解休克的机制并制定治疗方案。在这些复杂患者中，推荐测量的参数中，CO和SV对于评估治疗［如液体负荷和（或）血管活性药物］的效果是很重要的；对于血管衰竭和右心室功能障碍之间存在复杂相互作用的休克患者，这一建议尤其值得关注。这些情况在严重脓毒症所致的急性呼吸衰竭合并休克中更为常见。如前所述，专家组不推荐常规使用PAC。为了更好地应用PAC监测数据，临床医师必须要具备坚实的血流动力生理学和病理生理学基础理论知识。具有这些知识的经验丰富的医师应用PAC，可以更好地分析、评估数据以提出合适的治疗方案。这个问题在三大重症监护学会成员分析一个经典病例时得到了证实。第一次制定治疗方案时仅参考临床表现，尚未进行PAC血流动力学监测，这三个学会的成员（包括一些专家）的意见出现了较大分歧，PAC监测获得CO和Pwp数据后，各方意见达成了一致，证实了先实施充分的监测会获得针对患者更好的治疗方案[20]。目前难以应用低创技术或影像学检查充分评估患者病情，专业软件和人工智能的发展可能会更好地解决这些问题[42-44]。

要点

- PAC虽然有创但几乎是安全的，但其本身并不能改变患者的预后。只有基于PAC监测数据的治疗方案才可能改善患者的预后。
- ICU急性血流动力学异常主要包括右心循环异常，如右心室功能障碍、肺动脉高压、静脉充血、肺静水压升高、水肿等。给予液体治疗和应用正压通气时，上述情况都可能进一步恶化。
- Pra和PAP连续测量有助于评价组织充血和低灌注，或发现右心室后负荷增加并加重RV功能障碍。
- CO和SV可以通过其他低创或无创方法测量。
- SvO_2低于65%时可用于检测低灌注状态，但更高的SvO_2值并不意味着组织供氧充足。

参考文献

［1］ Swan HJ, Ganz W, Forrester J, Marcus H, Diamond G, Chonette D. Catheterization of the heart in man with use of a flow-directed balloon-tipped catheter. N Engl J Med. 1970; 283: 447−51.

［2］ Connors AF Jr, Speroff T, Dawson NV, Thomas C, Harrell FE Jr, Wagner D, Desbiens N, Goldman L, Wu AW, Califf RM, Fulkerson WJ Jr, Vidaillet H, Broste S, Bellamy P, Lynn J, Knaus WA. The effectiveness of right heart catheterization in the initial care of critically ill patients. SUPPORT investigators. JAMA. 1996; 276: 889−97.

［3］ Richard C, Warszawski J, Anguel N, Deye N, Combes A, Barnoud D, Boulain T, Lefort Y, Fartoukh M, Baud F, Boyer A, Brochard L, Teboul JL, French Pulmonary Artery Catheter Study G. Early use of the pulmo-nary artery catheter and outcomes in patients with shock and acute respiratory distress syndrome: a randomized controlled trial. JAMA. 2003; 290: 2713−20.

［4］ Sandham JD, Hull RD, Brant RF, Knox L, Pineo GF, Doig CJ, Laporta DP, Viner S, Passerini L, Devitt H, Kirby A, Jacka M, Canadian Critical Care Clinical Trials G. A randomized, controlled trial of the use of pulmonary-artery catheters in high-risk surgical patients. N Engl J Med. 2003; 348: 5−14.

［5］ Bossone E, Nanda NC, Naeije R. Imaging the right heart: a challenging road map. Echocardiography. 2015; 32(Suppl 1): S1−2.

［6］ Pinsky MR, Vincent JL. Let us use the pulmonary artery catheter correctly and only when we need it. Crit Care Med. 2005; 33: 1119−22.

［7］ Vincent JL, Pinsky MR, Sprung CL, Levy M, Marini JJ, Payen D, Rhodes A, Takala J. The pulmonary artery catheter: in medio virtus. Crit Care Med. 2008; 36: 3093−6.

［8］ Marik PE, Monnet X, Teboul JL. Hemodynamic parameters to guide fluid therapy. Ann Intensive Care. 2011; 1: 1.

［9］ Kumar A, Anel R, Bunnell E, Habet K, Zanotti S, Marshall S, Neumann A, Ali A, Cheang M, Kavinsky C, Parrillo JE. Pulmonary artery occlusion pressure and central venous pressure fail to predict ventricular filling volume, cardiac performance, or the response to volume infusion in normal subjects. Crit Care Med. 2004; 32: 691−9.

［10］ Rosenkranz S, Preston IR. Right heart catheterisation: best practice and pitfalls in pulmonary hyper-tension. Eur Respir Rev. 2015; 24: 642−52.

［11］ Payen D, Gayat E. Which general intensive care unit patients can benefit from placement of the pul-monary artery catheter? Crit Care. 2006; 10(Suppl 3): S7.

［12］ Legrand M, Dupuis C, Simon C, Gayat E, Mateo J, Lukaszewicz AC, Payen D. Association between sys-temic hemodynamics and septic acute kidney injury in critically ill patients: a retrospective observa-tional study. Crit Care. 2013; 17: R278.

［13］ Testani JM, Damman K. Venous congestion and renal function in heart failure ... it's complicated. Eur J Heart Fail. 2013; 15: 599−601.

［14］ Rajendram R, Prowle JR. Venous congestion: are we adding insult to kidncy injury in sepsis? Crit Care. 2014; 18: 104.

［15］ Tapper EB, Sengupta N, Bonder A. The incidence and outcomes of ischemic hepatitis: a systematic review with meta-analysis. Am J Med. 2015; 128: 1314−21.

［16］ Guyton A, Jones C, Coleman T Circulatory physiology: cardiac output and its regulation. 1973, pp 1−10.

［17］ Tarvasmaki T, Haapio M, Mebazaa A, Sionis A, Silva-Cardoso J, Tolppanen H, Lindholm MG, Pulkki K, Parissis J, Harjola VP, Lassus J, CardShock Study I. Acute kidney injury in cardiogenic shock: definitions, incidence, haemodynamic alterations, and mortality. Eur J Heart Fail. 2017: 572−81.

［18］ Waseem N, Chen PH. Hypoxic hepatitis: a review and clinical update. J Clin Transl Hepatol. 2016; 4: 263−8.

［19］ Monnet X, Marik PE, Teboul JL. Prediction of fluid responsiveness: an update. Ann Intensive Care. 2016; 6: 111.

［20］ Squara P, Bennett D, Perret C. Pulmonary artery catheter: does the problem lie in the users? Chest. 2002; 121: 2009−15.

［21］ Naeije R, Brimioulle S, Dewachter L. Biomechanics of the right ventricle in health and disease (2013 Grover conference series). Pulm Circ. 2014; 4: 395−406.

［22］ Naeije R, Manes A. The right ventricle in pulmonary arterial hypertension. Eur Respir Rev. 2014; 23: 476−87.

［23］ Haddad F, Hunt SA, Rosenthal DN, Murphy DJ. Right ventricular function in cardiovascular disease, part I: anatomy, physiology, aging, and functional assessment of the right ventricle. Circulation. 2008; 117: 1436–48.

［24］ Leeman M, Lejeune P, Melot C, Naeije R. Pulmonary vascular pressure-flow plots in canine oleic acid pulmonary edema. Effects of prostaglandin E1 and nitroprusside. Am Rev Respir Dis. 1988; 138: 362–7.

［25］ Repesse X, Charron C, Vieillard-Baron A. Acute cor pulmonale in ARDS: rationale for protecting the right ventricle. Chest. 2015; 147: 259–65.

［26］ West JB. Blood-flow, ventilation, and gas exchange in the lung. Lancet. 1963; 2: 1055–8.

［27］ West JB. The beginnings of cardiac catheterization and the resulting impact on pulmonary medicine. Am J Physiol Lung Cell Mol Physiol. 2017; 313: L651–8.

［28］ Gidwani UK, Mohanty B, Chatterjee K. The pulmonary artery catheter: a critical reappraisal. Cardiol Clin. 2013; 31: 545–565, viii.

［29］ Valtier B, Cholley BP, Belot JP, de la Coussaye JE, Mateo J, Payen DM. Noninvasive monitoring of cardiac output in critically ill patients using transesophageal Doppler. Am J Respir Crit Care Med. 1998; 158: 77–83.

［30］ Scolletta S, Franchi F, Romagnoli S, Carla R, Donati A, Fabbri LP, Forfori F, Alonso-Inigo JM, Laviola S, Mangani V, Maj G, Martinelli G, Mirabella L, Morelli A, Persona P, Payen D, Pulse wave analysis Cardiac Output validation G. Comparison between Doppler-echocardiography and uncalibrated pulse contour method for cardiac output measurement: a multicenter observational study. Crit Care Med. 2016; 44: 1370–9.

［31］ Hernandez G, Bruhn A, Ince C. Microcirculation in sepsis: new perspectives. Curr Vasc Pharmacol. 2013; 11: 161–9.

［32］ Kanoore Edul VS, Ince C, Dubin A. What is microcirculatory shock? Curr Opin Crit Care. 2015; 21: 245–52.

［33］ Sinaasappel M, van Iterson M, Ince C. Microvascular oxygen pressure in the pig intestine during haemorrhagic shock and resuscitation. J Physiol. 1999; 514(Pt 1): 245–53.

［34］ Squara P. Central venous oxygenation: when physiology explains apparent discrepancies. Crit Care. 2014; 18: 579.

［35］ Caille V, Squara P. Oxygen uptake-to-delivery relationship: a way to assess adequate flow. Crit Care. 2006; 10(Suppl 3): S4.

［36］ Ivanov R, Allen J, Calvin JE. The incidence of major morbidity in critically ill patients managed with pulmonary artery catheters: a meta-analysis. Crit Care Med. 2000; 28: 615–9.

［37］ Mimoz O, Rauss A, Rekik N, Brun-Buisson C, Lemaire F, Brochard L. Pulmonary artery catheterization in critically ill patients: a prospective analysis of outcome changes associated with catheter-prompted changes in therapy. Crit Care Med. 1994; 22: 573–9.

［38］ Binanay C, Califf RM, Hasselblad V, O'Connor CM, Shah MR, Sopko G, Stevenson LW, Francis GS, Leier CV, Miller LW, Investigators E, Coordinators ES. Evaluation study of congestive heart failure and pul-monary artery catheterization effectiveness: the ESCAPE trial. JAMA. 2005; 294: 1625–33.

［39］ Cannesson M, Pestel G, Ricks C, Hoeft A, Perel A. Hemodynamic monitoring and management in patients undergoing high risk surgery: a survey among north American and European anesthesiolo-gists. Crit Care. 2011; 15: R197.

［40］ Scheeren TW, Wiesenack C, Gerlach H, Marx G. Goal-directed intraoperative fluid therapy guided by stroke volume and its variation in high-risk surgical patients: a prospective randomized multicentre study. J Clin Monit Comput. 2013; 27: 225–33.

［41］ Cecconi M, De Backer D, Antonelli M, Beale R, Bakker J, Hofer C, Jaeschke R, Mebazaa A, Pinsky MR, Teboul JL, Vincent JL, Rhodes A. Consensus on circulatory shock and hemodynamic monitoring. Task force of the European Society of Intensive Care Medicine. Intensive Care Med. 2014; 40: 1795–815.

［42］ Michard F, Cannesson M, Vallet B. Perioperative hemodynamic therapy: quality improvement programs should help to resolve our uncertainty. Crit Care. 2011; 15: 445.

［43］ Squara P, Fourquet E, Jacquet L, Broccard A, Uhlig T, Rhodes A, Bakker J, Perret C. A computer program for interpreting pulmonary artery catheterization data: results of the European HEMODYN resident study. Intensive Care Med. 2003; 29: 735–41.

［44］ Mihm FG, Rosenthal MH. Pulmonary artery catheterization. In: Benito JL, editor. Clinical procedures in anesthesia and intensive care. Philadelphia: JB Lippincott; 1994. p. 416.

26. 动脉压力波形法监测心输出量
Arterial Pressure Waveform Analysis on Cardiac Output Monitoring

Manuel Ignacio Monge García and Arnoldo Santos

王　璐·译，宫　晔·审校

© European Society of Intensive Care Medicine 2019

M.R.Pinsky et al. (eds.), *Hemodynamic Monitoring*, Lessons from the ICU,

https://doi.org/10.1007/978-3-319-69269-2_26

学习目标

- 简单介绍一下动脉压的影响因素及动脉压与血流之间的生理学关系。
- 应用这种压力流量关系，建立APWA法通过动脉波形分析每搏心输出量的假设，并提出其局限性。
- 阐述为何以及何时校准APWA系统的生理学原理。
- 根据APWA方法潜在的优点和局限性，提出选择合适检测方法的建议。

26.1 简介

心输出量（CO）是向组织氧输送的主要决定因素之一，也是用于评估心脏功能的重要参数。因此，CO监测已成为危重患者血流动力学评估的重要组成部分。

在过去的几年中，已经开发出了许多估算CO的方法。然而，由于其简单且易操作，动脉压力波形分析法（APWA）是目前最常使用的方法之一。它可以通过分析动脉压力波形的特点，持续地估算SV（每搏心输出量）和CO。

所有APWA算法的共同前提是动脉压和SV之间存在着一定比例和可预测的关系。由于动脉压是心脏搏出的血流与动脉系统共同作用的结果，从动脉压力波形分析中估算出有效SV必须先评估动脉系统。因此，如何评估不同的动脉系统特征最终决定了不同的APWA算法。而在这个相同的前提下，所有的APWA算法也有一些共同的特征和局限性。

在本章中，我们将描述压力-容量关系的生理学基础知识，以了解大多数APWA算法共同的基本假设，而在这里，我们不会专门分析某些设备的专有算法或相关问题。了解这些常见的生理学假设将使医师了解该技术的优缺点，从而将其适当的用于改善患者的治疗。

26.2 动脉压力波形分析技术的生理学基础：动脉压力与容量的关系

基本上，基于APWA的监测系统旨在通过分析动脉压波形的特征计算SV。在计算的同时，还可以得出其他与临床相关的参数，如心输出量和前负荷反应性的动态指标。动脉压是一种可以床边测量的生物学信号，可以连续或无创测量，因而通过动脉压计算SV可以提供每一次心脏搏动的CO监测，这是相较于传统CO监测技术的一项重大改进。

APWA监测方法主要基于动脉压与SV成正比的生理学假设。因此，动脉压与SV之间存在着确定的量比关系。有趣的是，虽然这一假设在一个多世纪前就已经提出[1]，但仍适用于复杂的基于APWA的血流动力学监测系统。因为动脉压和SV之间的关系复杂且难以预测，如何根据动脉压计算出SV需要先明确动脉压的生理因素[2]。

血压是心脏射出的血流与动脉系统共同作用的产物（◘图26.1）[3]。因此，动脉压取决于SV和动脉系统。动脉系统又受不同因素影响，如阻力、顺应性、特性阻抗、动脉波反射等，这些都称为动脉负荷（arterial load）[3]。动脉系统调节压力与容量关系，可以从动脉压测算出SV值。如果动脉系统发生变化，压力-容量关系也会随之变化，动脉压将不能很好地反映SV的变化。因此，血压变化可以反映SV和（或）动脉系统的变化[2]。此外，压力与SV之间的关系是非线性的，却是压力相关的。这意味着随着SV升高，主动脉壁的扩张性逐渐下降，动脉压迅速升高[4]。动脉系统这种非线性表现使我们不能简单地从动脉压推算SV。所以，APWA方法的压力-容量关系和生理学假设只是"表面"看起来简单。

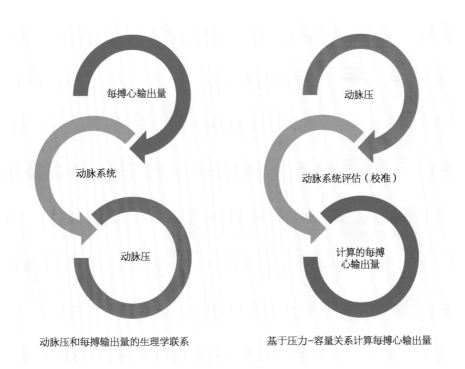

动脉压和每搏输出量的生理学联系　　　　基于压力-容量关系计算每搏心输出量

■图26.1　生理状态下的压力-容量关系和动脉压波形分析（APWA）。生理学状态下，动脉压是心脏和动脉系统喷出的血流共同作用的产物，它综合了动脉的机械特性和动脉波反射的作用。动脉压波形分析的目的是通过动脉压计算每搏心输出量。因此必须对动脉系统进行分析，建立有效的压力与容量关系，才能计算出正确的每搏心输出量

26.3　应用压力与容量关系的生理学基础确定进行校准的时机和原因

为了准确解读动脉压波形，计算出可靠的SV，必须建立有效的动脉压与SV之间的关系。因此，为了正确使用动脉压估计SV，还必须同时评估动脉系统当时的状态，这就是校准过程的目的（■图26.2）。

初始校准是应用APWA算法调整压力和SV之间关系的过程，以一个比例系数（称为X）确定动脉系统的状态。因此，获得动脉压数值后，SV计算如下：

$$每搏心输出量 = 所测的动脉压 \times X$$

因此：

$$心输出量 = 每搏心输出量 \times 心率$$

该校准一般通过外部测量的心输出量获得，如通过经肺热稀释法、肺锂稀释法[5]或超声心动图法[6]获得。还可以通过Langewouters推荐的患者生物特征信息进行估算[4]，或分析动脉压曲线的形态特征[7, 8]进行校准。需要特别注意的是，这两种情况都需要进行校准，否则算法将无法建立计算SV的动脉系统初始条件。所以，因为没有进行外部校准，通常所说的未校准系统称之为自校准或内部校准的APWA系统（■表26.1）。

虽然这个初始校准提供了一个开始监测SV的起点，但是该系统还面临着动脉系统中出现的频繁干扰。许多生理和病理生理过程可以改变动脉压和左心室SV之间的关系，遗憾的是这些过程常见于危重患者的初期和对血管活性药物的反应中。如果动脉系统发生变化，如在血管活性药物治疗过程中或患者病

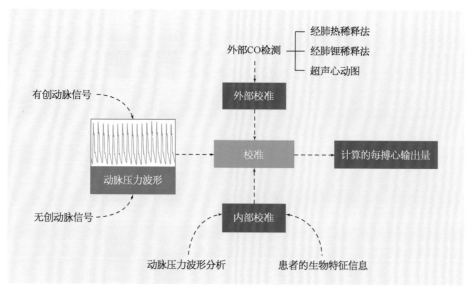

■图26.2　动脉压力波形分析。动脉压力波形分析的内部流程示意图

情变化时[9-12]，那么关于 SV 和血压之间相互作用的主要假设也会变化，从而影响特定 APWA 算法的有效性。因此，APWA 方法的基础是动脉系统的特征最终决定了具体的算法，但这也是该技术的内在局限性[13, 14]。因此，如果动脉系统经常剧烈变化，如感染性休克或使用血管活性药物，将极大地影响 APWA 分析的结果[9-12, 15-17]。相反，在只有前负荷变化相对稳定的动脉条件下，如被动抬腿动作或补液试验时，SV 成为决定血压的主要因素，APWA 法可以提供可靠的 SV 变化数据[18, 19]。

■表26.1　自动校准（或自校准）和外部校准的动脉压波形分析（APWA）方法，可用于从动脉压计算每搏输出量和心输出量的商业化方法

自动校准（或自校准）的 APWA 方法		Vigileo/FloTrac（Edwards Lifesciences）
		MostCare（Vygon）
		LiDCOrapid（LiDCO）
		Nexfin/ClearSight（Edwards Lifesciences）
		PulsioFlex/ProAQT（Pulsion）[a]
		CNAP system（CNSystem）[a]
外部校准的 APWA 方法	经肺热稀释法	EV1000（Edwards Lifesciences）
		PiCCO$_2$（Pulsion）
	经肺锂稀释法	LiDCO plus（LiDCO）
	超声多普勒	CardioQ-ODM+（Deltex Medical）

[a] 可选方法，它们可以使用外部 CO 值进行校准。

　　APWA 算法中的重新校准是将动脉压和 SV 之间的关系重新调整为动脉系统当前状态的过程。重新校准过程可以通过新的外部校准（如重新进行热稀释获得新的 CO 值）或使用基于动脉系统数学模型的内部连续分析（如经典的 Windkessel 模型[20, 21]）。在现代 APWA 算法中，这些动脉循环模型不仅要分析动脉系统的机械特性（如动脉顺应性或阻力），还要考虑动脉系统的非均匀性和有限性等更复杂因素[22]。如

果忽略这些因素会影响SV的计算。如从主动脉到桡动脉存在生理性脉压放大现象，测量血压的部位差异会直接影响SV的计算（■图26.3）。

由于压力-容量关系的动态变化，在有能力进行外部校准的系统中，如果怀疑动脉系统状态有重大变化时应重新校准，而不能固定一个时间间隔再次校准[23, 24]。此外，这种外部校准还能补充患者的临床状态信息，如容量、心功能、血管外肺水等。

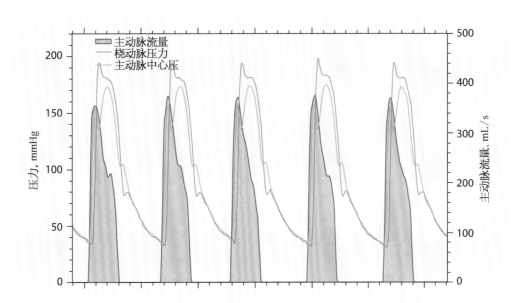

■图26.3 桡动脉压（红线，从有创动脉导管获得）、主动脉中心压（绿线，由广义传递函数计算）和主动脉流量（蓝色阴影区，从食管超声多普勒获得）之间的关系。两种压力波形的形态和高度的差异是由于动脉波反射和生理性脉压放大现象的影响。如果不考虑同一患者的这些差异，对这两种动脉波形的分析将产生不同的每搏输出量值

然而在没有外部校准或自校准的监测系统中，SV计算的可靠性仅取决于APWA算法内部监测动脉系统变化的能力，而这又取决于其对动脉系统假设的可靠性[10, 23, 25, 26]。这不是一个小问题，一个优秀的连续APWA算法系统，不仅能在稳定的条件下进行监测，而且当在动脉系统发生重大变化时也能进行测试。特定APWA算法中，动脉系统数学假设的唯一挑战是血流动力学不稳定。

26.4 其他影响动脉压力波形监测心输出量法可靠性的因素

除了上述的局限性外，还需要注意的是，APWA计算SV的可靠性最终取决于动脉压力波形的信号质量。由于大多数危重患者采用的是充满液体的导管换能器系统，应仔细评估阻尼、校准和归零等问题[27, 28]。此外，考虑到约三分之一的危重患者存在阻尼不足/共振伪影[29]，强烈推荐使用快速冲洗试验确保动脉内压的充分阻尼。而且在动脉压曲线被人为或病理改变的情况下，如在使用主动脉内球囊泵或严重主动脉瓣反流时，APWA的主要假设是不成立的，因此无法由动脉压无法进行连续计算SV。

对于使用连续无创血压监测的APWA系统，如容量钳法[30]，SV计算的可靠性不仅取决于APWA算法的强度，还取决于血压测量的验证和所评估血压波形的质量[18]。外周血流灌注障碍会影响SV计算，如在使用大剂量血管收缩剂或脓毒症相关微循环异常时，限制了无创APWA方法在受损程度较轻的患者或围手术期患者中的应用[31, 32]。

实际意义

在决定使用基于APWA的CO监测时，必须记住监测的主要目标和特定的临床情况。我们应该决定主要的监测目标是：① 了解CO的绝对值；② 跟踪CO的趋势和变化并发出警报；③ 监测动态指标，如SV变化或脉压的变化。本章不讨论上述目标的具体应用指征。然而，基于APWA CO监测的解释和局限性将取决于以下因素[33]：

- CO绝对值测量的可靠性（准确性）。这可能是APWA方法的主要缺陷。如果我们应用基于人群校准（内部校准）的算法，那么只有当患者人口学特征与用于校准APWA算法的人群相似时，CO绝对值才是可靠的。由于算法校准中使用的大多数人群是处于稳定或健康状态的人，这就排除了大多数设备的绝对值。另外，如果使用外部校准（如热稀释），可靠的CO绝对值测量取决于两个因素，① 校准时的血流动力学条件仍然存在，② 校准是在稳定的条件下进行的。
- CO变化检测的可靠性（趋势能力）。跟踪CO变化可能是APWA CO监测的主要应用。只要动脉系统条件不发生剧烈变化，动脉压的相对变化应与每搏输出量成正比，可以作为其可靠的替代指标。然而，基于上述绝对测量值可能存在的问题，如果检测到巨幅变化时，建议重新校准。
- 动态SV变化测量的可靠性。对于这种测量的解释和可靠性，其缺陷与动态指数本身的局限性有关，而不是因为APWF SV测量的局限性。这样说来，一旦满足动态指数的条件[34]，APWF算法就可用作指导基于功能监测的临床治疗。这是因为APWF算法在短期内跟踪SV变化是可靠的[13]。

总结

APWA方法通过分析动脉压力波形的特点连续监测心输出量。对压力-容量关系生理基础的理解有助于认识这种技术的主要优势和局限。现代计算机技术的整合和对动脉循环生理学的深入理解促进了APWA算法的改进和更可靠的监测系统的发展，因而，APWA是一项很有前景的技术。

要点

- 所有的APWA算法都基于相同的生理假设：动脉压和SV之间存在着一定的可预测关系。但由于动脉压是心脏射血量和动脉系统相互作用的结果，所以动脉压和SV之间的关系也是由动脉系统决定的。因此，如何评估动脉系统将最终决定每个APWA算法的强弱。
- 校准过程（外部或内部）可以确定动脉系统的状态，以建立当前的压力-容量关系并获得可靠的SV值。当怀疑动脉系统发生重大变化时（由于加用或改变血管活性药物或患者病情变化），应重新校准以重新建立动脉压和SV之间的有效关系。
- 与其他任何监测系统一样，决定是否使用APWF CO监测系统取决于患者的病情、所需解决的主要问题或难题。这不仅对决定是否使用基于APWF的监测系统有效，而且有助于解释和制定临床决策。决定监测前需要回答一些重要问题：患者的血流动力学是否稳定？关注CO绝对值，还是跟踪CO的动态变化？患者是否符合使用前负荷反应性动态指标的标准，如每搏输出量变化？自上次校准以来，动脉系统是否发生了变化？

- APWA的可靠性还取决于动脉压力信号的质量。低阻尼和过阻尼会严重影响压力波形的形状和SV计算。因此，应定期对压力传感器系统进行快速冲洗的阻尼评估，以保证压力信号的质量。

参考文献

［1］ Erlanger J, Hooker DR. An experimental study of blood-pressure and of pulse-pressure in man. Johns Hopkins Hosp Rep; 1904.

［2］ Monnet X, Letierce A, Hamzaoui O, Chemla D, Anguel N, Osman D, Richard C, Teboul JL. Arterial pres-sure allows monitoring the changes in cardiac output induced by volume expansion but not by nor-epinephrine. Crit Care Med. 2011; 39: 1394−9.

［3］ Monge Garcia MI, Saludes Orduna P, Cecconi M. Understanding arterial load. Intensive Care Med. 2016; 42: 1625−7.

［4］ Langewouters GJ, Wesseling KH, Goedhard WJ. The static elastic properties of 45 human thoracic and 20 abdominal aortas in vitro and the parameters of a new model. J Biomech. 1984; 17: 425−35.

［5］ Reuter DA, Huang C, Edrich T, Shernan SK, Eltzschig HK. Cardiac output monitoring using indicator-dilution techniques: basics, limits, and perspectives. Anesth Analg. 2010; 110: 799−811.

［6］ Monge Garcia MI, Romero MG, Cano AG, Rhodes A, Grounds RM, Cecconi M. Impact of arterial load on the agreement between pulse pressure analysis and esophageal Doppler. Crit Care. 2013; 17: R113.

［7］ Geerts BF, Aarts LP, Jansen JR. Methods in pharmacology: measurement of cardiac output. Br J Clin Pharmacol. 2011; 71: 316−30.

［8］ Thiele RH, Durieux ME. Arterial waveform analysis for the anesthesiologist: past, present, and future concepts. Anesth Analg. 2011; 113: 766−76.

［9］ Meng L, Tran NP, Alexander BS, Laning K, Chen G, Kain ZN, Cannesson M. The impact of phenylephrine, ephedrine, and increased preload on third-generation Vigileo-FloTrac and esophageal doppler car-diac output measurements. Anesth Analg. 2011; 113: 751−7.

［10］ Monnet X, Anguel N, Jozwiak M, Richard C, Teboul JL. Third-generation FloTrac/Vigileo does not reli-ably track changes in cardiac output induced by norepinephrine in critically ill patients. Br J Anaesth. 2012; 108: 615.

［11］ Yamashita K, Nishiyama T, Yokoyama T, Abe H, Manabe M. The effects of vasodilation on cardiac out-put measured by PiCCO. J Cardiothorac Vasc Anesth. 2008; 22: 688−92.

［12］ Johansson A, Chew M. Reliability of continuous pulse contour cardiac output measurement during hemodynamic instability. J Clin Monit Comput. 2007; 21: 237−42.

［13］ Pinsky MR. Probing the limits of arterial pulse contour analysis to predict preload responsiveness. Anesth Analg. 2003; 96: 1245−7.

［14］ Peyton PJ, Chong SW. Minimally invasive measurement of cardiac output during surgery and critical care: a meta-analysis of accuracy and precision. Anesthesiology. 2010; 113: 1220−35.

［15］ Bein B, Meybohm P, Cavus E, Renner J, Tonner PH, Steinfath M, Scholz J, Doerges V. The reliability of pulse contour-derived cardiac output during hemorrhage and after vasopressor administration. Anesth Analg. 2007; 105: 107−13.

［16］ De Backer D, Marx G, Tan A, Junker C, Van Nuffelen M, Huter L, Ching W, Michard F, Vincent JL. Arterial pressure-based cardiac output monitoring: a multicenter validation of the third-generation software in septic patients. Intensive Care Med. 2011; 37(2): 233−40.

［17］ Biais M, Mazocky E, Stecken L, Pereira B, Sesay M, Roullet S, Quinart A, Sztark F. Impact of systemic vascular resistance on the accuracy of the pulsioflex device. Anesth Analg. 2017; 124: 487−93.

［18］ Truijen J, van Lieshout JJ, Wesselink WA, Westerhof BE. Noninvasive continuous hemodynamic moni-toring. J Clin Monit Comput. 2012; 26: 267−78.

［19］ Cecconi M, Rhodes A. Pulse pressure analysis: to make a long story short. Crit Care. 2010; 14: 175.

［20］ Westerhof N, Lankhaar JW, Westerhof BE. The arterial Windkessel. Med Biol Eng Comput. 2009; 47: 131−41.

［21］ Montenij LJ, de Waal EE, Buhre WF. Arterial waveform analysis in anesthesia and critical care. Curr Opin Anaesthesiol. 2011; 24: 651−6.

［22］ Nichols WW, O'Rourke M. McDonald's blood flow in arteries: theoretical, experimental and clinical principles. London: Oxford University Press; 2005.

［23］ Gruenewald M, Meybohm P, Renner J, Broch O, Caliebe A, Weiler N, Steinfath M, Scholz J, Bein B. Effect of norepinephrine dosage and calibration frequency on accuracy of pulse contour-derived cardiac output. Crit Care. 2011; 15: R22.

［24］ Hamzaoui O, Monnet X, Richard C, Osman D, Chemla D, Teboul JL. Effects of changes in vascular tone on the agreement between pulse contour and transpulmonary thermodilution cardiac output mea-surements within an up to 6-hour calibration-free period. Crit Care Med. 2008; 36: 434−40.

［25］ Gopal S, Do T, Pooni JS, Martinelli G. Validation of cardiac output studies from the Mostcare compared to a pulmonary artery catheter in septic patients. Minerva Anestesiol. 2014; 80: 314−23.

［26］ Eleftheriadis S, Galatoudis Z, Didilis V, Bougioukas I, Schon J, Heinze H, Berger KU, Heringlake M. Varia-tions in arterial blood pressure are associated with parallel changes in FlowTrac/Vigileo-derived car-diac output measurements: a prospective comparison study. Crit Care. 2009; 13: R179.

［27］ Magder S. Invasive intravascular hemodynamic monitoring: technical issues. Crit Care Clin. 2007; 23: 401-14.

［28］ He HW, Liu DW, Long Y, Wang XT, Zhao ML, Lai XL. The effect of variable arterial transducer level on the accuracy of pulse contour waveform-derived measurements in critically ill patients. J Clin Monit Com-put. 2016; 30: 569-75.

［29］ Romagnoli S, Ricci Z, Quattrone D, Tofani L, Tujjar O, Villa G, Romano SM, De Gaudio AR. Accuracy of invasive arterial pressure monitoring in cardiovascular patients: an observational study. Crit Care. 2014; 18: 644.

［30］ Penaz J. Criteria for set point estimation in the volume clamp method of blood pressure measure-ment. Physiol Res. 1992; 41: 5-10.

［31］ Monnet X, Picard F, Lidzborski E, Mesnil M, Duranteau J, Richard C, Teboul JL. The estimation of cardiac output by the Nexfin device is of poor reliability for tracking the effects of a fluid challenge. Crit Care. 2012; 16: R212.

［32］ Fischer MO, Avram R, Carjaliu I, Massetti M, Gerard JL, Hanouz JL, Fellahi JL. Non-invasive continuous arterial pressure and cardiac index monitoring with Nexfin after cardiac surgery. Br J Anaesth. 2012; 109: 514-21.

［33］ Cecconi M, Malbrain ML. Cardiac output obtained by pulse pressure analysis: to calibrate or not to calibrate may not be the only question when used properly. Intensive Care Med. 2013; 39: 787-9.

［34］ Monnet X, Marik PE, Teboul JL. Prediction of fluid responsiveness: an update. Ann Intensive Care. 2016; 6: 111.

27. 经食管多普勒
Oesophageal Doppler

Jonathan Lacey and Monty Mythen

胡军涛 汤展宏·译，宫 晔·审校

© European Society of Intensive Care Medicine 2019

M.R.Pinsky et al. (eds.), *Hemodynamic Monitoring*, Lessons from the ICU,

https://doi.org/10.1007/978-3-319-69269-2_27

学习目标

本章将讨论经食管超声多普勒监测发展的历史和科学背景。我们将解释多普勒工作原理，以及如何使用超声测量血流。我们将讨论经食管超声多普勒的实用性和临床应用，并探讨其使用对患者预后的影响。本章旨在为临床医师提供基础知识和证据，以确保正确有效地使用这一重要的临床工具。

27.1 简介

重症医学医师的核心作用是维持足够的器官灌注，以确保充足的氧输送，从而减轻缺氧所带来的损伤。复苏效果通常由临床上较易获得的血压这一指标来判断，而在更多更重要的监测指标中，血压是不可靠的替代指标[1, 2]。在一篇重要研究中，Shoemaker及其同事证明了以超高的体循环血流及氧输送为复苏目标，可显著降低高风险外科患者病死率、术后并发症及重症监护时间[3]，随后的围手术期增加氧输送的研究同样得出类似的结论[4-6]。也有强力的证据表明，以预定血流动力学参数为目标的导向性治疗显得非常重要。

肺动脉漂浮导管（PAC）是评估血流动力学的"金标准"。然而，这项需要依靠熟练操作人员且是侵入性监测手段，因此受到越来越多的争议[7-9]。在过去的20年里，微创心输出量监测仪，如经食管超声多普勒监测（ODM），几乎已经取代了PAC，ODM通过持续监测主动脉血流动力学以达到实时评估液体和心脏收缩力的目的。尤其在围手术期使用ODM可改善患者预后，ODM在扩宽基于血流监测的应用方面发挥了关键作用。

本章将探讨ODM的科学原理、临床应用和支持（或质疑）使用这一创新临床工具的证据。CardioQ-ODM仪（Deltex Medical，Chichester，英国）是临床实践和文献报道中占主导地位的ODM，将是我们讨论的重点。

27.2 物理学原理

27.2.1 多普勒效应

1842年，Christian Doppler首次阐述了他的理论，即运动物体发出或反射的光波表现出频率的偏移，这取决于该物体与观察者之间的相对速度[10]。尽管他的科学假设存在错误[11]，但该理论（采用多普勒这一姓名来命名）被荷兰数学家Christophorus Buys Ballot验证，他采用一列移动的火车和一些喇叭证明了声波的频率漂移[12]！多普勒效应实际上在所有形式的波中都可以观察到，它是气象学、天文学和医学中无数创新发展的科学原理。

27.2.2 多普勒方程

医学上，超声已被有效地用于测量动脉和心脏内的血流。从固定探头发出的超声波被移动的红细胞反射，从而引起频率偏移（多普勒效应）。多普勒方程用于计算血流速度：

$$V = \frac{C \times f_d}{2 \times f_T \times \cos\theta}$$

*V*是红细胞的速度；*C*是声音在人体组织中的速度（1 540 m/s）；f_d是频移（Hz）；f_T是超声波的频率（Hz）；$cos\theta$是血流方向与超声波束轴之间夹角（共振角）的余弦。在人体动脉中，血流速度峰值可高达5～6 m/s，使得在可听频率范围（小于20 kHz）内产生多普勒频移[13]，从而可以在视觉和听觉上使用多普勒评估血流。较高的多普勒频移表示较高的速度。值得注意的是，多普勒方程提供的是流速，而不是流量。流量是动脉横截面积与平均速度（或平均多普勒频移）的乘积。多普勒超声测量心输出量的基础就是将这些原理应用于主动脉。

27.2.3 超声波作用角

多普勒方程中，由 θ 表示的超声波作用角（或多普勒角）是超声波束与血流方向之间的角度（◘图27.1）。在理想情况下，该角度应为0°，也就是说，超声波束与血流方向一致（cos 0°=1）。但是，实际上这是不可能的。多普勒角度越大，血流测量中误差的可能性就越大，直至90°时声波束垂直于血流并且没有检测到血流速度（cos 90°=0）。通常，应使用能维持适当信号的最小角度。临床使用中该角度必须保持在60°以下，因为高于此阈值，则认为计算误差过高[14]。此外，多普勒角度的一致性对于重复测量的可靠性非常重要。

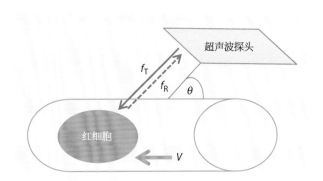

◘图27.1　多普勒血流测量图。f_T：发射超声波的频率（Hz）；f_R：反射频率（Hz）；θ：多普勒角度；V：红细胞速度；多普勒频移：f_T 和f_R之间的差

27.2.4 脉搏波及连续波多普勒

脉搏波技术是利用一种单通道多普勒探头，该探头在发射超声波和探测回波之间交替进行。它可以在某一特定的时间停顿后探知特定的多普勒频移，忽略其他的反射波，从而测量预定的深度或位置。脉搏波多普勒在高速层面会出现误差，且阈值取决于样本的深度。

连续波多普勒探头使用两种压电元件，其中一个发送超声波，而另一个探测反射波，尽管这一探头缺乏深度识别，但是在高速层面非常准确。

27.2.5 光谱显示和多普勒波形

用多普勒评价脉动血流时，由于红细胞移动速度不同，观察到的多普勒频移会形成一个频谱。根据快速Fourier变换分析，随着时间的推移，其流速的光谱产生了特征性的三角形多普勒波形，有关这一波形的说明是经食管多普勒的基础原理，在接下来的部分会再做详细的讨论。

27.3　经食管多普勒的发展

自20世纪中叶以来，多普勒超声监测动脉血流的概念开始应用。在20世纪60年代和70年代，一些研究评估了通过放置经皮探头于肋间隙或胸骨上切迹监测大动脉血流的价值[15, 16]。尽管经皮路径可以达到满意的效果，但是这项技术有几个缺点限制了其使用，包括该部位不适于连续性监测的安全放置，信号传导受肺的病理生理状态影响较大。而另一可选择的多普勒技术是侵入性的、外科干预置入动脉内流量计导管[17, 18]。使用食管这一位置是被认同的，其紧密邻近降主动脉，呈现了优于经皮肤探头监测大动脉血流限制的巨大潜力。1971年，Side 和 Gosling 第一次描述了经食管连续波多普勒超声探头测量主动脉弓血流速率[19]。1974年，Duck 证实了这一想法，使用 8 MHz 连续波探头检测被麻醉人群的详尽操作说明及局限性[20]。除了多普勒超声，随后产生的经食管探头及反射波传感器的联合使用监测主动脉直径，使得流量测量得以实现[21, 22]。1989年，Singer 演示了一项临床实践：采用光谱分析法支持 5 MHz 的连续波多普勒探头的使用。用经食管多普勒波形测量降主动脉血流这一方法与热稀释法比较，这两种技术测量心排出量在较大的年龄段及血流动力学状态上均呈现了良好的一致性[23]。随后，Singer 开发了一个基于患者年龄、身高及体重的列线图，转换多普勒流量以评估左心室的搏出量，这使得该仪器可以计算心输出量而不需要单独的反射波传感器测量主动脉直径。Singer 的工作最终致使 CardioQ-ODM 仪（Deltex，Chichester，英国）的开发，最新的升级版本 CardioQ-ODM+ 加入了一个有创动脉血压监测，将流速测量与压力波形分析相结合。

27.4　CardioQ-ODM 经食管多普勒监测仪

CardioQ-ODM 通过可弯曲的长探头，经口（偶可经鼻）放置到胸腔中部位置。探头顶端的换能器由可传输 4 MHz 连续超声多普勒波形的压电晶体管和另一个用于探测多普勒位移超声波的晶体管组成，这种位移波形来自流经主动脉的红细胞的移动。探头的斜尖朝向主动脉，并设计成 45° 的介入角。探头与监视器连接，可以实时光谱显示红细胞流动速度，而这种速度-时间波形可用于计算心脏指数（❏ 图 27.2）。

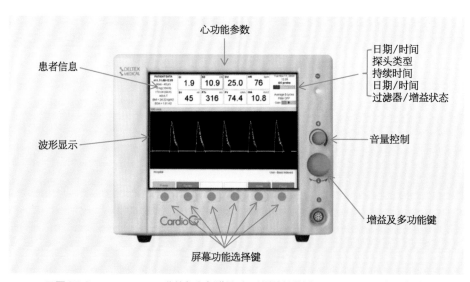

❏图 27.2　CardioQ-ODM 监护仪和频谱显示。（图片经英国 Deltex Medical 公司许可）

27.4.1　探头的放置和定位

润滑凝胶可帮助探头非创伤性置入，也可以改善信号传输。通常患者会接受麻醉，但该装置也可以用于清醒的患者，在这种情况下，可通过镇静或局部麻醉提高患者的耐受性（❏ 图 27.3）。对于大多数成年人来说，探头需要插入 35～40 cm（从嘴唇开始测量），到达食管的中段（第 5～6 节胸椎）水平。注意，深度小于 30 cm 或大于 45 cm 的多普勒波形很可能来自降主动脉以外的血管。探头具有弹性及足够的刚性，可以方便地向外旋转和重新定位，以确保最佳的位置。正确定位的特点是在听觉上出现一个典型的脉冲多普勒信号，在峰值速度最响亮的"抽鞭响"，在视觉上出现最佳时速波形与最小的频谱色散（见下一节）。

27.4.2 多普勒速度-时间波形

如前所述，该监视器提供红细胞速度的实时光谱显示，从而产生特征的三角波形（◻图27.4）。这代表了心动周期中可见的搏动性主动脉血流，探测器的定位可达到最亮和最高的波形。当探测器定位正确时（血流呈层流），大部分红细胞将以大约相同的速度运动，这样最亮的信号（橙色到白色）形成一个清晰的光谱包裹波形。如果波形很小，中心不清楚，那么就有光谱色散，表明定位不准确或出现血液湍流现象。

27.4.3 测量和获得的血流动力学参数

每搏距离（SD）是速度-时间波形下的面积，表示左心室收缩后主动脉内血柱流动的距离；SD用于生成图表推算出每搏输出量（SV）。当使用ODM时，这两种测量参数都是评估液体反应性的主要参数。如果快速输液后SV增加少于10%，这样，说明实现了前负荷优化，如果需要的话，还应该采用进一步替代的干预措施纠正血流动力学的异常。心输出量（CO）可以简单地计算为SV和心率的乘积，这些值可与体表面积进行换算，可算出每搏输出量指数和心脏指数。

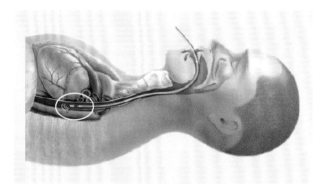

◻图27.3 正确定位多普勒探头位于食管中段，探头尖端向后朝向主动脉。黄色圆圈区域显示了探头与主动脉血流之间的关系，如◻图27.1所示（图片经英国Deltex Medical公司许可）

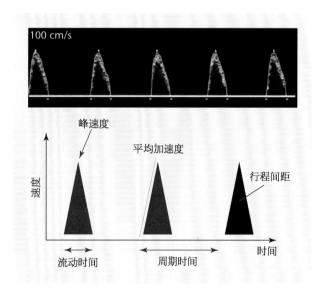

◻图27.4 理想波形：为外围最亮（橙色/白色）信号和中央偏暗信号；绿色示廓线整齐地跟随三角顶部的白色箭头所示波形（上图）。测量的多普勒变量的示意图（下图）（上图经英国Deltex Medical公司许可。下图摘自《经食管多普勒监测》，2005，Singer M，Springer许可）

波形中基底的宽度称为血流时间（FT），表示收缩期血流的持续时间。收缩期约占心动周期的三分之一，这样FT可随心率变化而显著变化。利用Bazett公式推导，FT被调整为每分钟60次的心率，从而可以进行不依赖心率变化的个体间比较。校正血流时间（FTc）正常范围为330～360 ms，这与全身血管阻力成反比。血管收缩、失血性休克的患者会出现低FTc（< 330 ms），而血管麻痹状态（如脓毒症）会出现高FTc（> 360 ms）。与PAC相比，FTc在指导左心室前负荷的优化方面还不完全确定，可能表现不明确，也可能存在优势[24-26]。

波形中最高的峰值称为峰流度（PV），其上升的坡度称为平均加速度（MA）。尽管PV常用于临床，但PV和MA都是左心室收缩功能的适当指标。高能状态（如脓毒症和妊娠）将显示高PV，而低收缩状态（如收缩性心力衰竭）将有一个缓慢的PV。PV的正常范围随年龄增加变化较大，反映了内在的心肌收缩力衰减：如20岁时PV为90～120 cm/s，而70岁时PV减少到50～70 cm/s。

ODM将对前负荷、心肌收缩功能和后负荷的动态变化提供可视化和数字反馈，并说明这些心功能参

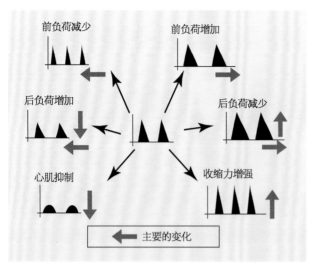

■图27.5 血流动力学改变对应的波形特征改变。（摘自《经食管多普勒监测》，2005，Singer M，Springer许可）

数之间的相互关系，这为临床医师评估了患者的液体需求、心肌收缩力状态和反应实时血流动力学的改变（■图27.5和■27.6）。对于有经验的使用者，只看波形的形状也能提示是否干预，甚至早在定量数据显示之前。

27.4.4 局限性

CardioQ-ODM通过将热稀释法和食管超声多普勒测量数据进行配对并整合成图像，可以根据降主动脉内的血流速度计算左心室输出量。但主动脉的横截面积并非直接测量得到，它被认定为恒定。因此，机体内导致主动脉直径变化的任何因素都将影

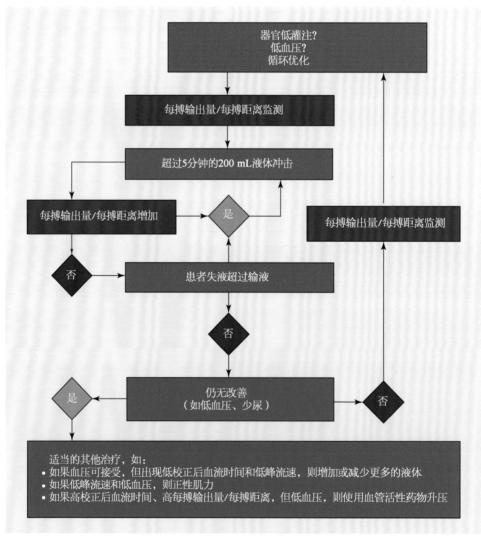

■图27.6 使用ODM的决策流程图。SV：每搏输出量；SD：每搏距离；FTc：校正血流时间；PV：峰流速；BP：血压（图片由英国Deltex Medical公司友情提供）

响心输出量计算的准确性。这种影响似乎可以忽略，因为在心动周期中主动脉直径变化的幅度很小，并且一系列的临床案例也反复证明了ODM测量与热稀释法存在很强的相关性。然而，值得注意的是，一项小规模的研究表明，液体复苏后主动脉顺应性在没有同时进行主动脉直径测量时有可能会被低估[27]。这就是说，绘制列线图也是ODM的关键特性，它不需要对主动脉半径进行单独的超声心动图测量。但是，主动脉的横截面积是通过半径的平方来计算的，因此，即便是主动脉半径的微小误差也应该被重视[28]。

假设70%的心输出量是被固定分布到降主动脉。在某些情况下，当心输出量的这种分布受到干扰，尤其是在妊娠和神经交感神经阻滞的患者[29, 30]，可能会影响ODM的可靠性。腹腔镜手术中腹腔内压力升高或病理性的腹腔内高压，均对心血管系统产生重要影响[31, 32]，这其中就包括了心输出量在头部的异常分布[33]。尽管这些情况可能会影响SV/CO的绝对值，但多普勒测量值（如SD和FTc）并不受影响且仍然是指导液体治疗的可靠指标。另外，需要注意的是，胸腹腔压力的变化会影响评估容量反应性的动态指标（如每搏量变异度和脉压变异度）的阈值及可靠性：降低的胸腹腔压力（如腹腔开发或开胸手术）将减弱呼吸过程中胸内压的变化幅度，从而减少这些指标的变异度；当胸腹腔压力增加时，将放大这些指标的变异度[34-38]。因此，临床医师在使用最新的ODM版本，即CardioQ-ODM+系统时，运用这些动态指标时，要警惕胸腹腔压力变化对它们的影响。

多普勒血流测量的准确性取决于是否准确得到多普勒角度，并确保该角度保持恒定以便对后续读数进行分析。ODM假设主动脉和食管之间存在平行的解剖关系。所以，多普勒角度是由倾斜的探针尖端决定的，并且保持恒定在45°，这是一个完全合理的假设。值得注意的是，主动脉移位和弯曲会破坏这种平行关系，进而影响多普勒角度[39]；但是，数值的趋势并不会因此受到影响。

最后，ODM测量有赖于良好的多普勒信号和基于血液层流的假设，任何可能干扰这些因素的情况都会影响ODM读数的可靠性，如主动脉缩窄、胸主动脉瘤和主动脉内球囊反搏。对于有ODM置入创伤风险的患者，最好避免使用ODM，尤其是存在食管病理状态（如食管静脉曲张、肿瘤、支架置入）和凝血病的患者。

27.4.5 设备的批准与验证

当与心输出量监测的标准即使用肺动脉导管的热稀释进行比较时，经ODM已经得到了很好的验证。最近的一项针对24 00例对肺动脉导管与经食管多普勒监测的11项验证研究表明，这两种方法在临床测量心输出量和动态血流动力学状态变化方面具有很高的一致性[40]。经食管多普勒监测不仅提供了一种测量心输出量的微创技术，而且与肺毛细血管楔压相比，食管多普勒监测在评估前负荷方面更为准确[24, 26]。

ODM的准确性描述了它正确计算每搏心输出量或心输出量的能力，尽管得到充分证实，但可能会受到上述局限性的影响。精准描述了ODM的可重复性，在指导血流动力学治疗方面更重要：反映变化和趋势的能力比静态测量更有用。经食管多普勒监测的变异系数已被公布为3.8%，显著低于同步热稀释法读数[23]。因此，经食管多普勒监测有利于指导每搏心输出量优化。

对临床实践的意义

ODM在围手术期和危重症治疗中得到了很好的验证，包括多种外科患者及处于不同血流动力学状态的患者。

几项随机对照研究表明，使用ODM对术中液体进行优化能改善患者预后。1995年Mythen等人报道，心脏病患者术中使用ODM指导治疗能改善胃黏膜灌注，减少并发症，缩短住院时间（包括在ICU的滞留时间）[41]。在随后的20年里，一系列的随机对照试验支持了这些观点，一致的结论是，那些使用ODM进行术中血流动力学优化的患者，最终使心功能指数改善、住院时间缩短、术后胃肠功能恢复及并发症降低[42, 43]。这些研究包括来自不同外科的患者，包括骨外科[44, 45]、结直肠外科[46-50]、肝脏外科[51]、脊柱外科[52]和胸外科[53]等。重要的是，采用ODM实时监测血流动力学变化的方向和幅度是可靠的[23, 51, 54]。

也有随机对照研究证明了在术后和危重患者护理中使用ODM使患者获益。McKendry等人证明心脏外科患者随机接受护士主导的术后血流动力学优化方案，可显著缩短患者住院时间[55]。2007年，Chytra等人发现在大出血后接受重症监护的多发伤患者在ODM指导下复苏，其并发症低、住院时间缩短[56]。另一项研究报道了ODM检测的心脏指数在ICU患者不良结局风险分层中的潜在作用[57]。

2012年至2014年间，一些随机对照研究表明接受ODM指导的术中液体治疗的患者结局并没有改善。这可能表明存在其他外科情况的影响，最显著影响结局的是加速康复计划和微创外科技术：接受腹腔镜手术、身体健康、预先优化治疗、体液充足的患者发生明显体液丢失后遗症的风险较小[58]。Challand等人证明，术中接受ODM指导干预的结直肠患者在出院状态和住院时间方面并没有差异。然而，作者注意到对照组有更多的腹腔镜和结肠手术；与开腹和直肠手术相比，这两个因素都可能延长住院时间[59]。2013年，McKenny等人首次对妇科大型开放性手术患者，在术中使用ODM的随机对照研究，表明发病率和住院时间无差异[60]。Brandstrup等人进行的另一项随机对照研究，比较了用ODM和零平衡法优化每搏心输出量，结果表明对择期结直肠患者术后心肺疾病的发病率和住院时间没有影响[61]。Phan等人和Srinivasa等人也有类似的发现，他们认为在已建立的加速康复计划中，术中ODM的使用并不能改善结肠直肠癌手术患者的临床结局[62, 63]。

Srinivasa等人在这些研究之后，对ODM引导的结肠直肠癌患者液体优化进行了荟萃分析。正如上文所述，早期随机对照研究的阳性结果在最近的研究中没有得到验证。最终结论是，在ODM引导下的治疗与限制性液体管理（零平衡）和加速康复方案相比，并发症发生率和住院时间并没有差异[64]。但该综述仅包括6项研究，自其发表以来，已有一项随机对照研究证明了在结直肠加速康复计划过程中[50]，以及其他手术组中的获益[51-53]。

值得注意的是，到目前为止所有的研究都是小规模研究且存在异质性问题。但临床上的经验和生理学认识表明，在围手术期使用经食管多普勒监测与预后改善存在相关性[65, 66]，尚无确定性的大型多中心随机对照研究来证实。

总结

ODM是一种微创且简便地测定心输出量的方法。首先，这种方法不仅简单易学，而且并发症少，可以提供连续、实时的血流动力学测量，以及降主动脉血流的图像。其次，已证实它与温度稀释法有良好的相关性。因此，即使在一些特殊临床实际中，应用列线图测量容量影响数据准确性的情况下，经食管多普勒对优化血流动力学的指导仍是非常可靠的。

强有力的证据表明，心输出量监测对于大部分手术患者特别是那些高风险的患者意义重大，它可以使他们能够接受基于血流状态的目标导向性治疗，而经食管多普勒正好可以解决这个问题[65-69]。另外，临床上很多患者在使用ODM的研究中获益，这也支持了围手术期使用该方法对于改善患者预后是有益的。

总之，经食管多普勒仪作为一种精确的心输出量监测设备，其临床适用性非常明确且广泛。最近的一些研究也介绍了该设备有利于患者康复的使用指征[70]。这些都明确表明经食管多普勒检测仪应用于那些高风险的外科患者是获益的。

要点

- 经食管超声多普勒可为在围手术期和重症患者提供连续、可靠的血流动力学监测。
- 该监测仪尤其适用于基础疾病多和存在过多体液丢失风险的外科患者。
- 多普勒探头放置在最合适的位置，对于获得准确的信号和数据尤为重要。
- 即使在没有基于列线图计算血流动力学数据（如容量数据）的临床实践中，多普勒测量的参数仍然可靠。

参考文献

[1] Hamilton-Davies C, Mythen MG, Salmon JB, Jacobson D, Shukla A, Webb AR. Comparison of com-monly used clinical indicators of hypovolaemia with gastrointestinal tonometry. Intensive Care Med. 1997; 23: 276-81.

[2] Dünser MW, Takala J, Brunauer A, Bakker J. Re-thinking resuscitation: leaving blood pressure cosmet-ics behind and moving forward to permissive hypotension and a tissue perfusion-based approach. Crit Care. 2013; 17: 326.

[3] Shoemaker WC, Appel PL, Kram HB, Waxman K, Lee TS. Prospective trial of supranormal values of survivors as therapeutic goals in high-risk surgical patients. Chest. 1988; 94: 1176-86.

[4] Boyd O, Grounds RM, Bennett ED. A randomized clinical trial of the effect of deliberate perioperative increase of oxygen delivery on mortality in high-risk surgical patients. JAMA. 1993; 270: 2699-707.

[5] Wilson J, Woods I, Fawcett J, Whall R, Dibb W, Morris C, McManus E. Reducing the risk of major elective surgery: randomised controlled trial of preoperative optimisation of oxygen delivery. BMJ. 1999; 318: 1099-103.

[6] Lobo SM, Salgado PF, Castillo VG, Borim AA, Polachini CA, Palchetti JC, Brienzi SL, de Oliveira GG. Effects of maximizing oxygen delivery on morbidity and mortality in high-risk surgical patients. Crit Care Med. 2000; 28: 3396-404.

[7] Connors AF, Speroff T, Dawson NV, et al. The effectiveness of right heart catheterization in the initial care of critically ill patients. SUPPORT Investigators. JAMA. 1996; 276: 889-97.

[8] Harvey S, Harrison DA, Singer M, et al. Assessment of the clinical effectiveness of pulmonary artery catheters in management of patients in intensive care (PAC-Man): a randomised controlled trial. Lan-cet. 2005; 366: 472-7.

[9] Wiener RS, Welch HG. Trends in the use of the pulmonary artery catheter in the United States, 1993-2004. JAMA. 2007; 298: 423-9.

[10] Doppler C. Über das farbige Licht der Doppelsterne und einiger anderer Gestirne des Himmels. Abh König1 Böhm Ges Wiss. 1843; 2: 465-82.

[11] Coman I. Christian Andreas Doppler-the man and his legacy. Eur J Echocardiogr. 2005; 6: 7-10.

[12] Buys Ballot C. Akustische Versuche auf der Niederländischen Eisenbahn, nebst gelegentlichen Bemerkungen zur Theorie des Hrn. Prof Doppler Ann der Phys und Chemie. 1845; 66: 321-51.

[13] Hoskins PR. Measurement of arterial blood flow by Doppler ultrasound. Clin Phys Physiol Meas. 1990; 11: 1-26.

[14] Thrush A. Spectral Doppler ultrasound. In: Hoskins PR, Martin K, Thrush A, editors. Diagnostic ultra-sound. 2nd ed. Cambridge: Cambridge University Press; 2010. p. 114-5.

［15］ Light LH. Non-injurious ultrasonic technique for observing flow in the human aorta. Nature. 1969; 224: 1119−21.

［16］ Huntsman LL, Gams E, Johnson CC, Fairbanks E. Transcutaneous determination of aortic blood-flow velocities in man. Am Heart J. 1975; 89: 605−12.

［17］ Benchimol A, Stegall HF, Maroko PR, Gartlan JL, Leib B. Aortic flow velocity in man during cardiac arrhythmias measured with the Doppler catheter-flowmeter system. Am Heart J. 1969; 78: 649−59.

［18］ Benchimol A, Desser KB, Gartlan JL. Bidirectional blood flow velocity in the cardiac chambers and great vessels studied with the Doppler ultrasonic flowmeter. Am J Med. 1972; 52: 467−73.

［19］ Side CD, Gosling RG. Non-surgical assessment of cardiac function. Nature. 1971; 232: 335−6.

［20］ Duck FA, Hodson CJ, Tomlin PJ. An esophageal Doppler probe for aortic flow velocity monitoring. Ultrasound Med Biol. 1974; 1: 233−41.

［21］ Olson RM, Cooke JP. A nondestructive ultrasonic technique to measure diameter and blood flow in arteries. IEEE Trans Biomed Eng. 1974; BME-21: 168−71.

［22］ Lavandier B, Cathignol D, Muchada R, Bui Xuan B, Motin J. Noninvasive aortic blood flow measure-ment using an intraesophageal probe. Ultrasound Med Biol. 1985; 11: 451−60.

［23］ Singer M, Clarke J, Bennett ED. Continuous hemodynamic monitoring by esophageal Doppler. Crit Care Med. 1989; 17: 447−52.

［24］ Singer M, Bennett ED. Noninvasive optimization of left ventricular filling using esophageal Doppler. Crit Care Med. 1991; 19: 1132−7.

［25］ DiCorte CJ, Latham P, Greilich PE, Cooley MV, Grayburn PA, Jessen ME. Esophageal Doppler monitor determinations of cardiac output and preload during cardiac operations. Ann Thorac Surg. 2000; 69: 1782−6.

［26］ Madan AK, UyBarreta VV, Aliabadi-Wahle S, Jesperson R, Hartz RS, Flint LM, Steinberg SM. Esophageal Doppler ultrasound monitor versus pulmonary artery catheter in the hemodynamic management of critically ill surgical patients. J Trauma. 1999; 46: 607−11−2.

［27］ Monnet X, Chemla D, Osman D, Anguel N, Richard C, Pinsky MR, Teboul J-L. Measuring aortic diameter improves accuracy of esophageal Doppler in assessing fluid responsiveness. Crit Care Med. 2007; 35: 477−82.

［28］ Mark JB, Steinbrook RA, Gugino LD, Maddi R, Hartwell B, Shemin R, DiSesa V, Rida WN. Continuous noninvasive monitoring of cardiac output with esophageal Doppler ultrasound during cardiac sur-gery. Anesth Analg. 1986; 65: 1013−20.

［29］ Penny JA, Anthony J, Shennan AH, de Swiet M, Singer M. A comparison of hemodynamic data derived by pulmonary artery flotation catheter and the esophageal Doppler monitor in preeclampsia. Am J Obstet Gynecol. 2000; 183: 658−61.

［30］ Leather HA, Wouters PF. Oesophageal Doppler monitoring overestimates cardiac output during lum-bar epidural anaesthesia. Br J Anaesth. 2001; 86: 794−7.

［31］ Papavramidis T, Pliakos I, Papavramidou N, Marinis A, Kesisoglou I. Abdominal compartment syndrome ─ intra-abdominal hypertension: defining, diagnosing, and managing. J Emerg Trauma Shock. 2011; 4: 279.

［32］ Odeberg-Wernerman S. Laparoscopic surgery ─ effects on circulatory and respiratory physiology: an overview. Eur J Surg. 2000; 166: 4−11.

［33］ Robotham JL, Wise RA, Bromberger-Barnea B. Effects of changes in abdominal pressure on left ven-tricular performance and regional blood flow. Crit Care Med. 1985; 13: 803−9.

［34］ Reuter DA, Goresch T, Goepfert MSG, Wildhirt SM, Kilger E, Goetz AE. Effects of mid-line thoracotomy on the interaction between mechanical ventilation and cardiac filling during cardiac surgery. Br J Anaesth. 2004; 92: 808−13.

［35］ van Lavieren M, Veelenturf J, Hofhuizen C, van der Kolk M, van der Hoeven J, Pickkers P, Lemson J, Lansdorp B. Dynamic preload indicators decrease when the abdomen is opened. BMC Anesthesiol. 2014; 14: 90.

［36］ Jacques D, Bendjelid K, Duperret S, Colling J, Piriou V, Viale J-P. Pulse pressure variation and stroke volume variation during increased intra-abdominal pressure: an experimental study. Crit Care. 2011; 15: R33.

［37］ Wyffels PAH, Sergeant P, Wouters PF. The value of pulse pressure and stroke volume variation as pre-dictors of fluid responsiveness during open chest surgery. Anaesthesia. 2010; 65: 704−9.

［38］ Koliopanos A, Zografos G, Skiathitis S, Stithos D, Voukena V, Karampinis A, Papastratis G. Esophageal Doppler (ODM II) improves intraoperative hemodynamic monitoring during laparoscopic surgery. Surg Laparosc Endosc Percutan Tech. 2005; 15: 332−8.

［39］ Zhang J, Critchley LAH, Huang L. The effect of aorta unfolding and remodelling on oesophageal Dop-pler readings as probe depth is varied. Br J Anaesth. 2015; 115: 708−15.

［40］ Dark PM, Singer M. The validity of trans-esophageal Doppler ultrasonography as a measure of cardiac output in critically ill adults. Intensive Care Med. 2004; 30: 2060−6.

［41］ Mythen MG, Webb AR. Perioperative plasma volume expansion reduces the incidence of gut mucosal hypoperfusion during cardiac surgery. Arch Surg. 1995; 130: 423−9.

［42］ Abbas SM, Hill AG. Systematic review of the literature for the use of oesophageal Doppler monitor for fluid replacement in major abdominal surgery. Anaesthesia. 2007; 63: 44−51.

［43］ Walsh SR, Tang T, Bass S, Gaunt ME. Doppler-guided intra-operative fluid management during major abdominal surgery: systematic review and meta-analysis. Int J Clin Pract. 2007; 62: 466−70.

［44］ Sinclair S, James S, Singer M. Intraoperative intravascular volume optimisation and length of hospital stay after repair of proximal femoral fracture: randomised controlled trial. BMJ. 1997; 315: 909−12.

［45］ Venn R, Steele A, Richardson P, Poloniecki J, Grounds M, Newman P. Randomized controlled trial to investigate influence of the fluid challenge on duration of hospital stay and perioperative morbidity in patients with hip fractures. Br J Anaesth. 2002; 88: 65−71.

［46］ Gan TJ, Soppitt A, Maroof M, El-Moalem H, Robertson KM, Moretti E, Dwane P, Glass PSA. Goal-directed intraoperative fluid administration reduces length of hospital stay after major surgery. Anesthesiology. 2002; 97: 820−6.

［47］ Conway DH, Mayall R, Abdul-Latif MS, Gilligan S, Tackaberry C. Randomised controlled trial investigating the influence of intravenous fluid titration using oesophageal Doppler monitoring during bowel surgery. Anaesthesia. 2002; 57: 845−9.

［48］ Wakeling HG, McFall MR, Jenkins CS, Woods WGA, Miles WFA, Barclay GR, Fleming SC. Intraoperative oesophageal Doppler guided fluid management shortens postoperative hospital stay after major bowel surgery. Br J Anaesth. 2005; 95: 634−42.

［49］ Noblett SE, Snowden CP, Shenton BK, Horgan AF. Randomized clinical trial assessing the effect of Doppler-optimized fluid management on outcome after elective colorectal resection. Br J Surg. 2006; 93: 1069−76.

［50］ Zakhaleva J, Tam J, Denoya PI, Bishawi M, Bergamaschi R. The impact of intravenous fluid administration on complication rates in bowel surgery within an enhanced recovery protocol: a randomized controlled trial. Color Dis. 2013; 15: 892−9.

［51］ El Sharkawy OA, Refaat EK, Ibraheem AEM, Mahdy WR, Fayed NA, Mourad WS, Abd Elhafez HS, Yassen KA. Transoesophageal Doppler compared to central venous pressure for perioperative hemodynamic monitoring and fluid guidance in liver resection. Saudi J Anaesth. 2013; 7: 378−86.

［52］ Picard J, Bedague D, Bouzat P, Ollinet C, Albaladejo P, Bosson J-L, Payen J-F. Oesophageal Doppler to optimize intraoperative haemodynamics during prone position. A randomized controlled trial. Anaesth Crit Care Pain Med. 2016; 35: 255−60.

［53］ Kaufmann KB, Stein L, Bogatyreva L, Ulbrich F, Kaifi JT, Hauschke D, Loop T, Goebel U. Oesophageal Doppler guided goal-directed haemodynamic therapy in thoracic surgery — a single centre randomized parallel-arm trial. BJA Br J Anaesth. 2017; 118: 852−61.

［54］ Haxby EJ, Gray MR, Rodriguez C, Nott D, Springall M, Mythen M. Assessment of cardiovascular changes during laparoscopic hernia repair using oesophageal Doppler. Br J Anaesth. 1997; 78: 515−9.

［55］ McKendry M, McGloin H, Saberi D, Caudwell L, Brady AR, Singer M. Randomised controlled trial assessing the impact of a nurse delivered, flow monitored protocol for optimisation of circulatory status after cardiac surgery. BMJ. 2004; 329: 258.

［56］ Chytra I, Pradl R, Bosman R, Pelnár P, Kasal E, Zidková A. Esophageal Doppler-guided fluid manage-ment decreases blood lactate levels in multiple-trauma patients: a randomized controlled trial. Crit Care. 2007; 11: R24.

［57］ Poeze M, Ramsay G, Greve JW, Singer M. Prediction of postoperative cardiac surgical morbidity and organ failure within 4 hours of intensive care unit admission using esophageal Doppler ultrasonogra-phy. Crit Care Med. 1999; 27: 1288−94.

［58］ Srinivasa S, Taylor MHG, Sammour T, Kahokehr AA, Hill AG. Oesophageal Doppler-guided fluid admin-istration in colorectal surgery: critical appraisal of published clinical trials. Acta Anaesthesiol Scand. 2011; 55: 4−13.

［59］ Challand C, Struthers R, Sneyd JR, Erasmus PD, Mellor N, Hosie KB, Minto G. Randomized controlled trial of intraoperative goal-directed fluid therapy in aerobically fit and unfit patients having major colorectal surgery. BJA Br J Anaesth. 2012; 108: 53−62.

［60］ McKenny M, Conroy P, Wong A, Farren M, Gleeson N, Walsh C, O'Malley C, Dowd N. A randomised prospective trial of intra-operative oesophageal Doppler-guided fluid administration in major gynae-cological surgery. Anaesthesia. 2013; 68: 1224−31.

［61］ Brandstrup B, Svendsen PE, Rasmussen M, et al. Which goal for fluid therapy during colorectal surgery is followed by the best outcome: near-maximal stroke volume or zero fluid balance? BJA Br J Anaesth. 2012; 109: 191−9.

［62］ Srinivasa S, Taylor MHG, Singh PP, Yu T-C, Soop M, Hill AG. Randomized clinical trial of goal-directed fluid therapy within an enhanced recovery protocol for elective colectomy. Br J Surg. 2013; 100: 66−74.

［63］ Phan TD, D'Souza B, Rattray MJ, Johnston MJ, Cowie BS. A randomised controlled trial of fluid restriction compared to oesophageal Doppler-guided goal-directed fluid therapy in elective major colorectal surgery within an Enhanced Recovery After Surgery program. Anaesth Intensive Care. 2014; 42: 752−60.

［64］ Srinivasa S, Lemanu DP, Singh PP, Taylor MHG, Hill AG. Systematic review and meta-analysis of oesoph-ageal Doppler-guided fluid management in colorectal surgery. Br J Surg. 2013; 100: 1701−8.

［65］ Mowatt G, Houston G, Hernández R, de Verteuil R, Fraser C, Cuthbertson B, Vale L. Systematic review of the clinical effectiveness and cost-effectiveness of oesophageal Doppler monitoring in critically ill and high-risk surgical patients. Health Technol Assess (Rockv). 2009; 13: iii−iv, ix−xii, 1−95.

［66］ Bundgaard-Nielsen M, Holte K, Secher NH, Kehlet H. Monitoring of peri-operative fluid administration by individualized goal-directed therapy. Acta Anaesthesiol Scand. 2007; 51: 331−40.

［67］ Cecconi M, Corredor C, Arulkumaran N, Abuella G, Ball J, Grounds RM, Hamilton M, Rhodes A. Clinical review: goal-directed therapy-what is the evidence in surgical patients? The effect on different risk groups. Crit Care. 2013; 17: 209.

［68］ Grocott MPW, Dushianthan A, Hamilton MA, Mythen MG, Harrison D, Rowan K. Perioperative increase in global blood flow to explicit defined goals and outcomes after surgery: a Cochrane systematic review. Br J Anaesth. 2013; 111: 535−48.

［69］ Hamilton MA, Cecconi M, Rhodes A. A systematic review and meta-analysis on the use of preemptive hemodynamic intervention to improve postoperative outcomes in moderate and high-risk surgical patients. Anesth Analg. 2011; 112: 1392−402.

［70］ Morris C. Oesophageal Doppler monitoring, doubt and equipoise: evidence based medicine means change. Anaesthesia. 2013; 68: 684−8.

28. 生物阻抗和生物电抗
Bioimpedance and Bioreactance

Lee S. Nguyen and Pierre Squara
潘爱军 · 译，余跃天 · 审校

© European Society of Intensive Care Medicine 2019
M. R. Pinsky et al. (eds.), *Hemodynamic Monitoring*, Lessons from the ICU,
https://doi.org/10.1007/978-3-319-69269-2_28

学习目标

本章内容包括：

- 生物阻抗和生物电抗信号是如何产生的。
- 哪些假设可以根据信号估算胸腔内液体容量、每搏输出量和心输出量。
- 如何在研究中验证该原理，今后如何从这些技术中获得预期的估算效能。

28.1 简介

生物阻抗（Z）是指生物组织对施加正弦波电流后的反应。从物理学角度看，它由恒定电阻（R）和随时间变化的电抗（X）组成。虽然 Z 和 X 传感和滤波方法不同，但都基于相同的模型和假设来从电信号中解析得出每搏输出量（SV）和心输出量（CO）。

尽管在19世纪末人们就认识到生物组织存在特定的电阻抗，但与心脏活动相关性研究开始于19世纪30年代[1-3]，而直到19世纪60年代才发现与体内水分相关[4,5]。美国国家航空航天局（NASA）通过不断监测航天器中飞行员的血流动力学状态，从而对胸腔阻抗的理解有了巨大的飞跃。随后的相关研究建立了从电信号中导出 SV 的模型[6-9]。其他包括心脏外科和肾脏病在内的多个医学领域也开始使用胸腔阻抗来估算胸腔内血容量[10-12]。

尽管该技术被认为可能是用于无创性监测 CO 的最有前景的方法，但经过半个世纪的发展[13-16]，它们测量的准确性仍然存在争议，并且实际应用仅限于血流动力学监测（即个体的内在改变）。这些局限性提出了有关对模型假设及信号校准的质疑，仍需进一步的研发。

28.2 信号采集

尽管电阻抗与施加电压后电路中电流水平成反比，但是标准的生物阻抗和生物电抗系统是在胸腔上施加经过高频校准的电流，并测量输出电压的变化（如下所述）。电压和电流的比值一般称为阻抗，与胸腔内的液体量成反比。除了可以人为地改变通过胸腔电信号的大小外，胸腔内血容量的变化也会改变胸腔电容和电信号的诱导特性（如电抗）。这种随时间变化的生物电抗可以通过接收信号的频率或相位的变化而被检测到。一般认为监测调频（FM）技术往往比监测信号幅度（AM）变化技术更不容易受到噪声的干扰，这一原理类似于调幅和调频收音机。

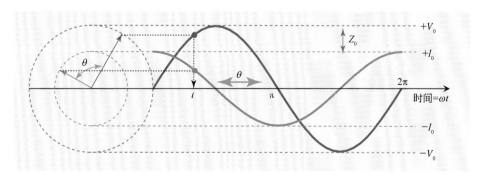

图28.1 相位设置为0时的三角周期和相应的正弦波电压（蓝色）及电流响应（红色）。蓝色箭头表示振幅比 $Z_0=V_0/I_0$。为表述清楚，本例中绿色箭头显示的相位滞后设置为90°。蓝色和红色曲线分别显示时间 t 的 V 和 I 值。黑色箭头表示 $V(t)$ 的值

28.2.1 稳态下的电气原理

电路对频率$F=\omega/2\pi$振荡的正弦波电压V的响应，对应于以相同频率振荡但具有相移θ的正弦波电流I（▣图28.1）。在任何时候，阻抗Z等于V/I。这些关系可以用传统的数学方程组来表示：

$$V = V_0 \sin\omega t \text{ 或 } V = V_0 \cdot e^{j\omega t}$$

$$I = I_0 (\omega t - \theta) \text{ 或 } I = I_0 \cdot e^{j(\omega t - \theta)}$$

$$Z = V/I \text{ 或 } Z = V_0/I_0 \cdot e^{j\theta}$$

使用Euler公式，$A \cdot e^{j\phi} = A \cdot (\cos\phi + j\sin\phi)$，

$$Z = V_0/I_0 \cdot (\cos\theta + j\sin\theta) \tag{28.1}$$

通常表达为 $$Z_0 = V_0/I_0 \tag{28.2}$$

其中V_0是以伏特为单位的振荡电压的大小，I_0是以安培为单位的振荡电流的大小，Z以欧姆为单位，ω以弧度/秒为单位，F以Hz为单位，θ以弧度为单位。Z由自身电阻（R）和随时间变化的电抗（X）组成。根据公式$Z = R + jX$，可以将（28.1）所示公式分解为$R = V_0/I_0 \cos\theta$和$X = V_0/I_0 \sin\theta$。由于$j = e^{j\pi/2}$，j表示R和X处于90°相位。

28.2.2 瞬态变化期间的电气原理

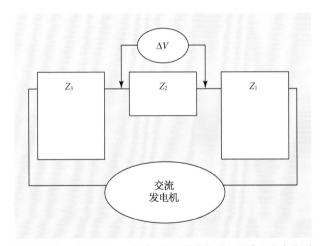

当瞬时变化的影响可以忽略不计时，上述关系式在稳态条件下成立，从而可以得出Z_0。但是在瞬变期间，如当心脏射血后，Z值会改变，频率和相位也会瞬间变化。此时Z，V_0，I_0和θ之间的计算公式会变得复杂，简单地以V和I测量值重新计算Z则不再可能。为避免该问题，可以通过创建不同的电路（▣图28.2），使给定电路部分的I_0变化忽略不计。然后，根据这个常数I_0，可以测量V_0和θ的变化来计算Z值。

在这个双回路电路中，如果ΔV是给定周期T内的V_0的特定变化，并且我们将稳态相位设置为0，则通过Z_2的电流和电压由以下方程表示。

▣图28.2 当Z_1和$Z_3 \gg Z_2$时，由Z_2的变化引起的交流电变化可以忽略不计，然后V_0（ΔV）的变化代表Z_2的变化

$$I = I_0 \cdot e^{j\omega t} \quad V = V_0 \cdot e^{j\omega t} + \Delta V \cdot e^{j(\omega t + \Delta\omega t + \theta)} \text{ 然后}$$

$$V = [V_0 + \Delta V \cdot e^{j(\Delta\omega t + \theta)}] \cdot e^{j\omega t}$$

推导出 $$\Delta Z = \Delta V/I_0 \cdot e^{j(\Delta\omega t + \theta)}$$

所有周期T（$k=1$至结束）的总和得出了最后一组方程

$$V(t) = \left[V_0 + \sum_k \Delta V_k \cdot e^{j(\Delta\omega kt + \theta k)} \right] \cdot e^{j\omega t} \qquad (28.3)$$

推导出
$$Z(t) = \sum_k \Delta V_k / I_0 \cdot e^{j(\Delta\omega kt + \theta k)} \qquad (28.4)$$

或
$$Z(t) = \sum_k \Delta V_k / I_0 \cdot \left[\cos(\Delta\omega_k t + \theta_k) + j\sin(\Delta\omega_k t + \theta_k) \right]$$

由于 $Z(t) = R(t) + jX(t)$，从而得出公式

$$R(t) = \sum_k \Delta V_k / I_0 \cdot \cos(\Delta\omega_k t + \theta_k) \text{ 及}$$
$$X(t) = \sum_k \Delta V_k / I_0 \cdot \sin(\Delta\omega_k t + \theta_k) \qquad (28.5)$$

以上公式展示了随时间变化 $Z(t)$、通过检测 V_0 包络 $\Delta V(t)$ 得出的振幅调制（AM）分量和通过检测 $\Delta\omega(t)$ 可以得到的调频（FM）分量之间的物理学联系（■图 28.3）。结果在接收侧看到的 AM 信号和 FM 信号形状相同。

28.2.3 生物阻抗和生物电抗

为估算 CO，胸部可视为不断变化的阻抗，见 ■图 28.3[6]。

基于生物阻抗的标准医疗系统通过两个电极在胸部施加一个已知振幅和频率的高频电流，并使用放置在相邻区域的另外两个电极测量由此产生的电压变化。可以使用两个或多个不同的电路并求平均值。比值 V_0/I_0 是无血流时稳态经胸阻抗 Z_0 的测量值，用于估计基线胸腔液体量。当有血流通过主动脉时，根据公式（28.4），$Z(t)$ 从 Z_0 开始周期性减小，与胸腔中的水和铁元素（如血容量）的增加成比例。

传统的生物阻抗系统使用 AM 信号的 $\Delta V(t)$（28.3），而生物电抗系统使用调频信号的 $\Delta\omega(t)$

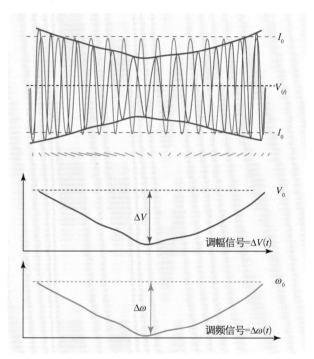

■ 图 28.3　上图，红色代表输入恒定交流电：$I_0=5$ mA；频率 75 kHz（$\omega=150\,000\pi$ 弧度/秒）。蓝色为输出电压。$V(t)=200\pm 2$ mV，频率 $F(t)=75$ kHz± 5 Hz。绿色标记为相位的瞬时变化。中间图，从 $\Delta V=4$ mV 的包络中提取 V_0 包络（AM 分量），对应于 $\Delta Z=4/5=0.8\,\Omega$。下图显示了通过瞬时相移（FM 信号）之和得出的相应频率变化，计算出 $\Delta F=10$ Hz（$\Delta\omega=20\pi$ 弧度/秒）。使用适当的缩放比例后，可见 AM 和 FM 信号的形状相同

（28.5）。虽然描述 AM 和 FM 随时间变化的曲线在适当的缩放后具有相同的形状，但是 FM 分析具有更好的信噪比。在 AM 信号中，干扰概率（由其他电子设备产生的噪声）与带宽成正比，如公式（28.3）所示，$V(t)$ 是一个高频信号（$\omega=2\pi F=150\,000\pi$ 弧度/秒）与高噪声水平相关。相反，公式（28.5）中的 FM 分量（$\Delta\omega=20\pi$ 弧度/秒）则产生较低噪声（■图 28.4）。

在实际应用中，FM 信号是依据自相关法提取的，具体是将输入的电流载波乘以接收到的电压信号。首先，在饱和信号的实际部分输出电压上施加限幅器（28.3）。为了放大 FM 分量，当电压乘以电流时，电流载波相位被移到 90° 的角度。然后 $I=I_0 \cdot e^{j\omega t}$ 变为 $I=I_0 \cdot e^{j(\omega t+\pi/2)}$。当乘以输出电压时，我们得到一个功率信号（$P$）：

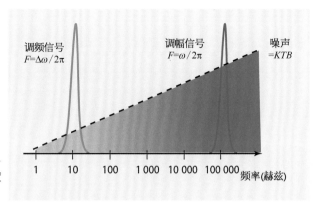

图28.4 图中可见（28.3）和（28.5）的输出信号使用了振荡器。噪声功率（N）由KTB给出，其中K是Boltzmann's常数，T是温度（开氏度），B是带宽（赫兹）。AM位于与FM相反的高噪声带宽中

$$P = V \cdot I = \left[V_0 + \Delta V \cdot e^{j(\Delta \omega t + \theta)} \right] \cdot e^{j\omega t} \cdot I_0 \cdot e^{j(\omega t + \pi/2)} \text{ 可以重新排列为：}$$

$$P = \left[I_0 V_0 + I_0 \Delta V \cdot e^{j(\Delta \omega t + \theta)} \right] \cdot e^{j(2\omega t + \pi/2)} \tag{28.6}$$

由于 $2\omega t \gg \Delta \omega t$，公式（28.6）中含有 $2\omega t$ 的部分可以被过滤，以更好地降低噪声（图28.4）。如果低通滤波器拒绝 $2\omega t$ 附近的频率，则滤波输出变为：

$$P = I_0 \Delta V \cdot e^{j(\Delta \omega t + \theta)} \text{ 并且对于 } T \text{ 的总和（从 } k=1 \text{ 至结束），}$$

$$P(t) = \sum_k I_0 \Delta V_k \cdot e^{j(\Delta \omega_k t + \theta k)}$$

再根据Euler公式，可以写成

$$P(t) = \sum_k I_0 \Delta V_k \left[\cos(\Delta \omega_k t + \theta_k) + j \sin(\Delta \omega_k t + \theta_k) \right]$$

如（28.4）所示，当除以已知值 I_0^2 时，该信号相当于 $Z(t)$，实部为 R，虚部为 X。在倍增管中输入 $V(t)$ 之前应用限幅器使信号的实际部分 $\sum_k \Delta V_k / I_0 \cdot \cos(\Delta \omega_k t + \theta_k)$ 达到饱和，然后把它固定到一个常数包络 C 上，这个包络也可以被过滤（$F = 0$ Hz）。最后的信号公式表示为 $\sum_k \Delta V_k / I_0 \cdot \sin(\Delta \omega_k t + \theta_k)$，就是生物电抗信号 $X(t)$ 的值，见（28.5）并在图28.3（下）进行了图解。

28.3 从信号到心脏输出

生物阻抗和生物电抗系统基于相同的一般物理学模型，该模型将主动脉容积的变化与胸部阻抗的变化联系起来[6, 17]。这个模型是基于将主动脉视为导体的阻抗定律，$Z = \rho L/A$，其中 $\rho =$ 比电阻率，$L =$ 长度，$A =$ 管的横截面积。要从阻抗 ΔZ 的变化中得出每搏输出量（SV），需要十二个假设和数学简化。

- 如果我们同时在经过胸部和周围发射和接收交流电，胸阻抗的变化可能是由于血流量（体积/时间）的变化所致。
- 通气对血流的影响可以被平均。
- 低压血管（静脉）内的血容量相对恒定。
- 心肌的厚度在电学上使心室内的血容量绝缘。

这四个最初的假设允许我们认为，胸阻抗的变化主要是由于主动脉血容量的变化。非主动脉血容量（即肺动脉）变化引起的阻抗变化也与SV有关。因此，可以确定比例系数从而将阻抗的变化与主动脉血

容量的变化联系起来。

- 主动脉可认为是具有恒定长度的圆柱体。
- 血液电阻率是恒定的，因此在测量期间血红蛋白浓度要稳定。当血红蛋白值超出正常范围但稳定时，可以校正高或低的血红蛋白浓度的影响。

随后，根据这六个假设，我们可以将 $Z=\rho L/A$，写成 $Z(t)=\rho L/A(t)$，其中 $A(t)$ 是主动脉扩张时间。由于 $A(t)=V_a(t)/L$，其中 $V_a(t)$ 是瞬时主动脉容积，因此 $Z(t)=\rho L^2/V_a(t)$，并且在任何时候：

$$V_a(t)=\rho L^2/Z(t) \tag{28.7}$$

无创测量主动脉阻抗 $Z(t)$ 的变化是不可能的，我们只能选择测量方法更方便的胸阻抗 $Z_T(t)$ 的变化。从 $Z_T(t)$ 导出 $Z(t)$ 还需要其他三个假设。

- 血液和胸腔组织的电阻率 ρ 相似。
- 胸部可被视为圆柱体。
- 胸腔可以认为是与主动脉平行且阻抗 Z_C 恒定的唯一腔室 C。

在这些新的假设下，$1/Z_T(t)=1/Z_C+1/Z(t)$。求解 $Z(t)$ 可得出：

$$Z(t)=Z_T(t)\cdot Z_C/[Z_C-Z_T(t)] \tag{28.8}$$

从阻抗测量中得出心输出量还需要另外两个假设：

- 如果主动脉阻抗与组织阻抗相比较小，则 $Z_T(t)$ 接近 Z_C 且接近基本阻抗 Z_0。然后，$Z_T(t)\times Z_C\approx Z_0^2$。相类似的，分母 $[Z_C-Z_T(t)]$ 为零。由于这是不可能的，假设是：
- $Z_C-Z_T(t)\approx Z_0-Z_T(t)=\Delta Z(t)$。然后公式（28.8）可以写成 $Z(t)=Z_0^2/\Delta Z(t)$ 和公式（28.7）变为 $V_a(t)=\rho L^2/Z_0^2\times\Delta Z(t)$。

从充盈结束到射血结束，$\Delta V_a=\rho L^2/Z_0^2\cdot\Delta Z$。主动脉容积的搏动性变化 ΔV_a 与 SV 的关系通过 ΔV_a=SV−主动脉输出流量得出。由于输出流量未知，有必要使用另一种假设推断 SV。一种方法需要呼吸暂停和对主动脉瓣关闭情况下的独立评估，这在临床实践中是不可能的。另一种方法需要最后一条假设。

- ΔV_{ae}（如果没有输出血流，主动脉容积就会发生变化）可根据 SV=ΔV_{ae}=$\rho L^2/Z_0^2\cdot\Delta Z_{ae}$ 外推。

用 VET dZ/dt_{max} 代替 ΔZ_{ae}（■图28.5），可以得出 SV 的最终公式：

$$SV=\rho L^2/Z_0^2\cdot VET\cdot dZ/dt_{max}. \tag{28.9}$$

在生物阻抗和生物电抗系统中，假设都是相同的。我们看到 AM 和 FM 信号的形状相同，因此 dZ/dt_{max} 可以用 dX/dt_{max} 代替。仅仅需将转换常数 C 添加到 ρL^2 中，该常数对于每个患者也是恒定的，因此 SV 的最终生物电抗公式为：

$$SV=C\rho L^2/Z_0^2\cdot VET\cdot dX/dt_{max} \tag{28.10}$$

并且 CO= 心率 $\cdot C\rho L^2/Z_0^2\cdot VET\cdot dX/dt_{max}$

已经提出了几种方法来限制这 12 个假设的影响并提高 CO 估计的可靠性。如有人建议用截锥代替圆柱体来构建模胸部模型[8]。一般而言，每个假设都可能导致个体间的差异。为解决此问题，需要使用基

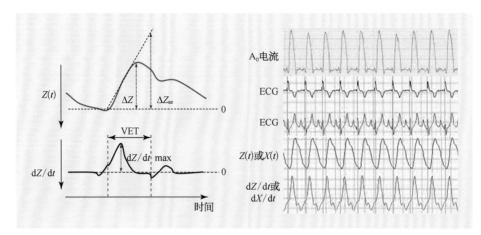

■图28.5 左上图显示ΔZ_{ae}，如果将主动脉视作一个没有流量输出的电容器，则外推$Z(t)$值可通过最大$Z(t)$斜率（单位：Ω/s）与持续时间（单位：s）的乘积来估算。达到ΔZ_{ae}的持续时间为左心室射血时间（VET），由dZ/dt曲线（下图）上的特征点确定，最大$Z(t)$斜率是其最大时间导数（dZ/dt max）。然后$\Delta Z_{ae}=VET \cdot dZ/dt$ max。在本图中，X轴通常是倒置的，这样生物阻抗信号可以模拟主动脉压力曲线。在右侧，阻抗和电抗（较低曲线）与ECG和血流信号同相

于年龄、性别、身高、体重、体表面积、体质指数，以及血球压积和肺动脉压力（如果有）作为参考方法的多因素校准因子（CF）。这个源自特定人群的CF又带来了是否对所有患者人群"普遍适用"的问题。最终实际采用的SV的生物阻抗/生物电抗公式如下：

$$SV=CF/Z_0^2 \cdot VET \cdot dZ/dt_{max} \qquad (28.11)$$

$$SV=CF/Z_0^2 \cdot VET \cdot dX/dt_{max} \qquad (28.12)$$

28.4 验证研究

28.4.1 实验数据

由于存在许多潜在的假设和简化，人们可能对生物阻抗和（或）生物电抗得到的CO的可靠性持怀疑态度。然而，人对基于生物阻抗的系统在各种环境中的兴趣已经得到证明。此外，基于相似的假设和简化，生物电抗可以认为是一种改进的生物阻抗模式，且具有更好的信噪比。

下面的动物研究案例表明，从生物阻抗和生物电抗信号中推导出CO采用的假设通常是最有效的[13]。在开胸手术的猪中，使用体外循环泵控制总心输出量，同时保持肺动脉和主动脉的搏动性。通过调节血泵允许CO发生变化。一只动物的研究结果展现于■图28.6A。生物电抗技术得到的CO非常紧密和迅速地与泵设定的输出相匹配。动物间的结果存在中等程度的差异，该系列中9只动物的总体研究结果显示，生物电抗测定的CO和CPB之间具有很强的相关性：$r=0.90 \pm 0.09$，范围$0.75 \sim 0.99$。另一个实验是在相同条件下进行的，但是将生物电抗得到的CO与直接放置在肺动脉周围的Transonic®超声流量探针的CO进行了比较。通过有序增加和减少多巴酚丁胺的输注来调整CO变化。一只动物的结果显示在■图28.6B中。源自生物电抗的CO再次密切匹配了对照组的CO。9只动物的总体结果显示，这两种CO测量模式之间具有很强的相关性：$r=0.64 \pm 0.19$，范围为$0.41 \sim 0.96$。

但是，在这些实验研究中，生物电抗测定的CO没有纳入任何校准因子（CF）。只是将初始CO值调

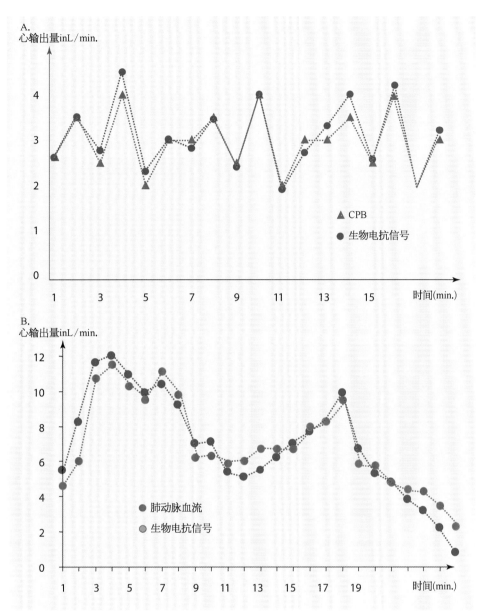

■图28.6　A. 生物电抗CO与体外循环（CPB）的比较。B. 生物电抗CO与Transonic®流量探头的比较
（转载自参考文献［13］）

整为参考方法中的基准CO。因此，仅分析了CO的相对变化。在某些动物中观察到的令人沮丧的结果可能由于模型的不同假设和数学简化。事实上，每种假设对于每个个体或多或少有效，偶尔也可能会带来错误。这就要求相关技术的进一步发展以增进我们对信号起源的理解。

28.4.2　临床数据

用于测量（准确度、真实度、再现性、重复性等）和装置（灵敏度、线性、选择性、分辨率、稳定性、阶跃响应时间等）的计量参数在医学上以前既没有报道也没有得到标准化［18，19］。

遗憾的是，验证研究经常受限于通过平均测量偏差及其在患者之间的变异性或百分比误差来评估其准确性，这常常是不正确的合格"精度"。

本段将回顾有关同一设备和同一患者（可重复性）或不同设备和不同患者（再现性）的①系统性测

量误差，描述为不真实性和②测量的随机误差，描述为不精确性。从分析数据中可以得出分辨率（如识别微小变化）和任何监测设备的阶跃响应时间。由于没有其他规范，测量的不准确性的含义将包括不真实性和不精确性。

28.4.2.1 胸腔液体容量的基线阻抗评估

在所有基于生物阻抗或生物电抗的设备中，无需假设即可得出公式（28.2）中所示的静态阻抗 Z_0。对于任何测试的设备，无论如何设置，研究都表明 $1/Z_0$ 随胸腔的水量和血容量的变化而变化[20-29]。与随时间变化的变量（阻抗和电抗）类似，必须进行自动校准以适应胸部解剖特征[30]。因此，应该以患者自身最为参考，并且仅评估个体内的相对变化。另外，绝对测量的值意义不大[31]，而将患者作为自身参考可以避免系统误差。少量研究显示，经过适当的平均后由随机误差（不精确）引起的波动较小，约为 2 SE/均值 < 2%[32, 33]，当使用最小变化（ $2\sqrt{2SE}$ ）作为指标时[18, 19]，分辨率可 < 3% 并且阶跃响应时间为 1 分钟。

28.4.2.2 SV 和 CO 评估的时变阻抗

当用于评估 SV 和 CO 时，基于生物阻抗的技术也可称为电阻抗体积描记法、阻抗心动描记法、电心力测量法、积分流变术或胸部电生物阻抗。该技术已用于不同的产品：NCCOM（Bomed Medical, Irrine CA，美国）、BioZ（CardioDynamics, SanDiege, CA，美国）、NICCOMO（MEDIS, Ilmenau，德国）、ICON（Osypka Cardiotronic, Berlin，德国，ICG（Philips Medical Systems, Andover, MA，美国）、NICONON（Larsen and Toubro Ltd., Mumbai，印度）、CSM3000（Cheers Sails Medical，深圳，中国）和 PhysioFlow（Manatec Biomedical, Paris，法国）。

NICaS 系统（NI Medical, Petah-Tikva，以色列）采用的是相同的原理，但适用于整个身体。从腕部到踝部中施加交流电，然后假定电流通过寻找阻力最小的路径（Kirchhoff 定律），经血液传导。使用一种专有的与信号有关的算法得出的 SV，不仅与主动脉容量的变化有关，而且与整个动脉系统容量的变化有关。

在 ECOM 系统（Ecom Medical, San Juan Capistrano, CA，美国）中，发送和接收的电极位于气管导管的套囊上，因其靠近升主动脉可以最大限度地减少来自其他心脏结构的类似信号的影响。

电感式胸心电图或呼吸感应容积描记法（LifeShirt, Vivometrics, Ventura, CA，美国）不在本章讨论范围之内。这是一种不同的技术，它是基于在心脏水平环绕胸部的感应式容积描记传感器记录的心室容积曲线的分析结果。

尽管早期研究在可控条件下得出了有趣的结果，而且开发了越来越复杂的算法[14, 15]，但最近研究却显示出基于生物阻抗测量的个体准确性有争议性结果。在研究重症监护病房和术后监护单元住院患者的论文中，这种偏差更为常见[34-40]，甚至观察到百分比误差 > 50%。这些研究表明缺乏一致的准确性可能是由于该方法固有的低信噪比，但也因为用于得出 CF 的参考人群与特定人群中的患者个体之间存在本质上不一致。因此，尽管有广泛可用的产品线，但该项技术并未被广泛用于 ICU 中估算 CO 的绝对值。但是，监测能力不仅基于真实性，还要基于精度。虽然仅有一项验证研究报告了实际精度（由随机误差导致的患者内部差异）[36]，但当 2 SD/平均值约为 15% 时其评估效能是良好的[41]。因此，当分辨率约为 20%，并且在显示结果之前有数个基本测量值到平均时[19]，可以提供接近 1 分钟的快速阶跃响应时间[40, 42]。这些特征大体上解释了在运动测试等情况下的报告结果[43, 44]。实际上，无论 CO 值是否真实，都可以跟踪其变化，从而检测并量化任何明显变化，如 图 28.6 所示[41]。

28.4.2.3 SV评估的时变电抗

生物电抗技术仅限于同一公司（Cheetah Medical Newton Center，MA）的两种产品（NICOM 和 Starling）。两项初始验证研究开展于心脏手术后的患者，并在相同人群中获得了CF。第一项队列研究包括119例患者，并将生物电抗设备（NICOM）与连续热稀释技术（PAC-CCO）进行了比较[16]。该研究在PAC-CCO的40个稳定周期内对偏差进行了优化分析，以最大限度地减小CO的自然变化和两个设备时间响应差异的影响。该研究部分包括超过9 000个实时CO值。患者之间的平均偏差可以忽略不计（0.16 L/min），偏差的变异（2 SD）接近1 L/min（■图28.7）。关于所有的CO实时数值，其中80.4%的偏差小于20%。

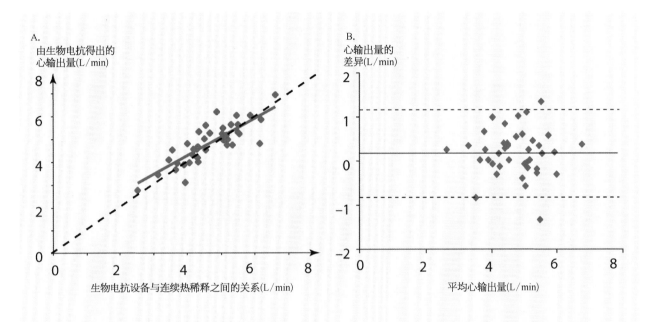

■图28.7　A. 生物电抗设备与连续热稀释之间的关系（以L/min为单位），r=0.87，从标识线（虚线）得出NS。B. 显示相应的Bland & Altman展示形式。上限和下限：2 SD=1.0 L/min。平均偏差=0.16 L/min。在37/40（92.5%）的患者中，偏差为 < 1 L/min（参考文献［16］）

通过测量CO趋势线斜率的变异性来评估测量的随机误差。与连续热稀释法相比，生物电抗设备的随机误差系统性更高（2 SD/平均值=12 ± 7%vs. 14 ± 4%）。血流动力学波动下，生物电抗的响应时间比连续热稀释快3分钟，并且响应幅度相当。最后，检测到显著的CO指向性变化的灵敏度为93%，特异性是93%。

第二项研究纳入了29例患者，并将生物电抗技术与PAC-CCO，以及采用自动校准（Vigileo）的脉搏轮廓描记系统进行了比较[45]。这项研究以PAC-CCO为参考，显示了生物电抗与脉搏轮廓描记技术之间的一致性。在PAC-CCO稳定的记录期间（包括4 100个实时CO值），生物电抗和脉搏轮廓描记技术的平均偏差均可以忽略不计（分别为0.0和−0.1 L/min）。在将PAC-CCO所有稳定期间的CO值平均时，生物电抗和脉搏轮廓描记技术之间的关系比连续热稀释法和脉搏轮廓描记技术之间的关系更为紧密。两种测量方式之间在精确度上没有明显差异。尽管脉搏轮廓描记技术略微更快（1.10 ± 0.3 min vs. 1.35 ± 0.3 min），但在响应幅度上却没有显著差异。

尽管患者间的平均偏差可以忽略不计，并且研究设计在CF来源于相同的患者群体，但是这两项前期研究表明仍有20%的患者出现了系统错误（偏差 > 20%）。这些研究的局限性在其他情况下也有所扩大，在异质性更高的患者群体中生物电抗技术获得的CO甚至不可接受[46-50]。但是，良好的精确度可以使分辨率 < 20%，阶跃响应时间接近1分钟，这表明对于同质的患者群体是有用的[51-56]，并且可以用于将患

者自身作为参考对象，如起搏器优化[57–59]或血流动力学不稳定时[45, 60–63]。

局限性和展望

所有生物阻抗和生物电抗相关产品都需要通过独立的参考或自动校准过程进行初始校准中。其目的是确定公式中的CF值（28.9、28.10、28.11和28.12）。通过测量值与参考方法值之间的回归分析，建立CF值和公式。换句话说，创建CF是为了根据参考值将测量设备获得的指标进行校准。CF通常基于各种初步的内部测量和人口统计学、人口形态学参数，如年龄、性别、身高和体重，以及由此得出的其他参数（体表面积或体质指数）。红细胞比容也可以用来优化CF值。此外，具体患者的条件和推导CF的参考方法通常没有说明。这或许可以解释不同临床研究结果之间的巨大差异。

的确，当从胸部阻抗和电抗变化得出CO的假设不再成立时，可能会观察到一些随机性的结果。这种情况尤其发生于主动脉容积和每搏输出量变化之间的关系与预期大不相同时，如主动脉顺应性改变的患者［动脉粥样硬化、假体植入、较大的胸主动脉瘤和（或）夹层、纵隔积液等］。其他局限性可能来自主动脉瓣疾病，异常的红细胞比容[64]，肥胖症，严重的水肿或脱水。该模型提出了一些假设。首先，心腔的完全电绝缘可能取决于心肌壁的厚度。因此，很大一部分信号可能是由于其容量变化所致。其次，尽管肺扩张的幅度较小，但也可能产生与主动脉扩张相似的胸腔反应[65]。这些噪声如何阻碍主动脉信号，它必定同样方式会影响VET或信号变化的最大时间导数dZ/dt_{max}和dX/dt_{max}，如公式所示（28.9、28.10、28.11和28.12）中。因此，由CF获得的校准可能并非适用于所有患者，临床研究已经证实了这些可疑的局限性。他们还确定了其他一些校准因素（如肺动脉压，红细胞比容）。此外，必须将其他电信号（如起搏器引起的电刺激）添加到这些微扰器的列表中。简而言之，所有非侵入性技术在评估CO方面仍然存在很多明显的局限性[66, 67]。

未来的应用前景可能需要对我们对信号成分的更充分理解、主动脉部分的隔离、带有新装置（如带有源屏蔽的传感器）的电流模型和（或）使用局部电极阵列测量组织阻抗层。

对临床实践的意义

- 生物阻抗和生物电抗技术代表了一种完全安全和无创的评估胸腔液体容量、SV和CO的方法。
- 它们的校准仍然是个问题。尽管合适的自动校准过程可能会产生可以忽略的患者间平均偏差，但统计学上的调整不能适用于所有患者，并且个体数据不真实性也是通常不可以接受的（系统测量误差 > 20%）。
- 相比之下，这些技术可以获得可接受的精确度（由于单个患者的随机误差而导致的测量值波动≈10%），因此具有良好的分辨率（能够检测约15%的变化）和快速的阶跃响应时间（≈1 min）。

- 到目前为止，这些技术对于跟踪CO的变化比测量绝对值更加有用。
- 为了更好地理解信号组成及其改进方法，有必要进行进一步的研究。实际上，鉴于其潜在的优势，连续的非侵入性血流动力学监测仍然是一个值得追求的目标。

总结

生物电抗技术正迅速成为一种可以接受的床旁工具，在床边无创、连续地评估心输出量。它的易用性，以及无需对动脉压信号进行监测的特点使其成为替代更多具有侵入性心输出量测量，具有吸引力的监测方法。

要点

生物阻抗和多数生物电抗技术是无创心输出量评估的具有前景的技术。目前的验证研究结论尚不一致。为了更好地理解信号组成，还需要进一步的探索。

利益冲突：Pierre Squara 在 2005 年至 2010 年期间担任 Cheetah Medical 的顾问。

参考文献

［1］ Altzer E, Lehmann G. Uber ein neues Verfarhen zur Darstellung der Herztätigkreit (Dielecktrogaphie). Arbeitsphysiologie. 1932; 5: 636–80.

［2］ Nyboer J, Bango S, Barnett A, Halsey R. Radiocardiograms: electrical impedance changes of the heart in relation to electrocardiograms and heart sounds. J Clin Invest. 1940; 19: 773.

［3］ Bonjer FH, Van Den Berg J, Dirken MN. The origin of the variations of body impedance occurring during the cardiac cycle. Circulation. 1952; 6: 415–20.

［4］ Thomasset A. Bio-electrical properties of tissue impedance measurements. Lyon Med. 1962; 207: 107–18.

［5］ Hoffer EC, Meador CK, Simpson DC. Correlation of whole-body impedance with total body water vol-ume. J Appl Physiol. 1969; 27: 531–4.

［6］ Kubicek W, Patterson R, Witsoe D. Development and evaluation of an impedance cardiac output system. Aerospace Med. 1966; 37: 1208–12.

［7］ Tishchenko MI, Smirnov AD, Danilov LN, Aleksandrov AL. Characteristics and clinical use of integral rheography — a new method of measuring the stroke volume. Kardiologiia. 1973; 13: 54–62.

［8］ Sramek B. Non-invasive technique for measurements of cardiac output by mean of electrical imped-ance. Proceedings of the Fifth International Conference on Electrical Bioimpedance, Tokyo, Japan 1981, p. 39–42.

［9］ Bernstein DP. A new stroke volume equation for thoracic electrical bioimpedance: theory and ratio-nale. Crit Care Med. 1986; 14: 904–9.

［10］ Perko G, Perko MJ, Jansen E, Secher NH. Thoracic impedance as an index of body fluid balance during cardiac surgery. Acta Anaesthesiol Scand. 1991; 35: 568–71.

［11］ Pomerantz M, Baumgartner R, Lauridson J, Eiseman B. Transthoracic electrical impedance for the early detection of pulmonary edema. Surgery. 1969; 66: 260–8.

［12］ Graziani G, Badalamenti S, Como G, Ambroso G, Gazzano G, Finazzi S, Mangiarotti R, Morganti A. Vali-dation study of thoracic fluid bioimpedance for assessing the haemodialysis-induced changes in total body fluids. Blood Purif. 1994; 12: 106–12.

［13］ Keren H, Burkhoff D, Squara P. Evaluation of a noninvasive continuous cardiac output monitoring system based on thoracic bioreactance. Am J Physiol Heart Circ Physiol. 2007; 293: H583–9.

［14］ Barin E, Haryadi D, Schookin S, Westenskow D, Zubenko V, Beliaev K, Morozov A. Evaluation of a tho-racic bioimpedance cardiac output monitor during cardiac catheterization. Crit Care Med. 2000; 28: 698–702.

［15］ Spiess B, Patel M, Soltow L, Wright I. Comparison of bioimpedance versus thermodilution cardiac out-put during cardiac surgery: evaluation of a second-generation bioimpedance device. J Cardiothorac Vasc Anesth. 2001; 15: 567–73.

［16］ Squara P, Denjean D, Estagnasie P, Brusset A, Dib JC, Dubois C. Noninvasive cardiac output monitoring (NICOM): a clinical validation. Intensive Care Med. 2007; 33: 1191–4.

［17］ Bernstein DP. Continuous noninvasive real-time monitoring of stroke volume and cardiac output by thoracic electrical bioimpedance. Crit Care Med. 1986; 14: 898–901.

［18］ Squara P, Cecconi M, Rhodes A, Singer M, Chiche JD. Tracking changes in cardiac output: method-ological considerations for the validation of monitoring devices. Intensive Care Med. 2009; 35: 1801–8.

［19］ Squara P, Imhoff M, Cecconi M. Metrology in medicine: from measurements to decision, with specific reference to anesthesia and intensive care. Anesth Analg. 2015; 120: 66–75.

［20］ Nierman DM, Eisen DI, Fein ED, Hannon E, Mechanick JI, Benjamin E. Transthoracic bioimpedance can measure extravascular lung water in acute lung injury. J Surg Res. 1996; 65: 101–8.

［21］ Newman RB, Pierre H, Scardo J. Thoracic-fluid conductivity in peripartum women with pulmonary edema. Obstet Gynecol. 1999; 94: 48–51.

［22］ Saunders CE. The use of transthoracic electrical bioimpedance in assessing thoracic fluid status in emergency department patients. Am J Emerg Med. 1998; 6: 337–40.

［23］ Metry G, Mallmin H, Wikstrom B, Danielson BG. Proportional changes in body fluid with hemodialysis evaluated by dual-energy X-ray absorptiometry and transthoracic bioimpedance with particular emphasis on the thoracic region. Artif Organs. 1997; 21: 969–76.

［24］ Zerahn B, Jensen BV, Olsen F, Petersen JR, Kanstrup IL. The effect of thoracentesis on lung function and transthoracic electrical bioimpedance. Respir Med. 1999; 93: 196–201.

［25］ Peacock WI, Albert NM, Kies P, White RD, Emerman CL. Bioimpedance monitoring: better than chest x-ray for predicting abnormal pulmonary fluid? Congest Heart Fail. 2000; 6: 86–9.

［26］ Moharram EE, El Attar AM, Kamel MA. The impact of anesthesia on hemodynamic and volume changes in operative hysteroscopy: a bioimpedance randomized study. J Clin Anesth. 2017; 38: 59–67.

［27］ Malfatto G, Blengino S, Perego GB, Branzi G, Villani A, Facchini M, Parati G. Transthoracic impedance accurately estimates pulmonary wedge pressure in patients with decompensated chronic heart fail-ure. Congest Heart Fail. 2012; 18: 25–31.

［28］ Cagini L, Capozzi R, Tassi V, Savignani C, Quintaliani G, Reboldi G, Puma F. Fluid and electrolyte balance after major thoracic surgery by bioimpedance and endocrine evaluation. Eur J Cardiothorac Surg. 2011; 40: e71–6.

［29］ Malfatto G, Branzi G, Giglio A, Villani A, Facchini C, Ciambellotti F, Facchini M, Parati G. Transthoracic bioimpedance and brain natriuretic peptide levels accurately indicate additional diastolic dysfunction in patients with chronic advanced systolic heart failure. Eur J Heart Fail. 2010; 12: 928–35.

［30］ Cuba-Gyllensten I, Gastelurrutia P, Bonomi AG, Riistama J, Bayes-Genis A, Aarts RM. A method to adapt thoracic impedance based on chest geometry and composition to assess congestion in heart failure patients. Med Eng Phys. 2016; 38: 538–46.

［31］ Kamath SA, Drazner MH, Tasissa G, Rogers JG, Stevenson LW, Yancy CW. Correlation of impedance cardiography with invasive hemodynamic measurements in patients with advanced heart failure: the BioImpedance CardioGraphy (BIG) substudy of the Evaluation Study of Congestive Heart Failure and Pulmonary Artery Catheterization Effectiveness (ESCAPE) Trial. Am Heart J. 2009; 158: 217–23.

［32］ Kossari N, Hufnagel G, Squara P. Bioreactance: a new tool for cardiac output and thoracic fluid content monitoring during hemodialysis. Hemodial Int. 2009; 13: 512–7.

［33］ Nescolarde L, Bogonez P, Calpe J, Hernandez R, Donate T, Rosell J. Whole-body and thoracic bio-impedance measurement: hypertension and hyperhydration in hemodialysis patients. Conf Proc IEEE Eng Med Biol Soc. 2007; 2007: 3593–6.

［34］ Genoni M, Pelosi P, Romand JA, Pedoto A, Moccetti T, Malacrida R. Determination of cardiac output during mechanical ventilation by electrical bioimpedance or thermodilution in patients with acute lung injury: effects of positive end-expiratory pressure. Crit Care Med. 1998; 26: 1441–5.

［35］ Leslien S, McKee S, Newby D, Webb D, Denvir M. Non-invasive measurement of cardiac output in patients with chronic heart failure. Blood Press Monit. 2004; 9: 277–80.

［36］ Engoren M, Barbee D. Comparison of cardiac output determined by bioimpedance, thermodilution, and the Fick method. Am J Crit Care. 2005; 14: 40–5.

［37］ Heringlake M, Handke U, Hanke T, Eberhardt F, Schumacher J, Gehring H, Heinze H. Lack of agreement between thermodilution and electrical velocimetry cardiac output measurements. Intensive Care Med. 2007; 33: 2168–72.

［38］ Taylor K, Manlhiot C, McCrindle B, Grosse-Wortmann L, Holtby H. Poor accuracy of noninvasive cardiac output monitoring using bioimpedance cardiography [PhysioFlow(R)] compared to magnetic reso-nance imaging in pediatric patients. Anesth Analg. 2012; 114: 771–5.

［39］ Thonnerieux M, Alexander B, Binet C, Obadia JF, Bastien O, Desebbe O. The ability of esCCO and ECOM monitors to measure trends in cardiac output during alveolar recruitment maneuver after cardiac surgery: a comparison with the pulmonary thermodilution method. Anesth Analg. 2015; 121: 383–91.

［40］ Magliocca A, Rezoagli E, Anderson TA, Burns SM, Ichinose F, Chitilian HV. Cardiac output measure-ments based on the pulse wave transit time and thoracic impedance exhibit limited agreement with thermodilution method during orthotopic liver transplantation. Anesth Analg. 2017; https://doi.org/10.1213/ANE.0000000000002171.

［41］ Boldt J, Kling D, Thiel A, Hempelmann G. Non-invasive versus invasive cardiovascular monitoring. Determination of stroke volume and pulmonary hydration using a new bioimpedance monitor. Anaesthesist. 1988; 37: 218–23.

［42］ Ram M, Lavie A, Lev S, Blecher Y, Amikam U, Shulman Y, Avnon T, Weiner E, Many A. Cardiac hemody-namics before, during and after elective cesarean section under spinal anesthesia in low-risk women. J Perinatol. 2017; https://doi.org/10.1038/jp.2017.53.

［43］ Keramidas ME, Kolegard R, Mekjavic IB, Eiken O. PlanHab: hypoxia exaggerates the bed-rest-induced reduction in peak oxygen uptake during upright cycle ergometry. Am J Physiol Heart Circ Physiol. 2016; 311: H453−64.

［44］ Gayda M, Normandin E, Meyer P, Juneau M, Haykowsky M, Nigam A. Central hemodynamic responses during acute high-intensity interval exercise and moderate continuous exercise in patients with heart failure. Applied Physiology, Nutrition, and Metabolism=Physiologie Appliquee. Nutrition et Metabolisme. 2012; 37: 1171−8.

［45］ Marqué S, Cariou A, Chiche J, Squara P. Non Invasive Cardiac Output Monitoring (NICOM) compared to minimally invasive monitoring (VIGILEO). Crit Care. 2009; 13(3): R73.

［46］ De Pascale G, Singer M, Brealey D. Comparison of stroke volume measurement between non-invasive bioreactance and esophageal Doppler in patients undergoing major abdominal-pelvic surgery. J Anesth. 2017; 31: 545−51.

［47］ Fagnoul D, Vincent JL. Backer de D, Cardiac output measurements using the bioreactance technique in critically ill patients. Crit Care. 2012; 16: 460.

［48］ Conway DH, Hussain OA, Gall I. A comparison of noninvasive bioreactance with oesophageal Doppler estimation of stroke volume during open abdominal surgery: an observational study. Eur J Anaesthe-siol. 2013; 30: 501−8.

［49］ Trinkmann F, Schneider C, Michels JD, Stach K, Doesch C, Schoenberg SO, Borggrefe M, Saur J, Papavassiliu T. Comparison of bioreactance non-invasive cardiac output measurements with cardiac magnetic resonance imaging. Anaesth Intensive Care. 2016; 44: 769−76.

［50］ Huang L, Critchley LA, Zhang J. Major upper abdominal surgery alters the calibration of bioreactance cardiac output readings, the NICOM, when comparisons are made against suprasternal and esopha-geal Doppler intraoperatively. Anesth Analg. 2015; 121: 936−45.

［51］ Rosenblum H, Helmke S, Williams P, Teruya S, Jones M, Burkhoff D, Mancini D, Maurer MS. Peak cardiac power measured noninvasively with a bioreactance technique is a predictor of adverse outcomes in patients with advanced heart failure. Congest Heart Fail. 2010; 16: 254−8.

［52］ Myers J, Gujja P, Neelagaru S, Burkhoff D. Cardiac output and cardiopulmonary responses to exercise in heart failure: application of a new bio-reactance device. J Card Fail. 2007; 13: 629−36.

［53］ Doherty A, El-Khuffash A, Monteith C, McSweeney L, Breatnach C, Kent E, Tully E, Malone F, Thornton P. Comparison of bioreactance and echocardiographic non-invasive cardiac output monitoring and myocardial function assessment in primagravida women. Br J Anaesth. 2017; 118: 527−32.

［54］ Rich JD, Archer SL, Rich S. Noninvasive cardiac output measurements in patients with pulmonary hypertension. Eur Respir J. 2013; 42: 125−33.

［55］ Engineer RS, Benoit JL, Hicks CW, Kolattukudy SJ, Burkhoff D, Peacock WF. Hemodynamic changes as a diagnostic tool in acute heart failure — a pilot study. Am J Emerg Med. 2012; 30: 174−80.

［56］ Elliott A, Hull JH, Nunan D, Jakovljevic DG, Brodie D, Ansley L. Application of bioreactance for cardiac output assessment during exercise in healthy individuals. Eur J Appl Physiol. 2010; 109: 945−51.

［57］ Khan FZ, Virdee MS, Hutchinson J, Smith B, Pugh PJ, Read PA, Fynn SP, Dutka DP. Cardiac resynchroni-zation therapy optimization using noninvasive cardiac output measurement. Pacing Clin Electro-physiol. 2011; 34: 1527−36.

［58］ Jones MA, Khiani R, Foley P, Webster D, Qureshi N, Wong KC, Rajappan K, Bashir Y, Betts TR. Inter-and intravein differences in cardiac output with cardiac resynchronization pacing using a multipolar LV pacing lead. Pacing Clin Electrophysiol. 2015; 38: 267−74.

［59］ Wang JS, Wu MH, Mao TY, Fu TC, Hsu CC. Effects of normoxic and hypoxic exercise regimens on car-diac, muscular, and cerebral hemodynamics suppressed by severe hypoxia in humans. J Appl Physiol. 1985; 109: 219−29.

［60］ Benomar B, Ouattara A, Estagnasie P, Brusset A, Squara P. Fluid responsiveness predicted by noninva-sive bioreactance-based passive leg raise test. Intensive Care Med. 2010; 36: 1875−81.

［61］ Marik PE, Levitov A, Young A, Andrews L. The use of bioreactance and carotid Doppler to determine volume responsiveness and blood flow redistribution following passive leg raising in hemodynami-cally unstable patients. Chest. 2013; 143: 364−70.

［62］ Okwose NC, Chowdhury S, Houghton D, Trenell MI, Eggett C, Bates M, MacGowan GA, Jakovljevic DG. Comparison of cardiac output estimates by bioreactance and inert gas rebreathing methods during cardiopulmonary exercise testing. Clin Physiol Funct Imaging. 2017; https://doi.org/10.1111/cpf.12442.

［63］ Min JJ, Lee JH, Hong KY, Choi SJ. Utility of stroke volume variation measured using non-invasive bio-reactance as a predictor of fluid responsiveness in the prone position. J Clin Monit Comput. 2017; 31: 397−405.

［64］ Tremper KK, Hufstedler SM, Barker SJ, Zaccari J, Harris D, Anderson S, Roohk V. Continuous noninva-sive estimation of cardiac output by electrical bioimpedance: an experimental study in dogs. Crit Care Med. 1986; 14: 231−3.

［65］ Panagiotou M, Vogiatzis I, Jayasekera G, Louvaris Z, Mackenzie A, McGlinchey N, Baker JS, Church AC, Peacock AJ, Johnson MK. Validation of impedance cardiography in pulmonary arterial hypertension. Clin Physiol Funct Imaging. 2017; https://doi.org/10.1111/cpf.12408.

［66］ Peyton PJ, Chong SW. Minimally invasive measurement of cardiac output during surgery and critical care: a meta-analysis of accuracy and precision. Anesthesiology. 2010; 113: 1220−35.

［67］ Joosten A, Desebbe O, Suehiro K, Murphy LS, Essiet M, Alexander B, Fischer MO, Barvais L, Van Obbergh L, Maucort-Boulch D, Cannesson M. Accuracy and precision of non-invasive cardiac output monitor-ing devices in perioperative medicine: a systematic review and meta-analysis. Br J Anaesth. 2017; 118: 298−310.

第四篇

临床实践的基础目标

BASIC GOALS IN CLINICAL PRACTICE

29. 初始稳定期的血压目标
Blood Pressure Targets in the Initial Stabilization

Julien Demiselle, Peter Radermacher, and Pierre Asfar

李 茜·译，孟 玫·审校

© European Society of Intensive Care Medicine 2019

M. R. Pinsky et al. (eds.), *Hemodynamic Monitoring*, Lessons from the ICU,

https://doi.org/10.1007/978-3-319-69269-2_29

学习目标

在这章里，读者们将会：

- 了解血压升高的潜在好处和危害。
- 根据文献所知，学习有关低压和高压阈值的知识。
- 了解血压目标个体化方法的先决条件和困难。

29.1 简介

循环性休克被定义为氧输送和氧耗之间的不平衡，可能与全身性动脉低血压（收缩压低于90 mmHg 或平均动脉压低于70mmHg）、低灌注的临床症状和动脉乳酸升高有关[1]。生理上，心输出量和体动脉压 是搏动的。动脉床的生理作用是通过阻力动脉调节搏动的血流，降低动脉血压，以使毛细血管灌注到可 接受的最低腔内压。外周血灌流血压和微循环血流的充分性仅维持在生理平均动脉压范围内。当MAP降 低到临界阈值以下时，器官血流量依赖于灌注压。这会导致器官灌注不足，进而导致器官功能障碍，最 终导致器官衰竭。有些器官（心脏、大脑和肾脏）对血压变化有一种适应机制，称为自动调节。自动调 节是指器官无论灌注压力是多少，只要在"自动调节范围"[2]的范围内，使进入器官的血流速度保持恒 定的能力。自动调节关系如◘图29.1所示。自动调节阈值在不同器官之间，以及个体之间有所不同[3-5]， 如肾循环具有最高的自动调节阈值[3]。此外，自动调节阈值根据患者的合并症不同而不同，尤其是在慢 性高血压的情况下。

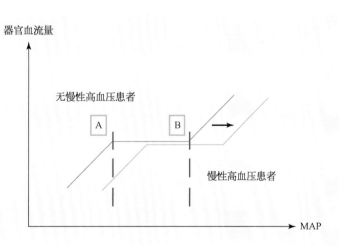

◘图29.1 MAP：平均动脉压；A：MAP的低临界值；B：MAP的高临界值。自动调节区在垂直线 之间。当MAP低于临界灌注压（A点）时，器官血流量依赖于压力水平，这种关系在心脏、大脑和肾 脏中得到了报道[2-4]。在自动调节区的右侧，器官血流取决于压力水平，并在脑循环中被报道[5]。对 于慢性高血压，MAP和血流之间的关系右移，如黑色箭头所示[5]

必须强调的是，低体循环血压与微循环血流量减少有关，MAP的校正并不一定会改善微循环血流， 因为许多其他机制参与微循环血流功能障碍（内皮功能障碍，细胞间通讯受损，糖萼的改变、白细胞和 血小板的黏附和滚动，红细胞的变形能力改变[6]。）

MAP的决定因素是心输出量、全身动脉阻力和静脉回流。在休克过程中，这些决定因素中的一个或多个出现衰竭，当生理代偿机制不堪重负时MAP开始下降。MAP通常被认为是器官灌注压力的替代物，因此是血流动力学复苏的主要目标。为了增加MAP和获得目标MAP，需要液体（休克状态下静脉回流减少）和血管升压素。去甲肾上腺素是第一个推荐的血管活性药物，可以刺激α和β受体。因此，去甲肾上腺素增加全身血管阻力和心输出量。MAP的高目标需要更高负荷的升压药物，并可能导致动脉和全身血管过度收缩，进而导致器官缺血。

因此，临床医师在休克患者早期血流动力学复苏阶段面临的主要挑战是设定升压药输注率以维持MAP在适当的范围内，一方面避免灌注压过低，另一方面避免血管活性药物引起的过度血管收缩和其他副作用，如心律失常。

目前，对于失血性休克的复苏，没有数据支持建议所谓的特定血压目标[7, 8]。唯一一项针对出血性休克且非创伤性脑损伤患者收缩动脉压的随机对照试验，旨在比较早期积极液体复苏将收缩压维持在100 mmHg以上，与延迟给药、允许低收缩压至出血控制。结果显示，积极的液体复苏策略与较高的死亡率相关[9]。因此，欧洲指南建议在出血未控制且无严重头部损伤患者中给予可耐受的较低水平的血压，低质量证据[8]。

应该强调的是到目前为止对于心源性休克，没有临床研究试图评估最佳血压水平[8, 10]。这或许可以解释没有正式推荐的原因。

因此，在本章中，我们将重点关注感染性休克患者初始复苏时的血压指标。

29.2　初始稳定期的MAP目标：是否有一个低阈值

许多回顾性、观察性和干预性研究调查了特定MAP水平是否与死亡率和（或）急性肾损伤等主要预后结果相关。

29.2.1　MAP低阈值和死亡率的关系

Varpula等人在一项基于感染性休克患者复苏前48小时连续MAP记录的回顾性研究中报道，65 mmHg的阈值是预测第30天死亡率的最佳标准。低于这个阈值的时间越长，死亡率越高[11]。同样，在另一项基于相同设计的回顾性研究中，当MAP低于60 mmHg的阈值时，第28天的死亡率更高。有趣的是，血压低于这个阈值的时间与死亡率之间存在线性关系[12]。相比之下，以70 mmHg或更高的MAP值为目标与生存率提高无关[13]。

为了评估增加MAP目标值是否能提高生存率，一项多中心随机对照试验（SEPSIPAM试验）比较了MAP目标65 ～ 70 mmHg（低目标组）和80 ～ 85 mmHg（高目标组）。这项实用的研究未能显示两组在第28天死亡率（主要终点）和第90天死亡率的差异[14]。在随机对照的OVATION先导试验[15]中，将以60 ～ 65 mmHg作为MAP目标与75 ～ 80 mmHg作为MAP目标进行比较，在第28天死亡率没有差异。有趣的是，在75岁及以上的患者亚组中，MAP目标较低与死亡率降低相关。

29.2.2　MAP低阈值和肾功能的关系

在文献中，MAP目标对器官功能的影响仅通过肾功能评价来研究。一项回顾性研究表明，较高的MAP目标可能是预防急性肾损伤（AKI）发生的必要条件[12]。

复苏初期MAP水平对肾功能衰竭发生的影响是一个关键点。两项观察性研究报告，在早期AKI的感染性休克患者中，那些发生持续性或恶化性AKI患者在最初的血流动力学管理期间MAP较低[16, 17]。

三项前瞻性研究都只招募了少量患者，检测了通过增加去甲肾上腺素输注实现MAP阈值递增对肾功能的影响。MAP从65 mmHg增加到75 mmHg，然后增加到85 mmHg，这些研究均未证明增加MAP对肾功能有任何有益的影响。值得注意的是，在这些研究中，没有提到干预时机，因此，不能排除初始稳定后延迟干预的可能性（输液和输注升压药物）[18-20]。这些研究的结果见■表29.1。

■表 29.1　评估升高的 MAP 对肾功能影响的前瞻性研究

研　究	患者数（n）	目标MAP（mmHg）	试验时长（小时）	肌酐清除率	尿　量	肾阻力指数
Ledoux[19]	10	MAP从65、75、85 mmHg递增	3 × 1 h45 min	NA	无变化	NA
Bourgoin[20]	2x14	65和85 mmHg两组	8 h	无变化	无变化	NA
Deruddre[18]	11	MAP从65、75、85 mmHg递增	3 × 2 h	无变化	65→75：↑75→85：无变化	65→75：↑75→85：无变化

肾功能衰竭的发生率是SEPSISPAM试验的次要结果，低和高目标组之间的肾脏结局（肾脏替代治疗需求，血清肌酐水平加倍）没有差异[14]。在预先确定的慢性高血压患者亚组中，与低压目标患者相比，高压目标组需要更少的肾脏替代治疗。与上述短期研究相反，SEPSISPAM试验在开始注射去甲肾上腺素后的最初6小时内将患者纳入研究，这可能对肾功能衰竭有良好的影响，并可能提示感染性休克早期肾功能不全的可逆性。

29.3　初始稳定期的MAP目标：是否有一个高阈值

对记录感染性休克患者MAP的随机对照试验的精确分析表明，感染性休克患者中MAP的报告显示，旨在比较感染性休克患者血管活性药物的研究中MAP均升高到80 mmHg（这些研究包括：CATS，比较肾上腺素与多巴酚丁胺联合去甲肾上腺素[21]；VASST，比较升压素与去甲肾上腺素[22]；SOAP 2，比较多巴胺与去甲肾上腺素[23]）。这些研究都没有报道过多的缺血性事件发生率。

相反，在2004年，Lopez等人报道了一项随机对照试验的结果，旨在比较感染性休克患者中一氧化氮合酶抑制剂L-NMMA与去甲肾上腺素，试验因L-NMMA治疗的患者死亡率过高而提前停止。有趣的是，接受L-NMMA治疗的患者MAP值更高，25%的患者MAP值甚至高于90 mmHg，较高的死亡率是否与高MAP水平和（或）药物本身有关不得而知。

在SEPSISPAM和OVATION试验中，两种水平的MAP在感染性休克患者中的直接比较并没有报道有利于更高MAP目标的显著益处。相反，感染性休克患者MAP升高与心律失常（如新发心房颤动）发生率显著增高有关。反过来，据报道，新发心房颤动与严重脓毒症患者的较高死亡率相关[24]。在那项研究中，Walkey等评估新发房颤对严重脓毒症患者的影响：在49 082例脓毒症患者中，5.9%的患者发生新发房颤，且与死亡率显著增高（56% vs. 36%）相关。

29.4　初始稳定期的血压目标：MAP目标的个体化方法

最新版本的拯救脓毒症运动指南建议使用个体化方法，根据患者的情况调整MAP目标值[8, 25]。然而，在日常医疗中，这种方法对临床医师来说可能是一种挑战。

首先，在重症监护病房之外，SPRINT随机对照试验比较了合并心血管疾病的非糖尿病患者收缩压（SAP）的最大目标120 mmHg（强化治疗）和140 mmHg（标准治疗）两组患者，主要研究终点是一组重要的心血管事件［心肌梗死、脑卒中、心力衰竭和（或）因心血管原因死亡］。尽管强化治疗组的主要综合转归和死亡率较低，但严重不良事件在这些患者中明显更为频繁，尤其是AKI更为频繁[26]。在重症监护病房之外，降低血压对于心血管疾病的预后和死亡率是非常有益的，但是这种治疗策略对肾功能仍然有风险。总之，SPRINT和SEPSISPAM试验的结果表明，慢性高血压患者较高的血压范围可能有益于肾功能。然而，"以肾为中心"的复苏应与副作用（如心律失常），以及与去甲肾上腺素输注时间有关的生存结局进行平衡。事实上，最新的个体患者数据荟萃分析表明，开始输注去甲肾上腺素6小时后MAP增加与死亡率显著升高相关，因此证实了高MAP目标组的心脏副作用发生率显著增高[27]。

因此，血压指标的个体化是复杂的。据报道，年龄[15]、慢性高血压[14]和升压药物启动延迟[27]都会影响死亡率和肾脏结果。这些临床特征应与新发心律失常的风险相平衡（◘表29.2）。

- 在感染性休克患者血流动力学管理的初始阶段，根据现有数据和最新指南，建议MAP目标为65 mmHg[8, 25]。
- 在特殊情况下，如慢性高血压，可以考虑更高的MAP靶点，但需要较高的升压药物负荷，这可能与心血管副作用有关。因此，将MAP目标增加到65 mmHg以上必须谨慎权衡。

◘表29.2　高MAP目标对患者和临床特征的影响

影响预后的基线特征	高MAP目标的影响[15]
年龄超过75岁	肾功能衰竭的减少[14]
升压药开始大于6小时	死亡率下降[27]
副作用	心律失常[14, 15]

总结

到目前为止，在感染性休克患者的初始复苏过程中，血压指标仍然是一个有争议的话题。建议MAP目标为65 mmHg。一些患者可能受益于较高的靶点，但MAP的增加可能与较高的血管升压素负荷和更频繁的心脏副作用有关。

要点

- 在最初的复苏，MAP作为相关血压目标。
- 复苏的目的是使MAP恢复到自动调节范围。
- 在临床实践中，MAP目标为65 mmHg。
- MAP目标应个体化，考虑到高升压药负荷的受益-风险比。

参考文献

［1］ Finfer SR, Vincent J-L, Vincent J-L, De Backer D. Circulatory shock. N Engl J Med. 2013; 369: 1726−34.

［2］ Johnson PC. Autoregulation of blood flow. Circ Res. 1986; 59: 483−95.

［3］ Bellomo R, Wan L, May C. Vasoactive drugs and acute kidney injury. Crit Care Med. 2008; 36: S179−86.

［4］ Cupples WA, Braam B. Assessment of renal autoregulation. Am J Physiol Renal Physiol. 2007; 292: F1105−23.

［5］ Strandgaard S, Olesen J, Skinhoj E, Lassen NA. Autoregulation of brain circulation in severe arterial hypertension. Br Med J. 1973; 1: 507−10.

［6］ De Backer D, Donadello K, Taccone F, Ospina-Tascon G, Salgado D, Vincent J-L. Microcirculatory altera-tions: potential mechanisms and implications for therapy. Ann Intensive Care. 2011; 1: 27.

［7］ Rochwerg B, Hylands M, Møller MH, et al. CCCS-SSAI WikiRecs clinical practice guideline: vasopressor blood pressure targets in critically ill adults with hypotension and vasopressor use in early traumatic shock. Intensive Care Med. 2017; 43: 1062−4.

［8］ Cecconi M, De Backer D, Antonelli M, et al. Consensus on circulatory shock and hemodynamic monitoring. Task force of the European Society of Intensive Care Medicine. Intensive Care Med. 2014; 40: 1795−815.

［9］ Bickell WH, Wall MJ, Pepe PE, Martin RR, Ginger VF, Allen MK, Mattox KL. Immediate versus delayed fluid resuscitation for hypotensive patients with penetrating torso injuries. N Engl J Med. 1994; 331: 1105−9.

［10］ O'Gara PT, Kushner FG, Ascheim DD, et al. 2013 ACCF/AHA guideline for the management of ST-elevation myocardial infarction: a report of the American College of Cardiology Foundation/American Heart Association Task Force on Practice Guidelines. Circulation. 2013; 127: e362−425.

［11］ Varpula M, Tallgren M, Saukkonen K, Voipio-Pulkki L-M, Pettilä V. Hemodynamic variables related to outcome in septic shock. Intensive Care Med. 2005; 31: 1066−71.

［12］ Dünser MW, Takala J, Ulmer H, Mayr VD, Luckner G, Jochberger S, Daudel F, Lepper P, Hasibeder WR, Jakob SM. Arterial blood pressure during early sepsis and outcome. Intensive Care Med. 2009; 35: 1225−33.

［13］ Dünser MW, Ruokonen E, Pettilä V, Ulmer H, Torgersen C, Schmittinger CA, Jakob S, Takala J. Associa-tion of arterial blood pressure and vasopressor load with septic shock mortality: a post hoc analysis of a multicenter trial. Crit Care. 2009; 13: R181.

［14］ Asfar P, Meziani F, Hamel J-F, et al. High versus low blood-pressure target in patients with septic shock. N Engl J Med. 2014; 370: 1583−93.

［15］ Canadian Critical Care Trials Group, Lamontagne F, Meade MO, et al. Higher versus lower blood pres-sure targets for vasopressor therapy in shock: a multicentre pilot randomized controlled trial. Inten-sive Care Med. 2016; 42: 542−50.

［16］ Badin J, Boulain T, Ehrmann S, et al. Relation between mean arterial pressure and renal function in the early phase of shock: a prospective, explorative cohort study. Crit Care. 2011; 15: R135.

［17］ Poukkanen M, Wilkman E, Vaara ST, et al. Hemodynamic variables and progression of acute kidney injury in critically ill patients with severe sepsis: data from the prospective observational FINNAKI study. Crit Care Lond Engl. 2013; 17: R295.

［18］ Deruddre S, Cheisson G, Mazoit J-X, Vicaut E, Benhamou D, Duranteau J. Renal arterial resistance in septic shock: effects of increasing mean arterial pressure with norepinephrine on the renal resistive index assessed with Doppler ultrasonography. Intensive Care Med. 2007; 33: 1557−62.

［19］ LeDoux D, Astiz ME, Carpati CM, Rackow EC. Effects of perfusion pressure on tissue perfusion in septic shock. Crit Care Med. 2000; 28: 2729−32.

［20］ Bourgoin A, Leone M, Delmas A, Garnier F, Albanèse J, Martin C. Increasing mean arterial pres-sure in patients with septic shock: effects on oxygen variables and renal function*. Crit Care Med. 2005; 33: 780−6.

［21］ Annane D, Vignon P, Renault A, et al. Norepinephrine plus dobutamine versus epinephrine alone for management of septic shock: a randomised trial. Lancet Lond Engl. 2007; 370: 676−84.

［22］ Russell JA, Walley KR, Singer J, et al. Vasopressin versus norepinephrine infusion in patients with sep-tic shock. N Engl J Med. 2008; 358: 877−87.

［23］ De Backer D, Biston P, Devriendt J, et al. Comparison of dopamine and norepinephrine in the treat-ment of shock. N Engl J Med. 2010; 362: 779−89.

［24］ Walkey AJ, Wiener RS, Ghobrial JM, Curtis LH, Benjamin EJ. Incident stroke and mortality associated with new-onset atrial fibrillation in patients hospitalized with severe Sepsis. JAMA. 2011; https://doi. org/10.1001/jama.2011.1615.

［25］ Rhodes A, Evans LE, Alhazzani W, et al. Surviving sepsis campaign: international guidelines for man-agement of sepsis and septic shock: 2016. Intensive Care Med. 2017; 43: 304−77.

［26］ The SPRINT Research Group. A randomized trial of intensive versus standard blood-pressure control. N Engl J Med. 2015; 373: 2103−16.

［27］ Lamontagne F, Day AG, Meade MO, et al. Pooled analysis of higher versus lower blood pressure targets for vasopressor therapy septic and vasodilatory shock. Intensive Care Med. 2018; 44: 12−21.

30. ICU 的经验：血管升压药的正确选用

Lessons from the ICU: Choosing the Right Vasopressor

Francesco Fiorini, David Antcife and Anthory C. Gordon

尹海燕·译，孟　玫·审校

© European Society of Intensive Care Medicine 2019

M R.Pinsky et al. (eds.), *Hemodynamic Monitoring*, *Lessons from the ICU*

https://doi.org/10.1007/978-3-319-69269-2_30

学习目标

血管升压药是一种有效的可用于危重症患者中产生血管收缩的药理学药物。由于血管阻力是平均动脉压（MAP）的重要决定因素，血管升压药对其有直接影响而被广泛用于心血管支持。

本章概述了目前实践中使用的主要血管收缩剂和其作用机制、优点、缺点和具有最新医学证据的相关临床应用。这将使读者了解并掌握在ICU如何根据临床适应证、期望的效果和副作用情况来选择血管升压药的相关知识。

30.1 简介

血管升压药的主要作用是通过增加动脉血管舒缩张力来改善平均动脉压（MAP），从而改善组织灌注，可表示为：

$$MAP = 心输出量 \times 总外周阻力$$

对于提高MAP的必要性的原因可能有多个，包括休克的处理、脑损伤中脑灌注的维持和急性肾损伤（AKI）和肝肾综合征的肾灌注优化。

血管升压药和正性肌力类药物的主要区别在于它们缺乏对心输出量（CO）的直接影响，尽管间接的"反射性"心血管变化经常发生。除此之外，几种药物同时具有正性肌力类药物和血管升压药的特性。血管收缩可以由不同类型的受体介导，血管升压药可以根据它们对肾上腺素能或其他受体的作用来分类。

所有的血管活性药物应参考的基本概念：

- 在开始进行血管收缩治疗之前，必须进行充分的液体复苏以恢复循环体积，改善CO和优化外周灌注。
- 大多数血管升压药遵循可变的剂量-反应关系，其影响取决于浓度和患者个体因素。考虑可能随之而来的并发症，这一点尤其重要，这将在本章后面讨论。
- 关于血管升压药剂量的使用是具有挑战性的。根据经验法则，通过使用低剂量的初始剂量并逐渐滴定可能是合适的。这应该基于患者的反应，期望的结果和副作用的监测，而不是针对预定的输注剂量。大多数血管升压药的半衰期相对较短，其剂量可根据需要进行调整。
- 血管升压药的给药方式一般是通过中心静脉通路输入。外周通路容易发生外渗，这可能导致局部组织的破坏性坏死。

30.2 肾上腺素能类血管升压药

肾上腺素能受体是遍布人体的G蛋白偶联受体，与心血管系统关系最密切的受体包括α受体和β受体。突触后α1受体和少量的α2受体通过直接刺激血管平滑肌引起血管收缩。在心肌中，α1受体也被证明具有轻微的变力作用，而不是变时效应[1,2]。此外，突触前α2受体是抑制去甲肾上腺素释放的负反馈回路的一部分。

β1受体在心肌中最为丰富，它们产生直接的变力和变时效应，而不会显著影响血管口径，还导致肾素释放增加和膀胱松弛。β2受体对应物负责平滑肌松弛，引起支气管扩张和血管扩张。在这些受体类别中，已经确定了几个进一步的亚型，然而由于目前尚无亚型特异性药物存在，它们的临床相关性还不确定。

肾上腺素能受体基因的多态性在高血压、冠心病和心力衰竭等慢性疾病中表现得尤为突出。虽然它们不太可能在发病机制中起致病作用，但可能会影响肾上腺素能药物的药效学[3]。在ICU患者中的重要性尚不清楚，还需要针对这一人群的进一步研究。在感染性休克中，β2受体多态性与死亡率和去甲肾上腺素需求增加相关[4]。

肾上腺素能血管升压药包括内源性儿茶酚胺，如去甲肾上腺素、肾上腺素和多巴胺，以及合成儿茶酚胺，常见的有苯肾上腺素、麻黄碱和间羟胺。

去甲肾上腺素 一种内源性儿茶酚胺和神经递质，在心血管系统中主要是一种直接的α1受体激动剂，同时具有一定的β1和β2受体激动作用。总的来说，它产生显著的全身性血管收缩，对心率的影响很小；它的轻度β激动剂效应被后负荷增加引起的反射性心动过缓所抵消。MAP和舒张压的升高认为可以改善冠状动脉血流，再加上β1受体的激活可以导致每搏输出量的适度增加。然而，心输出量是可变的，实际上可能会因为较大的后负荷和反射性心动过缓而降低。外源性去甲肾上腺素的半衰期为1.5分钟[5]。

去甲肾上腺素主要用于感染性休克，目前国际指南提倡将去甲肾上腺素作为一线血管升压药[6]。与多巴胺相比，去甲肾上腺素与较低的死亡率和较低的心律失常发生率有相关性[7, 8]，而肾上腺素更容易导致心动过速[9]。有趣的是，在美国全国去甲肾上腺素短缺时期，在受影响的中心中用于治疗感染性休克的苯肾上腺素增加，住院患者死亡率相应增加[10]。

去甲肾上腺素也可用于其他原因的休克。在心源性休克中，血管活性治疗可以帮助维持MAP和改善冠状动脉血流，作为最终诊断和治疗的支持性桥梁。在这种情况下，去甲肾上腺素可能需要与多巴酚丁胺联合使用[11]。与肾上腺素相比，去甲肾上腺素导致更低的心动过速、高乳酸血症和心律失常发生率[12]，其死亡率低于多巴胺[13]。

去甲肾上腺素在创伤性出血性休克引起的严重低血压中也有作用，而容量置换正在实现：除了其全身效应外，静脉收缩（尤其是内脏水平的）认为有助于将更多的容量转移到动脉循环中[14, 15]。

此外，如果特利升压素被禁用，它可用于Ⅰ型肝肾综合征（HRS）[6]和急性脑损伤，以达到理想脑灌注压（CPP）的目标[17]。在高血压治疗中，可以尝试用去甲肾上腺素作为增强血流动力学的一部分，用于治疗和预防蛛网膜下腔出血（SAH）后的血管痉挛。

肾上腺素 肾上腺素的药理作用比其直接前体去甲肾上腺素更广泛，β1和β2受体比α1受体优先激活。

在较低剂量下，它主要发挥β1激动剂的作用，而对血管张力的影响最小，因为血管平滑肌中的β2和α1刺激相互抵消。这会导致直接变力性和变时性，从而增加心输出量。高剂量时，它的α激动剂特性占优势，导致血管收缩。静脉注射肾上腺素的半衰期为2～3分钟。

目前在国际心脏骤停复苏指南中推荐使用肾上腺素[18, 19]，主要是因为肾上腺素具有α肾上腺素能作用。然而，证据是有限的且主要来自院外事件，虽然一些研究发现肾上腺素恢复自发循环的可能性更大，但这可能不会改善出院时的生存率和神经系统结果[20]。此外，早期给药（首次除颤后小于2分钟）与预后差有关[21]。它在院外心脏骤停中的作用正在研究中[22]。

如果单用去甲肾上腺素不足以达到目标MAP，肾上腺素仍然是感染性休克的合适二线药物[6]。然而，它可能会导致高乳酸盐血症，这可能与任何不良反应无关，但会使血清乳酸作为复苏目标的使用复杂化。

在心源性休克中，去甲肾上腺素和多巴酚丁胺的联合用药优于肾上腺素，因为与肾上腺素相关的心动过速和高乳酸血症的风险更大[11, 12]。

肌内或静脉注射肾上腺素被认为是用于过敏性休克的一线药物[23]，其益处除了血管收缩外，还与β2受体介导的支气管扩张有关。

多巴胺　多巴胺是去甲肾上腺素的直接前体，与其他内源性儿茶酚胺不同，它的激动作用超出了肾上腺素能受体范围。它是多巴胺受体，以及α和β肾上腺素能受体的有效激活剂。多巴胺受体也是G蛋白偶联受体，存在多种亚型，这些受体可分为D1型和D2型，而多巴胺是两者的非选择性激动剂。它们在心肌组织中的激活会产生一定程度的变力性和变时性，比肾上腺素受体作用更弱。在血管系统中，总体效应是血管扩张，尤其是在肾、肠系膜和内脏循环中[24]。

多巴胺对各种受体的生理作用很大程度上是剂量依赖性的[25, 26]，在某些浓度下，它几乎完全可以起到血管升压剂的作用。在选择初始剂量时，尤其是在向上滴定前，必须考虑这一点。

- 小剂量多巴胺［< 3 μg/（kg·min）］主要发挥多巴胺能效应，导致血管张力降低，心输出量轻度增加。此外，在肾脏中起到利尿钠激素的作用，减少近曲小管的钠重吸收，增加水的排泄量[27]。
- 中等剂量［< 10 μg/（kg·min）］可激活β1受体和更大的肌力效应，通常伴随心率的增加。
- 在较大剂量下［> 10 μg/（kg·min）］，多巴胺更类似于血管收缩剂，主要有α1受体效应。

多巴胺的血浆浓度可能非常多变，并且通常不能通过上述输注率来反映，特别是在危重患者中，多巴胺的清除率不太可能预测。因此，多巴胺的滴定应以其预期用途和临床效果为指导。静脉注射的半衰期约为2分钟。

多巴胺在重症监护病房的应用已受到一定的限制。在感染性休克中，由于死亡率和快速心律失常的发生率较高，已被去甲肾上腺素所取代[7, 8]。它在人群中的作用仅限于心动过缓和心律失常风险低的人群[6]。此外，危重病患者中"肾剂量"多巴胺的概念已基本被抛弃，因为在这组患者中，没有证明对肾功能有益[28, 29]。小剂量多巴胺有时报告的利尿增加可能是由其利钠作用介导的，而不是任何肾小球滤过的改善，因为它对输入和输出小动脉有非选择性血管扩张作用。在心源性休克中，与去甲肾上腺素相比，多巴胺与死亡率和心律失常反应的增加有关[13]。

苯肾上腺素　这种合成的选择性α1受体激动剂实际上没有β受体活性。因此，后负荷增加可导致无对抗性反射性心动过缓和心输出量减少。

苯肾上腺素可用于快速纠正突然发作的低血压或伴发的心动过速。进一步的应用包括在固定输出状态下的严重低血压，如主动脉狭窄和肥厚性梗阻性心肌病，以降低左心室流出道梯度。如上所述，在美国去甲肾上腺素短缺期间，随着苯肾上腺素使用量的增加，死亡率上升，这表明应谨慎对待其更广泛的应用[10]。

麻黄碱　与肾上腺素类似，麻黄碱是一种直接的α和β受体激动剂，但作用较弱。它的主要作用是通过一种间接机制，作为去甲肾上腺素释放剂作用于外周交感神经细胞，并抑制其再摄取[30]。这可能导致明显的快速反应，限制了其作用，尤其是在儿茶酚胺总量普遍枯竭的危重患者中。在麻醉实践中，它被制成丸剂来纠正暂时性低血压。

间羟胺　虽然主要通过α受体激动效应产生的血管收缩，但间羟胺也是一种适度的去甲肾上腺素释放剂。在ICU环境下，大剂量给药有助于逆转或预防气管插管期间的低血压。它也可以在患者的初始稳定期间，如在急诊科，或在获得中心静脉通路之前进行外周给药。

30.3 非肾上腺素能类血管升压药

儿茶酚胺可能与心肌需氧量的增加和快速心律失常有关，因此，非肾上腺素能化合物作为可能的血管升压素辅助剂引起了人们的关注。然而，目前尚不清楚它们是否会改善总体死亡率[31]。本节将讨论主要的非肾上腺素能血管升压药。

血管升压素　血管升压素是一种由垂体后叶释放的主要针对血清渗透压升高、低血容量和低血压反应的内源性应激激素。刺激血管升压素受体可导致几种效应，包括血管收缩，特别是在肌肉、皮肤和内脏血管（V1a受体），以及肺和冠脉循环中的血管扩张；水潴留（V2受体）；以及ACTH从垂体前叶（V1b受体）[32]的释放。源于血管升压素在危重护理中使用的证据表明，其水平在接受儿茶酚胺的感染性休克患者中显著降低[33]。在健康方面，血管升压素对循环系统的影响并不显著。然而，在休克状态下它可导致血管收缩，这种效应可通过阻断钾依赖性的ATP通道而增强[34]。

在感染性休克中，血管升压素可添加到去甲肾上腺素中，作为对儿茶酚胺治疗无效低血压的二线药物或用于减少去甲肾上腺素[6]的剂量。在一个大的随机对照试验中，血管升压素降低了不太严重的休克（那些最初需要较低去甲肾上腺素剂量的休克）的死亡率[35]。早期给药也与肾脏替代治疗的需求减少有关（虽然对肾衰竭的结果没有影响），并且对去甲肾上腺素维持作用是持续可见的[36, 37]。

特利加压素　特利加压素是一种合成的前体药物和升压素类似物，作用持续时间较长，对V1a受体[38]选择性稍大；其较长的半衰期意味着它可以作为静脉注射使用。

在GI上段的静脉曲张出血中，特利加压素被用作补充治疗，直到达到确切的止血[39]。它比血管升压素更有效，类似于球囊填塞控制出血[40, 41]，使用后死亡率类似于奥曲肽和生长抑素[39]。

除此之外，特利加压素可能有利于肝肾综合征（HRS），通过结合白蛋白，以抵消内脏血管扩张和改善肾功能[16]。这方面的证据主要局限于Ⅰ型且没有并发脓毒症的HRS，而且对与患者监护于去甲肾上腺素可以安全使用的区间时，它没有优势。

血管紧张素Ⅱ　肾素-血管紧张素-醛固酮系统是在低血压反应中激活的几种生理救援机制之一。血管紧张素Ⅱ的血管活性主要通过AT1受体介导，包括血管张力增加、醛固酮分泌、盐和水的潴留，以及血管升压素的释放。它在凝血和促炎反应中也有作用[42]。肺循环中的血管紧张素转换酶将血管紧张素Ⅰ转化为血管紧张素Ⅱ，血管扩张性休克被认为可能因为其对肺血管的损伤而影响这一过程。

在血管舒张性休克中，外源性血管紧张素Ⅱ除了能使高剂量的血管升压素在MAP中获得早期（在前3小时）改善外，对背景血管升压素剂量还有维持作用，且无明显不良反应[43]。然而，这仍需要更多的证据来充分了解其对重要临床结果的影响。

30.4 不良反应

使用血管升压药治疗时必须密切监测，尤其是因为它们对心血管的影响会产生严重的不良反应，包括组织灌注不足、快速性心律失常和心肌梗死。

过度的血管收缩会损害外周血液循环，特别是皮肤和手指。这种情况通常是逐渐发展的，很少会发生突然的动脉闭塞，并威胁到四肢或肠道的灌注。目前尚不清楚血管升压药是否为造成这种情况的唯一原因，因为严重的循环性休克本身也会显著损害外周血流量。因此，总体来说，维持令人满意的平均动脉压总体上仍然可能有更大的益处。据报道，这些心血管休克事件的发生率在去甲肾上腺素组为6.5%，多巴胺组为9.2%，其中大多数为轻度皮肤缺血[13]。虽然加入血管升压素确实对去甲肾上腺素有一定的抑制作用，但它仍然是一种血管收缩剂，并不能改变这些反应的发生率[35]。如果怀疑外周血灌注不足，则必须对患者进行全面的评估，并确定是否经过了适当的复苏或过度收缩血管，或者可能已经发展为心源性休克的叠加因素。

血管升压药导致的快速性心律失常，是由于血管生理学和心肌兴奋性的联合改变所致。一般认为通过β1受体刺激直接作用于心肌的药物更容易发生这种情况，如多巴胺（24.1%）比去甲肾上腺素（12.4%）的心律失常发生率更高[13]。在将其归因于血管升压药治疗之前，应像往常一样先调查快速心律失常的原因。除了治疗异常心脏节律外，还应优化液体和电解质状态，并考虑改用较不容易引起心律失常的α受体选择性药物或血管升压素。

血管活性物质引起的血流动力学改变会增加心肌耗氧量[12]，特别是在随后发生心动过速的情况下，对于危重患者，这可能与心肌梗死有关。因此，在使用血管收缩剂时，必须进行持续的心脏监测，并在病情恶化时进行12导联心电图（ECG）检查。

β1受体的激活可以降低胰岛素敏感性，进而导致高血糖[26]，而外源性胰岛素和其他皮下药物的吸收可能会因为局部血管收缩而减少。在危重患者中，血糖不受控制与不良预后有关，应密切监测。

局部血管升压药外渗导致血管过度收缩和组织坏死。通过中心静脉入路给药可以降低这种风险，在使用前应该适当地放置和固定静脉入路。如果确实发生了外渗，血管升压药输液应该移到不同的中心静脉端口。局部皮下注射酚妥拉明（一种选择性的α受体拮抗剂）可能有助于逆转过度的血管收缩，同时应该寻求整形手术的帮助。

对临床实践的意义

用于特定临床情况的主要血管升压药（■表30.1）和成人常用剂量（■表30.2）如下所示。这只是一个指示性的总结，在医疗实践中，这些决定将受到几个方面的影响，包括临床适应证、经验、患者因素和相关的最新指南和证据。

■表30.1　临床特定情况下使用的主要血管升压药综述

临 床 情 况	血 管 升 压 药
感染性休克	一线选择用药是去甲肾上腺素 必要时可加用血管升压素或肾上腺素以增加MAP 必要时可加用血管升压素以减少去甲肾上腺素用量 如果持续低灌注，考虑加用多巴酚丁胺
心源性休克	去甲肾上腺素和（或）多巴酚丁胺
过敏	肾上腺素（IM，除非有静脉注射经验）
上消化道出血	特利加压素（如果怀疑静脉曲张来源）
I 型肝肾综合征	特利加压素 如果在适当的护理环境和（或）特利加压素禁忌的情况下考虑去甲肾上腺素

（续表）

临 床 情 况	血 管 升 压 药
心脏骤停	肾上腺素（如果不可电击或持续可电击心律）
脑损伤	去甲肾上腺素（如适用）

GI：胃肠道；HRS：肝肾综合征

■表30.2　广泛使用的血管升压药成人常用指示性剂量

血 管 升 压 药	典 型 剂 量
去甲肾上腺素	$0 \sim 1.0$ μg/（kg·min）静脉滴注
	$0 \sim 0.5$ μg/（kg·min）静脉滴注
肾上腺素	1 mg静脉推注（心脏骤停）
	0.5 mg肌肉注射（过敏反应）
多巴胺	$0 \sim 20$ μg/（kg·min）静脉滴注
苯肾上腺素	$0.1 \sim 0.5$ mg缓慢静脉推注
麻黄素	$3 \sim 6$ mg缓慢静脉推注
间羟胺	$0 \sim 10$ mg/h静脉滴注
	$0.5 \sim 5$ mg缓慢静脉推注
血管升压素	$0 \sim 0.03$ U/min静脉滴注（在某些研究中高达0.06 U/min）
特利加压素	$1 \sim 2$ mg静脉推注

总结

血管升压药是ICU心血管支持的重要治疗方法。

儿茶酚胺被广泛用于这一目的，它们的作用主要是通过 α 肾上腺素能受体血管收缩和 β 受体激动剂变力和变时性介导的。

人们对非肾上腺素能药物越来越感兴趣，希望减少儿茶酚胺相关的并发症，并在儿茶酚胺剂量增加时提供进一步的支持。非肾上腺素能药物已证明具有抑制肾上腺素的作用，在某些情况下也有类似的效果。随着对其功能的进一步研究，它们可能会与肾上腺素能血管升压药一起在ICU中得到越来越多的应用。

除此之外，基因多态性会影响机体对血管升压素的反应，而更好的理解将有助于将来制定个性化的治疗方案。

要点

- 血管升压药主要通过增加血管张力来增加平均动脉压。
- 开始血管升压药治疗时，应确保适当的液体复苏。

确定血流动力学不稳定的原因将有助于指导血管升压药的选择（如脓毒症性休克中时使用去甲肾上腺素）。

血管升压药可发生严重的并发症，密切的监测对及早发现并采取行动至关重要。

参考文献

[1] Landzberg JS, Parker JD, Gauthier DF, Colucci WS. Effects of myocardial alpha 1-adrenergic receptor stimulation and blockade on contractility in humans. Circulation. 1991; 84: 1608−14.

[2] Williamson AP, Seifen E, Lindemann JP, Kennedy RH. WB4101-and CEC-sensitive positive inotropic actions of phenylephrine in rat cardiac muscle. Am J Phys. 1994; 266: H2462−7.

[3] Brodde O-E. Beta1-and beta2-adrenoceptor polymorphisms and cardiovascular diseases. Fundam Clin Pharmacol. 2008; 22: 107−25.

[4] Nakada T, Russell JA, Boyd JH, Aguirre-Hernandez R, Thain KR, Thair SA, Nakada E, McConechy M, Wal-ley KR. Beta2-Adrenergic receptor gene polymorphism Is associated with mortality in septic shock. Am J Respir Crit Care Med. 2010; 181: 143−9.

[5] Benedict CR, Fillenz M, Stanford C. Changes in plasma noradrenaline concentration as a measure of release rate. Br J Pharmacol. 1978; 64: 305−9.

[6] Rhodes A, Evans LE, Alhazzani W, et al. Surviving sepsis campaign. Crit Care Med. 2017; 45: 486−552.

[7] Avni T, Lador A, Lev S, Leibovici L, Paul M, Grossman A. Vasopressors for the treatment of septic shock: systematic review and meta-analysis. PLoS One. 2015; 10: 1−17.

[8] Gamper G, Havel C, Arrich J, Losert H, Pace NL, Müllner M, Herkner H. Vasopressors for hypotensive shock. Cochrane Database Syst Rev. 2016; https://doi.org/10.1002/14651858.CD003709.pub4.

[9] Myburgh JA, Higgins A, Jovanovska A, Lipman J, Ramakrishnan N, Santamaria J. A comparison of epinephrine and norepinephrine in critically ill patients. Intensive Care Med. 2008; 34: 2226−34.

[10] Vail E, Gershengorn HB, Hua M, Walkey AJ, Rubenfeld G, Wunsch H. Association between US norepi-nephrine shortage and mortality among patients with septic shock. JAMA. 2017; 317: 1433.

[11] Levy B, Bastien O, Karim B, et al. Experts' recommendations for the management of adult patients with cardiogenic shock. Ann Intensive Care. 2015; 5: 17.

[12] Levy B, Perez P, Perny J, Thivilier C, Gerard A. Comparison of norepinephrine-dobutamine to epineph-rine for hemodynamics, lactate metabolism, and organ function variables in cardiogenic shock. A prospective, randomized pilot study. Crit Care Med. 2011; 39: 450−5.

[13] De Backer DP, Biston P, Devriendt J, Madl C. Comparison of dopamine and norepinephrine in the treat-ment of shock. N Engl J Med 2010; 362: 779−89.

[14] Rossaint R, Bouillon B, Cerny V, et al. The European guideline on management of major bleeding and coagulopathy following trauma: fourth edition. Crit Care. 2016; 20: 100.

[15] Gelman S, Mushlin P. Catecholamine-induced changes in the splanchnic circulation affecting systemic hemodynamics. Anesthesiology. 2004; 100: 434−9.

[16] Ginès P, Angeli P, Lenz K, et al. EASL clinical practice guidelines on the management of ascites, spon-taneous bacterial peritonitis, and hepatorenal syndrome in cirrhosis. J Hepatol. 2010; 53: 397−417.

[17] Bratton SL, Chestnut RM, Ghajar J, et al. Cerebral perfusion thresholds. J Neurotrauma. 2007; 24: S59−64.

[18] Soar J, Nolan JP, Böttiger BW, et al. European Resuscitation Council Guidelines for Resuscitation 2015. Section 3. Adult advanced life support. Resuscitation. 2015; 95: 100−47.

[19] Link MS, Berkow LC, Kudenchuk PJ, et al. Part 7: adult advanced cardiovascular life support: 2015 American Heart Association guidelines update for cardiopulmonary resuscitation and emergency cardiovascular care. Circulation. 2015; 132: S444−64.

[20] Long B, Koyfman A. Emergency medicine myths: epinephrine in cardiac arrest. J Emerg Med. 2017; 52: 809−14.

[21] Andersen LW, Kurth T, Chase M, Berg KM, Cocchi MN, Callaway C, Donnino MW. Early administration of epinephrine (adrenaline) in patients with cardiac arrest with initial shockable rhythm in hospital: propensity score matched analysis. BMJ. 2016; 353: i1577.

[22] Perkins GD, Quinn T, Deakin CD, et al. Pre-hospital assessment of the role of adrenaline: measuring the effectiveness of drug administration in cardiac arrest (PARAMEDIC-2): trial protocol. Resuscitation. 2016; 108: 75−81.

[23] Truhlář A, Deakin CD, Soar J, et al. European Resuscitation Council Guidelines for Resuscitation 2015. Section 4. Cardiac arrest in special circumstances. Resuscitation. 2015; 95: 148−201.

[24] Bangash MN, Kong ML, Pearse RM. Use of inotropes and vasopressor agents in critically ill patients. Br J Pharmacol. 2012; 165: 2015−33.

[25] Calabrese EJ. Dopamine: biphasic dose responses. Crit Rev Toxicol. 2001; 31: 563−83.

[26] Jentzer JC, Coons JC, Link CB, Schmidhofer M. Pharmacotherapy update on the use of vasopressors and inotropes in the intensive care unit. J Cardiovasc Pharmacol Ther. 2015; 20: 249−60.

[27] Denton MD, Chertow GM, Brady HR. "Renal-dose" dopamine for the treatment of acute renal failure: scientific rationale, experimental studies and

clinical trials. Kidney Int. 1996; 50: 4−14.

[28] Marik PE. Low-dose dopamine: a systematic review. Intensive Care Med. 2002; 28: 877−83.

[29] Kellum JA, Decker JM. Use of dopamine in acute renal failure: a meta-analysis. Crit Care Med. 2001; 29: 1526−31.

[30] Kobayashi S, Endou M, Sakuraya F, Matsuda N, Zhang X-H, Azuma M, Echigo N, Kemmotsu O, Hattori Y, Gando S. The sympathomimetic actions of l-ephedrine and d-pseudoephedrine: direct receptor activation or norepinephrine release? Anesth Analg. 2003; 97: 1239−45.

[31] Belletti A, Musu M, Silvetti S, et al. Non-adrenergic vasopressors in patients with or at risk for vasodila-tory shock. A systematic review and meta-analysis of randomized trials. PLoS One. 2015; 10: 1−13.

[32] Russell JA. Bench-to-bedside review: Vasopressin in the management of septic shock. Crit Care. 2011; 15: 226.

[33] Landry DW, Levin HR, Gallant EM, Ashton RC, Seo S, D'Alessandro D, Oz MC, Oliver JA. Vasopressin deficiency contributes to the vasodilation of septic shock. Circulation. 1997; 95: 1122−5.

[34] Holmes CL, Patel BM, Russell JA, Walley KR. Physiology of vasopressin relevant to management of septic shock. Chest. 2001; 120: 989−1002.

[35] Russell JA, Walley KR, Singer J, et al. Vasopressin versus norepinephrine infusion in patients with sep-tic shock. N Engl J Med. 2008; 358: 877−87.

[36] Gordon AC, Mason AJ, Thirunavukkarasu N, et al. Effect of early vasopressin vs norepinephrine on kid-ney failure in patients with septic shock: the VANISH randomized clinical trial. JAMA. 2017; 316: 509−18.

[37] Polito A, Parisini E, Ricci Z, Picardo S, Annane D. Vasopressin for treatment of vasodilatory shock: An ESICM systematic review and meta-analysis. Intensive Care Med. 2012; 38: 9−19.

[38] Bernadich C, Bandi JC, Melin P, Bosch J. Effects of F-180, a new selective vasoconstrictor peptide, com-pared with terlipressin and vasopressin on systemic and splanchnic hemodynamics in a rat model of portal hypertension. Hepatology. 1998; 27: 351−6.

[39] National Institute for Health and Clinical Excellence. Management of acute upper gastrointestinal bleeding. (Clinical guideline 141.) 2012. http:// guidance.nice.org.uk/CG141.

[40] Freeman JG, Cobden I, Lishman AH, Record CO. Controlled trial of terlipressin ('Glypressin') versus vasopressin in the early treatment of oesophageal varices. Lancet. 1982; 2: 66−8.

[41] Fort E, Sautereau D, Silvain C, Ingrand P, Pillegand B, Beauchant M. A randomized trial of terlipressin plus nitroglycerin vs. balloon tamponade in the control of acute variceal hemorrhage. Hepatology. 1990; 11: 678−81.

[42] Corrêa TD, Takala J, Jakob SM. Angiotensin II in septic shock. Crit Care. 2015; 19: 98.

[43] Khanna A, English SW, Wang XS, et al. Angiotensin II for the treatment of vasodilatory shock. N Engl J Med. 2017; 377: 419−30.

31. 液体复苏
Fluid Resuscitation

Peter Buhl Hjortrup and Anders Perner

康 凯·译，孟 玫·审校

© European Society of Intensive Care Medicine 2019

M. R. Pinsky et al. (eds.), *Hemodynamic Monitoring*, Lessons from the ICU,

https://doi.org/10.1007/978-3-319-69269-2_31

学习目标

在这一章中，我们将分析液体复苏的不同方面，以提供决策。这将包括分析液体复苏的基本原理，评估不同类型的复苏液体，并在现有证据的基础上提供液体治疗的适用方法。

31.1 简介

液体复苏在重症医学治疗中是一种非常常见的干预措施，已经应用了近两个世纪。液体复苏缺乏公认的定义，但可以定义为在休克情况下以改善循环为目的的静脉输液。大多数静脉输液化合物都很便宜，而且很容易获得。

静脉输液改善循环的主要机制是通过增加前负荷、增加每搏输出量（简称每搏量），进而增加心输出量。然而，静脉输液也有潜在的副作用，包括电解质紊乱、器官和外周组织水肿，这些可能导致通气、肾功能和循环功能受损。利弊之间的平衡目前还没有完全阐明，因此，临床医师的液体治疗决策多根据患者的病史、病理生理学和低质量的证据。

31.2 静脉液体复苏的生理学原理

1832年，Thomas Latta医师用大量生理盐水静脉注射治疗严重脱水的霍乱患者，这成为历史上首次记录了静脉液体复苏的使用[1]。液体输注在某种程度上具有挑战性，因为当时主要的治疗方法是泻药、催吐和静脉注射[2]；从那时起，很少有人质疑输液弥补严重液体缺失的策略。管理超负荷静脉输液的概念是基于二十世纪早期生理学家欧Ernest Starling和Otto Frank，也就是"Frank-Starling机制"发现，当所有其他变量不变时，增加的舒张末期容积会增加每搏量，直到心脏过度膨胀、每搏量减少的临界点为止。因此，液体复苏的理念是增加静脉回流和前负荷，进而增加每搏量和心输出量。

31.2.1 液体反应性

"液体反应性"一词源于frank-Starling机制，用于患者对通过液体复苏增加每搏量和（或）心脏输出量时（通常增加10%～15%）的反应。相反，如果每搏量/心输出量没有增加，则使用"无反应性"一词。液体复苏可以通过固定的静脉通路进行补液或通过被动抬腿试验来增加静脉血回流来完成[3]。许多有创和无创技术可评估每搏量/心输出量。重要的是，不管使用的评估技术是否有效，"积极"的液体反应并不一定意味着患者从液体复苏中获益——可能只是每搏量/心输出量增加。

31.2.2 不良反应

所有医疗干预都与潜在的有利影响和不利影响有关，静脉输液也不例外。在几项观察性研究中，证实液体平衡的增加与预后不良相关[4-6]。器官水肿阻碍了氧气向组织（包括但不限于肺）的扩散，这可能导致这些结果。较多的液体输注也会增加电解质紊乱的风险，特别是在排泄障碍的急性肾损伤（AKI）的情况下。高钠血症在大量输液后常见，对于AKI的患者，将血浆钠恢复到可接受的值对临床医师来说是一个重大挑战。尽管静脉输液的使用历史悠久，但对于可能潜在的副作用，目前还不完全清楚。由于循环受损的发热儿童接受盐水或白蛋白补液，与不接受补液的儿童相比死亡率增加，导致FEAST随机临床试验提前终止[7]。随后对观察到的死亡率增加的分析表明，导致死亡的主要原因是心力衰竭而不是呼吸衰竭，这说明液体复苏的生理学仍尚未被医学界完全理解[8]。

31.3 液体管理的时机

临床医师决定是否开始静脉输液是一个永久的挑战，也仍然是一个值得讨论的问题。不幸的是，现有证据未给予明确和易于应用的建议。回答两个看似简单的临床问题对做决定尤为重要。

- 我们需要干预吗？
- 如果干预，补液有可能受益吗？

■ 我们需要干预吗？

是否干预循环系统在某些情况下是显而易见的［如感染性休克，平均动脉压（MAP）40 mmHg，心率150次/分，乳酸10 mmol/L］，但在许多情况下并不清楚（如脓毒症，MAP 62 mmHg，心率110次/分，乳酸1.9 mmol/L）。为了决定是否干预，需要进行详细的临床检查和收集可用的血流动力学监测结果（■图31.1）。低灌注的特征，观察乳酸和皮肤花斑等，可能优于替代指标如心率、血压，特别是脓毒症、尿量，因为前者能够提示循环容量不能满足器官的供应/需求。进一步采用肺动脉导管（PAC）的有创血流动力学监测与无创血流动力学监测相比并无益处[9]。因此，观察性研究表明，大多数临床医师在评估液体复苏适应证时使用简单的标志物而不是先进的血流动力学测量——最常见的是低血压/大剂量血管升压素、少尿和高血浆乳酸值[10,11]。此外，简单的临床检查结果如皮肤花斑和毛细血管充盈时间与死亡率的增加有关[12,13]，然而，与不良结局的关联并不意味着干预会使患者受益，而且缺乏对这些血流动力学损害标志物的干预来评估利弊的试验。

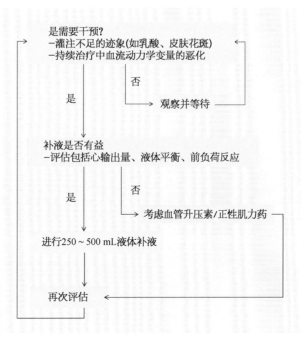

■图31.1 临床医师评估患者血流动力学流程图

■ 如果干预，补液有可能受益吗？

面对一个血流动力学不稳定的患者，临床医师基本上有三种选择：输液、血管升压素/正性肌力药物、观察等待。如果观察等待无明显效果（见上面），那么就需要评估补液是否是有益的（■图31.1）。由于液体复苏的潜在好处是增加心输出量，所以临床医师首先必须评估患者的心输出量/每搏量是否不足。测量心排血量的临床金标准是使用有创的热稀释法，但这项技术的常规使用并没有改善预后[14, 15]。有人建议使用损伤较小的心输出量测量方法，包括脉搏轮廓分析和超声心动图[16, 17]，但这些方法均未在休克患者中得到充分验证。简单的方法，如中心静脉血氧饱和度[18]、四肢温度梯度或拇趾温度的监测是较易操作的替代方法[19]。

如果需要增加心输出量，那么评估是否进行液体复苏是很有必要的。目前虽然已经存在几种无论是否补液均可评估液体反应性的先进技术，但仍然没有找到适用于大多数患者精确而准确的微创方法。被动抬腿试验显示了对液体反应性的可能预测，但需要根据每搏量的变化来评估液体反应性[20]。在临床检查中，精确的液体平衡出入量可能会提供重要的信息。一个较多的液体正平衡，外周组织水肿和已确定的少尿AKI应引起进一步液体输注的关注（■表31.1）。另外，液体负平衡和从肠道或其他引流导致的液体丢失应该加强补液。旨在增加中心静脉压（CVP）的液体复苏先前已被国际指南[21]推广，但是CVP对液体反应性的预测价值较低，以增加CVP的液体给药目标不应再作为标准实践[22]。

■表 31.1　支持和反对液体复苏的临床变量

类　　别	支持液体复苏	反对液体复苏
强　烈	可观察到的液体丢失	肺水肿
		既往补液无效
中　等	皮肤花斑	外周水肿
	低 $ScvO_2/SvO_2$	已知心力衰竭
	低心输出量	前负荷反应性差
	毛细血管再充盈时间延长	低尿量AKI
	血乳酸升高，如 > 4mmol/L	
	四肢的温度梯度	
一　般	低CVP	高CVP
	低MVP	
	心率快	
	少尿	
	较大剂量血管升压素	
	前负荷反应性良好	

缩写：$ScvO_2$：中心静脉氧饱和度；SvO_2：混合静脉饱和度；CVP：中心静脉压；MAP：平均动脉压

如果决定进行液体输注，最重要的是在补液后对患者进行重新评估。为了进行有意义的再次评估，可以一次性给予固定剂量的补液（如250 ~ 500 mL）。这方面最重要的观察指标是导致液体输注的数值/观察数据，同时一定要评估不良反应，如呼吸功能恶化，定期监测血浆电解质浓度。

31.4 液体复苏的效果

有必要了解医疗干预的利与弊之间的平衡，以便为其使用提供建议。患者的重要结果，如生存和生活质量，是特别感兴趣的，因为它们本身就是评估有益影响和有害影响之间的平衡。液体容积随机试验的结果目前是很有限。最近一项关于ARDS和脓毒症液体负荷的荟萃分析只包括了11项试验，因此结果也由于样本量问题并不精确[23]。虽然对死亡率估计倾向于液体限制，但结果没有统计学意义。液体限制与减少机械通气使用相关，但这一结果很大程度上是由FACTT对急性肺损伤[14]患者进行的试验证明的，而且还有其他潜在的危害。在低灌注的非洲儿童中，给予一次性补液的儿童死亡率明显高于非一次性补液的儿童[7]，在一项对感染性休克患者的小型试验中，限制性液体复苏策略与标准治疗相比，AKI的发生率减少[24]。

以液体复苏为例，通常在给药后立即测量血流动力学效应，但不良反应可能在较长的时间内积累。传统上，液体反应是指患者对液体输注立即出现的反应（＜30分钟），但持续效果的研究极少，现已有瞬变效应的报道，即在液体反应性研究中，液体输注后最初增加的心输出量可能在90分钟内会恢复到基线水平[25]。与此相一致的是，在CLASSIC随机试验的事后分析中，随着液体复苏剂量的增加，未观察到感染性休克患者的尿量、血管升压素剂量或血乳酸水平有明显影响[24]。因此，持续的血流动力学效应还未被证实，在"积极"液体挑战后续的反复液体复苏可能会带来长期的不良反应。

31.4.1 液体复苏与AKI

少尿是最常见的液体复苏指征之一，但支持这一做法的数据有限。这种做法的理由很可能是少尿被解释为肾血流减少引起的肾前性AKI。这种观念可能过于简单化，尤其是在脓毒症的情况下，AKI与肾血流的增加有关[26-28]。尽管没有强有力的证据，但有数据表明液体复苏可能加重而不是减轻AKI[23, 24, 29]。如果由于尿量减少而实施液体复苏，应特别警惕与反应性相关。如果尿量对液体复苏有适度的反应，可能需要几天的时间排出体内额外的液体，而且不需要进一步的干预。

31.5 复苏液体类型的选择

当谈到液体复苏时，复苏液体类型的选择是另一个激烈讨论的话题。基本上只能在晶体（盐或缓冲盐溶液）和胶体（人血白蛋白或合成胶体）之间进行选择。研究最多的是含羟基乙基淀粉的合成胶体，它的应用与增加死亡率和肾替代治疗的使用相关，因此不推荐使用[30-32]。与晶体液相比，人血白蛋白溶液似乎是安全的，其潜在的减容效应约为晶体1.3倍，但还没有确凿的证据显示其益处，而且白蛋白是一种昂贵而有限的资源[33, 34]。

等渗盐已经使用了几十年，但已逐渐被缓冲盐溶液，如乳酸/醋酸Ringer液所取代[35]。使用含氯溶液如盐水与AKI有关[36]，但缺乏因果关系的确凿证据。经常应用的缓冲盐溶液，通常称"平衡盐"，是指与乳酸、醋酸、葡萄糖酸和（或）苹果酸等阴离子缓冲的结晶液，其氯含量低于盐水。这些非生理浓度的阴离子的影响目前尚不清楚。值得注意的是，缓冲盐溶液通常含有较低浓度的钠（约130 mmol/L），相比盐水能够降低患者的血钠水平[37]。另外，如果肾脏的钠排泄量低于输入量，使用缓冲液仍有高钠血症的风险。关于生理盐水和缓冲盐溶液的最佳证据是SPLIT试验的结果。在这一组随机试验中，相对较低疾病严重程度的ICU患者被分配到生理盐水或缓冲盐溶液中，两组在AKI标志物和死亡率等主要结果上无差异[38]。目前，一项比较缓冲盐溶液和生理盐水的大型随机试验正在进行中，在结果报道之前，生理盐水和缓冲盐溶液都是可行的选择，然而，在治疗期间应观察血钠和碱剩余的变化，因为应用缓冲溶液和生理盐水有低钠血症和高氯性酸中毒的风险[37]。

总结

几十年来，液体复苏一直是重症医学中最常见的干预手段之一，而且大多数类型的液体都是廉价且容易获得的，但包括血流动力学效应在内的影响尚未完全清楚。此外，即使在标准做法范围内，较多的液体输入也会造成危害。起始，特别是持续的液体复苏应该基于临床检查和血流动力学评估，并警惕地监测补液不良反应的迹象。

要点

- 液体是一种药物，只有判断潜在的益处大于潜在害处时，才能够应用，为了使这项评估成为一项相关的病史，临床检查和评估血流动力学变量是必要的。
- 如果血流动力学不稳定，有两个临床问题需要回答。① 是否需要干预？② 如果是，液体可能是有益的吗？
- 输液后，重新评估是评估是否需要进一步补液至关重要的方法。

31.6 问题

❓ 一项检查发现患者存在液体反应性提示患者需要补液。

❓ 缓冲晶体液可能降低血钠水平。

❓ 第一次记录使用静脉注射液体是为了增加心输出量。

❓ Frank-Starling 机制表示增加舒张末期容积会增加每搏量，直到临界点为止。

❓ 液体输注的常见指征是监测结果显示心输出量减少。

❓ 器官水肿导致器官衰竭是大量补液的潜在风险。

❓ 基于先进的血流动力学监测指导的液体复苏比简单的血流动力学变量对重症患者更有益。

❓ 四肢的温度梯度可以作为心输出量的替代。

❓ 中心静脉压对液体反应性有很高的预测价值。

❓ 缓慢持续输液比单次输注提高了评估血流动力学效应的能力。

❓ 大量输注钠含量为 130 mmol/L 的缓冲盐溶液可引起高钠血症（血浆钠 > 145 mmol/L）。

❓ 1 L 的胶体溶液与 3 L 的晶体溶液具有同样的效力。

❓ 被动抬腿试验后的平均动脉压升高是液体反应性的有力预测因子。

❓ 缓冲盐溶液，如 Ringer 液，含有与血浆等值的碳酸氢根阴离子。

❓ 血乳酸值 > 4 mmol/L 提示灌注不足。

❓ 脉搏轮廓分析是测量心输出量的金标准。

❓ 液体复苏后的再次评估很重要。

❓ 尿量减少通常是由于肾血流量减少。

❓ 谨慎等待是一个有效的选择，而不是用液体和（或）血管升压素进行干预。

❓ 合成胶体可能导致肾衰竭。

31.7 答案

✔ 错

✔ 对

✔ 错

✔ 对

✔ 错

✔ 对

✔ 错

✔ 对

✔ 错

✔ 错

✔ 对

✔ 错

✔ 错

✔ 错

✔ 对

✔ 错

✔ 对

✔ 错

✔ 对

✔ 对

参考文献

［1］ Latta T. Malignant Cholera. Lancet. 1832; 18(460): 274-80.

［2］ Mackintosh J. Principles of pathology and practice of physic. 3rd ed. Philadelphia: Key & Briddle; 1836.

［3］ Vincent J-L, Weil MH. Fluid challenge revisited. Crit Care Med. 2006; 34(5): 1333-7.

［4］ Boyd JH, Forbes J, Nakada T-A, Walley KR, Russell JA. Fluid resuscitation in septic shock: a positive fluid balance and elevated central venous pressure are associated with increased mortality. Crit Care Med. 2011; 39(2): 259-65.

［5］ Vaara ST, Korhonen A-M, Kaukonen K-M, Nisula S, Inkinen O, Hoppu S, et al. Fluid overload is associ-ated with an increased risk for 90-day mortality in critically ill patients with renal replacement ther-apy: data from the prospective FINNAKI study. Crit Care. 2012; 16(5): R197-R.

［6］ Acheampong A, Vincent J-L. A positive fluid balance is an independent prognostic factor in patients with sepsis. Crit Care. 2015; 19(1): 251.

［7］ Maitland K, Kiguli S, Opoka RO, Engoru C, Olupot-Olupot P, Akech SO, et al. Mortality after fluid bolus in African children with severe infection. N Engl J Med. 2011; 364(26): 2483-95.

［8］ Maitland K, George EC, Evans JA, Kiguli S, Olupot-Olupot P, Akech SO, et al. Exploring mechanisms of excess mortality with early fluid resuscitation:

insights from the FEAST trial. BMC Med. 2013; 11: 68.

[9] Wheeler AP, Bernard GR, Thompson BT, Schoenfeld D, et al. Pulmonary-artery versus central venous catheter to guide treatment of acute lung injury. N Engl J Med. 2006; 354(21): 2213−24.

[10] Bihari S, Baldwin CE, Bersten AD, Ou J, Holt AW, Prakash S, et al. Post resuscitation fluid boluses in severe sepsis or septic shock: prevalence and efficacy (price study). Crit Care Resusc. 2013; 12(1): 66−70.

[11] Cecconi M, Hofer C, Teboul J-L, Pettila V, Wilkman E, Molnar Z, et al. Fluid challenges in intensive care: the FENICE study: a global inception cohort study. Intensive Care Med. 2015; 41(9): 1529−37.

[12] Ait-Oufella H, Lemoinne S, Boelle PY, Galbois A, Baudel JL, Lemant J, et al. Mottling score predicts survival in septic shock. Intensive Care Med. 2011; 37(5): 801−7.

[13] Ait-Oufella H, Bige N, Boelle PY, Pichereau C, Alves M, Bertinchamp R, et al. Capillary refill time exploration during septic shock. Intensive Care Med. 2014; 40: 958−64.

[14] Wiedemann HP, Wheeler AP, Bernard GR, Thompson BT, Hayden D, DeBoisblanc B, et al. Comparison of two fluid-management strategies in acute lung injury. N Engl J Med. 2006; 354(24): 2564−75.

[15] Harvey S, Harrison DA, Singer M, Ashcroft J, Jones CM, Elbourne D, et al. Assessment of the clinical effectiveness of pulmonary artery catheters in management of patients in intensive care (PAC-Man): a randomised controlled trial. Lancet. 2005; 366(9484): 472−7.

[16] Mehta Y, Arora D. Newer methods of cardiac output monitoring. World J Cardiol. 2014; 6(9): 1022−9.

[17] Wetterslev M, Moller-Sorensen H, Johansen RR, Perner A. Systematic review of cardiac output mea-surements by echocardiography vs. thermodilution: the techniques are not interchangeable. Inten-sive Care Med. 2016; 42(8): 1223−33.

[18] Perner A, Haase N, Wiis J, White JO, Delaney A. Central venous oxygen saturation for the diagnosis of low cardiac output in septic shock patients. Acta Anaesthesiol Scand. 2010; 54(1): 98−102.

[19] Joly HR, Weil MH. Temperature of the great toe as an indication of the severity of shock. Circulation. 1969; 39(1): 131−8.

[20] Cavallaro F, Sandroni C, Marano C, La Torre G, Mannocci A, De Waure C, et al. Diagnostic accuracy of passive leg raising for prediction of fluid responsiveness in adults: systematic review and meta-analysis of clinical studies. Intensive Care Med. 2010; 36(9): 1475−83.

[21] Bone RC, Balk RA, Cerra FB, Dellinger RP, Fein AM, Knaus WA, et al. Definitions for sepsis and organ failure and guidelines for the use of innovative therapies in sepsis. The ACCP/SCCM Consensus Con-ference Committee. American College of Chest Physicians/Society of Critical Care Medicine. Chest. 1992; 101(6): 1644−55.

[22] Eskesen TG, Wetterslev M, Perner A. Systematic review including re-analyses of 1148 individual data sets of central venous pressure as a predictor of fluid responsiveness. Intensive Care Med. 2016; 42(3): 324−32.

[23] Silversides JA, Major E, Ferguson AJ, Mann EE, McAuley DF, Marshall JC, Blackwood B, Fan E. Con-servative fluid management or deresuscitation for patients with sepsis or acute respiratory distress syndrome following the resuscitation phase of critical illness: a systematic review and meta-analysis. Intensive Care Med. 2016; 43(2): 155−70.

[24] Hjortrup PB, Haase N, Bundgaard H, Thomsen SL, Winding R, Pettila V, et al. Restricting volumes of resuscitation fluid in adults with septic shock after initial management: the CLASSIC randomised, parallel-group, multicentre feasibility trial. Intensive Care Med. 2016; 42(11): 1695−705.

[25] Nunes TS, Ladeira RT, Bafi AT, de Azevedo LC, Machado FR, Freitas FG. Duration of hemodynamic effects of crystalloids in patients with circulatory shock after initial resuscitation. Ann Intensive Care. 2014; 4: 25.

[26] Langenberg C, Bellomo R, May C, Wan L, Egi M, Morgera S. Renal blood flow in sepsis. Crit Care. 2005; 9(4): R363−74.

[27] Langenberg C, Bellomo R, May CN, Egi M, Wan L, Morgera S. Renal vascular resistance in sepsis. Neph-ron Physiol. 2006; 104(1): 1−11.

[28] Brenner M, Schaer GL, Mallory DL, Suffredini AF, Parrillo JE. Detection of renal blood flow abnormali-ties in septic and critically ill patients using a newly designed indwelling thermodilution renal vein catheter. Chest. 1990; 98(1): 170−9.

[29] Perner A, Prowle J, Joannidis M, Young P, Hjortrup PB, Pettila V. Fluid management in acute kidney injury. Intensive Care Med. 2017; 43(6): 807−15.

[30] Perner A, Haase N, Guttormsen AB, Tenhunen J, Klemenzson G, Åneman A, et al. Hydroxyethyl Starch 130/0.42 versus Ringer's acetate in severe sepsis. N Engl J Med. 2012; 367(2): 124−34.

[31] Haase N, Perner A, Hennings LI, Siegemund M, Lauridsen B, Wetterslev M, et al. Hydroxyethyl starch 130/0.38−0.45 versus crystalloid or albumin in patients with sepsis: systematic review with meta-analysis and trial sequential analysis. BMJ. 2013; 346: f839.

[32] Myburgh JA, Finfer S, Bellomo R, Billot L, Cass A, Gattas D, et al. Hydroxyethyl starch or saline for fluid resuscitation in intensive care. N Engl J Med. 2012; 367(20): 1901−11.

[33] Finfer S, Bellomo R, Boyce N, French J, Myburgh J, Norton R. A comparison of albumin and saline for fluid resuscitation in the intensive care unit. N Engl J Med. 2004; 350(22): 2247−56.

[34] Caironi P, Tognoni G, Masson S, Fumagalli R, Pesenti A, Romero M, et al. Albumin replacement in patients with severe sepsis or septic shock. N Engl J Med. 2014; 370(15): 1412−21.

[35] Hammond NE, Taylor C, Finfer S, Machado FR, An Y, Billot L, et al. Patterns of intravenous fluid resus-citation use in adult intensive care patients between 2007 and 2014: an international cross-sectional study. PLoS One. 2017; 12(5): e0176292.

[36] Yunos NM, Bellomo R, Glassford N, Sutcliffe H, Lam Q, Bailey M. Chloride-liberal vs. chloride-restrictive intravenous fluid administration and acute kidney injury: an extended analysis. Intensive Care Med. 2014; 41(2): 257−64.

[37] Bampoe S, Odor PM, Dushianthan A, Bennett-Guerrero E, Cro S, Gan TJ, et al. Perioperative adminis-tration of buffered versus non-buffered crystalloid intravenous fluid to improve outcomes following adult surgical procedures. Cochrane Database Syst Rev. 2017; 9: CD004089.

[38] Young P, Bailey M, Beasley R, Henderson S, Mackle D, McArthur C, et al. Effect of a buffered crystalloid solution vs saline on acute kidney injury among patients in the intensive care unit: the SPLIT random-ized clinical trial. JAMA. 2015; 314(16): 1701−10.

第 五 篇

右心血流动力学
治疗方案选择

CHOOSING THE RIGHT
HEMODYNAMIC THERAPY

32. 急性右心衰竭和左心衰竭的理想血流动力学治疗方案选择

Choosing the Ideal Hemodynamic Therapy in Acute Right and Left Heart Failure

Alexa Hollinger, Alexandre Mebazaa

王 尧 温惠梅 赵 锋·译，宫 晔·审校

© European Society of Intensive Care Medicine 2019

M.R.Pinskyet al. (eds.), *Hemodynamic Monitoring*, Lessons from the ICU,

https://doi.org/10.1007/978-3-319-69269-2_32

学习目标

学习目标先复习急性右心和左心衰竭的主要症状（▶第32.2节），AHF的病因和鉴别诊断（▶第32.3节），以及目前急性右心和左心衰竭的治疗实践（▶第32.4节）。

32.1 简介

AHF（Acute heart failure）指的是急性心力衰竭或已存在的心力衰竭出现新的、迅速恶化的表现[1]。急性心力衰竭的症状（▶第32.2节）应该立即引起人们对这种潜在威胁生命的情况的关注。AHF可造成很高的死亡率、发病率和反复住院的负担。因此，它还导致了总体医疗成本的倍增。对于不同类型和不同临床表现的急性心力衰竭，需要多学科的实践指导和处理，以提供精准和有针对性的治疗方法[2]。

32.2 急性心力衰竭的症状和体征

右心室衰竭和左心室衰竭都是危及生命的，且并不总是易于发现，因此必须根据临床发现进行推测。急性右心衰竭和左心衰竭的症状和体征如◘表32.1所示。

这些提到的症状可能会急剧恶化为呼吸衰竭和血流动力学紊乱。由于血液供应不足，AHF会迅速影响所有重要器官的正常功能。

BNP（脑钠肽）> 400 pg/mL 或 NT-proBNP（氨基末端脑钠肽前体）> 1 200 pg/mL 即可确诊为心力衰竭。

◘ 表 32.1　急性右心衰竭和左心衰竭的症状和体征

急性右心衰竭[3]	急性左心衰竭
全身充血征象：颈静脉怒张、肝静脉反流、周围性水肿、心包积液、充血性肝脾肿大、腹水、全身水肿[a]	肺部充血症状：呼吸困难、端坐呼吸、粉红色泡沫痰、持续性咳嗽或喘息
右心室功能不全的体征：第三心音、三尖瓣反流的收缩期杂音、肝脉、伴发左心室功能不全的体征、奇脉[b]	左心室功能不全的体征：新发心律失常、二尖瓣关闭不全
低心输出量状态的体征：中枢神经系统异常、运动不耐受、急性发作的虚弱或疲劳、低血压、心动过速、心绞痛、少尿、四肢发冷	
其他：低氧血症，Kussmaul征	其他：低氧血症

[a] 尤其是慢性右心衰竭的急性失代偿
[b] 吸气时，收缩压和脉搏波振幅的异常剧烈下降
[c] 吸气时，颈静脉压升高（如右心室梗死，缩窄性心包炎）

32.3 急性右心室衰竭和左心室衰竭的病因和鉴别诊断

在诊断过程中，我们需要将急性右心室衰竭和左心室衰竭的众多病因牢记在心（◘表32.2）。

32.4 治疗[2, 3]

AHF应及时诊断，以便开启早期治疗，以降低死亡率。以下临床发现应高度怀疑AHF：

- 胸部不适
- 肺部充血的体征（呼吸困难、呼吸频率加快、端坐呼吸、听诊啰音）和全身充血的体征（颈静脉

■表32.2　右心室衰竭和左心室衰竭的病因和鉴别诊断

右心室衰竭[3]	左心室衰竭
急性左心室衰竭	急性右心室衰竭
右心室缺血/梗死	左心室缺血/梗死
脓毒症	
慢性肺动脉高压（第1—5组）[4]	慢性动脉高血压
心律失常（室上性或室性心动过速）	心律失常（室上性或室性心动过速）
先天性心脏病（如房间隔缺损或室间隔缺损、Ebstein畸形）	先天性心脏病（如二叶主动脉瓣、二尖瓣脱垂）
瓣膜病变（如三尖瓣反流、肺动脉瓣狭窄）	瓣膜病变（如二尖瓣关闭不全、主动脉瓣关闭不全或狭窄）
心肌病（如致心律失常性右心室发育不良、围产期/产后[5-7]、家族性、特发性）	心肌病（如围产期/产后、家族性、特发性）
心肌炎或其他炎症性疾病	
心脏手术（如心脏移植或左心室辅助装置植入）	心脏手术（如心脏移植、瓣膜置换术）[8]
血液系统疾病（如镰状细胞病的急性胸部综合征、红细胞增多症）	血液学疾病（如镰状细胞病左心室舒张功能障碍、红细胞增多症）
急性肺栓塞	Tako-Tsubo或Tako-Tsubo样左心室功能不全[9]
慢性病（如糖尿病、艾滋病、甲状腺功能亢进症、甲状腺功能减退症、血色素沉积症、淀粉样变性）	
慢性肺病加重和（或）缺氧	
急性肺损伤或呼吸窘迫综合征	
心包疾病（填塞）	

怒张、肝肿大、周围水肿）。

- 低灌注体征（四肢温度下降、皮肤湿冷或斑驳、发绀、神志不清、少尿、高乳酸血症）。

患者在AHF症状出现后的前几个小时，具有高并发症（包括死亡）发生率的特点，因此AHF的早期识别至关重要[10]。相关研究证实，AHF的早期诊断、分诊和启动特定治疗与降低死亡率和缩短住院时间相关[11-14]。肺部超声是一种简单易用、价格低廉、无创、可靠和可重复性高的诊断手段，已在急诊科投入使用（B线可评估血管外的肺水）[15]。研究证实，立即静脉注射硝酸盐类药物和无创正压通气可使患者预后更好[13, 16, 17]。此外，还应特别注意诱发因素，如急性冠脉综合征、肺部感染或需要特殊治疗的心房颤动。本章最后提供了AHF的治疗概述（■表32.4）。

32.4.1　院前环境下的理想治疗选择

院前治疗，应基于患者的症状和生命体征。SpO_2低于90%时应开始氧疗。研究表明，在院前环境下立即应用持续气道正压通气（CPAP）可以改善生理指标（如PaO_2）和症状（如呼吸困难），并减少气管插管的发生率[15]。因此，当存在呼吸窘迫或肺水肿时，应立即启动无创通气（NIV）。评估充血情况后，应给予静脉利尿剂（即髓袢利尿剂0.5 mg/kg或双倍家庭剂量的髓袢利尿剂）。正常血压或高血压应该用硝酸盐类药物的静脉/舌下/喷雾制剂治疗。当患者出现低血压或低灌注体征时（见上文），建议谨慎补充液体（即4 mL/kg或250 mL）。

32.4.2　无心源性休克的急性心力衰竭患者在最初2小时内的理想治疗选择

"时间就是力量"，有效的时间管理至关重要。利尿剂、血管扩张剂和氧疗或（无创）有创通气是入院后第一个2小时的主要治疗手段。早期使用静脉袢利尿剂已被证明与降低急性心力衰竭住院死亡率相关[18]。目标SpO$_2$建议保持在92%～95%[19-21]。在最近的一项研究中，在AHF中常规静脉注射吗啡受到了质疑，并被认为与这些患者30天死亡率的增加相关[22]。

如果在院前环境中尚未使用袢利尿剂（剂量见▶第32.4.1节），则应在入院后30分钟内使用[15]。袢利尿剂（40 mg，静脉注射）可能有两个有益作用：立刻的静脉扩张和随后的利尿作用。如果2小时后仍存在呼吸窘迫，则应重复此操作；在少尿的情况下，应该增加剂量。在一些患者中，额外服用噻嗪类或其他类型的利尿剂可能是治疗成功的关键[23, 24]。对利尿剂缺乏反应有时可归因于利尿剂抵抗，然而到目前为止，其机制尚不清楚。其他治疗策略（如可连续性阻断肾单位中升压素v2受体的拮抗剂，托伐普坦）[25, 26]可能是有希望的治疗手段，但目前尚未发现其具有足够的治疗意义，无法纳入AHF的治疗指南。比起药物治疗，（早期）超滤作用没有显示出优越性[27]，但是在这种特定的队列中还没有研究[23]。

当急性肺栓塞（APE）出现突发性高血压时，通常不存在全身容量超负荷，这种情况下不推荐使用大剂量利尿剂（即＞1 mg/kg），一线治疗手段以血管扩张剂和无创机械通气（NIV）为代表。总体而言，血管扩张剂在30%的急性心力衰竭患者中得到了使用[28]。但考虑到血管扩张剂可能产生严重的低血压，治疗期间应密切监测血压。在数项临床试验中，血管扩张剂的安全性和良好预后得到了证实，当收缩压＞100 mmHg时，可以安全地使用血管扩张剂[29]。硝酸盐类药物同时起静脉扩张剂和动脉扩张剂的作用，已被证明即使在严重APE中，高剂量使用也是安全有效的[17]。此外，高剂量的硝酸甘油治疗显示可以降低气管插管和ICU入院率[30]。总体而言，欧洲心脏病学会（ESC）和美国指南中强烈推荐使用硝酸盐类药物[29, 31]。血管扩张剂的禁忌证是休克状态和严重的二尖瓣或主动脉瓣狭窄。此外，以右心室为主的心力衰竭存在冠脉灌注压降低的风险，应该谨慎使用血管扩张剂。

尽管不推荐常规使用麻醉剂，但吗啡可以且常用于伴有焦虑症状的急性呼吸窘迫患者[29]。

大约20%的AHF患者存在APE，需要进行氧疗和机械通气[32]。根据APE的严重程度，常规氧疗足以治疗轻度的低氧血症。存在呼吸衰竭时，则推荐使用NIV。NIV疗法的禁忌证是精神状态明显改变、不能配合、呼吸暂停、低血压、呕吐和可能出现的气胸[2]。当患者出现疲劳、虚弱、反应迟钝或NIV失败的情况，应该气管插管。

◨图32.1显示了入院后2小时内早期诊断、管理和治疗AHF的推荐方法[2]。

32.4.3　心源性休克的理想治疗选择

心源性休克（CS）是AHF中最严重的表现类型。CS的特点是由心源性的严重循环衰竭造成的低血压和器官低灌注表现。在西方国家，CS占急性心力衰竭病例的比例不到5%[32]，且80%的CS病例是由急性冠脉综合征引起的[33]。其他CS病因包括慢性心力衰竭严重失代偿、瓣膜疾病、心肌炎和tako-tsubo综合征[2]。

所有休克患者均需做紧急心电图、肌钙蛋白检查，如果休克状态无法用其他原因解释，应及时做冠状动脉造影（◨图32.2）。紧急血运重建证明是有益的[34]，并在指南中得到了推荐[35]。在血运重建后，提倡控制性降温[36]。在血流动力学监测方面，应立即进行超声心动图检查，并反复使用以监测患者的临

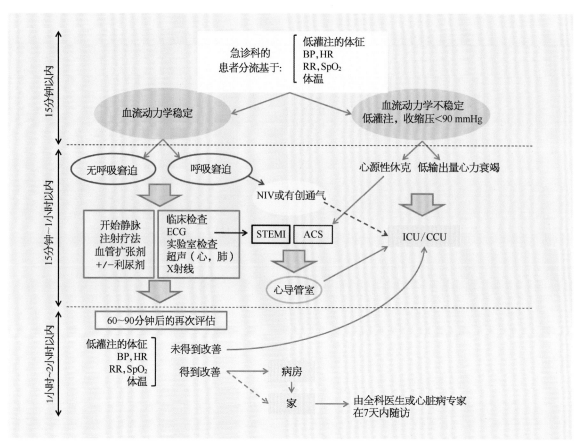

■图32.1 疑似急性心力衰竭患者的院内管理。BP：血压；HR：心率；RR：呼吸频率；SpO₂：外周毛细血管血氧饱和度；体温；NIV：无创通气；ECG：心电图；ACS：急性冠脉综合征；STEMI：ST段抬高型心肌梗死；ICU：重症监护病房；CCU：心脏监护病房。低输出量心力衰竭收缩压 < 90 mmHg，无组织低灌注迹象，通常存在于终末期心脏病患者中

床状态。正性肌力药和（或）血管升压剂仅在组织低灌注的情况下使用，且应该以尽可能低的剂量和尽可能短的时间给予，以达到目标灌注压，且将其副作用降至最低[37]。应优先通过中心静脉导管（CVC）给予正性肌力药和血管升压剂。留置CVC可用于分析ScvO₂，以评估总体的氧供氧耗比，更有利于治疗决策。多巴酚丁胺或左西孟旦构成了一线治疗药物。在有慢性心力衰竭病史或介入治疗后心肌顿抑的患者中，左西孟旦可能是首选治疗药物。在伴发肺动脉高压的情况下，米力农建议在左西孟旦之前使用，因为米力农既能降低心脏充盈压，又能降低肺血管阻力[38]。肾上腺素由于其副作用（如心律失常、乳酸酸中毒）的发生率较高，几乎没有合适的指征[39]，而且有证据表明肾上腺素与心源性休克的过度死亡率呈独立性相关[40]。去甲肾上腺素加上正性肌力药，是CS理想的血管升压剂[41, 42]。

动脉导管应尽快插入。通过动脉导管可进行简单的血液检查以监测呼吸和血流动力学支持（如检测乳酸浓度）[43, 44]。如果患者对治疗没有反应，应该考虑插入肺动脉导管（PAC）[29]。早期超声心动图不仅有助于确定诊断，还有助于加速患者分诊至理想的治疗和评估预后（如通过射血分数、右心室功能和左心室功能），随访超声心动图可评估治疗效果。

某些特定的病例需要高级的心血管支持，如辅助装置治疗。主动脉内球囊反搏可用于预防性治疗（如严重的心力衰竭、危重的左主干疾病）或在患者无法脱离上述的药物性血流动力学支持的情况下使用[45]。然而，到目前为止还没有显示出主动脉内球囊反搏对降低死亡率的益处[46, 47]。在需要临时循环

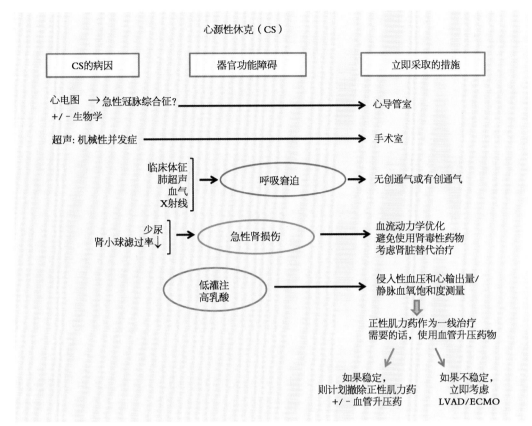

■图32.2 所有类型的心源性休克都需要行紧急心电图、肌钙蛋白检查，如果休克原因没有其他解释，还需要及时做冠状动脉造影。根据具体的器官衰竭可以列出需要立即采取的措施

支持的情况下，指南不推荐优先使用左心室辅助装置（LVAD）或体外膜肺氧合（ECMO）[35, 48]。

32.4.4　合并急性冠脉综合征的急性心力衰竭的理想治疗方案的选择

在这种情况下，AHF通常是大面积缺血和心肌功能障碍的结果，而ACS是AHF的主要诱因之一。急诊有创性评估和血运重建的适应证包括：

- ST段抬高型心肌梗死；
- AHF并伴有其他高危心电图征象（如aVR 导联 ST 段抬高、持续性心前区深T波、ST 段下降）；
- 伴有持续性胸痛的ACS；
- ACS伴不稳定的AHF；
- ACS伴CS。

32.4.5　心肌炎理想治疗方案的选择

心肌炎是一种心肌炎性疾病。它通常由病毒感染或病毒感染后免疫介导的反应引起，但具有广泛的病因学（感染包括细菌、真菌、蠕虫、原生动物、立克次体、螺旋体，自身免疫，对药物的超敏反应，对药物的毒性反应，中毒，其他包括砷、铜、铁、放射治疗、甲状腺毒症）[3]。已经提出了各种各样的治疗方案，但都超出了本文的讨论范围（参见建议阅读）。非甾体抗炎药（NSAIDS）被用于无并发症的心肌炎。然而，这种治疗方法受到质疑，阿司匹林和非甾体抗炎药认为可以抵消ACE抑制剂对人类心内膜炎的部分疗效[49]。

患有暴发性心肌炎或心肌炎合并血流动力学不稳定的AHF的患者需要在专家中心进行支持性和对症性治疗，可能包括辅助装置。难治性患者应进行移植评估。

32.4.6 以右心室为主的心力衰竭的理想治疗方案选择

急性右心室衰竭进展迅速，后期由于右心室充盈受损和右心室血流量减少，导致全身充血。它进展到左右心同步异常，最终导致右心室和左心室功能的非同步而产生低血压。这是基于收缩期和舒张期心室相互依赖的概念，即左心室的功能影响右心室，反之亦然。

以下四个方面在右心衰竭的治疗中很重要：

- 容量优化。
- 先用升压药，必要时再使用正性肌力药。
- 机械性循环支持。
- 特定临床场景的治疗。

32.4.6.1 容量优化

以中心静脉压监测为基础的容量负荷至关重要。尽管右心室衰竭患者可以依赖前负荷，但重要的是不要因容量超负荷而使右心室过度扩张。容量超负荷增加室壁张力，降低收缩性，加重三尖瓣反流，增加心室相互依赖性，损害左心室充盈，最终减少全身性心输出量。

32.4.6.2 升压药和（或）正性肌力药治疗

当存在血流动力学不稳定时，首选去甲肾上腺素。有助于恢复器官灌注，特别是冠脉和脑。主要的优点是可以在不降低肺血管阻力的情况下改善全身血流动力学。

在心排血量降低时，可使用正性肌力药。多巴酚丁胺、左西孟旦和磷酸二酯酶Ⅲ抑制剂改善收缩力和增加心输出量。在左心疾病引起的肺动脉高压，相比于多巴酚丁胺，更倾向于选择左西孟旦和磷酸二酯酶抑制剂。

32.4.6.3 机械性循环支持

机械性循环支持可用于右心室心肌梗死、急性肺栓塞（PE）、左心室辅助装置植入后或心脏移植后原发性移植物衰竭。

可以选择ECMO和其他形式的体外生命支持（ECLS）进行短期机械支持。或者可以使用安装导管的微轴泵（如Impella RP），但其最大泵容量是有限的。而其他右心室辅助装置，如RVADs，可以使用数月，但官方批准最多使用4周。在需要的时候，它们可以与氧合器结合。RV的功能很少不能恢复，因此需要考虑植入连续血流辅助装置或心脏移植。

32.4.6.4 特定临床场景的治疗

肺栓塞

急性肺栓塞（PE）是急性右心室衰竭最常见的原因之一。早期发现并开始治疗至关重要。根据患者病情选择正确的治疗方法。唯一被广泛接受的全身溶栓指征是急性肺栓塞后持续性低血压或休克（即收缩压 < 90 mmHg或收缩压较基线下降 ≥ 40 mmHg）。在血流动力学稳定的患者中，溶栓的出血风险似乎大于临床益处。但应在最初2 ～ 3天内进行监测，以防病情恶化。

如果溶栓禁忌证或溶栓失败且患者血流动力学不稳定，应考虑外科肺动脉取栓术。即将发生的血流动力学失代偿和溶栓后预期的高出血风险是手术干预的另一个适应证[50]。

过去几年，各种导管引导的技术被开发出来，用于清除肺动脉主干的阻塞血栓：

- 猪尾导管或气囊导管碎栓术；
- 流体动力导管装置进行流变血栓切除术；
- 带抽吸导管的抽吸取栓术；
- 旋转血栓切除术；

有绝对禁忌证的患者可选择单纯介入治疗。

血管内治疗如EKOS™可用于PE，深静脉血栓（DVT）和周围动脉疾病（PAO），EKOS™是超声增强的溶解系统的代表。EKOS™系统的靶向超声波通过解开纤维蛋白基质加速血栓溶解。研究表明，与全身溶栓相比，患者风险更低，手术可预测性更高[51, 52]。

肺动脉高压

右心室功能是肺动脉高压发病和死亡的主要决定因素。查看造成这种情况的大量原因（参见建议阅读）、诊断性检查和确定诱因会有些耗时，但也很重要[53-56]。然而，最常见的原因是感染，正如预期的那样，脓毒症会显著增加死亡率[55]。由于各种症状，PE可能在临床上引起关注。肺动脉高压最重要的体征和症状，以及治疗考虑如下表所示（表32.3）。

表 32.3　肺动脉高压最主要的症状及其相关治疗

体征/症状/并发症	治疗
室上性心律失常	电复律
贫血	纠正贫血
低氧血症	氧疗（目标使动脉血氧饱和度 > 90%）
高碳酸血症/酸中毒	无创通气
低体温	复温
静脉淤血	利尿
利尿剂抵抗	肾替代治疗
右心室后负荷过高	静脉注射前列环素，依前列醇，吸入一氧化氮或前列环素
严重肺动脉高压但右心房压≤20 mmHg，且动脉血氧饱和度≥85%（吸入空气条件下）	球囊房间隔造口术（风险较高，不用于紧急手术）
无反应	肺移植，其他可能恢复的治疗手段：轴流泵、体外膜肺氧合、体外右心室辅助治疗

关于贫血的纠正，尚未确定右心室衰竭患者血红蛋白或红细胞比容的最佳值。重点纠正低氧、高碳酸血症、酸中毒和低体温，这些因素可促进或加重肺血管收缩，应密切监测液体状态（如心脏超声、肺动脉导管等）。

右心室梗死

右冠状动脉近端闭塞引起的急性下壁心肌梗死（MI）是右心室梗死的主要原因[57]。右心室对缺血性损伤的耐受性优于左心室，原因如下[58, 59]：

- 耗氧量较低；

- 应激期间，氧气摄取储备能力更大；

- 左冠状动脉和右冠状动脉双重解剖；

- 供血时的氧提取储备能力；

- 整个心动周期的相对均匀的跨壁灌注；

- 发展急性侧支循环的倾向增加。

治疗包括早期心肌再灌注、正性肌力支持评估、阿托品或氨茶碱纠正心动过缓、房室传导阻滞的房室顺序起搏和急性房颤的逆转。在右心室梗死中，与左心室受累为主相反，包括右心室前负荷的治疗，如硝酸盐类药物或利尿剂，必须谨慎使用，因为它们可能是有害的。心源性休克的治疗如上所述。

心包填塞

心包填塞类似急性右心室衰竭，应考虑作鉴别诊断。必须进行紧急经皮或外科心包引流，在此之前须进行血管升压治疗[60]。

重症监护室中的急性右心室衰竭

急性右心室衰竭在ICU中常见[61, 62]，ARDS是其发生的主要原因。提出了预防或改善其并发症的保护性肺通气策略（即平台压 < 27 cm·H_2O、$PaCO_2$ < 8 kPa，使PEEP适应右心室功能，PaO_2/FiO_2 < 20 kPa/150 mmHg考虑俯卧位）。

心瓣膜病

急性右心室功能障碍发生在左、右心房瓣膜疾病。对于右心衰竭、严重三尖瓣反流、对利尿剂反应不良、难以根除的感染性心内膜炎、大量赘生物和复发性栓子的瓣膜病，建议手术治疗[63]。

外科手术

右心室衰竭可以在非心脏手术和心脏手术后发生。在非心脏手术中，它最常继发于急性肺动脉高压后右心室后负荷增加。在心脏手术中，常由容量超负荷、心肌缺血、已有右心室功能障碍或心律失常引起。治疗应关注潜在的原因，包括心脏手术后胸骨关闭不耐受。

32.5 一般情况及长期治疗

当患者的情况得到控制时，如果开始时没有了解，应向患者询问是否有心脏危险因素，首先应改变生活方式（如戒烟）。在急性失代偿前，应开始使用或调整心力衰竭治疗药物。即使在无症状患者中血管紧张素转化酶（ACE）抑制剂也应尽快开始使用。它对严重充血性心力衰竭患者的预后（包括死亡率）的有益作用早在1987年就已得到证实[64]，并在之后进行的研究中也得到证实[65, 66]。1996年，β受体阻滞剂（卡维地洛）证实可降低心力衰竭患者的死亡率[67]。最近的一项研究显示，美托洛尔甚至可防止梗死的扩大[68]。如果无法通过ACE抑制剂和β受体阻滞剂充分控制高血压，则可以将心力衰竭药物范围扩展至醛固酮阻滞剂（盐皮质激素受体拮抗剂）、肼屈嗪或硝酸盐类药物。在ACE抑制剂不耐受的情况下，应考虑血管紧张素-1受体拮抗剂。最近的研究结果表明，与单独使用ACE抑制剂相比，使用沙比瑞尔联合缬沙坦（Entresto）治疗注射分数降低的心力衰竭患者，其死亡率显著改善[18, 19]。更多关于心力衰竭药物治疗的详细信息超出了本章的范围，但是易于获得。

预防患者临床病情严重恶化的另一个方面是向患者解释这种疾病的性质，并强调服用心力衰竭药物的重要性，不应忽略同时发生的疾病（如慢性阻塞性肺病、睡眠呼吸暂停、贫血、抑郁和记忆障碍）[2]。

在必要情况下，应指导患者定期去看家庭医师，初步记录进一步的发展和继续调整治疗。

总之，预防心力衰竭再住院的管理包括：

- 继续或开始长效心力衰竭治疗；
- 基础心脏病的最佳治疗；
- 合并症的优化管理；
- 对患者进行水和盐分限制的教育；
- 营养支持；
- 细心的患者教育。

总结

急性心力衰竭是一种复杂多样的临床综合征，且可能是一种严重危及生命的情况，在某些情况下需要紧急和积极的治疗才能使患者稳定[29]。尽管治疗取得进步，AHF的预后仍然很差[2, 69]，而AHF的早期诊断、分诊和特异性治疗的启动与降低死亡率和缩短住院时间相关。

要点

- 器官充血是AHF常见的急性或亚急性特征。
- 越早治疗，效果越好。
- 在呼吸恶化的早期进行插管和使用有创机械通气。
- 在血流动力学不稳定的情况下，左心室功能不全先使用正性肌力药，右心室功能不全先使用升压药。
- 心室相互依赖是右心室衰竭的重要病理生理机制。
- 必要时可使用多学科方法，以改善结果，包括预防再住院。
- AHF管理包括根据情况调整的治疗程序，总结如下（☐表32.4）。

☐表 32.4　急性心力衰竭的临床表现和相关治疗

项　　目	临　床　表　现	血流动力学治疗
院前处置	淤血的表现 左心室/右心室功能不全的表现 心输出量降低的表现	无创通气 利尿剂 硝酸制剂 快速补液 心肺复苏（CPR）
第一个2小时内[a]	暖而湿型急性心力衰竭[29, 70] 冷而干型急性心力衰竭（CS）	利尿 扩血管 吸氧 无创通气（APE） 快速补液 血管升压药物

（续表）

项　目	临床表现	血流动力学治疗
冠脉综合征合并急性心力衰竭	急性心力衰竭的表现 心绞痛（也可不表现）	冠脉造影 对症支持治疗 心力衰竭治疗
心肌炎	急性心力衰竭的表现	对症支持治疗
以右心室功能不全为主的心力衰竭	右心室功能不全的表现，包括右心室充血 有心输出量降低的表现 低氧血症 Kussmaul征	谨慎控制容量负荷 血管升压药或正性肌力药 机械性循环支持 治疗原发病
心源性休克	低血压，以及器官组织低灌注的表现	冠脉造影 正性肌力药 血管升压药 呼吸支持 辅助装置治疗

a 见　表32.1

总结

急性左心衰竭/右心衰竭的要点

章　节	专　题	要　点
▶ 32.2	急性右心衰竭的主要症状	颈静脉怒张、奇脉、Kussmaul征、神志改变、低血压、心动过速
	急性左心衰竭的主要症状	呼吸困难、咳粉红色泡沫痰、持续的咳嗽或喘息、新发心律失常、神志改变、低血压、心动过速
▶ 32.3	右心室衰竭的最常见病因	急性右心室衰竭、右心室缺血/梗死、脓毒症、慢性肺动脉高压、心律失常
	左心室衰竭的最常见病因	急性左心室衰竭、左心室缺血/梗死、脓毒症、慢性高血压、心律失常、二尖瓣疾病
▶ 32.4	急性左心室衰竭、急性右心室衰竭现有的治疗措施	根据病因治疗，详见　表32.4
▶ 32.5	预防再次入院的管理	心力衰竭长期治疗的维持或启动，对已有的心脏疾病的最佳管理，对并发症的最佳管理；教育患者限制水钠摄入，营养支持；细心的患者教育

参考文献

[1] Ponikowski P, Voors AA, Anker SD, et al. 2016 ESC Guidelines for the diagnosis and treatment of acute and chronic heart failure: The Task Force for the diagnosis and treatment of acute and chronic heart failure of the European Society of Cardiology (ESC). Developed with the special contribution of the Heart Failure Association (HFA) of the ESC. Eur J Heart Fail. 2016; 18(8): 891-975. https://doi. org/10.1002/ejhf.592. [published Online First: Epub Date].

[2] Mebazaa A, Tolppanen H, Mueller C, et al. Acute heart failure and cardiogenic shock: a multidis-ciplinary practical guidance. Intensive Care Med. 2016; 42(2): 147-63. https://doi.org/10.1007/ s00134-015-4041-5. [published Online First: Epub Date].

[3] Harjola VP, Mebazaa A, Celutkiene J, et al. Contemporary management of acute right ventricular fail-ure: a statement from the Heart Failure Association and the Working Group on Pulmonary Circulation and Right Ventricular Function of the European Society of Cardiology. Eur J Heart Fail. 2016; 18(3): 226-41. https://doi.org/10.1002/ejhf.478. [published Online First: Epub Date].

[4] Simonneau G, Galie N, Rubin LJ, et al. Clinical classification of pulmonary hypertension. J Am Coll Car-diol. 2004; 43(12 Suppl S): 5S-12S. https://doi.

org/10.1016/j.jacc.2004.02.037. [published Online First: Epub Date].

［5］Hilfiker-Kleiner D, Schieffer E, Meyer GP, et al. Postpartum cardiomyopathy: a cardiac emergency for gynecologists, general practitioners, internists, pulmonologists, and cardiologists. Dtsch Arztebl Int. 2008; 105(44): 751-6. https://doi.org/10.3238/arztebl.2008.0751. [published Online First: Epub Date].

［6］Hilfiker-Kleiner D, Haghikia A, Nonhoff J, et al. Peripartum cardiomyopathy: current management and future perspectives. Eur Heart J. 2015; 36(18): 1090-7. https://doi.org/10.1093/eurheartj/ehv009. [published Online First: Epub Date].

［7］Arany Z, Elkayam U. Peripartum Cardiomyopathy. Circulation. 2016; 133(14): 1397-409. https://doi. org/10.1161/CIRCULATIONAHA.115.020491. [published Online First: Epub Date].

［8］Chaliki HP, Mohty D, Avierinos JF, et al. Outcomes after aortic valve replacement in patients with severe aortic regurgitation and markedly reduced left ventricular function. Circulation. 2002; 106(21): 2687-93.

［9］Kurisu S, Sato H, Kawagoe T, et al. Tako-tsubo-like left ventricular dysfunction with ST-segment eleva-tion: a novel cardiac syndrome mimicking acute myocardial infarction. Am Heart J. 2002; 143(3): 448-55.

［10］Zannad F, Mebazaa A, Juilliere Y, et al. Clinical profile, contemporary management and one-year mortality in patients with severe acute heart failure syndromes: The EFICA study. Eur J Heart Fail. 2006; 8(7): 697-705. https://doi.org/10.1016/j.ejheart.2006.01.001. [published Online First: Epub Date].

［11］Wuerz RC, Meador SA. Effects of prehospital medications on mortality and length of stay in conges-tive heart failure. Ann Emerg Med. 1992; 21(6): 669-74.

［12］Maisel AS, Peacock WF, McMullin N, et al. Timing of immunoreactive B-type natriuretic peptide levels and treatment delay in acute decompensated heart failure: an ADHERE (Acute Decompensated Heart Failure National Registry) analysis. J Am Coll Cardiol. 2008; 52(7): 534-40. https://doi. org/10.1016/j. jacc.2008.05.010. [published Online First: Epub Date].

［13］Peacock WF, Emerman C, Costanzo MR, et al. Early vasoactive drugs improve heart failure outcomes. Congest Heart Fail. 2009; 15(6): 256-64. https:// doi.org/10.1111/j.1751-7133.2009.00112.x. [published Online First: Epub Date].

［14］Emerman CL. Treatment of the acute decompensation of heart failure: efficacy and pharmacoeco-nomics of early initiation of therapy in the emergency department. Rev Cardiovasc Med. 2003; 4(Suppl 7): S13-20.

［15］Matsue Y, Damman K, Voors AA, et al. Time-to-Furosemide treatment and mortality in patients hos-pitalized with acute heart failure. J Am Coll Cardiol. 2017; 69(25): 3042-51. https://doi.org/10.1016/j. jacc.2017.04.042. [published Online First: Epub Date].

［16］Gray A, Goodacre S, Newby DE, et al. Noninvasive ventilation in acute cardiogenic pulmonary edema. N Engl J Med. 2008; 359(2): 142-51. https://doi. org/10.1056/NEJMoa0707992. [published Online First: Epub Date].

［17］Cotter G, Metzkor E, Kaluski E, et al. Randomised trial of high-dose isosorbide dinitrate plus low-dose furosemide versus high-dose furosemide plus low-dose isosorbide dinitrate in severe pulmonary oedema. Lancet. 1998; 351(9100): 389-93. https://doi.org/10.1016/S0140-6736(97)08417-1. [pub-lished Online First: Epub Date].

［18］Fala L. Entresto (Sacubitril/Valsartan): first-in-class angiotensin receptor neprilysin inhibitor FDA approved for patients with heart failure. Am Health Drug Benefits. 2015; 8(6): 330-4.

［19］Solomon SD, Claggett B, Desai AS, et al. Influence of ejection fraction on outcomes and efficacy of Sacubitril/Valsartan (LCZ696) in heart failure with reduced ejection fraction: the prospective comparison of ARNI with ACEI to determine impact on global mortality and morbidity in heart failure (PARADIGM-HF) trial. Circ Heart Fail. 2016; 9(3): e002744. https://doi.org/10.1161/circheartfail-ure.115.002744. [published Online First: Epub Date].

［20］Ural D, Çavuşoğlu Y, Eren M, et al. Diagnosis and management of acute heart failure. Anatol J Cardiol. 2016; 15(11): 860-89. https://doi.org/10.5152/ AnatolJCardiol.2015.6567. [published Online First: Epub Date].

［21］Park JH, Balmain S, Berry C, et al. Potentially detrimental cardiovascular effects of oxygen in patients with chronic left ventricular systolic dysfunction. Heart. 2010; 96(7): 533-8. https://doi.org/10.1136/ hrt.2009.175257. [published Online First: Epub Date].

［22］Miro O, Gil V, Martin-Sanchez FJ, et al. Morphine use in the ED and outcomes of patients with acute heart failure: a propensity score-matching analysis based on the EAHFE registry. Chest. 2017; https:// doi.org/10.1016/j.chest.2017.03.037. [published Online First: Epub Date].

［23］ter Maaten JM, Valente MA, Damman K, et al. Diuretic response in acute heart failure-pathophysiology, evaluation, and therapy. Nat Rev Cardiol. 2015; 12(3): 184-92. https://doi.org/10.1038/nrcar-dio.2014.215. [published Online First: Epub Date].

［24］Channer KS, McLean KA, Lawson-Matthew P, et al. Combination diuretic treatment in severe heart failure: a randomised controlled trial. Br Heart J. 1994; 71(2): 146-50.

［25］Knauf H, Mutschler E. Functional state of the nephron and diuretic dose-response — rationale for low-dose combination therapy. Cardiology. 1994; 84(Suppl 2): 18-26.

［26］Konstam MA, Gheorghiade M, Burnett JC Jr, et al. Effects of oral tolvaptan in patients hospitalized for worsening heart failure: the EVEREST Outcome Trial. JAMA. 2007; 297(12): 1319-31. https://doi. org/10.1001/jama.297.12.1319. [published Online First: Epub Date].

［27］Bart BA, Goldsmith SR, Lee KL, et al. Ultrafiltration in decompensated heart failure with cardiorenal syndrome. N Engl J Med. 2012; 367(24): 2296-304. https://doi.org/10.1056/NEJMoa1210357. [pub-lished Online First: Epub Date].

［28］Mebazaa A, Longrois D, Metra M, et al. Agents with vasodilator properties in acute heart failure: how to design successful trials. Eur J Heart Fail. 2015; 17(7): 652-64. https://doi.org/10.1002/ejhf.294. [pub-lished Online First: Epub Date].

［29］McMurray JJ, Adamopoulos S, Anker SD, et al. ESC guidelines for the diagnosis and treatment of acute and chronic heart failure 2012: the task force for the diagnosis and treatment of acute and chronic heart failure 2012 of the European Society of Cardiology. Developed in collaboration with the Heart Failure Association (HFA) of the ESC. Eur J Heart Fail. 2012; 14(8): 803-69. https://doi.org/10.1093/eur-jhf/hfs105. [published Online First: Epub Date].

［30］Levy P, Compton S, Welch R, et al. Treatment of severe decompensated heart failure with high-dose intravenous nitroglycerin: a feasibility and outcome analysis. Ann Emerg Med. 2007; 50(2): 144-52. https://doi.org/10.1016/j.annemergmed.2007.02.022. [published Online First: Epub Date].

［31］Yancy CW, Jessup M, Bozkurt B, et al. 2013 ACCF/AHA guideline for the management of heart fail-ure: a report of the American College of Cardiology

Foundation/American Heart Association Task Force on Practice Guidelines. J Am Coll Cardiol. 2013; 62(16): e147−239. https://doi.org/10.1016/j. jacc.2013.05.019. [published Online First: Epub Date].

[32] Nieminen MS, Brutsaert D, Dickstein K, et al. EuroHeart Failure Survey II (EHFS II): a survey on hospital-ized acute heart failure patients: description of population. Eur Heart J. 2006; 27(22): 2725−36. https:// doi.org/10.1093/eurheartj/ehl193.

[33] Harjola VP, Lassus J, Sionis A, et al. Clinical picture and risk prediction of short-term mortality in cardio-genic shock. Eur J Heart Fail. 2015; 17(5): 501−9. https://doi.org/10.1002/ejhf.260. [published Online First: Epub Date].

[34] Hochman JS, Sleeper LA, Webb JG, et al. Early revascularization in acute myocardial infarction com-plicated by cardiogenic shock. SHOCK Investigators. Should we emergently revascularize occluded coronaries for cardiogenic shock. N Engl J Med. 1999; 341(9): 625−34. https://doi. org/10.1056/ NEJM199908263410901. [published Online First: Epub Date].

[35] Authors/Task Force m, Windecker S, Kolh P, et al. 2014 ESC/EACTS guidelines on myocardial revas-cularization: the task force on myocardial revascularization of the European Society of Cardiology (ESC) and the European Association for Cardio-Thoracic Surgery (EACTS)developed with the special contribution of the European Association of Percutaneous Cardiovascular Interventions (EAPCI). Eur Heart J. 2014; 35(37): 2541−619. https:// doi.org/10.1093/eurheartj/ehu278. [published Online First: Epub Date].

[36] Nielsen N, Wetterslev J, Cronberg T, et al. Targeted temperature management at 33 degrees C versus 36 degrees C after cardiac arrest. N Engl J Med. 2013; 369(23): 2197−206. https://doi.org/10.1056/NEJ-Moa1310519. [published Online First: Epub Date].

[37] Thiele H, Ohman EM, Desch S, et al. Management of cardiogenic shock. Eur Heart J. 2015; 36(20): 1223−30. https://doi.org/10.1093/eurheartj/ehv051. [published Online First: Epub Date].

[38] Arrigo M, Mebazaa A. Understanding the differences among inotropes. Intensive Care Med. 2015; 41(5): 912−5. https://doi.org/10.1007/s00134-015-3659-7. [published Online First: Epub Date].

[39] Levy B, Perez P, Perny J, et al. Comparison of norepinephrine-dobutamine to epinephrine for hemody-namics, lactate metabolism, and organ function variables in cardiogenic shock. A prospective, random-ized pilot study. Crit Care Med. 2011; 39(3): 450−5. https://doi.org/10.1097/ CCM.0b013e3181ffe0eb. [published Online First: Epub Date].

[40] Ribeiro RA, Restelatto LMF. Increased mortality with the use of adrenaline in shock: the evidence is still limited. Crit Care. 2016; 20 https://doi. org/10.1186/s13054-016-1465-4. [published Online First: Epub Date].

[41] Pirracchio R, Parenica J, Resche Rigon M, et al. The effectiveness of inodilators in reducing short term mortality among patient with severe cardiogenic shock: a propensity-based analysis. PLoS One. 2013; 8(8): e71659. https://doi.org/10.1371/journal.pone.0071659. [published Online First: Epub Date].

[42] De Backer D, Biston P, Devriendt J, et al. Comparison of dopamine and norepinephrine in the treat-ment of shock. N Engl J Med. 2010; 362(9): 779−89. https://doi.org/10.1056/NEJMoa0907118. [pub-lished Online First: Epub Date].

[43] Levy B, Bastien O, Karim B, et al. Experts' recommendations for the management of adult patients with cardiogenic shock. Ann Intensive Care. 2015; 5(1): 52. https://doi.org/10.1186/s13613-015-0052-1. [published Online First: Epub Date].

[44] Cecconi M, De Backer D, Antonelli M, et al. Consensus on circulatory shock and hemodynamic monitoring. Task force of the European Society of Intensive Care Medicine. Intensive Care Med. 2014; 40(12): 1795−815. https://doi.org/10.1007/s00134-014-3525-z. [published Online First: Epub Date].

[45] Davidson J, Baumgariner F, Omari B, et al. Intra-aortic balloon pump: indications and complications. J Natl Med Assoc. 1998; 90(3): 137−40.

[46] Thiele H, Zeymer U, Neumann FJ, et al. Intra-aortic balloon counterpulsation in acute myocardial infarction complicated by cardiogenic shock (IABP-SHOCK II): final 12 month results of a randomised, open-label trial. Lancet. 2013; 382(9905): 1638−45. https://doi.org/10.1016/S0140-6736(13)61783-3. [published Online First: Epub Date].

[47] Thiele H, Schuler G, Neumann FJ, et al. Intraaortic balloon counterpulsation in acute myocardial infarction complicated by cardiogenic shock: design and rationale of the Intraaortic Balloon Pump in Cardiogenic Shock II (IABP-SHOCK II) trial. Am Heart J. 2012; 163(6): 938−45. https://doi.org/10.1016/j. ahj.2012.03.012. [published Online First: Epub Date].

[48] American College of Emergency P, Society for Cardiovascular A, Interventions, et al. 2013 ACCF/AHA guideline for the management of ST-elevation myocardial infarction: a report of the American Col-lege of Cardiology Foundation/American Heart Association Task Force on Practice Guidelines. J Am Coll Cardiol. 2013; 61(4): e78−140. https://doi.org/10.1016/j.jacc.2012.11.019. [published Online First: Epub Date].

[49] Meune C, Spaulding C, Mahe I, et al. Risks versus benefits of NSAIDs including aspirin in myocarditis: a review of the evidence from animal studies. Drug Saf. 2003; 26(13): 975−81.

[50] Konstantinides SV, Torbicki A, Agnelli G, et al. ESC guidelines on the diagnosis and management of acute pulmonary embolism. Eur Heart J. 2014; 35(43): 3033−69, 69a-69k. https://doi.org/10.1093/eur-heartj/ehu283. [published Online First: Epub Date].

[51] James A, Veean S, Keshavamurthy JH, et al. Fibrinolytic administration via EKOS catheter used in pulmonary embolism. Lung India. 2017; 34(3): 273−4. https://doi.org/10.4103/lungindia.lungin-dia_342_16. [published Online First: Epub Date].

[52] Fuller TJ, Paprzycki CM, Zubair MH, et al. Initial experiences with endovascular management of sub-massive pulmonary embolism: is it safe? Ann Vasc Surg. 2017; 38: 158−63. https://doi.org/10.1016/j. avsg.2016.09.002. [published Online First: Epub Date].

[53] Green EM, Givertz MM. Management of acute right ventricular failure in the intensive care unit. Curr Heart Fail Rep. 2012; 9(3): 228−35. https://doi. org/10.1007/s11897-012-0104-x. [published Online First: Epub Date].

[54] Gayat E, Mebazaa A. Pulmonary hypertension in critical care. Curr Opin Crit Care. 2011; 17(5): 439−48. https://doi.org/10.1097/ MCC.0b013e32834a7619. [published Online First: Epub Date].

[55] Hoeper MM, Granton J. Intensive care unit management of patients with severe pulmonary hyperten-sion and right heart failure. Am J Respir Crit Care Med. 2011; 184(10): 1114−24. https://doi.org/10.1164/ rccm.201104-0662CI. [published Online First: Epub Date].

[56] Ventetuolo CE, Klinger JR. Management of acute right ventricular failure in the intensive care unit. Ann Am Thorac Soc. 2014; 11(5): 811−22. https:// doi.org/10.1513/AnnalsATS.201312-446FR. [pub-lished Online First: Epub Date].

[57] Bowers TR, O'Neill WW, Pica M, et al. Patterns of coronary compromise resulting in acute right ven-tricular ischemic dysfunction. Circulation. 2002;

106(9): 1104–9.

[58] Laster SB, Shelton TJ, Barzilai B, et al. Determinants of the recovery of right ventricular performance following experimental chronic right coronary artery occlusion. Circulation. 1993; 88(2): 696–708.

[59] Laster SB, Ohnishi Y, Saffitz JE, et al. Effects of reperfusion on ischemic right ventricular dysfunction. Disparate mechanisms of benefit related to duration of ischemia. Circulation. 1994; 90(3): 1398–409.

[60] Bodson L, Bouferrache K, Vieillard-Baron A. Cardiac tamponade. Curr Opin Crit Care. 2011; 17(5): 416–24. https://doi.org/10.1097/MCC.0b013e3283491f27. [published Online First: Epub Date].

[61] Vieillard-Baron A, Price LC, Matthay MA. Acute cor pulmonale in ARDS. Intensive Care Med. 2013; 39(10): 1836–8. https://doi.org/10.1007/s00134-013-3045-2. [published Online First: Epub Date].

[62] Boissier F, Katsahian S, Razazi K, et al. Prevalence and prognosis of cor pulmonale during protective ventilation for acute respiratory distress syndrome. Intensive Care Med. 2013; 39(10): 1725–33. https:// doi.org/10.1007/s00134-013-2941-9. [published Online First: Epub Date].

[63] Vahanian A, Alfieri O, Andreotti F, et al. Guidelines on the management of valvular heart disease (version 2012): the Joint Task Force on the Management of Valvular Heart Disease of the European Society of Cardiology (ESC) and the European Association for Cardio-Thoracic Surgery (EACTS). Eur J Cardiothorac Surg. 2012; 42(4): S1–44. https://doi.org/10.1093/ejcts/ezs455. [published Online First: Epub Date].

[64] Group CTS. Effects of enalapril on mortality in severe congestive heart failure. Results of the Coopera-tive North Scandinavian Enalapril Survival Study (CONSENSUS). N Engl J Med. 1987; 316(23): 1429–35. https://doi.org/10.1056/NEJM198706043162301. [published Online First: Epub Date].

[65] Investigators S, Yusuf S, Pitt B, et al. Effect of enalapril on survival in patients with reduced left ven-tricular ejection fractions and congestive heart failure. N Engl J Med. 1991; 325(5): 293–302. https:// doi.org/10.1056/NEJM199108013250501. [published Online First: Epub Date].

[66] Sacks CA, Jarcho JA, Curfman GD. Paradigm shifts in heart-failure therapy — a timeline. N Engl J Med. 2014; 371(11): 989–91. https://doi.org/10.1056/NEJMp1410241. [published Online First: Epub Date].

[67] Packer M, Bristow MR, Cohn JN, et al. The effect of carvedilol on morbidity and mortality in patients with chronic heart failure. U.S. Carvedilol Heart Failure Study Group. N Engl J Med. 1996; 334(21): 1349–55. https://doi.org/10.1056/NEJM199605233342101. [published Online First: Epub Date].

[68] Garcia-Prieto J, Villena-Gutierrez R, Gomez M, et al. Neutrophil stunning by metoprolol reduces infarct size. Nat Commun. 2017; 8: 14780. https://doi.org/10.1038/ncomms14780. [published Online First: Epub Date].

[69] Abraham WT, Adams KF, Fonarow GC, et al. In-hospital mortality in patients with acute decompen-sated heart failure requiring intravenous vasoactive medications: an analysis from the Acute Decom-pensated Heart Failure National Registry (ADHERE). J Am Coll Cardiol. 2005; 46(1): 57–64. https:// doi. org/10.1016/j.jacc.2005.03.051. [published Online First: Epub Date].

[70] Nohria A, Tsang SW, Fang JC, et al. Clinical assessment identifies hemodynamic profiles that predict outcomes in patients admitted with heart failure. J Am Coll Cardiol. 2003; 41(10): 1797–804.

33. 感染性休克的心肺监测
Cardiopulmonary Monitoring of Septic Shock

Claude Martin, Gary Duclos, and Marc Leone
李　光·译，余跃天·审校

© European Society of Intensive Care Medicare 2019
M. R. Pinsky et al. (eds.), *Hemodynamic Monitoring*, Lessons from ICU,
https://doi.org/10.1007/978-3-319-69269-2_33

学习目标

了解感染性休克患者：

既往血流动力学监测手段的局限性；

目前血流动力学监测方法的优点，兴趣和局限性；

为什么倾向使用动态而不是静态的指标来评估容量反应性；

为什么倾向整合床边超声和有创技术的方式用于监测血流动力学。

33.1 简介

感染性休克是多个血流动力学指标异常的复杂交互作用。

- 绝对的低血容量；
- 因广泛血管扩张伴局部血管收缩引起的相对低血容量；
- 可出现在疾病早期的心肌功能障碍；
- 因细胞内异常（可能是线粒体）而导致的氧摄取异常。

感染性休克是休克状态的一种亚型。

根据不同休克的分类，循环参数有较大的异同。休克根据病理生理机制的不同，普遍分为四种不同类型：分布性、心源性、低血容量性和梗阻性。

■ 表33.1描述了不同休克类型的血流动力学指标可出现明显差别，而感染性休克则可出现一种或多种这些指标的变化。临床上最重要的是要学会根据这些血流动力学参数的异常选择最佳的治疗方案，如液体复苏、血管活性药、正性肌力药或者上述药物的联合[1]；在发生感染性休克时更需如此。尽管目前在治疗感染性休克时很难设定一个最佳的血流动力学目标和选择出最理想的复苏终点，但在脏器损伤前通过优化器官血流灌注，往往可明显降低感染性休克的病死率。

■表33.1 不同休克类型的血流动力学变化

休克类型	CO	心脏充盈压	SVR	SVO₂
分布性	增加（补液后）	低或者正常	降低	升高或正常
心源性	降低	升高	升高	降低
低血容量性	降低	降低	升高	降低
梗阻性	降低	降低（跨壁）	升高	降低

CO：心输出量；SVR：系统性血管阻力；SvO₂：混合静脉血氧饱和度（也可选用中心静脉血氧饱和度）

33.2 监测

血流动力学的监测目标是评估心肺功能，血液分布，并根据组织需求来设定氧输送。感染性休克的基础血流动力学评估（生命体征、体格检查）应当通过有创和无创的手段完成。

33.2.1 动脉压

对于休克患者，监测血压可以挽救生命，复苏的意义就是保证组织灌注。感染性休克患者建议置入动脉导管，维持平均动脉压在60 ～ 65 mmHg左右，但具体到每个患者仍需进行个体化血压管理。如对于老年，既往高血压病史的患者血压可考虑适度维持偏高，而年轻患者则可适当降低平均动脉压值。舒张压低于40 mmHg需要立即开始使用血管活性药物。通过动脉血压监测脉压变异度是用于评估液体反应状态的一个重要动态指标（详见下文）。

> ⓘ 注意！血压是监测灌注的最古老指标，但治疗过程中的目标值需个体化设定。

33.2.2 预测前负荷反应性

不再推荐使用静态监测方法，尤其是在休克状态伴有肺动脉高压和顺应性变异时，下列静态指标并不是反映左心室充盈压的可靠指标。

- 中心静脉压；
- 肺动脉嵌压；
- 心室舒张末容积；
- 心室舒张面积；
- 全心舒张末容积；
- 胸腔内血容量。

推荐使用动态方法替代监测液体反应性。表33.2、表33.3和表33.4阐述了动态参数的使用和主要局限性[2-4]。超声是快速诊断休克原因和指导复苏的一个非常有效手段。这些动态指标可以用来评估容量状态、心室张力和心肌功能失调[5-8]。采用被动抬腿实验可以在不需要输注液体的情况下预测容量反应性。我们应当滴定CO/SV而不是PP的变化（表33.2、表33.3）。

> ⓘ 注意！监测血流动力学时动态指标优于静态指标，被动抬腿试验是一种很有效的手段，并可在不输注液体情况下评估患者液体反应。

表33.2 监测液体反应性（更多的超声监测指标见表33.4）

脉压变异性	患者需要镇静，甚至肌松没有心律失常情况存在
每搏量变异性	没有低的肺顺应性的情况存在 没有低潮气量情况存在
被动抬腿试验	观察血流速或者血压变化
呼吸末阻断试验	患者需可耐受通气过程中15秒的呼气暂停，在潮气量6 mL/kg 可能无效
"最小"液体挑战试验；输注100 mL液体后 心脏超声和下腔静脉指标的变化（监测呼吸变异度）（技术需要熟练）	
前面四项已被多个研究和荟萃分析证实。所有参数的敏感度和特异度范围75% ～ 95% 脉压变异敏感度84%（75 ～ 90），特异度80%（78 ～ 96） 输出量变异敏感度82%（74 ～ 92），特异度86%（79 ～ 93） 被动抬腿试验敏感度88%（80 ～ 93），特异度91%（87 ～ 96）	

表33.3 参数的临界值和灰色地带

脉压变异性	11（4 ～ 15）mmHg
每搏量变异性	13（10 ～ 20）mmHg
被动抬腿试验	11（7 ～ 15）mmHg
下腔静脉变异度（控制通气下）	15（12 ～ 21）mmHg

■表33.4 使用超声监测心脏和下腔静脉（IVC）用于预测容量反应性

	临 界 值	敏 感 度	特 异 度
机械通气患者			
下腔静脉扩张度	> 13%	44%	85%
$\triangle V_{max}Ao$	> 10%	79%	64%
PLR后VTI增加程度	> 10%	97%	94%
MFC后VTI增加程度	> 10%	95%	78%
自主呼吸患者			
IVC塌陷率	> 40%	70%	80%
PLR后VTI增加程度	> 12.5%	77%	100%

IVC：下腔静脉；$\triangle V_{max}Ao$：左心室流出道最大多普勒速度下的呼吸变异度；VTI：流速度时间积分功能；PLR：被动抬腿试验；MFC：最小液体挑战试验

33.2.3 心输出量监测

33.2.3.1 无创手段

可通过无创手段监测心输出量如食管多普勒或者胸腔经皮生物阻抗或生物电抗技术用于休克状态评估。

33.2.3.2 有创以及微创技术[9-11]

肺动脉导管在顽固性休克，严重肺动脉高压或右心室功能障碍管理中仍具有一定作用[11, 12]，且这些状况在感染性休克中并不少见。其他手段则可通过脉搏轮廓波形分析，提供逐次心搏的动脉压和每搏量监测，从而计算每搏输出量和心输出量，另外这些设备还可以提供评估液体反应性的重要参数。

我们推荐脉搏轮廓分析连续心输出量检测：校准设备（PICCO，LIDCO和容量，动脉/静脉压力计算系统）。非校准设备（lowTrac/Vigileo，ProAQT，LiDCO Rapid，MostCare），一般不应当用于心室压力变化较大时。校准系统通过跨肺热稀释（PICCO和volumeview）或锂稀释校准。常规开始使用或出现明显血流动力学变化时需要校准（如使用血管升压药物）。

❗ 注意！跨肺热稀释方法是优于非校准方法的重要选择。

33.2.4 心输出量和混合（中心）氧饱和度监测

CO是氧和其他营养物质运送到细胞的重要手段。即使CO在正常范围，也可能不足以满足代谢需求。当CO降低或正常时，SVO_2 和 $ScVO_2$ 是反映CO是否足够的有意义指标。虽然基于多中心研究结论指出液体复苏方案以 $ScVO_2$ 为目标时，并不能明显增加休克患者生存率，目前脓毒症指南也不再推荐将 $ScVO_2$ 作为感染性休克的管理治疗策略[13-15]。但我们仍认为 $ScVO_2$ 是评价CO是否充分的比较有价值的指标，如果在有中心静脉导管的时候，实时检测 $ScVO_2$ 十分便捷且具有指导意义。

❗ 注意！将CO和 $ScVO_2$ 结合在一起，评估和管理感染性休克具有重要价值。

33.2.5 微循环监测

舌下微循环监测为评估微循环状态打开了一个窗口。微循环持续的异常预示患者将发展为多脏器功能不全和随之而来的病死，遗憾的是目前没有非常特异的方法来改善微循环[16]。

33.2.6 实践建议

◼图33.1建议采用两步法作为监测感染性休克的最佳方法。

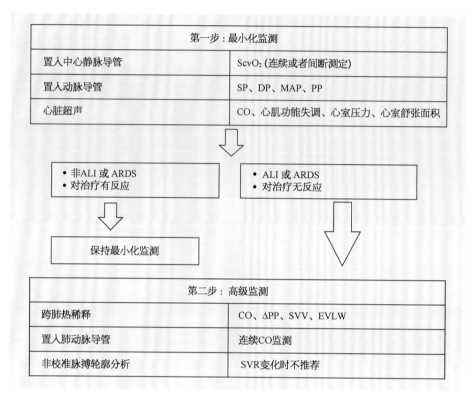

第一步：最小化监测	
置入中心静脉导管	ScvO₂（连续或者间断测定）
置入动脉导管	SP、DP、MAP、PP
心脏超声	CO、心肌功能失调、心室压力、心室舒张面积

• 非ALI 或 ARDS • 对治疗有反应	• ALI 或 ARDS • 对治疗无反应

保持最小化监测

第二步：高级监测	
跨肺热稀释	CO、ΔPP、SVV、EVLW
置入肺动脉导管	连续CO监测
非校准脉搏轮廓分析	SVR变化时不推荐

◼图33.1　采用最小化或者高级监测用于诊断和治疗感染性休克。ScvO₂：中心静脉氧饱和度；SP：收缩压；DP：舒张压；MAP：平均动脉压；PP：脉压；ALI：急性肺损伤；ARDS：急性呼吸窘迫综合征；CO：心输出量；ΔPP：脉压差；SVV：每搏量变异度；EVLW：血管外肺水；SVR：系统性血管阻力

总结

监测感染性休克时血流动力学出现的异常并进行有效干预，对于改善感染性休克最终结局十分重要。感染性休克的病理生理机制十分复杂，但正确必要时联合使用监测手段，有益于我们制定最佳的治疗方案。由于所有的监测手段都会有一定偏差，监测结果还可能受到病理生理机制变化和机械通气的影响，对于感染性休克目前并没有一个最佳的监测方法。对于非严重的感染性休克患者，我们推荐采用置入中心静脉、动脉和采用心脏超声用于监测血流动力学。而对于严重的感染性休克患者或者并发ALI/ARDS，我们推荐使用跨肺热稀释法或肺动脉导管监测血流动力学。

要点

▪ 血压是监测血流动力学的最古老方式，应当采用个体化目标制定最佳血压。

- 动态监测参数优于静态指标。被动抬腿试验是不需要使用液体输注评估容量反应性的最有效手段。
- 跨肺热稀释方法优于非校准方法。
- CO 和 $ScVO_2$ 联合评估血流动力学对处理感染性休克更有意义。

参考文献

［1］ Cecconi M, De Backer D, Antonelli M, et al. Consensus on circulatory shock and hemodynamic moni-toring. Task force of the European Society of Intensive Care Medicine. Intensive Care Med. 2014; 40: 1795–815.

［2］ Marik PE, Cavallazzi R, Vasu T, et al. Dynamic changes in arterial waveform derived variables and fluid responsiveness in mechanically ventilated patients: a systematic review of the literature. Crit Care Med. 2009; 37: 2642–7.

［3］ Cavallaro F, Sandroni C, Marano C, et al. Diagnostic accuracy of passive leg raising for prediction of fluid responsiveness in adults: systematic review and meta-analysis of clinical studies. Intensive Care Med. 2010; 36: 1475–83.

［4］ Marik PE, Baram M, Vahid B. Does central venous pressure predict fluid responsiveness? A systematic review of the literature and the tale of seven mares. Chest. 2008; 134: 172.

［5］ Levitov A, Frankel HL, Blaivas M, et al. Guidelines for the appropriate use of bedside general and cardiac ultrasonography in the evaluation of critically ill patients-part II: cardiac ultrasonography. Crit Care Med. 2016; 44: 1206–27.

［6］ Barbier C, Loubières Y, Schmit C, et al. Respiratory changes in inferior vena cava diameter are helpful in predicting fluid responsiveness in ventilated septic patients. Intensive Care Med. 2004; 30: 1740–6.

［7］ Spencer KT, Kimura BJ, Korcarz CE, et al. Focused cardiac ultrasound: recommendations from the American Society of Echocardiography. J Am Soc Echocardiogr. 2013; 26: 567–81.

［8］ Monnet X, Marik P, Teboul JL. Passive leg raising for predicting fluid responsiveness: a systematic review and meta-analysis. Intensive Care Med. 2016; 42: 1935–47.

［9］ Monnet X, Anguel N, Naudin B, et al. Arterial pressure-based cardiac output in septic patients: different accuracy of pulse contour and uncalibrated pressure waveform devices. Crit Care. 2010; 14: R109.

［10］ Monnet X, Teboul JL. Transpulmonary thermodilution: advantages and limits. Crit Care. 2017; 21: 147.

［11］ Connors AF Jr, Speroff T, Dawson NV, et al. Support Investigators. The effectiveness of right heart catheterization in the initial care of critically ill patients. JAMA. 1996; 276: 889–97.

［12］ Pinsky MR, Vincent JL. Let us use the pulmonary artery catheter correctly and only when we need it. Crit Care Med. 2005; 33: 1119–22.

［13］ Rhodes A, Evans LE, Alhazzani W, et al. Surviving sepsis campaign: international guidelines for man-agement of sepsis and septic shock: 2016. Crit Care Med. 2017; 45: 486–552.

［14］ The PRISM investigators. Early, goal-directed therapy for septic shock — a patient-level meta-analysis. N Engl J Med. 2017; 376: 2223–34.

［15］ Hernandez G, Teboul JL. Fourth surviving sepsis campaign's hemodynamic recommendations: a step forward or a return to chaos? Crit Care. 2017; 21: 133.

［16］ Kiyatkin ME, Bakker J. Lactate and microcirculation as suitable targets for hemodynamic optimization resuscitation of circulatory shock. Curr Opin Crit Care. 2017; 23: 348–54.

34. 急性呼吸窘迫综合征
In ARDS

Giacomo Grasselli, Nadia Corcione, and Antonio Pesenti

许强宏·译，王瑞兰·审校

© European Society of Intensive Care Medicine 2019

M. R. Pinsky et al. (eds.), *Hemodynamic Monitoring*, Lessons from the ICU,

https://doi.org/10.1007/978-3-319-69269-2_34

学习目标

于急性呼吸窘迫综合征（ARDS）患者而言，无论是确诊心血管系统综合征还是检测可能的血流动力学损伤，对心血管系统功能的监测均至关重要。根据定义，ARDS是一种非心源性肺水肿。然而，心力衰竭和低蛋白血症往往并存，特别是在脓毒症患者中。由此产生静水压肺水肿，加之肺血管通透性增加，进一步使氧合恶化。氧输送、心输出量和肺功能的优化依赖于谨慎的液体管理和通气策略。在本章中，我们将：

- 总结ARDS中最常见的血流动力学异常的病理生理。
- 回顾现有监测技术的适应证、优点和局限性。
- 提供优化这类患者血管功能的基本治疗原则。

34.1　血流动力学监测对急性呼吸窘迫综合征诊断和定义的重要性

急性呼吸窘迫综合征（ARDS）是一种肺泡-毛细血管屏障弥漫性损伤导致毛细血管充血、肺泡内出血、透明膜形成和肺间质水肿的炎症过程[1]。ARDS是一种非心源性肺水肿，因为液体积聚不是由左心房压力上升继发毛细血管滤过压升高所致，而是肺泡-毛细血管屏障通透性受损的结果。排除呼吸衰竭的心源性诱因是ARDS的基本诊断标准。在原美欧共识会议（AECC）对ARDS的定义中（1994年通过），肺动脉闭塞压（PAOP）值低于18 mmHg方能确诊[2]。然而，由于心力衰竭或液体超负荷导致的高PAOP值可能与ARDS并存，并且考虑到肺动脉导管（PAC）的使用不断减少，目前采用的ARDS"Berlin定义"取消了对PAOP值的要求[3]。"Berlin定义"指出，"利用所有可用数据，都不能由心力衰竭或液体超负荷来全面解释呼吸衰竭"，"如果无明显的ARDS危险因素，需行客观检查，以排除静水压肺水肿"。总之，功能血流动力学监测对于排除肺水肿的心源性诱因和确诊该综合征至关重要。

34.2　急性呼吸窘迫综合征患者血流动力学不稳定的发生率和原因

多数ARDS患者会出现血流动力学不稳定[4]，其中半数以上需要输注血管升压药[5]。与低氧血症的严重程度相比，循环衰竭和对血管活性药物的需求与死亡风险的关系更加密切[6]。导致ARDS患者血流动力学不稳定的因素有以下几种。

- 低氧血症和酸中毒对心肌功能的直接毒性作用。除心脏能量代谢的基本功能外，氧气还参与影响心肌细胞功能的其他过程，如调节心脏基因表达和产生活性氧，这都可能引起不可逆的细胞损伤[7]。另外，细胞内酸中毒与心肌收缩力下降有关，甚至有可能导致心肌坏死[8]。
- 脓毒症相关的心血管损害：脓毒症是最常见的引发ARDS的原因[9]。脓毒症患者心血管衰竭的机制是分布性休克、血管通透性改变、组织需氧量增加和心肌功能障碍。
- 既往伴有心血管疾病。
- 肺血管功能障碍和右心室（RV）功能障碍。
- 正压通气的血流动力学效应。

因为临床和病理生理学的相关性，我们将在相应段落中对最后两点进行讨论。

34.2.1　肺血管功能障碍

正如Zapol在1977年首次描述的那样，ARDS的特征是肺循环损伤导致肺毛细血管破坏、肺血管阻

力（PVR）增加和肺动脉高压（PH）[10, 11]。肺动脉高压（PH）被定义为是平均肺动脉压（mPAP）>
25 mmHg[12]。PH的预后价值仍不清楚：一些研究发现mPAP值与死亡率显著相关[13]，另一些研究则没
有[14-16]。首先，为表示PVR的升高，（专家们）已经提出肺血管功能障碍，并将其定义为跨肺压力梯度
（mPAP-Ppao）[17]和（或）肺血管阻力指数（mPAP-Ppao/心脏指数）升高[18]。其次，关于PVR增加与死
亡率之间关系的数据相互矛盾[19]。Bull等人对液体与导管相关治疗试验（FACTT）进行了事后分析，发
现在501例接受PAC治疗的患者中，肺血管功能障碍（pulmonary vascular dysfunction）PVD是预后不良的
独立预测因子。肺循环具有高顺应性和低血流阻力的特点，因此驱动压与流量之间呈曲线关系，而在体
循环中这种关系是线性的。这意味着在正常情况下，PAP的增加会导致肺血流量不成比例地增加，这不仅
是由于驱动压（即mPAP与左心房压的差值）的增加，也是由于血管扩张和先前闭合毛细血管重新开通。
相反，即使血管张力不变，心输出量的减少也与较高的PVR计算值相关（■图34.1）。在ARDS中，肺血
流量和PAP之间的关系因PVD的存在而改变，使情况变得更加复杂，因此，计算出的PVR值的变化可能
尤其难以解释[20, 21]。

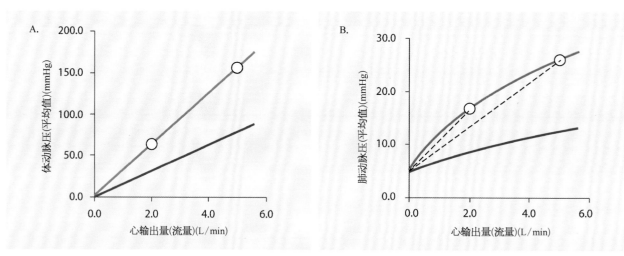

■图34.1　体循环（A）和肺循环（B）的平均动脉压与心输出量（流量）的关系图。图中蓝色曲线表示循环的正常状态，红色曲线表示
高血压状态。A.在体循环中，平均压力（P）-流量（Q）图可以合理地描述为线性（Ohmic）关系。这两个点（空心圆圈）分别显示高血
压状态下心输出量正常和心输出量减少。很明显，在这些心输出量中，P与Q的比率相同，因此可以用来表示体循环阻力的特征。B.在肺
循环中，平均压力与流量的关系图为曲线，压力轴上的截距等于左心房压力。蓝色曲线表示正常压力流量曲线（健康肺），红色曲线表示
缺氧性肺动脉高压时的压力流量曲线。这两个点（空心圆圈）分别显示高血压状态下心输出量正常和心输出量减少。每一心输出量对应的
肺血管阻力（Ppa-LAP/Q）表示为直线的斜率。尽管这两个点都在同一压力流量曲线上，但不同心输出量下，计算得出的肺血管阻力不同

在ARDS患者中，以下机制导致了PVD的发生。

- 缺氧性肺血管收缩（HPV）。氧合的提高导致HPV的降低，从而降低了PVR[22, 23]。二氧化碳张力
  也对肺血管收缩发挥着显著作用[24]，高碳酸血症与PVR增加相关，增加了右心室功能障碍的风
  险[25, 26]。内皮损伤也会影响血管收缩，导致血管舒张因子和血管收缩因子之间失衡，且偏向后
  者[27]。因此肺血管适应血流量变化的能力降低[4]。
- 由于肺动脉和毛细血管间质性水肿形成血栓或压迫，导致微血管储备不足[28]。急性肺损伤中的内
  皮损伤导致局部凝血功能激活[27]和纤维蛋白溶解，这在ARDS中起着重要的影响预后和致病的作
  用[29]。
- 纤维增生和血管重塑（ARDS晚期）。

- 正压通气效应。气道压力变化通过影响血管跨壁压和不同肺区的血流分布，强烈影响了肺血流量[30]。呼气末正压（PEEP）的应用和随之增加的平均气道压（Paw）通过跨肺压和肺容积的变化对PAP产生深远的影响。PVR与肺容积呈U形关系，既可在低肺容积时因肺泡外血管受压而增加，也可在极高肺容积时因肺泡血管舒张而增加[31]。因此，PEEP对PVR的影响取决于塌陷肺泡复张和已开放肺泡过度膨胀之间的平衡。如果复张占上风，肺泡外血管扩张和伴随的HPV降低应导致PVR降低。如果过度膨胀占上风，肺泡内微血管的压缩会导致肺west 1区和肺west 2区的改变，从而增加了PVR[30, 32]和RV后负荷[33]。最终，肺west 2区导致血液流向通气不良的肺泡单位，使气体交换恶化。

34.2.2　右心室功能障碍

脓毒症诱导的心肌抑制、正压通气的血流动力学效应、低氧血症对心肌收缩性的不良影响，以及PVD的共同影响严重影响心功能，导致右心功能障碍（RVD）和急性肺源性心脏病（ACP）。RV对后负荷的变化非常敏感：顺应性好、壁薄的RV对前负荷的大幅增加适应性强，但对后负荷的急剧增加耐受性差[34, 35]。在ARDS中，RV后负荷的增加导致需氧量增加和右冠状动脉灌注压降低之间的不匹配[36]。RV射血功能受损会减少肺静脉回流到LV，增加右心室收缩末期和舒张末期容积，并通过心室的相互依赖降低左心室舒张顺应性。LV射血量下降导致RV冠脉血流量减少，继而导致右心室局部缺血：这种恶性循环维持并进一步加重了RV功能障碍，最终导致ACP，即RV和肺循环之间明显的心室-动脉解偶联[24]。明确结局为在有液体超负荷风险下出现心输出量下降和容量反应性差。

根据超声心动图标准，可以确定ARDS患者中RV功能受损的三个连续步骤。
- RV扩张：RV舒张末期面积/LV舒张末期面积 > 0.6。
- RV功能障碍：三尖瓣环平面收缩期位移 < 16 mm。
- 急性肺源性心脏病（ACP）：RV扩张与LV收缩末期室间隔运动异常（即所谓的LV "D字征"）[37]。

34.2.3　正压通气的血流动力学效应

肺和心脏位于胸腔内，被胸腔内压（ITP）（分别为胸膜和心包）包围。正压通气的血流动力学效应可细分为"稳态"效应和"阶段性"效应。
- "稳态"效应既取决于机械因素，也取决于神经激素因素，反映了呼吸状态持续变化的影响[38]。这取决于平均Paw的增加，而平均Paw取决于PEEP水平（最关键）、吸气与呼气时间比值和潮气驱动压[39]。应用PEEP可减少心输出量，这在低血容量时更为明显。通常的解释是，ITP的增加转化为右心房压（Pra）的增加，导致静脉回流压力梯度降低，即循环平均充盈压（Pmsf）和Pra之间的差值减少[40]。然而，这种解释似乎过于简单。事实上，有研究已经证明PEEP不仅可以增加Pra，还可以通过静脉张力的反射性增强（引起血液从非张力性容量转变成张力性容量）[41]，以及增加腹压（伴随内脏静脉容量库压缩）来增加Pmsf[42]。这表明心输出量的变化可能独立于静脉回流压力梯度的变化发生[43]。此外，Marini等人证明PEEP对心室功能几乎没有直接影响[44]。
- "瞬时"效应取决于呼吸周期中肺/胸壁容积和气道/胸腔内压的周期性变化，这些变化在自主通气和控制通气中是相反的。无论是负压吸气还是正压吸气，肺扩张都会直接压迫心窝内的心脏，影响前负荷。在自主呼吸过程中，无论是机械通气还是非机械通气患者，ITP的降低都将增加静脉回流压力梯度（Pmsf-Pra），导致RV前负荷和RV扩张增加。后者与左心室顺应性和充盈度降低有关，这导致吸气时LV每搏量减少，这也解释了吸气时动脉收缩压生理性下降的原因[45, 46]。相反，正压通气会引起ITP和肺容积的周期性增加，两者都会减少静脉回流。跨肺压的增加会引起PVR升高，继而引起RV后负荷的增加，而RV每搏量减少。左心室将发生相反的变化。由于血液被"挤出"肺血管，左心室前负荷趋于增加；而左心室后负荷则因主动脉跨壁压降低而改善。因此，LV每搏量在正压吹气时增加，呼气时减少。根据公式：$\Delta Ppl / \Delta Paw = C_L / C_L + C_{CW}$[48]，给定Paw变化时，胸膜压力的变化（即Paw增加"传递"到ITP的部分）取决于潮气量和相对于肺顺应性（C_L）的胸壁顺应性（C_{CW}）[47]。在正常受试者中，由于C_L和C_{CW}相似，ITP应增加平均Paw的50%左右[47, 48]。与肺顺应性正常和胸壁顺应性差（如肺气肿或腹内高压）的患者相比，相同的Paw增加对肺顺应性差、胸壁顺应性正常（如原发性ARDS）的患者将产生完全不同的影响。在第一种情况下，由Paw的一定增加引起的ITP变化是适度的，对血流动力学的影响有限；在第二种情况下，Paw的增加将转化为ITP更大的增加，也对血流动力学的影响更为明显。

34.2.4 自主呼吸的影响

高呼吸驱动力下的自主呼吸患者在吸气过程中可能会产生较大的胸膜压力负波动，从而导致更高的跨肺压变化并增加肺的压力和应变[49]。此外，同样的跨肺压变化可能与完全不同的肺泡压力绝对值（Palv）相关[50]。事实上，在存在自主呼吸作用的情况下，Palv值可能会降至呼气末压数值以下；甚至可能在整个呼吸循环中变为负值，转化为肺毛细血管跨壁压的增加（即血管内毛细血管压与Palv之差）[51]（■图34.2）。在血管通透性增加的情况下，这会导致血管渗漏和间质水肿，进一步加剧和维持肺损伤[49]。

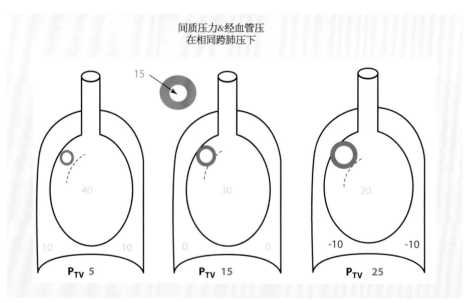

■图34.2　控制呼吸和自主呼吸时胸膜压对经血管压影响的假说。在此图中，肺泡压力和胸膜压力的三种组合使肺膨胀至相同的30 cm·H₂O跨肺压。如果腔内微血管压等于15 cm·H₂O，并且假定间质压等于胸膜压，那么在这个极端示例中，液体滤过经血管压（P_TV）理论上在5～25 cm·H₂O的范围内

34.3　血流动力学管理原则

ARDS患者的血流动力学管理应遵循三个基本原则，这三个原则同等重要，但有时难以同时实现：

- 优化氧输送；
- 避免液体超负荷；
- 预防 RV 功能障碍。

34.3.1　优化氧输送

心肺支持的最终目标是优化灌注及输送到外周组织的氧，以满足机体的代谢需要。氧输送（DO_2）是指每分钟输送到全身血管床的氧量，也是动脉血氧含量（CaO_2）和心输出量（CO）的乘积：$DO_2=CaO_2×CO$。根据公式 $CaO_2=$（$Hb×1.39×SaO_2$）+（$PaO_2×0.003$），CaO_2 定义为血红蛋白携带的氧量与血浆中溶解的氧量的总和；其中 Hb 是血红蛋白水平，SaO_2 是动脉血氧饱和度，PaO_2 是动脉血氧分压，0.003 是人体血浆中氧的溶解度系数。当 $SaO_2 > 90\%$ 时，氧离曲线变得相对平坦，在此范围内，PaO_2 的进一步增大对 SaO_2 或 CaO_2 的影响相对较小。此外，由于溶氧量可忽略不计，一旦动脉血完全饱和，增加 CaO_2 的唯一方法就是提高血红蛋白浓度。因此，对于较严重的低氧性 ARDS 患者，提高血红蛋白水平可以增加 CaO_2，而提高动脉血的携氧能力（Russell，1999）。体外生命支持组织指南建议，对因严重低氧性呼吸衰竭而接受体外膜肺氧合（ECMO）的患者，维持 12 ～ 14 gr/dL 的血红蛋白水平和正常的红细胞比容[52]。然而在急性肺损伤患者中，已经报道过一些红细胞输注的不良反应[53-55]，输注的最佳 Hb 阈值仍待商榷。决定 DO_2 的另一要素是 CO，即为每搏量（SV）和心率（HR）的乘积：$CO=SV×HR$。CO 可以通过多种有创性设备来测定，包括 PAC、经肺热稀释系统（如 PiCCO 或 Vigileo）、动脉压力波形分析设备（如 LiDCO、PiCCO、FloTrac、MostCare 等）。在可用于评估 CO 的无创技术中，超声心动图是最常用的[56]。据报道，在行机械通气的危重症患者中，经胸超声心动图评估的 CO 与经肺热稀释技术测定的 CO 有很好的一致性[57]。但是，应用高 PEEP 水平的患者可能有较差的"声窗"，超声心动图检查结果的可靠性和重现性在很大程度上取决于操作者的专业度。对于 CO 不足的患者，应评估其每个生理决定因素（前负荷、后负荷和收缩力）。特别注意的是，关键的一步是要了解患者是否需要补液以优化前负荷。下列方法可以评估液体反应性（FR）。

- 容量负荷试验：充分评估 FR 需将容量负荷试验后（如 5 分钟内输注 250 mL 或 3 mL/kg 晶体液）心充盈压［右房心压-Pra 和（或）肺动脉闭塞压-PAOP］的变化与 CO 的变化相结合[58, 59]。Pra（或称中心静脉压或 CVP）和 PAOP 本身并不是前负荷和 FR 的精确指标[60-62]，因为它们的绝对值（相对于大气压）不一定能反映跨壁压；跨壁压是指血管内外的压力差（这里指胸内压-ITP），与 FR 相关，这一重要区别经常被忽视。决定静脉回流反向压力，进而决定上游组织毛细血管静水滤过压的是相对于大气的中心压，而不是跨壁压[63]。但是，如果 ITP 显著增加，高绝对值 Pra 或 PAOP 实际上可能对应低跨壁压。也就是说，Pra 高的患者可能会出现外周水肿和肝瘀血，但快速补液后 CO 仍显著增加[64]。容量负荷试验的"备选方案"是被动抬腿（PLR）试验：抬腿导致静脉血从下肢转移到胸腔，起到可逆的自身容量负荷作用。主动脉血流量或心脏指数至少增加 10% 是 PLR 试验后检测 FR 的最佳截断值[65]。

- 动态指标：如前所述，正压通气时 ITP 的周期性变化会引起 LV 每搏量随之变化，吸气时增加，呼气时减少[66]。患者的容量状态对变化幅度有很大影响，在低血容量状态下，变化更为明显。脉压变异度（PPV）和每搏量变异度（SVV）均可用于评估 FR。脉压（PP）是收缩压和舒张压之差，PPV 是通过最大 PP 除以平均 PP 来计算：该值 $> 13\%$ 是 FR 的良好预测指标[67]。SVV 可通过微创动脉压力波形分析（如 LiDCO、PiCCO、FloTrac、MostCare 等）或经食管超声多普勒来检测，通过 30 秒时间窗内最大 SV 和最小 SV 之差除以平均 SV 来计算。然而，PPV 和 SVV 的一些局限性在 ARDS 患者中尤为重要：

— 它们要求患者无自主呼吸。

— 小潮气量（< 8 mL/kg）和（或）低肺顺应性可能不能引起 ITP 的充分变化[68, 69]。但如果小潮气量时 PPV 或 SVV > 13%，仍能预测 FR。

— 由于 ACP 自身会导致 PPV，所以 PPV 对 PH 患者的 FR 预测能力较差。

— 当存在明显 RV 功能障碍时，由于与 PH 相同的原因，可靠性较低。

- 呼气末闭塞（EEO）试验：它包括进行 15 秒的呼气暂停，从而防止 RV 和 LV 周期性充盈障碍，并起到容量负荷作用；该试验与呼吸系统顺应性无关。EEO 引起的 CO 增加 5% 可能是 ARDS 患者 FR 的良好预测指标[70]。

一旦患者血容量充足，就可能需要服用正性肌力药以增强心肌收缩力和增加 CO。对每例危重症患者都必须准确评估 DO_2 和组织灌注是否充足：氧输送不足的临床和实验室指征有皮肤斑点、毛细血管再充盈时间缩短、尿量减少、混合静脉血氧饱和度降低和高乳酸血症。混合静脉血氧饱和度（SvO_2）非常具有参考价值，因为它取决于 DO_2 和氧消耗（VO_2）的比值：SvO_2 降至正常值 70% 以下可能是因为氧输送不足，也可能是因为氧消耗过大，或二者兼有。因此，对于 SvO_2 降低的患者，重要的是不仅要增加 DO_2，而且要减少组织氧消耗，如优化镇静效果和治疗发热和疼痛。

在混合静脉血氧饱和度降低和（或）发生高乳酸血症时，必须准确监测血流动力学。

必须强调两个问题：

- 测量"实际"混合静脉血氧饱和度需要放置 PAC。如果未放置 PAC，可以由放置在右心房的中心静脉导管测得的血氧饱和度代替混合静脉血氧饱和度。事实上，虽然中心静脉血氧饱和度往往高于混合静脉血氧饱和度，但通过其变化可以可靠地反映混合静脉血氧饱和度的变化[71]。

- 在脓毒症患者中，混合静脉和中心静脉血氧饱和度可能会误导性地正常甚至升高。微血管灌注的不均一性、微血管分流开放，以及线粒体功能障碍会导致宏观血流动力学与微循环病理性解偶联[72]，摄取和利用氧的能力下降。

34.3.2 避免液体超负荷

如前所述，ARDS 是一种非心源性、高渗透性肺水肿，外源性补液可能会加重其病情。大量证据表明，初始复苏阶段后液体的正平衡状态是重症患者的独立预后不良因素[73-75]。血管外肺水（EVLW）是肺内液体积聚的令人关注的指标，即肺血管腔以外的肺组织含水。它是间质内液、细胞内液、肺泡内液和淋巴液的总和，但不包括胸腔积液[76]。EVLW 的正常值应小于 10 mL/kg[77] 且受到以下几种机制的严格调节：淋巴引流使组织基质保持干燥，而肺泡细胞的紧密连接和活性离子运输系统通过清除肺泡液体保护肺泡腔[78]。肺泡和间质液的净清除遵循 Starling 定律，即肺毛细血管静水压力增加或血浆胶体渗透压降低可使 EVLW 增加。肺血管通透性指数（PVPI=EVLW/肺血容量）升高被认为是 ARDS 的标志。受到内分泌因素（即肾素-血管紧张素-醛固酮系统活性）的影响，肺动脉高压、心力衰竭和水潴留往往与 ARDS 并存，从而促进在原有渗出液基础上产生静水水肿[79]。最后，液体疗法（尤其是晶体液）也可能导致肺内水分过多。在恶性循环中，液体超负荷会降低肺毛细血管中的胶体渗透压，进一步加重肺水肿。

根据定义，ARDS肺水肿并不是心力衰竭或液体超负荷所致，但由于上述原因，左心室前负荷增加并不能排除ARDS。实际上，对急性肺损伤动物模型的研究表明：如果降低左心房压力，肺水肿会减轻[80]，且输注呋塞米可改善气体交换，从而降低PEEP值[81]。据报道，在低蛋白血症的ARDS患者中，在呋塞米治疗中加入白蛋白可显著改善血氧饱和度水平，增加液体净负平衡并更好地维持血流动力学稳定性[82]。尽管在接受尸检并符合柏林定义标准的患者中，仅有45%的患者发现弥漫性肺泡损伤（DAD）（ARDS的组织病理学标志）[83]，但EVLW值高于15 mL/kg可作为识别弥漫性肺泡损伤的标志，其阳性预测率高达99%[77]。因此，对急性低氧性呼吸衰竭和肺浸润患者进行EVLW和PVPI评估可能有助于区分ARDS和心源性水肿[84、85]，以及为液体管理提供指导[78]。EVLW测定的金标准是经肺温度–染料稀释法，需要通过中心静脉导管同时注射冷指示剂和比色指示剂。然而，这种复杂且昂贵的技术已被经肺热稀释法所取代，该方法可根据全心舒张末期容积（GEDV）估算EVLW（□图34.3）。但必须承认EVLW测量的一些显著局限性：在存在肺血管闭塞和胸腔积液的情况下，EVLW可能被低估，而在肺切除术患者中，EVLW可能被高估。此外，PEEP对EVLW测量具有复杂的影响：高水平的PEEP会挤压薄壁肺血管，导致肺水被低估[86]；而肺不张情况下的

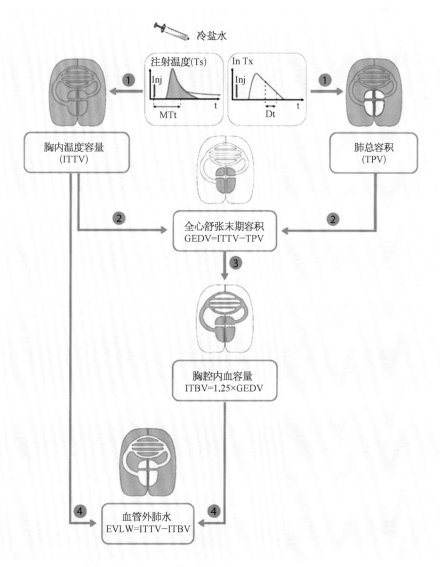

□图34.3　单指示剂热稀释法测定血管外肺水（MTt：平均通过时间；Dt：衰减时间）

肺泡复张和缺氧性血管收缩减弱可能具有相反的效果。然而，在ARDS患者中进行的一项研究表明，EVLW与计算机断层扫描所示的肺重量之间具有良好的相关性，与PEEP水平无关[87]。

评估肺水肿病因学的另一个重要参数是PAOP，当PAOP值 > 18 mmHg时提示心源性病因。PAOP监测需放置PAC，并可能有助于将肺血管压力维持在较低水平，最大限度地减轻肺水肿和毛细血管壁的心力衰竭。但是，CVP和PAOP测量值作为舒张末期心室容积（即实际心脏前负荷）指标的可靠性可能会影响受到许多因素（主要是血管功能障碍、心室顺应性降低和ITP升高）影响。此外，在ARDS患者中，PAOP测量法还存在两个不可忽视的局限性：

- 如前所述，正压通气会引起ITP升高，由于Paw传输至血管，导致PAOP升高。后者可以使用以下方法进行定量估算。
  - 与呼吸机短暂断开连接（但突然失去PEEP可能会导致重度ARDS患者出现肺萎陷）。
  - 传输指数：Teboul等人认为肺泡压力向肺血管的比例传输可以通过传输指数（IT）来解释，IT=（PAOP$_{吸气末}$−PAOP$_{呼气末}$）/（Pplat−总PEEP）。

因此，跨壁PAOP的算法为：PAOP$_{吸气末}$−（IT×总PEEP）[88]。

- PAOP测量法可能会低估实际的肺毛细血管压力，因为肺静脉阻力明显升高，且不可忽略[89]。拟定了两种方法来估计肺毛细血管的实际静水压。
  - Gaar方程：假设静脉阻力约为总肺血管阻力的40%，有效毛细血管压力的算法为：Ppc=PAOP+0.4×（mPAP-PAOP）[89, 90]。但是，这种方法在肺血管阻力发生明显变化的情况下是不准确的。
  - PAC球囊充盈后压力曲线衰减斜率分析[91]。

最后，肺部超声可用于评估ARDS患者的肺水肿程度：根据Lichtenstein及同事的报告，与计算机断层扫描相比，肺回波描记术比胸部X光检查更准确。而且，在最近提出的柏林定义的Kigali修正案中，肺部超声检查结果也被列入诊断标准[92]。

为了评估液体管理对肺功能的影响，并评价PAC定位对指导液体管理的风险和益处，ARDS临床试验网络对1 000名机械通气的ARDS患者进行了一项大型随机研究（液体和导管治疗试验——FACTT）[93]。根据测量的血管内压力（CVP或PAOP），患者被分配接受保守液体治疗或充分液体治疗。两组患者60天死亡率无差异，但保守治疗缩短了机械通气时间和ICU住院时间，不增加肺外器官衰竭，且显著改善了氧合指数和肺损伤评分。这项试验的事后分析表明，低氧血症和保守液体疗法与长期神经心理损伤独立相关。由于没有证据表明脑灌注减少（如心脏指数，收缩压），因此尚不清楚保守液体疗法可能以何种方式导致认知障碍[94]。此外，对于PAC引导和中心静脉导管引导的液体治疗，两者在任何类型的器官衰竭的发生率或持续时间，以及对器官支持（升压药、通气、肾脏替代疗法）的需求上均无差异；不过，PAC组的导管相关并发症大约是后者的两倍。但是，Swan-Ganz导管是一种诊断工具，而不是治疗工具[95]，并且FACTT结果表明，积极的液体复苏才是不良结局的原因，而不是因为使用了PAC。最终，通过利尿剂、血液滤或补充白蛋白来增强肺水肿的清除，可以更好地改善ARDS患者肺换气，并缩短机械通气时间。但是，重要的是，在ARDS患者中，优化DO$_2$的目标可能与限制液体的需求相反，尤其是当ARDS患者发生休克和全身性炎症（如严重脓毒症，胰腺炎、烧伤）的情况下。在这些棘手的情况下，避免DO$_2$降低的有害影响并保持器官灌注必然比"保持肺干燥"更为紧迫[96, 97]，必要时可能进行积极的液体复苏，主要通过监测CO和组织灌注指标（如血乳酸盐和混合静脉饱和度）来指导。

34.3.3　右心室保护性通气策略

在保护性通气策略下，ACP的患病率有所下降，但仍保持在20%~25%[98]。一些研究表明，机械通气设置与ACP发病率之间存在明确的相关性。在352例患者的回顾性研究中，Jardin发现ACP发病率与Pplat值之间存在线性关系：Pplat值低于26 cm·H_2O时，有20%的患者诊断为ACP；当Pplat为27～35 cm·H_2O时，有39%的患者诊断为ACP；Pplat值超过35 cm·H_2O时，42%的患者诊断为ACP[99]。由于Pplat反应跨肺压，这些发现证实了肺应力增加对右心室（RV）后负荷的危害。最近的研究表明，驱动压力（ΔPrs：Pplat和PEEP之间的潮差，等于潮气量与呼吸系统总顺应性的比值）是肺应力的更好指标[100, 101]，并与死亡率和ACP独立相关[25]。已有研究表明，俯卧位通过减轻RV负荷从而对血流动力学产生有益的影响[102]；事实上，在PROSEVA试验中，接受俯卧位治疗的严重ARDS患者的心血管衰竭和心脏骤停发生率低于对照组[103]。俯卧位可显著增加肺泡复张，改善肺顺应性（降低经肺压力）和氧合，这些效应可显著降低RV后负荷，避免RV扩张和室间隔运动障碍[102]。有人提出"对肺有益的就是对右心室有益的，反之亦然"[5]，这意味着可以通过评估右心室功能来指导机械通气设置。尤其是，氧合状态仍然是RV保护的一个基本点，因为PaO_2/FiO_2比值 < 100 mmHg是ACP的独立危险因素。应调整潮气量和PEEP，以保持Pplat < 27 cmH_2O和驱动压力 < 18 cmH_2O，而$PaCO_2$应保持 < 48 mmHg[104]。为此，体外循环CO_2去除技术和"超保护"通气结合起来，特别有希望缓解机械通气对心血管系统功能的影响。

总结

对ARDS患者进行心血管系统功能监测，无论是对该综合征的诊断，还是对发现任何可能的血液动力学损伤都具有重要意义。氧输送、心输出量和肺功能的优化需要谨慎的液体管理和通气策略。最近，有专家提出ARDS患者血流动力学监测和管理的原则[105]：他们建议评估被动患者的PPV，以评估机械通气的液体反应性和血流动力学状态；此外，他们建议放置中心静脉导管进行Pra和$ScvO_2$监测，并经常进行超声心动图检查，以评估RV功能和估计心输出量；在病情复杂的情况下，他们建议插入PAC或使用经肺热稀释系统。这个系统有很强的生理学基础，需要强调的是，特别是在复杂的情况下，PAC仍然是严重ARDS患者的一个重要诊断工具，因为它是唯一允许连续监测肺动脉压、心脏充盈压和"实际"SVO_2的设备；此外，它还可以测量心输出量[106]。这些监测系统可以改善氧输送，避免右心功能障碍，对于血流动力学优化和通气设置至关重要[104]。

要点

- 肺动脉高压和右心室功能不全对ARDS患者的预后有负面影响。避免液体过负荷和减少机械通气时的跨肺压是维持心输出量的最优策略。
- 氧输送的优化对防止机体组织功能不足具有关键作用，为此，评估血管内容积状态和液体反应性对于指导血流动力学支持和避免液体过负荷至关重要。
- 由于心肺之间存在微妙的需求关系，必须进行仔细的血流动力学监测：PAC、经肺热稀释（如PiCCO或Vigileo技术）和超声心动图为医疗决策的快速灵活转变提供了有用的信息。

参考文献

［1］ Lorente JA, Ballén-Barragán A, Herrero R, Esteban A. Acute respiratory distress syndrome: does histology matter? Crit Care. 2015; 19: 337.

［2］ Bernard GR, Artigas A, Brigham KL, Carlet J, Falke K, Hudson L, Lamy M, Legall JR, Morris A, Spragg R. The American-European Consensus Conference on ARDS. Definitions, mechanisms, relevant out-comes, and clinical trial coordination. Am J Respir Crit Care Med. 1994; 149(3 Pt 1): 818-24.

［3］ Definition Task Force ARDS, Ranieri VM, Rubenfeld GD, Thompson BT, Ferguson ND, Caldwell E, Fan E, Camporota L, Slutsky AS. Acute respiratory distress syndrome: the Berlin Definition. JAMA. 2012; 307(23): 2526-33.

［4］ Vieillard-Baron A, Aneman A. Cardiovascular issues in the ICU: a call for papers. Intensive Care Med. 2017; 43(12): 1892-3.

［5］ Repessé X, Charron C, Vieillard-Baron A. Acute respiratory distress syndrome: the heart side of the moon. Curr Opin Crit Care. 2016; 22(1): 38-44.

［6］ Vieillard-Baron A, Girou E, Valente E, Brun-Buisson C, Jardin F, Lemaire F, Brochard L. Predictors of mortality in acute respiratory distress syndrome. Focus On the role of right heart catheterization. Am J Respir Crit Care Med. 2000; 161(5): 1597-601.

［7］ Davies SW, Wedzicha JA. Hypoxia and the heart. Br Heart J. 1993; 69(1): 3-5.

［8］ Poole-Wilson PA. Acidosis and contractility of heart muscle. Ciba Found Symp. 1982; 87: 58-76.

［9］ Bellani G, Laffey JG, Pham T, Fan E, Brochard L, Esteban A, Gattinoni L, van Haren F, Larsson A, McAu-ley DF, Ranieri M, Rubenfeld G, Thompson BT, Wrigge H, Slutsky AS, Pesenti A, LUNG SAFE Investiga-tors; ESICM Trials Group. Epidemiology, patterns of care, and mortality for patients with acute respiratory distress syndrome in intensive care units in 50 countries. JAMA. 2016; 315(8): 788-800.

［10］ Zapol WM, Snider MT. Pulmonary hypertension in severe acute respiratory failure. N Engl J Med. 1977; 296(9): 476-80.

［11］ Zapol WM, Kobayashi K, Snider MT, Greene R, Laver MB. Vascular obstruction causes pulmonary hypertension in severe acute respiratory failure. Chest. 1977; 71(2 suppl): 306-7.

［12］ Task Force for Diagnosis and Treatment of Pulmonary Hypertension of European Society of Cardiology (ESC); European Respiratory Society (ERS); International Society of Heart and Lung Transplantation (ISHLT), Galiè N, Hoeper MM, Humbert M, Torbicki A, Vachiery JL, Barbera JA, Beghetti M, Corris P, Gaine S, Gibbs JS, Gomez-Sanchez MA, Jondeau G, Klepetko W, Opitz C, Peacock A, Rubin L, Zellwe-ger M, Simonneau G. Guidelines for the diagnosis and treatment of pulmonary hypertension. Eur Respir J. 2009; 34(6): 1219-63.

［13］ Osman D, Monnet X, Castelain V, Anguel N, Warszawski J, Teboul JL, Richard C. French Pulmonary Artery Catheter Study Group. Incidence and prognostic value of right ventricular failure in acute respiratory distress syndrome. Intensive Care Med. 2009; 35(1): 69-76.

［14］ Villar J, Blazquez MA, Lubillo S, Quintana J, Manzano JL. Pulmonary hypertension in acute respiratory failure. Crit Care Med. 1989; 17(6): 523-6.

［15］ Cepkova M, Kapur V, Ren X, Quinn T, Zhuo H, Foster E, Liu KD, Matthay MA. Pulmonary dead space fraction and pulmonary artery systolic pressure as early predictors of clinical outcome in acute lung injury. Chest. 2007; 132(3): 836-42.

［16］ Bull TM, Clark B, McFann K, Moss M, National Institutes of Health/National Heart, Lung, and Blood Institute ARDS Network. Pulmonary vascular dysfunction is associated with poor outcomes in patients with acute lung injury. Am J Respir Crit Care Med. 2010; 182(9): 1123-8.

［17］ Galiè N, Manes A, Negro L, Palazzini M, Bacchi-Reggiani ML, Branzi A. A meta-analysis of randomized controlled trials in pulmonary arterial hypertension. Eur Heart J. 2009; 30(4): 394-403.

［18］ Ryan D, Frohlich S, McLoughlin P. Pulmonary vascular dysfunction in ARDS. Ann Intensive Care. 2014; 4: 28.

［19］ Calcaianu G, Calcaianu M, Gschwend A, Canuet M, Meziani F, Kessler R. Hemodynamic profile of pulmonary hypertension (PH) in ARDS. Pulm Circ. 2018; 8(1): 204589321775341.

［20］ Versprille A. Pulmonary vascular resistance. A meaningless variable. Intensive Care Med. 1984; 10(2): 51-3.

［21］ Naeije R. Pulmonary vascular resistance. A meaningless variable? Intensive Care Med. 2003; 29(4): 526-9.

［22］ Petersson J, Ax M, Frey J, Sánchez-Crespo A, Lindahl SG, Mure M. Positive end-expiratory pressure redistributes regional blood flow and ventilation differently in supine and prone humans. Anesthe-siology. 2010; 113(6): 1361-9.

［23］ Moudgil R, Michelakis ED, Archer SL. Hypoxic pulmonary vasoconstriction. J Appl Physiol (1985). 2005; 98(1): 390-403.

［24］ Repessé X, Charron C, Vieillard-Baron A. Assessment of the effects of inspiratory load on right ven-tricular function. Curr Opin Crit Care. 2016; 22(3): 254-9.

［25］ Boissier F, Katsahian S, Razazi K, Thille AW, Roche-Campo F, Leon R, Vivier E, Brochard L, Vieillard-Baron A, Brun-Buisson C, Mekontso Dessap A. Prevalence and prognosis of cor pulmonale during protective ventilation for acute respiratory distress syndrome. Intensive Care Med. 2013; 39(10): 1725-33.

［26］ Lhéritier G, Legras A, Caille A, Lherm T, Mathonnet A, Frat JP, Courte A, Martin-Lefèvre L, Gouëllo JP, Amiel JB, Garot D, Vignon P. Prevalence and prognostic value of acute cor pulmonale and patent foramen ovale in ventilated patients with early acute respiratory distress syndrome: a multicenter study. Intensive Care Med. 2013; 39(10): 1734-42.

［27］ Price LC, McAuley DF, Marino PS, Finney SJ, Griffiths MJ, Wort SJ. Pathophysiology of pulmonary hypertension in acute lung injury. Am J Physiol Lung Cell Mol Physiol. 2012; 302(9): L803-15.

［28］ Tomashefski JF Jr, Davies P, Boggis C, Greene R, Zapol WM, Reid LM. The pulmonary vascular lesions of the adult respiratory distress syndrome. Am J Pathol. 1983; 112(1): 112-26.

［29］ Ware LB, Koyama T, Zhao Z, Janz DR, Wickersham N, Bernard GR, May AK, Calfee CS, Matthay MA. Bio-markers of lung epithelial injury and inflammation distinguish severe sepsis patients with acute respiratory distress syndrome. Crit Care. 2013; 17(5): R253.

［30］ West JB. Regional differences in the lung. Chest. 1978; 74(4): 426-37.

［31］ Whittenberger JL, McGregor M, Berglund E, Borst HG. Influence of state of inflation of the lung on pulmonary vascular resistance. J Appl Physiol. 1960;

15: 878-82.

[32] Permutt S, Bromberger-Barnea B, Bane HN. Alveolar pressure, pulmonary venous pressure, and the vascular waterfall. Med Thorac. 1962; 19: 239-60.

[33] Jardin F. Ventricular interdependence: how does it impact on hemodynamic evaluation in clinical practice? Intensive Care Med. 2003; 29(3): 361-3.

[34] Wauthy P, Pagnamenta A, Vassalli F, Naeije R, Brimioulle S. Right ventricular adaptation to pulmonary hypertension: an interspecies comparison. Am J Physiol Heart Circ Physiol. 2004; 286(4): H1441.

[35] Mitchell SC, Lelieveldt BP, van der Geest RJ, Bosch HG, Reiber JH, Sonka M. Multistage hybrid active appearance model matching: segmentation of left and right ventricles in cardiac MR images. IEEE Trans Med Imaging. 2001; 20(5): 415-23.

[36] Zochios V, Parhar K, Tunnicliffe W, Roscoe A, Gao F. The right ventricle in ARDS. Chest. 2017; 152(1): 181-93.

[37] Repessé X, Charron C, Vieillard-Baron A. Acute cor pulmonale in ARDS: rationale for protecting the right ventricle. Chest. 2015; 147(1): 259-65.

[38] Feihl F, Broccard AF. Interactions between respiration and systemic hemodynamics. Part I: basic con-cepts. Intensive Care Med. 2009; 35(1): 45-54.

[39] Marini JJ, Ravenscraft SA. Mean airway pressure: physiologic determinants and clinical importance—Part 1: physiologic determinants and measurements. Crit Care Med. 1992; 20(10): 1461-72.

[40] Qvist J, Pontoppidan H, Wilson RS, Lowenstein E, Laver MB. Hemodynamic responses to mechanical ventilation with PEEP: the effect of hypervolemia. Anesthesiology. 1975; 42(1): 45-55.

[41] Nanas S, Magder S. Adaptations of the peripheral circulation to PEEP. Am Rev Respir Dis. 1992; 146(3): 688-93.

[42] Maas J, Lagrand WK, Van den Berg PC, Pinsky MR, Jansen JR. Venous return in ICU patients. Crit Care. 2008; 12(Suppl 2): P93.

[43] Jellinek H, Krenn H, Oczenski W, Veit F, Schwarz S, Fitzgerald RD. Influence of positive airway pressure on the pressure gradient for venous return in humans. J Appl Physiol (1985). 2000; 88(3): 926-32.

[44] Marini JJ, Culver BH, Butler J. Mechanical effect of lung distention with positive pressure on cardiac function. Am Rev Respir Dis. 1981; 124(4): 382-6.

[45] Cherpanath TG, Lagrand WK, Schultz MJ, Groeneveld AB. Cardiopulmonary interactions during mechanical ventilation in critically ill patients. Neth Heart J. 2013; 21(4): 166-72.

[46] Bendjelid K, Schütz N, Suter PM, Romand JA. Continuous cardiac output monitoring after cardiopul-monary bypass: a comparison with bolus thermodilution measurement. Intensive Care Med. 2006; 32(6): 919-22.

[47] Chapin JC, Downs JB, Douglas ME, Murphy EJ, Ruiz BC. Lung expansion, airway pressure transmis-sion, and positive end-expiratory pressure. Arch Surg. 1979; 114(10): 1193-7.

[48] Deal C, Osborn JJ, Ellis E, Gerbode F. Chest wall compliance. Ann Surg. 1968; 167(1): 73-7.

[49] Brochard L, Slutsky A, Pesenti A. Mechanical ventilation to minimize progression of lung injury in acute respiratory failure. Am J Respir Crit Care Med. 2017; 195(4): 438-42.

[50] Bellani G, Grasselli G, Teggia-Droghi M, Mauri T, Coppadoro A, Brochard L, Pesenti A. Do spontaneous and mechanical breathing have similar effects on average transpulmonary and alveolar pressure? A clinical crossover study. Crit Care. 2016; 20(1): 142.

[51] Mauri T, Cambiaghi B, Spinelli E, Langer T, Grasselli G. Spontaneous breathing: a double-edged sword to handle with care. Ann Transl Med. 2017; 5(14): 292. https://doi.org/10.21037/atm.2017.06.55.

[52] ELSO Guidelines 2017.

[53] Netzer G, Shah CV, Iwashyna TJ, Lanken PN, Finkel B, Fuchs B, Guo W, Christie JD. Association of RBC transfusion with mortality in patients with acute lung injury. Chest. 2007; 132(4): 1116-23.

[54] Gong MN, Thompson BT, Williams P, Pothier L, Boyce PD, Christiani DC. Clinical predictors of and mortality in acute respiratory distress syndrome: potential role of red cell transfusion. Crit Care Med. 2005; 33(6): 1191-8.

[55] Gaggar A, Patel RP. There is blood in the water: hemolysis, hemoglobin, and heme in acute lung injury. Am J Physiol Lung Cell Mol Physiol. 2016; 311(4): L714.

[56] Alhashemi JA, Cecconi M, Hofer CK. Cardiac output monitoring: an integrative perspective. Crit Care. 2011; 15(2): 214.

[57] Mercado P, Maizel J, Beyls C, Titeca-Beauport D, Joris M, Kontar L, Riviere A, Bonef O, Soupison T, Tri-bouilloy C, de Cagny B, Slama M. Transthoracic echocardiography: an accurate and precise method for estimating cardiac output in the critically ill patient. Crit Care. 2017; 21(1): 136.

[58] Vincent JL, Weil MH. Fluid challenge revisited. Crit Care Med. 2006; 34(5): 1333-7.

[59] Carsetti A, Cecconi M, Rhodes A. Fluid bolus therapy: monitoring and predicting fluid responsive-ness. Curr Opin Crit Care. 2015; 21(5): 388-94.

[60] Coudray A, Romand JA, Treggiari M, Bendjelid K. Fluid responsiveness in spontaneously breathing patients: a review of indexes used in intensive care. Crit Care Med. 2005; 33(12): 2757-62.

[61] Osman D, Ridel C, Ray P, Monnet X, Anguel N, Richard C, Teboul JL. Cardiac filling pressures are not appropriate to predict hemodynamic response to volume challenge. Crit Care Med. 2007; 35(1): 64-8.

[62] Marik PE. Noninvasive cardiac output monitors: a state-of the-art review. J Cardiothorac Vasc Anesth. 2013; 27(1): 121-34.

[63] Magder S. Central venous pressure monitoring. Curr Opin Crit Care. 2006; 12(3): 219-27.

[64] Hasanin A. Fluid responsiveness in acute circulatory failure. J Intensive Care. 2015; 3: 50.

[65] Monnet X, Rienzo M, Osman D, Anguel N, Richard C, Pinsky MR, Teboul JL. Passive leg raising predicts fluid responsiveness in the critically ill. Crit Care Med. 2006; 34(5): 1402-7.

[66] Saugel B, Bendjelid K, Critchley LAH, Scheeren TWL. Journal of Clinical Monitoring and Computing 2017 end of year summary: cardiovascular and hemodynamic monitoring. J Clin Monit Comput. 2018; 32(2): 189-96.

[67] Zhang D, Song Y, Yang Y, Duan A, Zhang Z, Wang Y. An application of arterial pressure-based cardiac output measurements in fluid management

strategies of critically ill patients. Zhonghua Wei Zhong Bing Ji Jiu Yi Xue. 2014; 26(9): 620–3.

[68] Teboul JL. Mean systemic pressure: we can now estimate it, but for what? Intensive Care Med. 2013; 39(8): 1487–8.

[69] Lefrant JY, De Backer D. Can we use pulse pressure variations to predict fluid responsiveness in patients with ARDS? Intensive Care Med. 2009; 35(6): 966–8.

[70] Silva S, Jozwiak M, Teboul JL, Persichini R, Richard C, Monnet X. End-expiratory occlusion test pre-dicts preload responsiveness independently of positive end-expiratory pressure during acute respi-ratory distress syndrome. Crit Care Med. 2013; 41(7): 1692–701.

[71] Mezger V, Balzer F, Habicher M, Sander M. Venous saturation: between oxygen delivery and con-sumption. Med Klin Intensivmed Notfmed. 2017; 112(6): 492–8.

[72] López A, Grignola JC, Angulo M, Alvez I, Nin N, Lacuesta G, Baz M, Cardinal P, Prestes I, Bouchacourt JP, Riva J, Ince C, Hurtado FJ. Effects of early hemodynamic resuscitation on left ventricular perfor-mance and microcirculatory function during endotoxic shock. Intensive Care Med Exp. 2015; 3(1): 49.

[73] Sakr Y, Rubatto Birri PN, Kotfis K, Nanchal R, Shah B, Kluge S, Schroeder ME, Marshall JC, Vincent JL, Intensive Care Over Nations Investigators. Higher fluid balance increases the risk of death from sep-sis: results from a large international audit. Crit Care Med. 2017; 45(3): 386–94.

[74] Bagshaw SM, Brophy PD, Cruz D, Ronco C. Fluid balance as a biomarker: impact of fluid overload on outcome in critically ill patients with acute kidney injury. Crit Care. 2008; 12(4): 169.

[75] Alobaidi R, Morgan C, Basu RK, Stenson E, Featherstone R, Majumdar SR, Bagshaw SM. Association between fluid balance and outcomes in critically ill children: a systematic review and meta-analysis. JAMA Pediatr. 2018; 172(3): 257–68.

[76] Tagami T, Ong MEH. Extravascular lung water measurements in acute respiratory distress syndrome: why, how, and when? Curr Opin Crit Care. 2018; 24(3): 209–15.

[77] Tagami T, Sawabe M, Kushimoto S, Marik PE, Mieno MN, Kawaguchi T, Kusakabe T, Tosa R, Yokota H, Fukuda Y. Quantitative diagnosis of diffuse alveolar damage using extravascular lung water. Crit Care Med. 2013; 41(9): 2144–50.

[78] Jozwiak M, Teboul JL, Monnet X. Extravascular lung water in critical care: recent advances and clinical applications. Ann Intensive Care. 2015; 5(1): 38.

[79] Gattinoni L, Cressoni M, Brazzi L. Fluids in ARDS: from onset through recovery. Curr Opin Crit Care. 2014; 20(4): 373–7.

[80] Prewitt RM, McCarthy J, Wood LD. Treatment of acute low pressure pulmonary edema in dogs: relative effects of hydrostatic and oncotic pressure, nitroprusside, and positive end-expiratory pressure. J Clin Invest. 1981; 67(2): 409–18.

[81] Reising CA, Chendrasekhar A, Wall PL, Paradise NF, Timberlake GA, Moorman DW. Continuous dose furosemide as a therapeutic approach to acute respiratory distress syndrome (ARDS). J Surg Res. 1999; 82(1): 56–60.

[82] Martin GS, Moss M, Wheeler AP, Mealer M, Morris JA, Bernard GR. A randomized, controlled trial of furosemide with or without albumin in hypoproteinemic patients with acute lung injury. Crit Care Med. 2005; 33(8): 1681–7.

[83] Thille AW, Esteban A, Fernández-Segoviano P, Rodriguez JM, Aramburu JA, Peñuelas O, Cortés-Puch I, Cardinal-Fernández P, Lorente JA, Frutos-Vivar F. Comparison of the Berlin definition for acute respiratory distress syndrome with autopsy. Am J Respir Crit Care Med. 2013; 187(7): 761–7.

[84] Kushimoto S, Taira Y, Kitazawa Y, Okuchi K, Sakamoto T, Ishikura H, Endo T, Yamanouchi S, Tagami T, Yamaguchi J, Yoshikawa K, Sugita M, Kase Y, Kanemura T, Takahashi H, Kuroki Y, Izumino H, Rinka H, Seo R, Takatori M, Kaneko T, Nakamura T, Irahara T, Saito N, Watanabe A, PiCCO Pulmonary Edema Study Group. The clinical usefulness of extravascular lung water and pulmonary vascular permeability index to diagnose and characterize pulmonary edema: a prospective multicenter study on the quantitative differential diagnostic definition for acute lung injury/acute respiratory distress syn-drome. Crit Care. 2012; 16(6): R232.

[85] Perel A. Extravascular lung water and the pulmonary vascular permeability index may improve the definition of ARDS. Crit Care. 2013; 17(1): 108.

[86] Carlile PV, Beckett RC, Gray BA. Relationship between CO and transit times for dye and thermal indi-cators in central circulation. J Appl Physiol (1985). 1986; 60(4): 1363–72.

[87] Patroniti N, Bellani G, Maggioni E, Manfio A, Marcora B, Pesenti A. Measurement of pulmonary edema in patients with acute respiratory distress syndrome. Crit Care Med. 2005; 33(11): 2547–54.

[88] Teboul JL, Pinsky MR, Mercat A, Anguel N, Bernardin G, Achard JM, Boulain T, Richard C. Estimating cardiac filling pressure in mechanically ventilated patients with hyperinflation. Crit Care Med. 2000; 28(11): 3631–6.

[89] Ganter CC, Jakob SM, Takala J. Pulmonary capillary pressure. A review. Minerva Anestesiol. 2006; 72(1–2): 21–36. Review Erratum in: Minerva Anestesiol 2007 Mar; 73(3): XVII.

[90] Gaar KA J, Taylor AE, Owens LJ, Guyton AC. Pulmonary capillary pressure and filtration coefficient in the isolated perfused lung. Am J Phys. 1967; 213(4): 910–4.

[91] Takala J. Pulmonary capillary pressure. Intensive Care Med. 2003; 29(6): 890–3.

[92] Riviello ED, Buregeya E, Twagirumugabe T. Diagnosing acute respiratory distress syndrome in resource limited settings: the Kigali modification of the Berlin definition. Curr Opin Crit Care. 2017; 23(1): 18–23.

[93] National Heart, Lung, and Blood Institute Acute Respiratory Distress Syndrome (ARDS) Clinical Trials Network, Wiedemann HP, Wheeler AP, Bernard GR, Thompson BT, Hayden D, de Boisblanc B, Connors AF Jr, Hite RD, Harabin AL. Comparison of two fluid-management strategies in acute lung injury. N Engl J Med. 2006; 354(24): 2564–75.

[94] Mikkelsen ME, Christie JD, Lanken PN, Biester RC, Thompson BT, Bellamy SL, Localio AR, Demissie E, Hopkins RO, Angus DC. The adult respiratory distress syndrome cognitive outcomes study: long-term neuropsychological function in survivors of acute lung injury. Am J Respir Crit Care Med. 2012; 185(12): 1307–15.

[95] Chatterjee K. The Swan-Ganz catheters: past, present, and future. A viewpoint. Circulation. 2009; 119(1): 147–52.

[96] Levy MM, Artigas A, Phillips GS, Rhodes A, Beale R, Osborn T, Vincent JL, Townsend S, Lemeshow S, Dellinger RP. Outcomes of the surviving sepsis campaign in intensive care units in the USA and Europe: a prospective cohort study. Lancet Infect Dis. 2012; 12(12): 919–24.

［97］ Tenner S, Baillie J, DeWitt J, Vege SS, American College of Gastroenterology. American College of Gastroenterology guideline: management of acute pancreatitis. Am J Gastroenterol. 2013; 108(9): 1400−15.

［98］ Vieillard-Baron A, Schmitt JM, Augarde R, Fellahi JL, Prin S, Page B, Beauchet A, Jardin F. Acute cor pulmonale in acute respiratory distress syndrome submitted to protective ventilation: incidence, clinical implications, and prognosis. Crit Care Med. 2001; 29(8): 1551−5.

［99］ Jardin F, Vieillard-Baron A. Right ventricular function and positive pressure ventilation in clinical practice: from hemodynamic subsets to respirator settings. Intensive Care Med. 2003; 29(9): 1426−34.

［100］ Mauri T, Lazzeri M, Bellani G, Zanella A, Grasselli G. Respiratory mechanics to understand ARDS and guide mechanical ventilation. Physiol Meas. 2017; 38(12): R280−H303.

［101］ Amato MB, Meade MO, Slutsky AS, Brochard L, Costa EL, Schoenfeld DA, Stewart TE, Briel M, Talmor D, Mercat A, Richard JC, Carvalho CR, Brower RG. Driving pressure and survival in the acute respira-tory distress syndrome. N Engl J Med. 2015; 372(8): 747−55.

［102］ Vieillard-Baron A, Charron C, Caille V, Belliard G, Page B, Jardin F. Prone positioning unloads the right ventricle in severe ARDS. Chest. 2007; 132(5): 1440−6.

［103］ Guérin C, Reignier J, Richard JC, Beuret P, Gacouin A, Boulain T, Mercier E, Badet M, Mercat A, Baudin O, Clavel M, Chatellier D, Jaber S, Rosselli S, Mancebo J, Sirodot M, Hilbert G, Bengler C, Richecoeur J, Gainnier M, Bayle F, Bourdin G, Leray V, Girard R, Baboi L, Ayzac L, PROSEVA Study Group. Prone positioning in severe acute respiratory distress syndrome. N Engl J Med. 2013; 368(23): 2159−68.

［104］ Paternot A, Repessé X, Vieillard-Baron A. Rationale and description of right ventricle-protective ven-tilation in ARDS. Respir Care. 2016; 61(10): 1391−6.

［105］ Vieillard-Baron A, Matthay M, Teboul JL, Bein T, Schultz M, Magder S, Marini JJ. Experts'opinion on management of hemodynamics in ARDS patients: focus on the effects of mechanical ventilation. Intensive Care Med. 2016; 42(5): 739−49.

［106］ Ventetuolo CE, Klinger JR. Management of acute right ventricular failure in the intensive care unit. Ann Am Thorac Soc. 2014; 11: 811−22.

35. 神经急症
In Neurological Emergencies

Ilaria Alice Crippa, Fabio Silvio Taccone

张　东·译，王瑞兰·审校

© European Society of Intensive Care Medicine 2019

M. R. Pinsky et al. (eds.), *Hemodynamic Monitoring*, Lessons from the ICU,

https://doi.org/10.1007/978-3-319-69269-2_35

学习目标

在阅读本章结束时，读者应掌握：
- 了解神经急症患者的体液和血流动力学生理。
- 将生理学纳入神经急症的床边临床决策过程中。
- 了解神经急症患者疾病特异性的血流动力学目标。
- 制定神经急症的血流动力学治疗计划。

35.1　简介

神经急症很常见，而且经常造成极其严重的后果。在欧洲，每年有数百万人遭受急性中枢神经损伤，无论是创伤性还是非创伤性疾病，其死亡率都很高，并长期处于残疾状态[1]。神经急症的主要治疗目标是防止发生继发性脑损伤[2]。在这种情况下，最佳的血流动力学管理对优化脑灌注和氧输送至关重要。谨慎选择液体治疗方案和控制血压是急性脑损伤患者治疗的基石。在本章中，我们将回顾神经系统生理学相关证据、当前指南，以及关于神经急症患者的液体和血流动力学管理的最新临床研究。

35.2　液体管理

越来越多的文献显示常规的液体管理可能会影响普通危重患者的临床结局[3]。当前有关脑损伤患者液体管理的大多数文献都集中在蛛网膜下腔出血（subarachnoid hemorrhage，SAH）和创伤性脑损伤（traumatic brain injury，TBI）。但是，临床医师不应低估适当进行液体管理在其他神经急症（如卒中或缺氧后脑损伤）中的重要性。与普通重症患者相比，脑损伤患者具有一些明显的特征。首先，颅腔是具有特殊的容量限制结构，这在不影响器官功能的情况下极大限制了水肿的发生。其次，在神经急症患者中，由于存在血脑屏障特殊结构，液体在局部所起的作用远远大于外周循环。再次，与原发性损伤本身有关的电解质和渗透压的紊乱，以及高渗疗法的使用，都会显著影响液体从血管内到脑实质的转移，进而影响脑血流动力学。

35.2.1　病理生理学相关知识

在生理条件下，血浆和脑间质液、脑脊液（cerebrospinal fluid，CSF）的渗透压相等（即288 ± 5 mOsm/kg）。在脑循环中，水和溶质从血管内转移到血管外受到血脑屏障（blood-brain barrier，BBB）的调节。BBB基本单元参与构成所谓的神经血管单元，它由大脑血管内皮细胞、血管周细胞、基底膜、血管周围星形胶质细胞与功能性神经元组成[4]。水可以自由地跨过血脑屏障流动，但内皮细胞之间的紧密连接会阻止溶质通过，这与外周循环中的情况相反。因此，虽然在全身外周循环中水穿过毛细血管壁的主要驱动力是静水压，但在大脑中水运动主要是由于血脑屏障两侧存在渗透压差。这种机制可以保护脑组织在血管内容量改变的情况下却不发生水肿，并使大量等渗液（渗透压与血浆的渗透压相等）的输注成为可能，不会影响大脑的稳态[5]。然而，在给予非等渗液的情况下会使大脑经历急剧的水转移。具体来说，低渗液体会导致水从血管内转移到间质，而后者又会与细胞内部进行平衡；而高渗液体会导致水从大脑（细胞内和间质内）转移到血管内，以重新平衡渗透梯度。渗透梯度可以在几分钟内恢复，但达到一半平衡时间的变化取决于毛细血管—组织比率、血脑屏障完整性和低渗或高渗液体的特性。尽管这种机制在特定条件下可能是有利的（尤其是在颅内高压给予高渗透压药物治疗时），但无论何时仍应尽可能避免渗透压的急剧变化[6]。神经细胞和神经胶质细胞可以主动补偿由于血浆渗透压波动而引起的游离水转移并维持正常的细胞内体积，但这种机制耗能大，而补偿能力有限。此外，脑损伤患者血脑屏障的解剖和功能完整性不容易确定：在血脑屏障紊乱或大脑能量受损的情况下，脑组织维持液体和电解质平衡的能力也会随之受损。

学习要点

将脑水肿按发生机制分类：由于ATP消耗和（或）线粒体功能障碍，水和溶质转移到细胞内，导致神经元和星形胶质细胞的水肿（细胞毒性水肿）；由于内皮紧密连接被破坏，导致水和溶质从血管内转移到血管间质（血管源性水肿）。这两种机制的共同作用会导致离子性水肿（ionic oedema）：在细胞毒性水肿的情况下，间质渗透压降低可导致溶质和水代偿性通过完整的血脑屏障从血管内转移到间质中。

35.2.2 临床实践中的液体管理

目前广泛认为，在脑损伤的急性期应提供足够的血管内容量来维持充足的脑灌注和氧输送。同时，应注意输注液体的总量和物理特性。

35.2.2.1 液体总量

一般来说，对于神经急症建议以高血容量为目标。发生急性脑卒中时，血管内容量不足很常见，尤其是在老年患者中[7]。美国心脏协会/美国卒中协会（AHA/ASA）指南建议，无论是否存在脑水肿，对急性缺血性卒中患者都应及时纠正低血容量[8]。AHA/ASA和脑外伤基金会在最新指南中未讨论脑实质出血（intraparenchymal haemorrhage，IPH）和创伤性脑损伤（traumatic brain injury，TBI）患者的液体管理方案，除非需要高渗透压疗法[8, 9]。当前的指南强烈建议在脊髓损伤和心脏骤停后综合征中确保足够的器官灌注和脑灌注[10, 11]。在蛛网膜下腔出血（SAH）中，增加循环血容量是传统的提高血流动力学疗法（或"3H疗法"）的一部分，包括血液稀释（haemodilution）、高血容量（hypervolemia）和高血压（hypertension）[12]。（研究者认为）这种疗法可以通过不同的机制增加脑血流量（cerebral blood flow，CBF），主要是通过改变血流动力学来增加心输出量和动脉血压。最近的文献从生理学的角度，对"3H疗法"的有效性提出质疑（血液稀释导致血细胞比容降低，从而导致氧输送减少），与使用升压药相比，适当扩容而使血压升高患者的并发症更多；同样"超正常"扩容患者并发症的发生率也更高[13, 14]。AHA/ASA指南建议在SAH患者中应避免过度扩容，尤其是在没有诊断脑血管痉挛的情况下[15]；神经急症监护学会建议在SAH时，无论是否存在血管痉挛都不要过度输液[16]。因此，维持高血容量和高血压是目前对于SAH合并迟发性脑缺血（DCI）的首选策略[17]。遗憾的是，在结束最初几个小时的治疗后，该如何继续治疗神经急症患者，尚缺乏明确的标准。目前研究最多的疾病是SAH和TBI，但其中回顾性研究和前瞻性研究的结果相互矛盾，并且液体正平衡和液体负平衡都与不良预后相关。

35.2.2.2 输注液体的种类

对于急性脑损伤的患者，一般建议采用等张晶体液来维持和管理血流动力学[8, 15, 16]。一些指南明确建议不要使用低张溶液[15]。但是，对于"等张"的定义需要深入分析。液体的构成应包括渗透压（osmolarity）、渗透度（osmolality）、张力（tonicity）。渗透压指每升溶液中所有溶质的总摩尔数（mOsm/

L），渗透度指每千克溶剂中所存在的溶质微粒的毫摩尔数（mOsm/kg），张力指两种溶液间的渗透压梯度。张力是渗透压的功能，不同于渗透压，张力仅受溶质的影响，并且不能通过内皮屏障（对于大脑即BBB）。因此，临床上相关的变量指的是渗透度，以及张力，而不是渗透压，如"等渗"（iso-osmolar）溶液可以具有不同的张力（■表35.1）。当液体的渗透压接近血浆渗透压时，可以认为这个液体是"等渗"的。所以，即使大量应用这种等渗溶液，也不能确定水是会移入还是移出大脑细胞。商品化的等渗溶液为生理盐水（0.9%NaCl溶液）或"平衡盐"溶液，其中平衡溶液的电解质的组成接近血浆[18]。在SAH中，在避免低钠血症和血浆低渗方面，建议使用平衡盐溶液，而不使用0.9%的NaCl溶液[19]。即使乳酸Ringer's液和醋酸Ringer's液的渗透压浓度接近血浆，它们也是低张溶液，因此，它们在急性脑损伤患者中应避免使用。葡萄糖溶液在体外是等渗的，但一旦输注入后会转变为低张液，因为葡萄糖会迅速代谢，所以在脑损伤的患者也应避免使用。高张溶液通常仅用于治疗急性颅内压升高。人工合成胶体液可以是等张的（如6%复方羟乙基淀粉）、低张的（如4%琥珀酰明胶）或轻度高张的（如6%HES），低浓度的人血白蛋白溶液（如4%和5%的白蛋白）也是低张的。脑损伤患者使用胶体溶液的基本原理是由于血浆蛋白对渗透压的贡献高达80%。然而，必须在假定血脑屏障是完整的前提下，胶体溶液才能发挥作用。此外，晶体溶液和胶体溶液之间的张力差异也不应忽视。如SAFE研究[20]在TBI亚组中，比较0.9% NaCl溶液和4%人血白蛋白溶液对预后影响，结果显示使用胶体溶液与28天预后更差相关。然而，4%人血白蛋白相比血浆是低张的，这一结果应解释为使用低张溶液的负面影响，而不是晶体和胶体之间的差异。同样的，在SAH或缺血性卒中后，应用白蛋白也与预后改善相关，或与无额外不良事件相关[21-23]。已经有几项关于神经急症中不同液体疗法的临床研究在临床试验官网中注册（▶clinicaltrials. gov），并且将在未来在这一问题上提供更多高质量的研究结果。

■表 35.1　重症患者所使用的静脉注射液的一般特征

溶　液	mOsm/L	pH	Na$^+$	Cl$^-$	K$^+$	Ca^{2+}	HCO$_3^-$	乳酸	葡萄糖	Mg^{2+}	醋酸盐	葡萄糖酸盐	张力	胶体渗透压（mmHg）
血浆	290	7.4	140	100	4.5	2.3	26	1	60～99	1	0	—	=	
0.9% NaCl	308	5.7	154	154	—	—	—	—	—	—	—	—	+	
0.45% NaCl	154	5.6	77	77	—	—	—	—	—	—	—	—	—	
3% NaCl	1026	5	513	513	—	—	—	—	—	—	—	—	++	
10%甘露醇	549	4.5^a	—	—	—	—	—	—	—	—	—	—	++	
5%葡萄糖	278	4.5	—	—	—	—	—	—	50	—	—	—	=	
乳酸Ringer's液	272	6.6	130	109	4	3	—	28^b	—	—	—	—	=	
复方电解质液（Plasmalyte）	294	7.4	140	98	5	—	—	8^b	—	3	27	23	=	
5%白蛋白	310	7.3	130～160	110～130	—	—	—	—	—	—	—	—	=	27
20%白蛋白	310	7.3	130～160	110～130	—	—	—	—	—	—	—	—	=	80
6%羟乙基淀粉^c	310	5.9	154	154	—	—	—	—	—	—	—	—	=	28

（续表）

溶 液	mOsm/L	pH	Na$^+$	Cl$^-$	K$^+$	Ca^{2+}	HCO$_3$	乳酸	葡萄糖	Mg^{2+}	醋酸盐	葡萄糖酸盐	张力	胶体渗透压（mmHg）
4%明胶	274		154	120	−	−		−	−	−	−	−	=	34

Lac乳酸、HES羟乙基淀粉、Na$^+$钠、Cl$^-$氯、K$^+$钾、Ca^{2+}钙、HCO$_3^-$碳酸氢根、Mg^{2+}镁、醋酸盐、葡萄糖酸盐，以上单位皆为MEq/L，葡萄糖的单位：g/L
a 最高7.0 g/L
b 代谢成碳酸氢盐
c 平衡

35.3 血压管理

神经急症的血压管理非常具有挑战性：对血压水平控制的过高和过低都与TBI后的发病率和死亡率增加有关[24]。当前的指南几乎没有针对此种情况的随机临床研究和专家意见。根据临床观察，急性脑损伤后的血压管理可以分为两个阶段：紧急期（从受伤后数分钟到数小时）和重症监护期（从之后的数小时到数天）。在神经系统事件发生后，血压管理应立即考虑中枢神经系统的病理生理和损伤类型：如颅内出血（intracranial haemorrhage，ICH）和动脉瘤性蛛网膜下腔出血（subarachnoid haemorrhage，SAH）的患者，应注意防止进一步出血；对于患有急性缺血性脑卒中（acute ischaemic stroke，AIS）的患者，应确保有缺血风险的半影区脑组织灌注，同时也应考虑到可能出现脑出血的风险（尤其是静脉溶栓后）；对于TBI和心脏骤停后综合征患者，由于早期脑水肿的形成，血压的管理应以确保充足的脑灌注为主要目标。一旦颅内病变相对稳定，血压管理应侧重于适当平衡低灌注（继发缺血）与高灌注风险（继发血脑屏障及细胞损伤）。

35.3.1 病理生理学相关知识

根据等式：CPP=$\Delta P/R$，脑灌注压（cerebral perfusion pressure，CPP）由整个脑循环的压力梯度（ΔP）和整个脑血管床的阻力（R）决定。压力梯度定义为平均动脉血压（MAP）−颅内压（ICP），或MAP−颈静脉压（JVP），以较高者为准。在实际应用中，当ICP和JVP在生理范围内时，CPP被认为等同于MAP。根据Hagen-Poiseuille等式（$R=8\,\mu L/\pi r^4$），血管半径与血流阻力（R）成4倍关系：血管腔直径的微小变化对CBF会有很大影响[25]。在血管痉挛或颅内狭窄等病理状况下，可以观察到中型脑小动脉的直径发生变化，血管收缩（缩小直径），增加血流阻力R并减少血流，进而可能引起局部组织缺血。相反，血管扩张（直径增加）导致脑血流量增加（充血）。第一种情况在SAH发生后很常见；而第二种情况普遍见于TBI发生后，在这种情况下，由于不受控制的血管舒张引起的充血会导致脑水肿和高颅压。在生理条件下，中型脑小动脉的直径是恒定的，而小的微动脉可以不断改变其直径。大脑微动脉在血压变化的情况下，可以通过改变其直径以保持恒定的CBF的固有能力被称为"脑血流自动调节"[26]：如果CPP升高，则微动脉收缩以增加R并保持比率恒定；反之亦然，如果CPP降低，则微动脉扩张以降低血流阻力（■图35.1A）。一般认为这种机制对50～150 mmHg左右的CPP有效：在这个范围内，CBF保持恒定，大约为50 mL/（100g脑组织·min）；高于和低于此限制，脑血管将失去自动调节功能，而CBF将直接取决于CPP，进而也就取决于MAP（■图35.1B）。在大脑血管自动调节的下限以下，血管舒张作用已经达到最大程度：对于较低的MAP，小血管被动塌陷，CBF将与MAP成正比。最初CBF的下降可通过

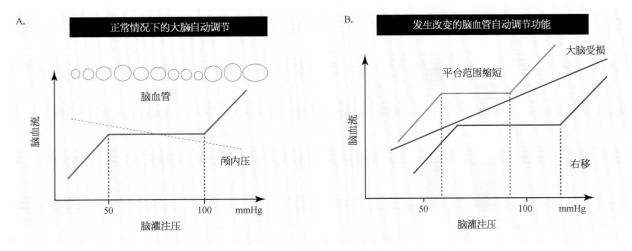

■图35.1 正常（A）和病理条件下（B）脑血管压力自动调节示意图

增加从血红蛋白中提取的氧来补偿，但是当CBF低于18 ～ 20 mL/(100 g·min⁻¹)，这种补偿机制将失效，并发生缺血性损伤。当MAP达到自动调节的上限时，血管收缩达到最大程度，脑血管无法进一步减小其直径，因此它们会被动扩张随之CBF和血容量增加。在脑自动调节功能受损的情况下，CBF随MAP发生线性变化。脑自动调节的范围可能受多种因素影响，如存在某些慢性合并症或可能存在个体差异。在糖尿病患者中，脑血管自动调节功能常常在疾病早期就已受损[27]；而在慢性高血压患者中，脑血管自动调节的范围向右移动，因此这些患者对较高的动脉压更为耐受[28]。在严重脑损伤的患者中，脑血管自动调节曲线可能会向右移动，对脑血管自动调节有效的MAP范围将会缩小，甚至完全丧失脑血管自动调节功能。已知在大多数神经急症（如TBI、SAH、缺血性卒中、心脏骤停后综合征）中，大脑的自动调节功能都会受到损害[29-31]。每位患者都会有各自不同的脑血管自动调节曲线和各自不同的受伤后改变。因此，就血压管理而言，没有任何普遍的规则可以安全地应用于每一位患者。每个患者可能都有一个只适用于自身的"最佳CPP"，即特定的MAP范围，在该范围内脑血管自动调节最有效，脑血流量最佳。在最近的共识会议中[32]，针对动脉血压管理的潜在治疗意义进行了广泛讨论。

脑血管自动调节可以通过多种方式实现床旁监测。每种技术的测量方法都基于脑自动调节功能在完好无损的前提下，即在MAP发生改变的情况下CBF应该保持恒定。相关系数可以反映这两个变量之间的关系：如果它们正相关，则相关系数为正数；如果它们成反比，则相关系数为负；如果两者之间没有关系，则相关系数为0。在自动调节完好无损的情况下，CBF与MAP之间的相关系数应为0。在临床实际应用中，作为提示大脑血管自动调节功能完好的标志物，相关系数从负数到0.3都是可以接受的。如果相关系数 > 0.3，那么CBF的调节可以被认为是与MAP的变化平行的，即大脑自动调节功能受损。床旁测量CBF并不容易实现，但可以使用其他方法代替。如压力反应性指数（PRx）可用于计算MAP和ICP之间的相关系数[32]：血管直径的变化决定了脑血容量的成比例变化，而ICP的变化又反映了脑血容量的这种变化。在生理条件下，当MAP降低时，脑血管扩张，而ICP随之增加。在这种情况下，PRx将为负数或接近于零（■图35.2）。相反，在脑血管自动调节无效的情况下，ICP的变化将紧随MAP和PRx的变化而变化。一些主要针对TBI患者开展的临床研究发现以调整PRx接近零为目标来调控MAP水平的一些潜在益处[33，34]。严重的TBI后，基于PRx水平来调节MAP与良好的预后相关[34]。但是，这些结果的一致性尚未得到证实，需要对ICP进行有创测量才能获得PRx参数。其他可用于替代CBF的指标是组织氧

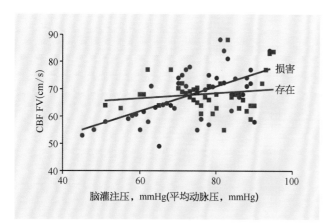

■图35.2 用于评估脑自动调节功能的脑血流速度（CBF MV）与脑灌注压力（或平均动脉压）之间的线性关系的示意图。如果线性关系分析显示相关系数 > 0.3（蓝线），则认为脑自动调节功能"受损"。如果相关系数 ≤ 0.3，则认为脑自动调节功能"存在"（粉红色线）。可以使用颅内压或脑氧合（brain oxygenation）代替CBF MV来分析相似的相关性

合或血流速度[32]。脑组织中的氧（PbtO₂）可以通过脑实质内探针直接测量，也可以通过近红外光谱法（NIRS）间接测量；而颅内动脉的血流速度（FV）可以通过经颅多普勒超声进行无创性评估。MAP和PbtO₂之间的相关系数称为氧反应性指数（ORx），CPP与FV之间的相关系数称为平均流量指数（Mx），MAP和FV之间的相关系数称为平均动脉血流指数（Mxa）。MAP和NIRS测得的组织氧含量之间的相关系数称为组织氧合指数（TOx）[32]。在TBI、SAH、缺血性卒中和ICH中，脑血管自动调节指数与其预后相关[34-37]。然而，对脑自动调节的监测并不一定意味着存在更好的治疗方法，而且旨在优化脑灌注的策略（如最佳CPP指导治疗）是否能改善预后尚未确定。脑外伤基金会针对TBI患者的最新指南认为，在临床决定目标CPP时，脑血管自动调节的状态可能起到一定的作用，但未提供改善脑血管自动调节功能的特效治疗方法[9]。

35.3.2 临床实践中的血压管理

ICH颅内出血的主要风险是血肿量增加，发生率约30%，与死亡率（血肿量每增加10%，导致死亡的风险增加5%）和神经预后不良有关[38]；即使在ICH后，磁共振成像（MRI）已经发现了较小的缺血性病灶（其病因和临床意义尚待确定），进一步的神经影像学研究表明没有明显的缺血性半影区[39]。血肿进展多发生在出血事件后的3小时内，但在第一个24小时内血肿进展的风险仍然很高[40]。血肿进展的危险因素包括抗血栓治疗中较大的血肿体积，以及初始CT成像时的造影剂外渗（所谓的斑点征兆）。一些研究发现，入院时收缩压升高与血肿增大有关[40, 41]。由于包括压力、疼痛、ICP升高或慢性高血压在内的多种因素，在ICH后的最初几个小时内血压会一过性升高。ICH患者发生的"急性高血压反应"定义为在症状发作后的最初24小时内，记录的收缩压（SBP）> 140 mmHg或舒张压（DBP）> 90 mmHg[42]超过5分钟。研究表明，在ICH后的最初24小时内，收缩压（SBP）的波动性高于舒张压或平均动脉压[40]。因此，SBP被认为是ICH患者发生急性高血压的标志。由此推测，早期纠正高血压反应可能是有益的。几项研究调查了ICH早期降低血压的安全性和潜在优势。动物研究显示：控制血压并没有减少局部脑血流量[43]。在临床上，这些结论通过脑出血急性降低动脉压试验（ICH-ADAPT）得到了证实。另外，SBP的小幅降低已被证明可有效减少血肿的扩大，但积极降低血压（下降幅度 > 10%）已被证明对神经系统结局有害[44]。两项关于急性脑出血降压的多中心随机对照试验（INTERACT和INTERACT-Ⅱ）纳入了3 243例小面积ICH患者（INTERACT-Ⅱ中平均基线血肿量为11 mL），试验中，发病1小时内开始进行强化降压治疗，并持续7天。在这两项试验中，尽早将血压降低至小于140 mmHg与死亡率增加或严重不良事件发生率均不相关[45, 46]。INTERACT显示血肿扩大的发生率降低，而INTERACT-Ⅱ显示血肿增长的差值随着SBP降低而降低。大型INTERACT-Ⅱ试验（2 839例患者）显示，与对照组（SBP < 180 mmHg）相比，强化血压降低组（SBP < 140 mmHg）具有更好的预后，死亡率降低，神经系统预

后更好。但是，强化治疗组中超过30%的患者未达到目标SBP，这可能会影响对治疗中阴性结果的判读。最近的ATACH-Ⅱ多中心随机对照试验表明，SBP < 140 mmHg与生存率或神经功能改善无关，而与较高的肾衰竭发生率相关[47]。但是，ATACH-Ⅱ和INTERACT-Ⅱ研究在许多方面都有所不同，如到达急诊室时的平均血压（在ATACH-Ⅱ试验中更高），用于控制血压的药物、治疗时间（INTERACT中为4小时 vs.6小时），以及强化治疗组达到的平均血压（INTERACT试验中为130 mmHg vs. 146 mmHg）。ASA/AHA指南建议，对于SBP为150 ～ 220 mmHg的ICH患者，可将SBP快速降低至140 mmHg以下（如果无降低血压的禁忌证、Ⅰ级、证据水平A）[48]。欧洲卒中组织（ESO）同意这个血压目标，但认为该建议仅得到适度证据的支持。ICH患者的降压治疗仍不确定。考虑到证据水平的问题，我们建议采取谨慎的降压方法，并建议不要快速和（或）极度的降低血压（🔊图35.3）。（我们）建议在初始6小时内主动进行血压控制，将SBP降至140 ～ 160 mmHg。应将短效静脉内降压药（如拉贝洛尔、乌拉地尔或尼卡地平）与口服疗法配合使用，以避免此类患者的血压发生明显波动。

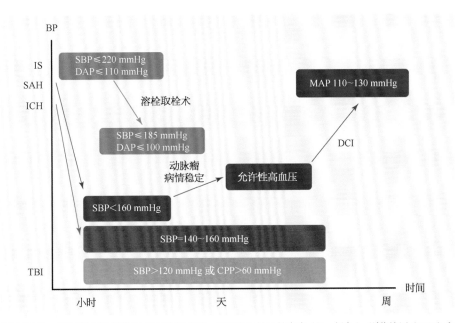

🔊图35.3 急性脑损伤后控制血压的实用方法。如果发生缺血性卒中（IS，绿色），则收缩压（SBP）和舒张压（DBP）的值将取决于是否进行溶栓和（或）取栓术。如果发生脑出血（ICH，红色），建议从入院后的最初阶段开始，将SBP快速控制在140 ～ 160 mmHg之间。在蛛网膜下腔出血（SAH，蓝色）的患者中，应控制血压直至动脉瘤得到固定，然后允许更高的平均动脉值；在迟发性脑缺血的情况下，缺血相关性高血压仍然是一线治疗。创伤性脑损伤后（TBI，橙色），最低要求是保证收缩压或脑灌注压（CPP）

急性缺血性卒中　急性缺血性卒中（acute ischaemic stroke，AIS）的血压管理方法与脑出血有本质的不同。大多数卒中是由局灶性脑缺血引起的，通常累及单个血管。细胞受到的影响与闭塞血管的距离成比例关系：离闭塞血管较近的细胞无侧支循环，所以受损最重；离受累血管较远的细胞会得到侧支循环的灌注，如果血流恢复及时，细胞可以重新恢复。这就是"缺血半影区"。卒中时梗阻血管远端灌注压低，血管扩张。由于大脑血管自我调节功能受损，这些扩张血管中的血流量依赖于MAP的高低。这对医师来说是一个挑战，他们既要确保足够的组织灌注，同时又要避免受损组织发生出血的风险。AIS患者的基线水平与入院收缩压水平，以及预后之间存在一个U型关系：SBP高（ > 200 mmHg）和低（ < 120 mmHg）均与死亡、神经预后不良，以及急性冠脉综合征或卒中复发等并发症相关[49]。值得注意

的是，在慢性高血压患者中，这种U型关系会向右移动[50]。在指导缺血性卒中急性期（即发病后的最初24小时）血压管理方面，没有来自随机对照试验的证据。AIS患者普遍伴有高血压，因为慢性高血压通常影响脑卒中患者及其对神经系统急症的交感反应。但这种血压升高通常是暂时的，并在神经系统急症发生后10天内恢复。对于没有接受溶栓治疗的急性缺血性卒中患者，大多数指南共识建议不要在急性期控制血压，除非伴有非常严重的高血压（SBP > 220 mmHg或DBP > 120 mmHg），或者患者有活动性缺血性冠脉疾病、心力衰竭、主动脉夹层、高血压性脑病、急性肾功能衰竭或子痫前期/子痫[8]。当需要治疗时，建议在卒中发病后24小时内慎重的将血压降幅控制在15%左右。AHA/ASA指南建议在静脉溶栓前应以SBP < 185 mmHg和DBP < 110 mmHg为血压控制目标。此后至少24小时，血压最高不应超过180/105 mmHg[8]。最新的指南对接受血管内治疗患者的血压管理并未给出明确建议，但我们建议至少将血压控制在与溶栓相同的阈值，即SBP < 160 ～ 180 mmHg，DBP < 100 mmHg。目前，在溶栓或取栓后，尚不确定预防血液再灌注后发生出血或血肿面积扩大的最佳血压目标，应结合具体患者进行讨论。指南指出，当全身性低血压造成神经系统损伤时，在极少数情况下可以使用升压药物来改善脑血流，但临床上对卒中患者很少采取这种方式。对于神经学稳定的、既往存在高血压的患者，在卒中发病24小时后可以重新开始降压药物治疗[8]。对于颅外或颅内大动脉狭窄的患者（即缺血性卒中后7 ～ 14天以上），应谨慎降低血压，因为患者可能需要一定程度的血压升高来维持充足的脑血流。

动脉瘤性蛛网膜下腔出血　　动脉瘤性蛛网膜下腔出血后再出血是该疾病的一个主要风险，特别是在发病后最初的2 ～ 12小时[15]。动脉瘤再出血与死亡率和神经预后不良有关，其危险因素包括动脉瘤治疗时间较长、入院时神经状况较差、最初意识丧失、既往先兆性头痛、动脉瘤较大、SBP水平 > 160 mmHg。AHA/ASA指南建议，在动脉瘤性蛛网膜下腔出血（SAH）发作到动脉瘤闭塞之间，血压应该用可滴定的药物控制，以平衡卒中、高血压相关的再出血风险和维持脑灌注压之间的关系（Ⅰ类推荐），可能的SBP目标为 < 160 mmHg（Ⅱ类推荐）。然而，应评估颅内压（ICP）升高的可能性及其对脑灌注的潜在影响以确定血流动力学指标。对于DCI，一线治疗包括逐渐增加MAP，除非血压在基线水平升高或伴有明显的心力衰竭（Ⅰ类推荐）[15]。血压目标的制定应考虑到患者的基础血压水平。一般来说，我们认为合适的SBP为160 ～ 180 mmHg或MAP 100 ～ 110 mmHg。对于临床检查确切的、有症状的患者，治疗目标是解决临床症状。对监测到ICP分级较差的患者，应以CPP为目标，通过多模式监测（PbtO$_2$、EEG等）评估治疗效果。BP/CPP应逐步升高，约每30分钟评估治疗效果后再继续升高BP/CPP。目前的指南没有推荐最大SBP/MAP或CPP目标值，但应该考虑高血压对其他器官的潜在危害，并应强制性对心力衰竭等并发症进行密切的临床监测。一般认为合理的CPP值在120 mmHg左右或MAP在140 mmHg左右。去甲肾上腺素、多巴胺和苯肾上腺素都已被证明能有效改善脑血流量和（或）脑氧合[51, 52]。我们建议使用去甲肾上腺素作为一线治疗，因为它对血压的升高是可预见的，而且很少发生心动过速。治疗应至少持续24 ～ 48小时，然后在严密监测神经功能损伤复发的临床表现，或观察多模式监测指标改变情况的基础上缓慢降低血压水平。

创伤性脑损伤　　至少从30年前开始，人们就已经意识到低血压与创伤性脑损伤（TBI）患者的不良预后有关[51]。低血压可能通过多种方式造成脑损伤：如果大脑血管自动调节功能完好，SBP下降会触发脑血管床舒张，进而增加脑血容量和ICP；如果脑血管自动调节功能异常，则低血压会导致脑缺血。在对TBI患者进行血压管理时，应牢记这种脑血管自动调节功能、血压和CPP之间的关系。适合TBI患者的血压阈值目前仍不确定。脑外伤基金会的现行指南中，根据年龄确定了不同的血压阈值：50 ～ 69 岁的患者应保持 SBP ≥ 100 mmHg，15 ～ 49 岁或 70 岁以上的患者应保持 SBP ≥ 110 mmHg（Ⅲ级推荐）[9]。同样，对于 ICP 监测的患者，应以脑灌注压力 > 60 mmHg 为目标。最近一项研究对 EPIC 试验干预前的患者队列（3 844 例患者）进行了二次分析[53]（EPIC 试验，是一项评估重度 TBI 患者院前护理的临床试验前后研究）。对于干预前队列的二次分析结果显示：对于 SBP 的范围在 40 ～ 120 mmHg 时，院前最低 SBP 与患者死亡率之间呈线性关系（根据创伤的严重程度进行了调整），基线血压 < 40 mmHg 或 > 120 mmHg 的患者未纳入分析。由此可见，在 TBI 患者中可以改善预后的血压阈值可能高达 120 mmHg，目前公认的血压指标对于 TBI 患者而言，可能意味着临床意义上的低血压。此外，该研究结果解决了连续性参数（如血压）阈值不易确定的困难，也考虑了介导 CPP 的相关机制。升压药（去甲肾上腺素或苯肾上腺素）可用于达到目标血压。如本章前文所述，在具有颅内压监测的患者中，脑血管自动调节和（或）脑氧合的监测指标可作为辅助信息用于指导血流动力学治疗。

学习要点（◧图 35.3）

- ICH 患者初始 SBP 应降至 140 ～ 160 mmHg 左右，除非神经系统状况恶化或伴有颅内压升高的表现。
- SAH 患者在稳妥处理动脉瘤之前，初始 SBP 应保持在 160 mmHg 以下，此后血压控制范围可以较为宽松。DCI 一线治疗的目标是增加 MAP 以逆转临床损伤或改善脑氧合/脑灌注。
- 对于急性脑卒中患者，应维持 SBP > 220 mmHg 或 DBP > 120 mmHg。如果行溶栓或血管内取栓术，SBP < 185 mmHg 和 DBP < 110 mmHg 与较少的出血事件相关。
- TBI 患者的 SBP 应至少保持 ≥ 100 mmHg，理想情况下应保持 ≥ 110 ～ 120 mmHg 或当监测 ICP 时，应保持 CPP > 60 mmHg。

总结

神经急症的血流动力学治疗是具有挑战性的。以等渗液体进行替代治疗来维持等容量应为首要目标。无论在急性脑损伤的早期和晚期，为了限制病情进展、预防继发性脑损伤，正确选择血压目标值是至关重要的。对于颅内出血（ICH）和动脉瘤性蛛网膜下腔出血（SAH）的患者，应注意预防出血进行性发展；对于急性缺血性脑卒中的患者，应确保缺血半影区的组织灌注，同时也要考虑到缺血转变成出血的风险；TBI 患者的血压管理应着重确保充足的脑灌注。一旦颅内病变相对稳定，血压管理应侧重于在低灌注（继发缺血）风险与高灌注（继发血脑屏障及细胞损伤）风险之间找到适当的平衡。在这种情况下，控制血压是 ICU 患者中的常规治疗，其主要目的是优化脑灌注。血压管理应根据个体需求而个体化，脑血管自动调节是保护大脑免受灌注不足或灌注过多影响的最重要的生理机制之一。脑血管自动调节经常发生变化，并与急性脑损伤后的预后相关。大脑血管自动调节功能的监测可以帮助确定最佳脑灌注的 MAP 范围。神经急症监护病房的血压和脑灌注压力管理已朝着个体化治疗模式在发展。

要点

- 目前还没有对神经急症患者容量管理的具体指标，但是对于神经急症患者可能存在的循环容量不足不应被忽视，应认真评估血管内容量是否充足，以防止继发性脑损伤和多器官功能衰竭。

- 必要时应适当考虑使用血流动力学监测，用以指导血管内容量的评估和管理，特别是可用于避免低血容量或高血容量的发生。在蛛网膜下腔出血合并DCI时，由于存在血管痉挛，不再建议使用"超正常"扩容治疗。

- 在神经急症时，建议使用等张液体，如0.9%NaCl溶液或平衡溶液，应避免使用低张溶液，而使用高张溶液应注意特定的适应证（即颅内高压）。当给予液体治疗时，临床医师应注意输注液体的体内张力。不建议在神经急症中常规使用胶体溶液。

- 血压目标因脑损伤形式的不同而异。在患者治疗的早期和晚期，其血压目标也不相同。

- 个体化血压目标制定可以通过先进的监测工具来完成，如进行脑氧合或脑血管自动调节功能的评估。但是目前还不确定这些治疗策略对患者预后的影响。

参考文献

［1］ Roozenbeek B, Maas AI, Menon DK. Changing patterns in the epidemiology of traumatic brain injury. Nat Rev Neurol. 2013; 9(4): 231-6.

［2］ Gruenbaum SE, Zlotnik A, Gruenbaum BF, Hersey D, Bilotta F. Pharmacologic neuroprotection for functional outcomes after traumatic brain injury: a systematic review of the clinical literature. CNS Drugs. 2016; 30(9): 791-806.

［3］ Bednarczyk JM, Fridfinnson JA, Kumar A, Blanchard L, Rabbani R, Bell D, Funk D, Turgeon AF, Abou-Setta AM, Zarychanski R. Incorporating dynamic assessment of fluid responsiveness into goal-directed therapy: a systematic review and meta-analysis. Crit Care Med. 2017; 45(9): 1538-45.

［4］ Robertson DS. The physical chemistry of brain and neural cell membranes: an overview. Neurochem Res. 2010; 35(5): 681-7.

［5］ Kimelberg HK. Water homeostasis in the brain: basic concepts. Neuroscience. 2004; 129(4): 851-60. Review.

［6］ Saw MM, Chamberlain J, Barr M, Morgan MP, Burnett JR, Ho KM. Differential disruption of blood-brain barrier in severe traumatic brain injury. Neurocrit Care. 2014; 20(2): 209-16.

［7］ Rodriguez GJ, Cordina SM, Vazquez G, Suri MF, Kirmani JF, Ezzeddine MA, Qureshi AI. The hydration influence on the risk of stroke (THIRST) study. Neurocrit Care. 2009; 10(2): 187-94.

［8］ Powers WJ, Rabinstein AA, Ackerson T, Adeoye OM, Bambakidis NC, Becker K, Biller J, Brown M, Demaerschalk BM, Hoh B, Jauch EC, Kidwell CS, Leslie-Mazwi TM, Ovbiagele B, Scott PA, Sheth KN, Southerland AM, Summers DV, Tirschwell DL, American Heart Association Stroke Council. 2018 guide-lines for the early management of patients with acute ischemic stroke: a guideline for healthcare professionals from the American Heart Association/American Stroke Association. Stroke. 2018; 49: e46-99.

［9］ Carney N, Totten AM, O'Reilly C, Ullman JS, Hawryluk GW, Bell MJ, Bratton SL, Chesnut R, Harris OA, Kissoon N, Rubiano AM, Shutter L, Tasker RC, Vavilala MS, Wilberger J, Wright DW, Ghajar J. Guidelines for the management of severe traumatic brain injury, fourth edition. Neurosurgery. 2017; 80(1): 6-15.

［10］ Callaway CW, Donnino MW, Fink EL, Geocadin RG, Golan E, Kern KB, Leary M, Meurer WJ, Peberdy MA, Thompson TM, Zimmerman JL. Part 8: post-cardiac arrest care: 2015 American Heart Association guidelines update for cardiopulmonary resuscitation and emergency cardiovascular care. Circulation. 2015; 132(18 Suppl 2): S465-82.

［11］ Martin Ginis KA, van der Scheer JW, Latimer-Cheung AE, Barrow A, Bourne C, Carruthers P, Bernardi M, Ditor DS, Gaudet S, de Groot S, Hayes KC, Hicks AL, Leicht CA, Lexell J, Macaluso S, Manns PJ, McBride CB, Noonan VK, Pomerleau P, Rimmer JH, Shaw RB, Smith B, Smith KM, Steeves JD, Tussler D, West CR, Wolfe DL, Goosey-Tolfrey VL. Evidence-based scientific exercise guidelines for adults with spinal cord injury: an update and a new guideline. Spinal Cord. 2018; 56: 308-21.

［12］ Dabus G, Nogueira RG. Current options for the management of aneurysmal subarachnoid hemorrhage-induced cerebral vasospasm: a comprehensive review of the literature. Interv Neurol. 2013; 2(1): 30-51.

［13］ Sen J, Belli A, Albon H, Morgan L, Petzold A, Kitchen N. Triple-H therapy in the management of aneu-rysmal subarachnoid haemorrhage. Lancet Neurol. 2003; 2(10): 614-21.

［14］ Egge A, Waterloo K, Sjøholm H, Solberg T, Ingebrigtsen T, Romner B. Prophylactic hyperdynamic post-operative fluid therapy after aneurysmal subarachnoid hemorrhage: a clinical, prospective, random-ized, controlled study. Neurosurgery. 2001; 49(3): 593-605.

［15］ Connolly ES Jr, Rabinstein AA, Carhuapoma JR, Derdeyn CP, Dion J, Higashida RT, Hoh BL, Kirkness CJ, Naidech AM, Ogilvy CS, Patel AB, Thompson BG, Vespa P, American Heart Association Stroke Council; Council on Cardiovascular Radiology and Intervention; Council on Cardiovascular

Nursing; Council on Cardiovascular Surgery and Anesthesia; Council on Clinical Cardiology. Guidelines for the management of aneurysmal subarachnoid hemorrhage: a guideline for healthcare professionals from the American Heart Association/American Stroke Association. Stroke. 2012; 43(6): 1711−37.

[16] Diringer MN, Bleck TP, Claude Hemphill J 3rd, Menon D, Shutter L, Vespa P, Bruder N, Connolly ES Jr, Citerio G, Gress D, Hänggi D, Hoh BL, Lanzino G, Le Roux P, Rabinstein A, Schmutzhard E, Stocchetti N, Suarez JI, Treggiari M, Tseng MY, Vergouwen MD, Wolf S, Zipfel G, Neurocritical Care Society. Critical care management of patients following aneurysmal subarachnoid hemorrhage: recommendations from the Neurocritical Care Society's Multidisciplinary Consensus Conference. Neurocrit Care. 2011; 15(2): 211−40.

[17] Muench E, Horn P, Bauhuf C, Roth H, Philipps M, Hermann P, Quintel M, Schmiedek P, Vajkoczy P. Effects of hypervolemia and hypertension on regional cerebral blood flow, intracranial pressure, and brain tissue oxygenation after subarachnoid hemorrhage. Crit Care Med. 2007; 35(8): 1844−51.

[18] Varrier M, Ostermann M. Fluid composition and clinical effects. Crit Care Clin. 2015; 31(4): 823−37.

[19] Lehmann L, Bendel S, Uehlinger DE, Takala J, Schafer M, Reinert M, Jakob SM. Randomized, double-blind trial of the effect of fluid composition on electrolyte, acid-base, and fluid homeostasis in patients early after subarachnoid hemorrhage. Neurocrit Care. 2013; 18(1): 5−12.

[20] Cooper DJ, Myburgh J, Heritier S, Finfer S, Bellomo R, Billot L, Murray L, Vallance S, SAFE-TBI Investigators; Australian and New Zealand Intensive Care Society Clinical Trials Group. Albumin resus-citation for traumatic brain injury: is intracranial hypertension the cause of increased mortality? J Neurotrauma. 2013; 30(7): 512−8.

[21] Palesch YY, Hill MD, Ryckborst KJ, Tamariz D, Ginsberg MD. The ALIAS Pilot Trial: a dose-escalation and safety study of albumin therapy for acute ischemic stroke—II: neurologic outcome and efficacy analysis. Stroke. 2006; 37(8): 2107−14.

[22] Kuwabara K, Fushimi K, Matsuda S, Ishikawa KB, Horiguchi H, Fujimori K. Association of early post-procedure hemodynamic management with the outcomes of subarachnoid hemorrhage patients. J Neurol. 2013; 260(3): 820−31.

[23] Suarez JI, Shannon L, Zaidat OO, Suri MF, Singh G, Lynch G, Selman WR. Effect of human albumin administration on clinical outcome and hospital cost in patients with subarachnoid hemorrhage. J Neurosurg. 2004; 100(4): 585−90.

[24] Maas AI, Murray GD, Roozenbeek B, Lingsma HF, Butcher I, McHugh GS, Weir J, Lu J, Steyerberg EW, International Mission on Prognosis Analysis of Clinical Trials in Traumatic Brain Injury (IMPACT) Study Group. Advancing care for traumatic brain injury: findings from the IMPACT studies and perspectives on future research. Lancet Neurol. 2013; 12(12): 1200−10.

[25] Powers WJ. Cerebral hemodynamics in ischemic cerebrovascular disease. Ann Neurol. 1991; 29(3): 231−40.

[26] Meng L, Hou W, Chui J, Han R, Gelb AW. Cardiac output and cerebral blood flow: the integrated regula-tion of brain perfusion in adult humans. Anesthesiology. 2015; 123(5): 1198−208.

[27] Pallas F, Larson DF. Cerebral blood flow in the diabetic patient. Perfusion. 1996; 11(5): 363−70.

[28] McBryde FD, Malpas SC, Paton JF. Intracranial mechanisms for preserving brain blood flow in health and disease. Acta Physiol (Oxf). 2017; 219(1): 274−87.

[29] Liu X, Donnelly J, Czosnyka M, Aries MJH, Brady K, Cardim D, Robba C, Cabeleira M, Kim DJ, Haubrich C, Hutchinson PJ, Smielewski P. Cerebrovascular pressure reactivity monitoring using wavelet analysis in traumatic brain injury patients: A retrospective study. PLoS Med. 2017; 14(7): e1002348.

[30] Budohoski KP, Czosnyka M, Smielewski P, Varsos GV, Kasprowicz M, Brady KM, Pickard JD, Kirkpatrick PJ. Monitoring cerebral autoregulation after subarachnoid hemorrhage. Acta Neurochir Suppl. 2016; 122: 199−203.

[31] Sekhon MS, Smielewski P, Bhate TD, Brasher PM, Foster D, Menon DK, Gupta AK, Czosnyka M, Henderson WR, Gin K, Wong G, Griesdale DE. Using the relationship between brain tissue regional saturation of oxygen and mean arterial pressure to determine the optimal mean arterial pressure in patients following cardiac arrest: a pilot proof-of-concept study. Resuscitation. 2016; 106: 120−5.

[32] Czosnyka M, Miller C, Participants in the International Multidisciplinary Consensus Conference on Multimodality Monitoring. Monitoring of cerebral autoregulation. Neurocrit Care. 2014; 21(Suppl 2): S95−102.

[33] Howells T, Elf K, Jones PA, Ronne-Engström E, Piper I, Nilsson P, Andrews P, Enblad P. Pressure reactivity as a guide in the treatment of cerebral perfusion pressure in patients with brain trauma. J Neurosurg. 2005; 102(2): 311−7.

[34] Steiner LA, Czosnyka M, Piechnik SK, Smielewski P, Chatfield D, Menon DK, Pickard JD. Continuous monitoring of cerebrovascular pressure reactivity allows determination of optimal cerebral perfusion pressure in patients with traumatic brain injury. Crit Care Med. 2002; 30(4): 733−8.

[35] Jaeger M, Soehle M, Schuhmann MU, Meixensberger J. Clinical significance of impaired cerebrovascular autoregulation after severe aneurysmal subarachnoid hemorrhage. Stroke. 2012; 43(8): 2097−101.

[36] Reinhard M, Rutsch S, Lambeck J, Wihler C, Czosnyka M, Weiller C, Hetzel A. Dynamic cerebral auto-regulation associates with infarct size and outcome after ischemic stroke. Acta Neurol Scand. 2012; 125(3): 156−62.

[37] Reinhard M, Neunhoeffer F, Gerds TA, Niesen WD, Buttler KJ, Timmer J, Schmidt B, Czosnyka M, Weiller C, Hetzel A. Secondary decline of cerebral autoregulation is associated with worse outcome after intracerebral hemorrhage. Intensive Care Med. 2010; 36(2): 264−71.

[38] Rodriguez-Luna D, Rubiera M, Ribo M, Coscojuela P, Piñeiro S, Pagola J, Hernandez-Guillamon M, Ibarra B, Romero F, Alvarez-Sabin J, Montaner J, Molina CA. Ultraearly hematoma growth predicts poor outcome after acute intracerebral hemorrhage. Neurology. 2011; 77(17): 1599−604.

[39] Gould B, McCourt R, Asdaghi N, Dowlatshahi D, Jeerakathil T, Kate M, Coutts SB, Hill MD, Demchuk AM, Shuaib A, Emery D, Butcher K, ICH ADAPT Investigators. Autoregulation of cerebral blood flow is pre-served in primary intracerebral hemorrhage. Stroke. 2013; 44(6): 1726−8.

[40] Kazui S, Naritomi H, Yamamoto H, Sawada T, Yamaguchi T. Enlargement of spontaneous intracerebral hemorrhage. Incidence and time course. Stroke. 1996; 27(10): 1783−7.

[41] Fujii Y, Takeuchi S, Sasaki O, Minakawa T, Tanaka R. Multivariate analysis of predictors of hematoma enlargement in spontaneous intracerebral hemorrhage. Stroke. 1998; 29(6): 1160−6.

[42] Qureshi AI. Acute hypertensive response in patients with stroke: pathophysiology and management. Circulation. 2008; 118(2): 176−87.

[43] Qureshi AI, Wilson DA, Hanley DF, Traystman RJ. Pharmacologic reduction of mean arterial pressure does not adversely affect regional cerebral blood flow and intracranial pressure in experimental intra-cerebral hemorrhage. Crit Care Med. 1999; 27(5): 965−71.

[44] Christensen MC, Morris S, Vallejo-Torres L, Vincent C, Mayer SA. Neurological impairment among sur-vivors of intracerebral hemorrhage: the FAST trial. Neurocrit Care. 2012; 16(2): 224−31.

[45] Anderson CS, Huang Y, Wang JG, Arima H, Neal B, Peng B, et al. Intensive blood pressure reduction in acute cerebral haemorrhage trial (INTERACT): a randomised pilot trial. Lancet Neurol. 2008; 7: 391−9.

[46] Anderson CS, Heeley E, Huang Y, Wang J, Stapf C, Delcourt C, et al. Rapid blood-pressure lowering in patients with acute intracerebral hemorrhage. N Engl J Med. 2013; 368: 2355−65.

[47] Qureshi AI, Palesch YY, Barsan WG, Hanley DF, Hsu CY, Martin RL, et al. Intensive blood-pressure lowering in patients with acute cerebral hemorrhage. N Engl J Med. 2016; 375: 1033−43.

[48] Hemphill JC 3rd, Greenberg SM, Anderson CS, Becker K, Bendok BR, Cushman M, et al. Guidelines for the management of spontaneous intracerebral hemorrhage: a guideline for healthcare professionals from the American Heart Association/American Stroke Association. Stroke. 2015; 46: 2032−60.

[49] Leonardi-Bee J, Bath PM, Phillips SJ, Sandercock PA, IST Collaborative Group. Blood pressure and clinical outcomes in the International Stroke Trial. Stroke. 2002; 33(5): 1315−20.

[50] Okumura K, Ohya Y, Maehara A, Wakugami K, Iseki K, Takishita S. Effects of blood pressure levels on case fatality after acute stroke. J Hypertens. 2005; 23(6): 1217−23.

[51] Rose JC, Mayer SA. Optimizing blood pressure in neurological emergencies. Neurocrit Care. 2004; 1(3): 287−99.

[52] Chesnut RM, Marshall LF, Klauber MR, Blunt BA, Baldwin N, Eisenberg HM, et al. The role of secondary brain injury in determining outcome from severe head injury. J Trauma. 1993; 34: 216−22.

[53] Spaite DW, Hu C, Bobrow BJ, Chikani V, Sherrill D, Barnhart B, Gaither JB, Denninghoff KR, Viscusi C, Mullins T, Adelson PD. Mortality and prehospital blood pressure in patients with major traumatic brain injury: implications for the hypotension threshold. JAMA Surg. 2017; 152(4): 360−8.

36. 围手术期血流动力学优化
Perioperative Haemodynamic Optimisation

Mark R. Edwards and Rupert M. Pearse

吴健锋 · 译，王瑞兰 · 审校

© European Society of Intensive Care Medicine 2019

M. R. Pinsky et al. (eds.), *Hemodynamic Monitoring*, Lessons from the ICU,

https://doi.org/10.1007/978-3-319-69269-2_36

学习目标

- 了解液体治疗和血管活性药物治疗在优化术后结局中的重要性。
- 认识到围手术期血流动力学治疗证据基础中存在的问题。
- 熟悉液体治疗和血管活性药物在手术患者中的基本应用。

36.1 简介

据估计，全世界每年大约有超过3亿患者接受手术治疗，术后死亡率约为1%～4%[1,2]。在年龄较大或并发其他基础疾病，且接受胃肠大手术或血管手术的高危患者中，出现并发症和死亡是最为常见的术后结局。重要的是，发生并发症的患者即使治愈出院，长期生存率仍有所下降。静脉输液和强心药物已被证实对患者的预后有重要影响，尤其是大型手术后患者。然而至今为止这些治疗的标准通常相对主观，从而导致在临床实践中有较大差异。目前可行的解决方案之一是监测心输出量来指导静脉输液和强心药物的使用，这也是血流动力学治疗法则的一部分。

创伤、大型手术和严重脓毒症通常易导致危及生命的低血容量，心肌收缩力和血管张力下降。毋庸置疑，此时理想的治疗方案包括静脉液体治疗和血管活性药物治疗。然而这两种治疗的最佳方案仍存在争议。无疑这些治疗方式的优势与风险并存。血流动力学的"优化"概念是在 Clowes 和 Shoemaker 的早期工作之后发展起来的[3,4]。他这些观察性研究表明，当所有患者的常规参数（如血压和尿量）稳定后，康复患者的心输出量、氧输送（DO_2）和氧消耗（VO_2）始终高于后期死亡的患者。这一研究结果促使医师使用补液和强心药物使整体的血流动力学指标达到预定目标值。这种治疗方法有多种命名方式，包括"目标导向血流动力学治疗"和"流量导向治疗"，但在本章中，我们将使用"血流动力学优化管理"一词。在过去的40年中研究人员进行了大量的临床试验，但是不同的试验设计所得出的结论有所偏差，引发了激烈讨论。此外，关于肺动脉导管安全性的争论增加了人们对如何优化血流动力学的困惑，而这一争论现已得到解决[5-7]。在本章中，我们描述了优化心输出量相关变量的生理学基础，探索其可能的生物学效应机制，并讨论了该治疗方法当前的证据基础。

36.2 生理机制

全身的氧输送（DO_2）是由心输出量和动脉血氧含量所决定的（见公式），呼吸和心血管功能共同决定了组织是否有充足的氧输送，因此，静脉输液、输血和强心药等一系列治疗已运用于优化DO_2的治疗策略[8]。

$$DO_2 = CO \times [(SaO_2 \times Hb \times 1.36) + (0.02 \times PaO_2)]$$

公式：组织氧输送的决定因素。

DO_2：氧输送；CO：心输出量；SaO_2：动脉血氧饱和度；Hb：血红蛋白浓度；PaO_2：动脉血氧分压。

36.3 血流动力学目标导向性治疗

在血流动力学优化策略的临床试验中，研究者使用了许多反应血流动力学的替代目标，包括氧输送、心输出量、每搏输出量、静脉血氧饱和度，以及前负荷变异度的标志。这些目标值在某种程度上都与心输出量相关，但是使用单一指标看似简化，却反而有可能引起误导。就静脉输液而言，基于Starling心脏定律，我们通常进行连续补液试验，使每搏输出量持续增加至少20分钟（❏图36.1）。在某些情况下，我们可能就将已达到每搏量最大值作为干预阶段的目标。尽管这种方法有坚实的生理学基础，但我们在评估每搏量对于补液反应的时候，总会不可避免地带有一定的主观性。另有研究表明，呼吸周期中的脉压、收缩压和每搏输出量的变化也可以预测患者的液体反应性。这些变量被称为前负荷的动态指标，它们可能简化研究者主观使用每搏输出量作为血流动力学治疗终点的过程。然而，全身血流动力学的变化会受到一系列重要的混杂因素的影响。特别是上述前负荷反应性的动态指标存在一大局限，即患者的自主呼吸会影响其准确性。目前，这些变量可用于识别明确不需要液体复苏的患者，但在判断处于液体治疗临界状态的患者时，却缺乏特异性[9]。一旦液体复苏开始后，患者可能还会需要升压药或强心药物治疗。多种血流动力学目标值已用于确定强心药疗法的剂量。在这种情况下，我们面临的挑战是如何为相关变量设定恰当的目标值。过去人们专注于对氧输送和心输出量制定较高或"高于正常"的目标值。特别是对血管活性药物反应较差的患者，为了达到目标值使用高剂量血管活性药物可能会造成更加频繁的心肌缺血。越来越多的证据表明，以更合理剂量使用强心药将取得临床获益，同时避免了这些药物的很多不良反应。在血流动力学优化策略中还应注意中心静脉（$ScvO_2$）和混合静脉血氧饱和度（SvO_2），分别指上腔静脉和近端肺动脉中的血红蛋白氧饱和度。静脉血氧含量取决于动脉血氧含量、氧消耗和心输出量。静脉血氧饱和度不仅说明了DO_2，还说明了DO_2和VO_2之间的平衡[10]。

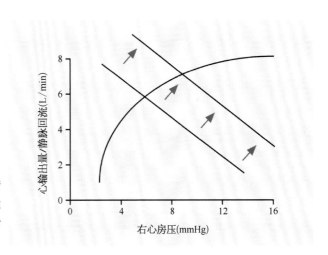

❏图36.1 Starling曲线。静脉补液引起的静脉回流增加（红色箭头）使存在容量反应性的患者的每搏输出量增加。在每搏输出量达到最大值（曲线的平台段）时，每搏量不再增加，意味着此时患者不再需要补液治疗

36.4 临床获益的生物学机制

当前优化氧输送证据基础中一个重要的限制因素是缺乏明确地对所有临床有效治疗机理的解释，其原因之一是缺乏合适的作为复苏改善指标的生物标志物。

36.4.1 组织氧输送和氧消耗

Shoemaker在他的早期工作中设定了心输出量、氧输送和氧消耗的具体数值，作为所有患者的血流动力学目标[4]。尽管实际上这些指标是从存活患者数据获得的中位数，但它们仍被认为是"高于正常"值。Shoemaker的理论基于他观察到，严重疾病期间和大手术后全身氧输送和氧消耗之间普遍存在失衡。最初人们认为氧输送不足会导致氧债，如果不加以控制，将最终导致器官衰竭和死亡，在危重症患者中这种

"氧供依赖"现象甚至会在高氧输送的情况下发生（□图36.2）。然而，尽管低氧输送时肯定会出现"氧输送依赖"，研究人员尚未在正常或较高的DO_2值下证明这一情况。当使用公式计算DO_2和VO_2时，各医学指标以数学的方式结合，这可能导致对氧供依赖产生错误判断[11]，而Shoemaker的理论基础也不再被广泛接受。

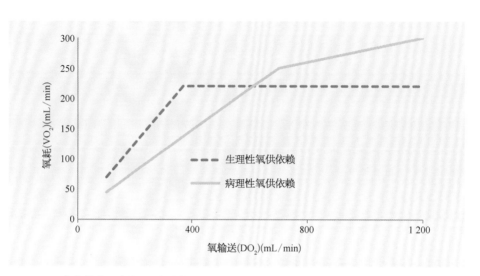

□图36.2　氧供依赖拟建模型。在健康状态下（虚线），氧输送降低时，由于外周氧摄取率增加，氧消耗将稳定在平台值，直到这种代偿机制耗竭。过去认为在病理状态中（实线）这种代偿机制丧失，因此氧摄取量在很大范围内更依赖于氧输送（氧供依赖）

36.4.2　微循环血流量

长期以来普遍认为全身氧输送不足与组织灌注，以及氧合作用减少有关，进而导致了器官衰竭。该理论在逻辑上与当前氧输送和氧阶梯的概念相吻合（□图36.3）。微循环是血液和皮下组织之间氧交换的主要部位，大量数据表明，发生休克时微循环受到了严重的破坏。这其中包括20 μm以下血管（主要是毛

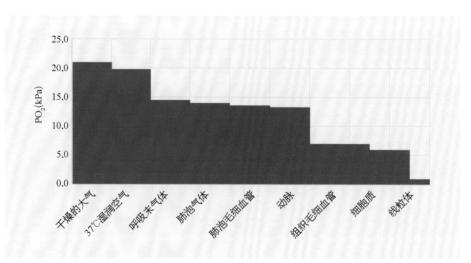

□图36.3　氧阶梯。从大气到线粒体的氧分压逐渐降低，此时PO_2在$1 \sim 5$ kPa之间。值得注意的是，从动脉水平到毛细血管水平氧分压大幅下降，说明微循环在细胞氧输送中起关键作用

细血管）的灌注比例下降，而较大血管的灌注尚得以保留。目前，对于全身循环和微循环血流量之间确切关系尚无充分的解释。微循环血流量异常可能在早期引起脓毒症导致多脏器功能衰竭，手术中微循环血流量减少也可能增加术后并发症发生率[12-14]。动物研究表明，使用心输出量相关的血流动力学目标进行液体复苏可能改善肠道组织的微循环血流量和氧分压[15]。这些发现与近期临床研究证明液体治疗和强心药物在改善感染性休克患者[16-18]和高危手术患者[19]的微循环血流量中起到重要作用相一致。

36.5 手术患者的血流动力学优化管理

术前优化　在大多数早期试验中，研究人员在大型手术开始前即利用肺动脉导管监测来优化氧输送，直至术后早期[20]。其中最早的研究由Shoemaker小组发起，结果表明这种干预方式显著降低了死亡率。但该研究方法学上的重要缺陷受到了业界批判，包括缺乏明确的对照和干预组治疗，以及随机过程。随后研究人员优化了实验设计并重复实验。他们发现在这些死亡率较高的患者中，血流动力学优化仍可降低死亡率；尽管在某些试验，特别是血管外科手术患者中未见疗效[6, 21-25]。由于术前开展血流动力学优化需解决设备、人员等相关配置问题，这一方法尚未得到广泛应用。

术中优化　许多试验研究了心输出量目标导向的液体治疗在大型手术期间的应用。大部分研究利用每搏输出量来估算最佳静脉补液量，少数研究还使用强心药来增加心输出量[26-29]。早期研究表明，在髋部骨折手术中，术中血流动力学优化可缩短住院时间，但无法改变患者临床结局[30, 31]。一项针对在腰麻下行髋部骨折修复术患者的最新研究结果表明，患者的住院时间和临床结局均无明显差异[32]。在许多已发表的试验中，对肠道手术患者进行术中优化可减少术后并发症和（或）缩短住院时间，具有更明显的临床疗效[26, 27, 30, 33-35]。有趣的是，部分试验还报告了患者可以更早地恢复肠内营养，提示术后肠梗阻发生率下降[33-35]。在大多数每搏输出量导向的液体治疗研究中，干预组患者输注液体总量更多。但液体需求量的变化范围很大，并与对照组这一指标范围有明显的重叠。而血流动力学优化可以更准确地评估液体需求量，避免静脉补液不足或过多。然而，随着基础医疗水平的提高、腹腔镜手术增加、患病率降低，以及加速康复路径中对规范化液体管理的加强，最近有关术中优化的试验并不总能得出阳性结论[28, 36-38]。目前该领域证据的综合分析已经表明了不同类型、小样本量、单中心研究的优势[39, 40]。因此，我们需要在更大型的临床有效性试验中发掘术中血流动力学优化的潜在临床价值。目前已有研究人员近期正在进行或已经完成这样的临床试验，并在向术中及术后早期血流动力学优化管理的方向发展。

术后优化　围手术期血流动力学治疗的主要障碍是患者在手术前就需要入住ICU。三项临床试验的结果表明，在手术一结束立即开始血流动力学优化策略依然有临床获益[41-43]。其中两个试验的研究对象为心脏手术患者[41, 42]，另一个研究对象为腹腔手术患者[43]。这些试验的结果对高危手术患者十分重要，因为对他们来说，术后复苏是一个重要但经常被忽视的治疗环节。还有临床试验研究了基于体重的"开放性"和"限制性"补液策略，结果却互相矛盾，这使得我们更难确定围手术期静脉输液的最佳方法[44-46]。虽然我们可以、也应该根据体重来规定维持补液量，但用这种方法估算复苏所需最佳液体量并不合理。这些试验结果只能从更简单的角度指导围手术期血流动力学管理。

近日，有史以来同类研究中规模最大的多中心OPTIMIZE试验已经完成[40]。干预组治疗方案包括术中和术后6小时每搏量导向的液体治疗和小剂量强心药物（多巴胺）。以30天内发生中度、重度术后并发症为主要临床结局，干预组患者出现该结局的比例达到37%（366名患者中的134名），常规护理组患者达到43%（364名患者中的158名）[RR 0.84（0.71～1.01）；P=0.07]。干预组患者中有24%发生感染性术后并发症，包括伤口、器官腔隙、肺、尿路或血流感染，而对照组有30%［RR 0.80（0.63 ～ 1.02）；P=0.08］。卫生经济分析表明，该干预措施可能具有成本效益[32, 47]。由于检验功效不足，该试验的结果既没有证实也没有反驳这种治疗方法可能带来的疗效。

先前的Cochrane系统评价现已根据OPTIMISE和其他已发表试验的结论进行了更新（◉ 图36.4）[40]。在根据血流动力学治疗算法治疗的患者中，并发症的发生率较低［干预组488/1548（31.5%）vs对照组614/1 476（41.6%）；RR 0.77（0.71 ～ 0.83）］。干预组术后感染发生率降低［干预组182/836 例患者（21.8%）与对照组201/790 例患者（25.4%）；RR 0.81（0.69 ～ 0.95）］，住院时间减少［平均减少0.79天（0.62 ～ 0.96）］。随访时间最长的研究结果表明，干预组死亡率没有显著降低［干预组267/3 215死亡（8.3%）与对照组327/3 160死亡（10.3%）；RR 0.86（0.74 ～ 1.00）］。但是，由于系统评价中存在较多小型试验，所以仍然存在偏倚的风险。纳入的研究有一半以上是在超过10年前发表的，可能无法代表临床现状。此外，目前的证据基础尚未纳入急诊腹部手术患者这一重要人群。

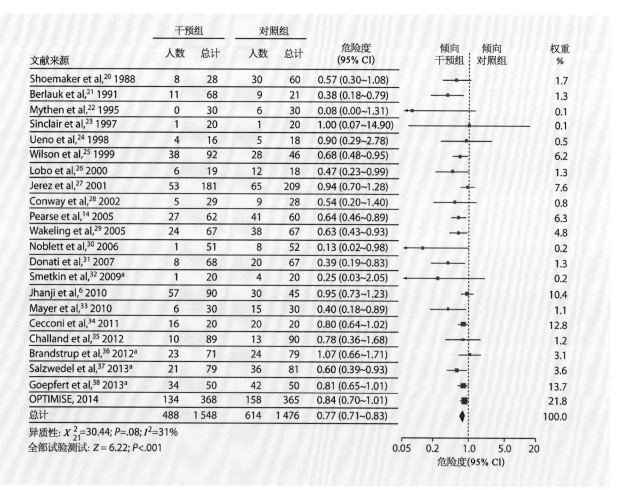

文献来源	干预组		对照组		危险度(95% CI)	倾向干预组	倾向对照组	权重%
	人数	总计	人数	总计				
Shoemaker et al,[20] 1988	8	28	30	60	0.57 (0.30~1.08)			1.7
Berlauk et al,[21] 1991	11	68	9	21	0.38 (0.18~0.79)			1.3
Mythen et al,[22] 1995	0	30	6	30	0.08 (0.00~1.31)			0.1
Sinclair et al,[23] 1997	1	20	1	20	1.00 (0.07~14.90)			0.1
Ueno et al,[24] 1998	4	16	5	18	0.90 (0.29~2.78)			0.5
Wilson et al,[25] 1999	38	92	28	46	0.68 (0.48~0.95)			6.2
Lobo et al,[26] 2000	6	19	12	18	0.47 (0.23~0.99)			1.3
Jerez et al,[27] 2001	53	181	65	209	0.94 (0.70~1.28)			7.6
Conway et al,[28] 2002	5	29	9	28	0.54 (0.20~1.40)			0.8
Pearse et al,[14] 2005	27	62	41	60	0.64 (0.46~0.89)			6.3
Wakeling et al,[29] 2005	24	67	38	67	0.63 (0.43~0.93)			4.8
Noblett et al,[30] 2006	1	51	8	52	0.13 (0.02~0.98)			0.2
Donati et al,[31] 2007	8	68	20	67	0.39 (0.19~0.83)			1.3
Smetkin et al,[32] 2009[a]	1	20	4	20	0.25 (0.03~2.05)			0.2
Jhanji et al,[6] 2010	57	90	30	45	0.95 (0.73~1.23)			10.4
Mayer et al,[33] 2010	6	30	15	30	0.40 (0.18~0.89)			1.1
Cecconi et al,[34] 2011	16	20	20	20	0.80 (0.64~1.02)			12.8
Challand et al,[35] 2012	10	89	13	90	0.78 (0.36~1.68)			1.2
Brandstrup et al,[36] 2012[a]	23	71	24	79	1.07 (0.66~1.71)			3.1
Salzwedel et al,[37] 2013[a]	21	79	36	81	0.60 (0.39~0.93)			3.6
Goepfert et al,[38] 2013[a]	34	50	42	50	0.81 (0.65~1.01)			13.7
OPTIMISE, 2014	134	368	158	365	0.84 (0.70~1.01)			21.8
总计	488	1 548	614	1 476	0.77 (0.71~0.83)			100.0

异质性: $X^2_{21}=30.44$; $P=.08$; $I^2=31\%$
全部试验测试: $Z = 6.22$; $P<.001$

危险度(95% CI)
0.05　0.2　1.0　5.0　20

◉图36.4　术后发生并发症患者人数的荟萃分析。关于"围手术期增加全身血流至目标值和术后结局"的已发表的随机试验系统回顾。（来自参考文献［40］，已获得作者允许）

这些数据突出了围手术期血流动力学治疗效果的不确定性，以及需要包含急诊和择期手术的大型多中心临床试验来解决这一问题。

要点

　　全身氧输送优化管理仅仅是血流动力学复苏的方法之一。像所有复苏治疗一样，对于不需要进行血流动力学复苏或不太可能改变存活概率的患者，这种治疗很难证明其疗效。众多临床试验中的结局并不一致，这可以用治疗方法、血流动力学目标、治疗时机和患者人群的差异来解释。但是，当前的证据既没有证实也没有反驳这种治疗方法的临床益处。现在看来，早期关于血流动力学优化管理可改善临床结局的理论似乎并不成立，而最新证据表明，改善微循环血流量很可能起着至关重要的作用。研究人员已将数个关于血流动力学优化策略的多中心研究列入计划范围。经过25年的争论，或许很快就会出现支持或反对使用血流动力学优化管理的确切证据。

参考文献

[1] Weiser TG, Haynes AB, Molina G, Lipsitz SR, Esquivel MM, Uribe-Leitz T, et al. Estimate of the global volume of surgery in 2012: an assessment supporting improved health outcomes. Lancet Lond Engl. 2015; 385(Suppl 2): S11.

[2] The International Surgical Outcomes study group. Global patient outcomes after elective surgery: prospective cohort study in 27 low-, middle-and high-income countries. BJA: Br J Anaesth. 2016; 117(5): 601−9.

[3] Clowes GH Jr, Vucinic M, Weidner MG. Circulatory and metabolic alterations associated with survival or death in peritonitis: clinical analysis of 25 cases. Ann Surg. 1966; 163(6): 866−85.

[4] Shoemaker WC, Montgomery ES, Kaplan E, Elwyn DH. Physiologic patterns in surviving and nonsur-viving shock patients. Use of sequential cardiorespiratory variables in defining criteria for therapeutic goals and early warning of death. Arch Surg. 1973; 106(5): 630−6.

[5] Harvey S, Harrison DA, Singer M, Ashcroft J, Jones CM, Elbourne D, et al. Assessment of the clinical effectiveness of pulmonary artery catheters in management of patients in intensive care (PAC-Man): a randomised controlled trial. Lancet. 2005; 366(9484): 472−7.

[6] Sandham JD, Hull RD, Brant RF, Knox L, Pineo GF, Doig CJ, et al. A randomized, controlled trial of the use of pulmonary-artery catheters in high-risk surgical patients. N Engl J Med. 2003; 348(1): 5−14.

[7] Richard C, Warszawski J, Anguel N, Deye N, Combes A, Barnoud D, et al. Early use of the pulmonary artery catheter and outcomes in patients with shock and acute respiratory distress syndrome: a ran-domized controlled trial. JAMA. 2003; 290(20): 2713−20.

[8] Pinsky MR. Hemodynamic evaluation and monitoring in the ICU. Chest. 2007; 132(6): 2020−9.

[9] MacDonald N, Ahmad T, Mohr O, Kirk-Bailey J, Moppett I, Hinds CJ, et al. Dynamic preload markers to predict fluid responsiveness during and after major gastrointestinal surgery: an observational sub-study of the OPTIMISE trial. BJA: Br J Anaesth. 2015; 114(4): 598−604.

[10] Shepherd SJ, Pearse RM. Role of central and mixed venous oxygen saturation measurement in periop-erative care. Anesthesiology. 2009; 111(3): 649−56.

[11] Hanique G, Dugernier T, Laterre PF, Dougnac A, Roeseler J, Reynaert MS. Significance of pathologic oxygen supply dependency in critically ill patients: comparison between measured and calculated methods. Intensive Care Med. 1994; 20(1): 12−8.

[12] Jhanji S, Lee C, Watson D, Hinds C, Pearse RM. Microvascular flow and tissue oxygenation after major abdominal surgery: association with post-operative complications. Intensive Care Med. 2008; 35(4): 671−7.

[13] Miyazaki T, Kuwano H, Kato H, Yoshikawa M, Ojima H, Tsukada K. Predictive value of blood flow in the gastric tube in anastomotic insufficiency after thoracic esophagectomy. World J Surg. 2002; 26(11): 1319−23.

[14] Vignali A, Gianotti L, Braga M, Radaelli G, Malvezzi L, Di Carlo V. Altered microperfusion at the rectal stump is predictive for rectal anastomotic leak. Dis Colon Rectum. 2000; 43(1): 76−82.

[15] Kimberger O, Arnberger M, Brandt S, Plock J, Sigurdsson GH, Kurz A, et al. Goal-directed colloid administration improves the microcirculation of healthy and perianastomotic colon. Anesthesiology. 2009; 110(3): 496−504.

[16] Trzeciak S, McCoy JV, Phillip Dellinger R, Arnold RC, Rizzuto M, Abate NL, et al. Early increases in micro-circulatory perfusion during protocol-directed resuscitation are associated with reduced multi-organ failure at 24 h in patients with sepsis. Intensive Care Med. 2008; 34(12): 2210−7.

[17] De Backer D, Creteur J, Dubois M-J, Sakr Y, Koch M, Verdant C, et al. The effects of dobutamine on microcirculatory alterations in patients with septic shock are independent of its systemic effects. Crit Care Med. 2006; 34(2): 403−8.

[18] Jhanji S, Stirling S, Patel N, Hinds CJ, Pearse RM. The effect of increasing doses of norepinephrine on tissue oxygenation and microvascular flow in patients with septic shock. Crit Care Med. 2009; 37(6): 1961−6.

[19] Jhanji S, Vivian-Smith A, Lucena-Amaro S, Watson D, Hinds CJ, Pearse RM. Haemodynamic optimisation improves tissue microvascular flow and oxygenation after major surgery: a randomised con-trolled trial. Crit Care. 2010; 14(4): R151.

[20] Shoemaker WC, Appel PL, Kram HB, Waxman K, Lee TS. Prospective trial of supranormal values of survivors as therapeutic goals in high-risk surgical

patients. Chest. 1988; 94(6): 1176−86.

[21] Bender JS, Smith-Meek MA, Jones CE. Routine pulmonary artery catheterization does not reduce mor-bidity and mortality of elective vascular surgery: results of a prospective, randomized trial. Ann Surg. 1997; 226(3): 229−36; discussion 236−237.

[22] Berlauk JF, Abrams JH, Gilmour IJ, O'Connor SR, Knighton DR, Cerra FB. Preoperative optimization of cardiovascular hemodynamics improves outcome in peripheral vascular surgery. A prospective, ran-domized clinical trial. Ann Surg. 1991; 214(3): 289−97; discussion 298−299.

[23] Bonazzi M, Gentile F, Biasi GM, Migliavacca S, Esposti D, Cipolla M, et al. Impact of perioperative hae-modynamic monitoring on cardiac morbidity after major vascular surgery in low risk patients. A ran-domised pilot trial. Eur J Vasc Endovasc Surg. 2002; 23(5): 445−51.

[24] Boyd O, Grounds RM, Bennett ED. A randomized clinical trial of the effect of deliberate perioperative increase of oxygen delivery on mortality in high-risk surgical patients. JAMA. 1993; 270(22): 2699−707.

[25] Valentine RJ, Duke ML, Inman MH, Grayburn PA, Hagino RT, Kakish HB, et al. Effectiveness of pulmonary artery catheters in aortic surgery: a randomized trial. J Vasc Surg. 1998; 27(2): 203−11; discussion 211−212.

[26] Donati A, Loggi S, Preiser J-C, Orsetti G, Münch C, Gabbanelli V, et al. Goal-directed intraoperative therapy reduces morbidity and length of hospital stay in high-risk surgical patients. Chest. 2007; 132(6): 1817−24.

[27] Lobo SM, Salgado PF, Castillo VG, Borim AA, Polachini CA, Palchetti JC, et al. Effects of maximizing oxygen delivery on morbidity and mortality in high-risk surgical patients. Crit Care Med. 2000; 28(10): 3396−404.

[28] Cecconi M, Fasano N, Langiano N, Divella M, Costa MG, Rhodes A, et al. Goal-directed haemody-namic therapy during elective total hip arthroplasty under regional anaesthesia. Crit Care. 2011; 15(3): R132.

[29] Van der Linden PJ, Dierick A, Wilmin S, Bellens B, De Hert SG. A randomized controlled trial comparing an intraoperative goal-directed strategy with routine clinical practice in patients undergoing periph-eral arterial surgery. Eur J Anaesthesiol. 2010; 27(9): 788−93.

[30] Sinclair S, James S, Singer M. Intraoperative intravascular volume optimisation and length of hospital stay after repair of proximal femoral fracture: randomised controlled trial. BMJ. 1997; 315(7113): 909−12.

[31] Venn R, Steele A, Richardson P, Poloniecki J, Grounds M, Newman P. Randomized controlled trial to investigate influence of the fluid challenge on duration of hospital stay and perioperative morbidity in patients with hip fractures. Br J Anaesth. 2002; 88(1): 65−71.

[32] Moppett IK, Rowlands M, Mannings A, Moran CG, Wiles MD, NOTTS Investigators. LiDCO-based fluid management in patients undergoing hip fracture surgery under spinal anaesthesia: a randomized trial and systematic review. Br J Anaesth. 2015; 114(3): 444−59.

[33] Gan TJ, Soppitt A, Maroof M, el-Moalem H, Robertson KM, Moretti E, et al. Goal-directed intraoperative fluid administration reduces length of hospital stay after major surgery. Anesthesiology. 2002; 97(4): 820−6.

[34] Noblett SE, Snowden CP, Shenton BK, Horgan AF. Randomized clinical trial assessing the effect of Doppler-optimized fluid management on outcome after elective colorectal resection. Br J Surg. 2006; 93(9): 1069−76.

[35] Wakeling HG, McFall MR, Jenkins CS, Woods WGA, Miles WFA, Barclay GR, et al. Intraoperative oesoph-ageal Doppler guided fluid management shortens postoperative hospital stay after major bowel surgery. Br J Anaesth. 2005; 95(5): 634−42.

[36] Challand C, Struthers R, Sneyd JR, Erasmus PD, Mellor N, Hosie KB, et al. Randomized controlled trial of intraoperative goal-directed fluid therapy in aerobically fit and unfit patients having major colorec-tal surgery. Br J Anaesth. 2012; 108(1): 53−62.

[37] Lai CW, Starkie T, Creanor S, Struthers RA, Portch D, Erasmus PD, et al. Randomized controlled trial of stroke volume optimization during elective major abdominal surgery in patients stratified by aerobic fitness. Br J Anaesth. 2015; 115(4): 578−89.

[38] Brandstrup B, Svendsen PE, Rasmussen M, Belhage B, Rodt SÅ, Hansen B, et al. Which goal for fluid therapy during colorectal surgery is followed by the best outcome: near-maximal stroke volume or zero fluid balance? Br J Anaesth. 2012; 109(2): 191−9.

[39] Grocott MPW, Dushianthan A, Hamilton MA, Mythen MG, Harrison D, Rowan K. Perioperative increase in global blood flow to explicit defined goals and outcomes following surgery. Cochrane Database Syst Rev Online. 2012; 11: CD004082.

[40] Pearse RM, Harrison DA, MacDonald N, Gillies MA, Blunt M, Ackland G, et al. Effect of a perioperative, cardiac output-guided hemodynamic therapy algorithm on outcomes following major gastrointestinal surgery: a randomized clinical trial and systematic review. JAMA: J Am Med Assoc. 2014; 311(21): 2181−90.

[41] Polonen P, Ruokonen E, Hippelainen M, Poyhonen M, Takala J. A prospective, randomized study of goal-oriented hemodynamic therapy in cardiac surgical patients. Anesth Analg. 2000; 90(5): 1052−9.

[42] McKendry M, McGloin H, Saberi D, Caudwell L, Brady AR, Singer M. Randomised controlled trial assessing the impact of a nurse delivered, flow monitored protocol for optimisation of circulatory status after cardiac surgery. BMJ. 2004; 329(7460): 258.

[43] Pearse R, Dawson D, Fawcett J, Rhodes A, Grounds RM, Bennett ED. Early goal-directed therapy after major surgery reduces complications and duration of hospital stay. A randomised, controlled trial [ISRCTN38797445]. Crit Care. 2005; 9(6): R687−93.

[44] Holte K, Klarskov B, Christensen DS, Lund C, Nielsen KG, Bie P, et al. Liberal versus restrictive fluid administration to improve recovery after laparoscopic cholecystectomy. Ann Surg. 2004; 240(5): 892−9.

[45] Brandstrup B, Tønnesen H, Beier-Holgersen R, Hjortsø E, Ørding H, Lindorff-Larsen K, et al. Effects of intravenous fluid restriction on postoperative complications: comparison of two perioperative fluid regimens. Ann Surg. 2003; 238(5): 641−8.

[46] Nisanevich V, Felsenstein I, Almogy G, Weissman C, Einav S, Matot I. Effect of intraoperative fluid man-agement on outcome after intraabdominal surgery. Anesthesiology. 2005; 103(1): 25−32.

[47] Sadique Z, Harrison DA, Grieve R, Rowan KM, Pearse RM, OPTIMISE study group. Cost-effectiveness of a cardiac output-guided haemodynamic therapy algorithm in high-risk patients undergoing major gastrointestinal surgery. Perioper Med Lond Engl. 2015; 4: 13.

37 使用 ECMO 的患者的血流动力学监测
In a Patient Under ECMO

Darryl Abrams and Matthieu Schmidt
王　波·译，王瑞兰·审校

© European Society of Intensive Care Medicine 2019
M. R. Pinsky et al. (eds.), *Hemodynamic Monitoring*, Lessons from the ICU,
https://doi.org/10.1007/978-3-319-69269-2_37

学习目标

- 理解不同体外膜氧合（extracorporeal membrane oxygenation，ECMO）设置的机制及其对血流动力学的影响。
- 选择合适的工具监测ECMO患者的血流动力学。
- 学习VA-ECMO如何进行撤机试验。

37.1 简介

在严重心肺衰竭使用ECMO支持的患者，评估血流动力学状态和选择血流动力学治疗均受到诸多因素影响。一般来说，严重呼吸衰竭使用VV-ECMO支持气体交换的患者，可以使用与没有体外支持的呼吸衰竭患者类似的血流动力学监测和管理方式。对于使用VA-ECMO治疗心源性休克的患者，在存在ECMO的情况下，许多更常规的血流动力学监测方法会受到影响或变得没有必要。不管用于呼吸还是心脏支持，ECMO将对某些血流动力学监测技术的可靠性或适用性产生影响，这反过来又影响到如何管理患者。

37.2 概论

ECMO由体外回路构成，在该回路中，去氧血液通过离心泵从位于中心静脉中的导管中引出，然后通过通常被称为膜氧合器的气体交换装置，在膜氧合器中，气体交换将跨过将血液与新鲜气体（称为吹入气）分开的半透膜，氧气从气体室沿压力梯度穿膜而过弥散到血液室，二氧化碳沿相反的方向从血液室弥散到气体室[1, 2]，然后将充分氧合、去二氧化碳的血液回输入患者体内。膜氧合器的存在意味着只要有吹入气流通过，ECMO回路就总是会提供气体交换。然而，灌注管的位置决定了回路能提供多大程度的（如果有的话）血流动力学支持。

在VV-ECMO中，血液从中心静脉引出，然后重新注回中心静脉。由于血液从静脉系统中引出并重新注入静脉系统，VV-ECMO除了仅仅提供气体交换支持，并不能直接提供任何血流动力学支持。相反，VA-ECMO直接将血液回输进入动脉，从而通过将血液直接泵入体循环来提供循环支持[3]。因为这种区别对接受体外支持的患者采用恰当的血流动力学监测和治疗类型有重大影响，后文我们将分别讨论VV-ECMO和VA-ECMO的影响。

37.3 VV-ECMO

由于VV-ECMO对体循环没有直接影响，许多用于评估常规治疗患者血流动力学状态方法也可以用在因严重呼吸衰竭接受VV-ECMO支持的患者。其中许多方法（如全身血压、心率、乳酸、终末器官灌注标志物、超声心动图数据等）已在本书前面的章节中进行了阐释。同样，在严重急性呼吸衰竭常规治疗中应用的某些原则，在VV-ECMO支持患者的管理中似乎仍然适用，如限制性液体管理策略[4, 5]。在一项172例患者接受ECMO治疗的研究显示，其中57例有难治性呼吸衰竭，ECMO治疗第3天体液正平衡是死亡的独立预测因素。

在存在体外回路的情况下，某些血流动力学原则和监测方法可能难以应用、存在不足、甚或无效。肺动脉导管作为一种有创性方法，用于评估心输出量，肺循环压力和休克的病因[6]，导管常需要从颈部置入，穿过颈内静脉，或从腹股沟穿过股静脉，使导管尖端位于肺动脉内。然而，VV-ECMO的灌注管最常用的位置同样在上腔静脉，而引流管的最佳位置则是肝内下腔静脉[7]。实际上，采用双部位置管途径，将引流管置入下腔静脉中并回输到上腔静脉是最大化全身氧合的首选装配方式[8]。ECMO的灌注管在颈内静脉和上腔静脉通常选用20F或更大的型号，而引流管在股静脉常选用23F或更大型号，这些可能会限制肺动脉导管通过的空间。使用双腔静脉的双腔管时，为了适应引流和灌注而选用比传统引流管或灌注管更大的口径，这会使放置伴行的肺动脉导管更加困难。从体外氧输送的角度来看，VV-ECMO选用双侧股静脉置管尽管可能是次优选择，但可以使放置肺动脉导管更加容易，具体情况还需要取决ECMO导管在上腔静脉和右心房中的最终位置[9]。

通过肺动脉导管进行的热稀释技术，或利用经肺热稀释的装置，已用于估算心输出量[10, 11]。从概念上讲，心输出量是通过测量输注冷却注射剂后血液温度随时间的变化来确定的。体外回路通过环境空气可能导致血液冷却到患者核心温度以下，因此将血液温度变化作为估算心输出量的任何方式都会受到向患者静脉系统回输体外血液的影响，尤其是当部分热丝位于右心房时，一部分热信号随ECMO血流流失[12]。

肺动脉导管和中心静脉导管还有其他限制——如在VV-ECMO条件下解释参数。由于VV-ECMO将充分氧合的血液回输至上腔静脉-右心房连接部附近，人为升高了此处的氧饱和度，传统的中心静脉氧饱和度（$ScvO_2$）和混合静脉氧饱和度（$SmvO_2$）评估来估计氧输送和氧消耗的方法在VV-ECMO支持下就不再适用。在进入膜氧合器之前立即测量引流管的静脉血饱和度（SvO_2），代之反映了重新进入ECMO回路氧合血液的再循环量[7]。再循环量主要取决于所使用的ECMO设置（如股-股置管途径的再循环更大）和ECMO血流量（即ECMO血流越高，再循环越大）。有几种方法可以确定VV-ECMO支持患者的再循环量[13]，但是测量$ScvO_2$唯一直接的方法是，暂时中断吹入气流（从而中断向回路的氧气供应），同时使用机械通气达到与ECMO支持相等的动脉氧饱和度，然后在血液进入膜氧合器之前测量SvO_2，它可以更准确地代表静脉血氧饱和度[14]。

尽管总体原则是VV-ECMO不会直接影响或支持血流动力学，但在某些特定情况下VV-ECMO可能会对血流动力学和体循环产生间接影响。急性呼吸窘迫综合征（ARDS）最常使用VV-ECMO[15]，ARDS在低氧血症、高碳酸血症和气道压力升高的情况下可导致肺血管阻力增加[16-18]。由于增加右心室后负荷，这些生理失调可能继而导致右心室功能障碍。VV-ECMO可以纠正低氧血症和高碳酸血症，以及降低平均气道压力，从而逆转肺血管阻力增加和右心功能障碍，这已在接受VV-ECMO的ARDS患者中被证实[12]。启动VV-ECMO导致平均肺动脉压快速下降和心脏指数增加，这与$PaCO_2$和SvO_2的变化最直接相关。Schmidt等人[2]在以前的一项逐渐减少吹入气流的研究中已证明高碳酸血症和肺动脉压升高之间的关系，这为在紧急情况下VV-ECMO可以减少右心室后负荷提供进一步的证据支持。转而，这些发现又对严重低氧血症或高碳酸血症性呼吸衰竭并伴有右心室衰竭引起的心源性休克患者选择ECMO通路产生影响。在缺乏慢性肺动脉高压和右心室功能障碍证据的情况下，VV-ECMO足以支持此类患者，而无须VA-ECMO的血流动力学支持[12]。

VV-ECMO可能间接影响体循环的第二种相当特殊的情况是患有房间隔缺损并伴有失代偿性肺动脉高压的患者，其同时存在右心衰竭和低氧血症。可将双腔静脉双腔插管置入颈内静脉，回输射流直接穿过房间隔缺损，以便允许右心减压的同时提供充分氧合的右向左分流[19-21]。对于没有先天性房间隔缺损的肺动脉高压患者，可以考虑行房间隔造瘘术联合双腔静脉双腔置管方式[22, 23]。

除了上述提到的VV-ECMO提供血流动力学支持外，正在接受VV-ECMO休克患者的初始血流动力学管理应像本书其他各章所讨论的未接受体外支持休克患者那样，酌情使用升压药和正性肌力药物。在接受VV-ECMO并伴发严重难治性心源性休克患者中，应考虑在回路中的静脉灌注支上通过Y型连接器再增加一个动脉支。这种回路被称为VVA-ECMO（或将静脉回输支添加到已有的静脉—动脉回路时，被称为VAV-ECMO），是一种杂交装置，其通过静脉回输联合机体本身心输出量提供上半身气体交换，通过动脉回输提供循环支持[24]。此装置常用于ARDS伴发脓毒症心肌病，由于心脏比肺恢复快，心脏恢复后会导致所谓的Harlequin综合征（即上半身氧合不足对比动脉导管提供的下半身氧输送充足）[25]。在VV-ECMO期间发生不太严重的心源性休克时，可以考虑增加一个经皮共轴心室辅助装置（如Impella，ABIOMED公司，Danvers，MA，美国）。但是，考虑到已有的ECMO回路，当伴随心源性休克需要机械性循环支持时，增加动脉支可能更切实可行，因为这种方法可以在床旁进行而无需高级影像技术支撑[26]。另外，在ARDS的情况下，这种装置同样可能产生或增加发生Harlequin综合征的风险。

VV-ECMO的撤机需要纠正潜在的气体交换障碍，直至固有气体交换足以满足患者的通气和氧合需求，而无需过度依赖有创机械通气。通常该撤机流程不需要特别考虑患者的血流动力学状态，但当担心潜在右心室功能障碍伴或不伴肺动脉高压时，则是例外。ECMO拔管后，任何过度的低氧血症、高碳酸血症或气道压力升高（尤其是过度依赖呼吸机维持气体交换时）都可能加重潜在右心室衰竭并导致血流动力学不稳定。此外，采取在拔管过程中将体外回路血液回输给患者（以维持患者血容量）的拔管策略时，回输回路血液产生的额外前负荷可能会增加右心室的负荷情况，撤机和拔管可能导致右心室衰竭[27]，拔管前立即使用利尿剂可能有助于减轻这种风险。

37.4 VA-ECMO

与VV-ECMO相反，鉴于血流动力学不稳定是VA-ECMO应用的主要情景，对VA-ECMO血流动力学功能障碍的监测和管理从本质上来说更为复杂。但是，血流动力学监测的某些方面在VV和VA-ECMO中均适用，如在存在体外血流的情况下热稀释技术可能无效（尽管肺动脉导管仍常用于评估右心房、右心室和肺动脉压）[28]。同样，评估"终末器官灌注和氧输送是否足够"（无论是通过乳酸产生还是终末器官功能），仍然如VV-ECMO一样，保持其在VA-ECMO中的意义。近来，人们越来越关注在VA-ECMO中使用舌下微循环作为组织灌注充分的替代指标，并作为生存的潜在预测指标。在一项因各种病因所致心源性休克接受VA-ECMO患者（n=24）的小规模单中心前瞻性研究中，尽管体循环参数（如心率、血压、乳酸盐、血红蛋白）没有显著差异，ECMO开始时更有利的微循环参数与ICU生存率改善相关[29]。微循环参数在预测存活率方面比左心室射血分数（LVEF）、肌钙蛋白和乳酸表现更好，这表明了微循环评估作为预测VA-ECMO成功的潜力，尽管这一策略还需要进一步研究。

除了血流动力学评价方法，VA-ECMO支持还有重要的潜在生理学影响值得讨论。最常见也基本上在所有紧急情况下，通过股静脉和股动脉置管启动VA-ECMO。肝内下腔静脉的静脉引流有助于降低心脏前负荷。但是，通过股动脉在降主动脉回输氧合血液是与血流方向相反的。在心功能完全丧失的情况下，如在心脏骤停期间进行体外心肺复苏（ECPR）[30]，回输血流并不意味着对来自左心室的前向血流有阻碍，氧合血液可以到达升主动脉、颈动脉和冠脉循环。当固有左心室功能有部分残存时，升主动脉和大血管内代之的是来自固有心脏循环系统的血液，如果固有气体交换受损，转而其还可能伴有氧合不良[24]。加用静脉回输支可以通过固有心脏循环供应充分氧合血液，这将改善左心室射出的充分氧合血液量（即

VAV-ECMO），从而有助于缓解上半身的低氧血症。减轻经股血管VA-ECMO相关差异性低氧血症的其他方法包括上半身导管置入（如颈内静脉引流联合腋动脉、锁骨下动脉或无名动脉架桥回输）[31, 32]、中心VA-ECMO经右心房引流后回输至左心房[33]，以及无泵肺动脉至左心房VA-ECMO[34]，后两种方法主要适应证为肺动脉高压需要VA-ECMO支持但左心室功能正常的患者。

通过主动脉逆向回输血液，除了一定程度在所有外周置管VA-ECMO中有出现，特别在经股血管VA-ECMO中有额外意义，尤其是潜在左心室功能不全的患者。逆向回输流量增加了左心室后负荷，使本已受损的左心室难以射血，继而可能导致左心室过度扩张[35]。心室过度扩张将产生若干潜在后果：室壁压力和心肌需氧量增加，阻碍心功能恢复；心室血液停滞，增加血栓形成的风险；左心室舒张末期压力增加，导致肺水肿[36, 37]。由于这些潜在风险，考虑VA-ECMO提供的血流量大小，以及考虑恰当的生理学目标就显得尤为重要。对心脏功能和心外器官功能同时进行评估至关重要，应维持足够的终末器官灌注，但不能以左心室过度扩张为代价。几种措施可确保左心室过度扩张最小化。经胸超声心动图检测主动脉瓣开放和脉搏波组织多普勒成像是评估左心室是否达到收缩和排空最小量的无创方法。如果左心室收缩不足，则应尝试减少ECMO血流，从而降低左心室后负荷。如果ECMO血流减少不足以达到足够的终末器官灌注，则导致左心室过度扩张的血流速度是必需的。或者尽管主动脉瓣打开，但仍存在左心室过度扩张的临床后果，则应采用其他方法进行左心室减压。这些方法包括球囊房间隔造口术和机械性左心室减压，如主动脉内球囊泵（IABP）、跨主动脉瓣放置Impella装置，以及从左心室直接置管和引流[38-43]。近期的一项回顾性单中心研究（n=259）显示，与单独的VA-ECMO相比，在VA-ECMO中增加IABP与降低肺水肿的风险相关，且有降低病死率的趋势[39]。在VA-ECMO支持期间同时使用正性肌力药（如多巴酚丁胺或米力农）也可能有助于左心室射血。

除了ECMO血流对后负荷的影响外，某些临床情况也可能增加左心室过度扩张的可能性，从而进一步增加肺水肿的风险而需要减压。心脏骤停或感染性休克的早期管理策略通常涉及积极的液体复苏，这在复苏后或脓毒性心肌病时可能是不当的。一项195名接受VA-ECMO患者的队列研究发现，存活率与更低的液体平衡相关，插管后3小时内的液体平衡量位于75%以上的患者死亡风险是平均水平的6倍[44]。

当ECMO用作心脏恢复的桥梁，而不是心室辅助装置或心脏移植的桥梁时，VA-ECMO撤机与VV-ECMO明显不同。在VA-ECMO中需要预测拔管后是否有充足的心脏功能，而这不能通过临时中断循环支持来进行测试；VV-ECMO则相反，后者可以暂时中断吹入气流以评估固有气体交换。VA-ECMO撤机的参考标准包括维持搏动性动脉波形至少24小时、平均动脉压 > 60 mmHg、仅需低剂量或不需儿茶酚胺、无严重代谢紊乱，以及完好的固有气体交换[45]。撤离VA-ECMO主要集中在逐步降低体外血液流量至最小1 ～ 1.5 L/min，从而增加右心室前负荷，降低左心室后负荷。已报道的ECMO成功撤机的预测因素包括维持平均动脉压 > 60 mmHg、主动脉速度–时间积分（VTI）≥ 10 cm、LVEF超出20% ～ 25%范围，以及在ECMO可接受的最小血液流速下组织多普勒二尖瓣环侧向收缩速度峰值（TDSa）≥ 6 cm/s（■表37.1）[45-47]。值得注意的是，舌下微循环也被研究用于VA-ECMO成功撤机的潜在预测因素，近期的一项研究显示，某些微循环参数在预测VA-ECMO成功撤机方面与LVEF和VTI表现相当[48]。ECMO撤机期间由于右心室过度扩张所致的左右心室相互依赖可能导致拔管后心力衰竭复发。ECMO支持期间心室相互依赖的评估可能有助于选择ECMO撤机时最优的预测指标[49]。从VA-ECMO撤机期间或撤机后不久使用肺血管扩张剂（如吸入一氧化氮）来减少右心室后负荷可能有助于促进成功撤机。

■表 37.1　VA-ECMO 撤离试验的血流动力学、肺和心脏超声多普勒标准

逐步降低 ECMO 流量至最低 1 L/min		
血流动力学稳定性	肺部稳定性	心脏超声多普勒标准
搏动性动脉波形 > 24 小时	ECMO流量降至1 L/min时无低氧	LVEF ≥ 20% ～ 25%
无或小剂量儿茶酚胺情况下，MAP > 60 mmHg	膜氧浓度降至30%时无低氧	主动脉VTI ≥ 12 cm
无严重代谢紊乱		TDSa ≥ 6 cm/s
如果所有标准满足，考虑ECMO撤机		

总结

　　ECMO在血流动力学监测和管理方面提出了独特的挑战，但也为支持患有严重、难治性心脏和呼吸衰竭的患者提供了难得的机会。尽管在接受ECMO支持的患者中某些传统的血流动力学措施不准确或没有意义，并且根据体外支持的类型和程度而各有不同，但确保足够的组织灌注这一核心原则仍然是体外支持的根本性目标。

要点

- 热稀释技术无效/不适用于ECMO。
- 对接受VV-ECMO的休克患者进行血流动力学管理应该像对没有体外支持的休克患者进行血流动力学管理一样。
- VA-ECMO中的逆向回输流量增加了左心室后负荷，使本已受损的左心室难以射出血液，继而可能导致左心室过度扩张。
- VA-ECMO撤机试验基于血流动力学、呼吸和心脏超声多普勒标准。

参考文献

［1］ Brodie D, Bacchetta M. Extracorporeal membrane oxygenation for ARDS in adults. N Engl J Med. 2011; 365(20): 1905−14.

［2］ Schmidt M, Tachon G, Devilliers C, Muller G, Hekimian G, Brechot N, et al. Blood oxygenation and decarboxylation determinants during venovenous ECMO for respiratory failure in adults. Intensive Care Med. 2013; 39(5): 838−46.

［3］ Abrams D, Combes A, Brodie D. Extracorporeal membrane oxygenation in cardiopulmonary disease in adults. J Am Coll Cardiol. 2014; 63(25PA): 2769−78.

［4］ Wiedemann HP, Wheeler AP, Bernard GR, Thompson BT, Hayden D, deBoisblanc B, et al. Comparison of two fluid-management strategies in acute lung injury. N Engl J Med. 2006; 354(24): 2564−75.

［5］ Schmidt M, Bailey M, Kelly J, Hodgson C, Cooper DJ, Scheinkestel C, et al. Impact of fluid balance on outcome of adult patients treated with extracorporeal membrane oxygenation. Intensive Care Med. 2014; 40(9): 1256−66.

［6］ Swan HJ, Ganz W, Forrester J, Marcus H, Diamond G, Chonette D. Catheterization of the heart in man with use of a flow-directed balloon-tipped catheter. N Engl J Med. 1970; 283(9): 447−51.

［7］ Abrams D, Bacchetta M, Brodie D. Recirculation in venovenous extracorporeal membrane oxygen-ation. ASAIO J. 2015; 61(2): 115−21.

［8］ Rich PB, Awad SS, Crotti S, Hirschl RB, Bartlett RH, Schreiner RJ. A prospective comparison of atrio-femoral and femoro-atrial flow in adult venovenous extracorporeal life support. J Thorac Cardiovasc Surg. 1998; 116(4): 628−32.

［9］ Burrell AJC, Pilcher DV, Pellegrino VA, Bernard SA. Retrieval of adult patients on extracorporeal mem-brane oxygenation by an intensive care physician model. Artif Organs. 2018; 42(3): 254−62.

［10］ Monnet X, Teboul JL. Transpulmonary thermodilution: advantages and limits. Crit Care. 2017; 21(1): 147.

［11］ Saugel B, Vincent JL. Cardiac output monitoring: how to choose the optimal method for the individual patient. Curr Opin Crit Care. 2018; 24(3): 165−72.

［12］ Reis Miranda D, van Thiel R, Brodie D, Bakker J. Right ventricular unloading after initiation of venove-nous extracorporeal membrane oxygenation. Am J Respir Crit Care Med. 2015; 191(3): 346−8.

［13］ Cornish D, Clark R. Principles and practice of venovenous extracorporeal membrane oxygenation. In: Zwischenberger J, Bartlett R, editors. ECMO, extracorporeal cardiopulmonary support in critical care. Ann Arbor: ELSO1995; 1995. p. 87−107.

［14］ van Heijst AF, van der Staak FH, de Haan AF, Liem KD, Festen C, Geven WB, et al. Recirculation in double lumen catheter veno-venous extracorporeal membrane oxygenation measured by an ultrasound dilution technique. ASAIO J. 2001; 47(4): 372−6.

［15］ Thiagarajan RR, Barbaro RP, Rycus PT, McMullan DM, Conrad SA, Fortenberry JD, et al. Extracorporeal life support organization registry international report 2016. ASAIO J. 2017; 63(1): 60−7.

［16］ Zapol WM, Snider MT. Pulmonary hypertension in severe acute respiratory failure. N Engl J Med. 1977; 296(9): 476−80.

［17］ Vieillard-Baron A, Schmitt JM, Augarde R, Fellahi JL, Prin S, Page B, et al. Acute cor pulmonale in acute respiratory distress syndrome submitted to protective ventilation: incidence, clinical implications, and prognosis. Crit Care Med. 2001; 29(8): 1551−5.

［18］ Balanos GM, Talbot NP, Dorrington KL, Robbins PA. Human pulmonary vascular response to 4 h of hypercapnia and hypocapnia measured using Doppler echocardiography. J Appl Physiol. 2003; 94(4): 1543−51.

［19］ Javidfar J, Brodie D, Sonett J, Bacchetta M. Venovenous extracorporeal membrane oxygenation using a single cannula in patients with pulmonary hypertension and atrial septal defects. J Thorac Cardio-vasc Surg. 2012; 143(4): 982−4.

［20］ Abrams DC, Brodie D, Rosenzweig EB, Burkart KM, Agerstrand CL, Bacchetta MD. Upper-body extra-corporeal membrane oxygenation as a strategy in decompensated pulmonary arterial hypertension. Pulm Circ. 2013; 3(2): 432−5.

［21］ Rosenzweig EB, Brodie D, Abrams DC, Agerstrand CL, Bacchetta M. Extracorporeal membrane oxygen-ation as a novel bridging strategy for acute right heart failure in group 1 pulmonary arterial hyperten-sion. ASAIO J. 2014; 60(1): 129−33.

［22］ Hoopes CW, Gurley JC, Zwischenberger JB, Diaz-Guzman E. Mechanical support for pulmonary veno-occlusive disease: combined atrial septostomy and venovenous extracorporeal membrane oxygen-ation. Semin Thorac Cardiovasc Surg. 2012; 24(3): 232−4.

［23］ Camboni D, Akay B, Sassalos P, Toomasian JM, Haft JW, Bartlett RH, et al. Use of venovenous extracor-poreal membrane oxygenation and an atrial septostomy for pulmonary and right ventricular failure. Ann Thorac Surg. 2011; 91(1): 144−9.

［24］ Biscotti M, Lee A, Basner RC, Agerstrand C, Abrams D, Brodie D, et al. Hybrid configurations via percu-taneous access for extracorporeal membrane oxygenation: a single center experience. ASAIO J. 2014; 60(6): 635−42.

［25］ Brechot N, Luyt CE, Schmidt M, Leprince P, Trouillet JL, Leger P, et al. Venoarterial extracorporeal mem-brane oxygenation support for refractory cardiovascular dysfunction during severe bacterial septic shock. Crit Care Med. 2013; 41(7): 1616−26.

［26］ Pieri M, Contri R, Winterton D, Montorfano M, Colombo A, Zangrillo A, et al. The contemporary role of Impella in a comprehensive mechanical circulatory support program: a single institutional experi-ence. BMC Cardiovasc Disord. 2015; 15: 126.

［27］ Agerstrand CL, Burkart KM, Abrams DC, Bacchetta MD, Brodie D. Blood conservation in extracorporeal membrane oxygenation for acute respiratory distress syndrome. Ann Thorac Surg. 2015; 99(2): 590−5.

［28］ Doufle G, Ferguson ND. Monitoring during extracorporeal membrane oxygenation. Curr Opin Crit Care. 2016; 22(3): 230−8.

［29］ Kara A, Akin S, Dos Reis Miranda D, Struijs A, Caliskan K, van Thiel RJ, et al. Microcirculatory assessment of patients under VA-ECMO. Crit Care. 2016; 20(1): 344.

［30］ Pineton de Chambrun M, Brechot N, Lebreton G, Schmidt M, Hekimian G, Demondion P, et al. Venoar-terial extracorporeal membrane oxygenation for refractory cardiogenic shock post-cardiac arrest. Intensive Care Med. 2016; 42(12): 1999−2007.

［31］ Biscotti M, Bacchetta M. The "sport model": extracorporeal membrane oxygenation using the subcla-vian artery. Ann Thorac Surg. 2014; 98(4): 1487−9.

［32］ Chicotka S, Rosenzweig EB, Brodie D, Bacchetta M. The "central sport model" extracorporeal mem-brane oxygenation using the innominate artery for smaller patients as bridge to lung transplantation. ASAIO J. 2017; 63(4): e39−44.

［33］ Haushofer M, Abusabha Y, Amerini AL, Spillner J, Nix C, Autschbach R, et al. Oxygenated shunting from right to left: a feasibility study of minimized atrio-atrial extracorporeal membrane oxygen-ation for mid-term lung assistance in an acute ovine model. Interact Cardiovasc Thorac Surg. 2013; 17(1): 44−8.

［34］ de Perrot M, Granton JT, McRae K, Cypel M, Pierre A, Waddell TK, et al. Impact of extracorporeal life support on outcome in patients with idiopathic pulmonary arterial hypertension awaiting lung trans-plantation. J Heart Lung Transplant. 2011; 30(9): 997−1002.

［35］ Cheng R, Hachamovitch R, Kittleson M, Patel J, Arabia F, Moriguchi J, et al. Complications of extracor-poreal membrane oxygenation for treatment of cardiogenic shock and cardiac arrest: a meta-analysis of 1,866 adult patients. Ann Thorac Surg. 2014; 97(2): 610−6.

［36］ Makdisi G, Hashmi ZA, Wozniak TC, Wang IW. Left ventricular thrombus associated with arteriovenous extra corporeal membrane oxygenation. J Thorac Dis. 2015; 7(11): E552−4.

［37］ Soleimani B, Pae WE. Management of left ventricular distension during peripheral extracorporeal membrane oxygenation for cardiogenic shock. Perfusion. 2012; 27(4): 326−31.

［38］ Seib PM, Faulkner SC, Erickson CC, Van Devanter SH, Harrell JE, Fasules JW, et al. Blade and balloon atrial septostomy for left heart decompression in patients with severe ventricular dysfunction on extracorporeal membrane oxygenation. Catheter Cardiovasc Interv. 1999; 46(2): 179−86.

［39］Brechot N, Demondion P, Santi F, Lebreton G, Pham T, Dalakidis A, et al. Intra-aortic balloon pump protects against hydrostatic pulmonary oedema during peripheral venoarterial-extracorporeal mem-brane oxygenation. Eur Heart J Acute Cardiovasc Care. 2018; 7(1): 62–9.

［40］Koeckert MS, Jorde UP, Naka Y, Moses JW, Takayama H. Impella LP 2.5 for left ventricular unloading during venoarterial extracorporeal membrane oxygenation support. J Card Surg. 2011; 26(6): 666–8.

［41］Cheng A, Swartz MF, Massey HT. Impella to unload the left ventricle during peripheral extracorporeal membrane oxygenation. ASAIO J. 2013; 59(5): 533–6.

［42］Takeda K, Garan AR, Ando M, Han J, Topkara VK, Kurlansky P, et al. Minimally invasive CentriMag ven-tricular assist device support integrated with extracorporeal membrane oxygenation in cardiogenic shock patients: a comparison with conventional CentriMag biventricular support configuration. Eur J Cardiothorac Surg. 2017; 52(6): 1055–61.

［43］Takeda K, Garan AR, Topkara VK, Kirtane AJ, Karmpaliotis D, Kurlansky P, et al. Novel minimally invasive surgical approach using an external ventricular assist device and extracorporeal membrane oxygen-ation in refractory cardiogenic shock. Eur J Cardiothorac Surg. 2017; 51(3): 591–6.

［44］Staudacher DL, Gold W, Biever PM, Bode C, Wengenmayer T. Early fluid resuscitation and volume therapy in venoarterial extracorporeal membrane oxygenation. J Crit Care. 2017; 37: 130–5.

［45］Aissaoui N, El-Banayosy A, Combes A. How to wean a patient from veno-arterial extracorporeal mem-brane oxygenation. Intensive Care Med. 2015; 41(5): 902–5.

［46］Aissaoui N, Luyt CE, Leprince P, Trouillet JL, Leger P, Pavie A, et al. Predictors of successful extracorpo-real membrane oxygenation (ECMO) weaning after assistance for refractory cardiogenic shock. Inten-sive Care Med. 2011; 37(11): 1738–45.

［47］Aissaoui N, Guerot E, Combes A, Delouche A, Chastre J, Leprince P, et al. Two-dimensional strain rate and Doppler tissue myocardial velocities: analysis by echocardiography of hemodynamic and func-tional changes of the failed left ventricle during different degrees of extracorporeal life support. J Am Soc Echocardiogr. 2012; 25(6): 632–40.

［48］Akin S, Dos Reis Miranda D, Caliskan K, Soliman OI, Guven G, Struijs A, et al. Functional evaluation of sublingual microcirculation indicates successful weaning from VA-ECMO in cardiogenic shock. Crit Care. 2017; 21(1): 265.

［49］Aissaoui N, Caudron J, Leprince P, Fagon JY, Lebreton G, Combes A, et al. Right-left ventricular interde-pendence: a promising predictor of successful extracorporeal membrane oxygenation (ECMO) wean-ing after assistance for refractory cardiogenic shock. Intensive Care Med. 2017; 43(4): 592–4.